临床药学与合理用药

主编　耿　楚　潘　磊　孟庆臻　刘　霞
　　　王绍兰　唐克芹　常　庭　胡玉青

中国海洋大学出版社
·青岛·

图书在版编目（CIP）数据

临床药学与合理用药 / 耿楚等主编. -- 青岛：中
国海洋大学出版社，2025.6. -- ISBN 978-7-5670-4194-
3

Ⅰ. R97；R452

中国国家版本馆CIP数据核字第20250SU629号

LINCHUANG YAOXUE YU HELI YONGYAO

临床药学与合理用药

出版发行	中国海洋大学出版社		
社　　址	青岛市香港东路23号	**邮政编码**	266071
出 版 人	刘文菁		
网　　址	http://pub.ouc.edu.cn		
电子信箱	369839221@qq.com		
订购电话	0532-82032573（传真）		
责任编辑	韩玉堂	**电　　话**	0532-85902349
印　　制	日照报业印刷有限公司		
版　　次	2025年6月第1版		
印　　次	2025年6月第1次印刷		
成品尺寸	185 mm×260 mm		
印　　张	22.75		
字　　数	573千		
印　　数	1～1000		
定　　价	198.00元		

发现印装质量问题，请致电0633-8221365，由印刷厂负责调换。

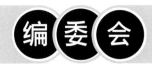

前　言

在当代医学实践中，药物疗法作为疾病治疗的核心手段，其合理应用水平直接关系到临床治疗效果和患者用药安全。当前，如何确保药物使用的安全性、有效性和经济性，如何平衡治疗效果与不良反应风险，如何实现个体化精准用药，已成为临床医师、药师及相关医药工作者面临的重大课题。本书基于这一现实需求，旨在为医药从业人员、科研工作者及医学院校师生提供一套系统、权威、实用的专业参考，助力临床合理用药决策，优化治疗方案，最终提升医疗质量，保障患者用药安全。

在中药学部分，本书系统介绍了中药学基础知识，为读者奠定理论基础；随后重点对化痰止咳平喘药、活血化瘀药、祛风湿药进行分类阐述，详细说明各类药材的功效特点、临床应用及注意事项。这部分内容既有助于读者掌握中药特性，又能为临床实践提供专业指导。

在西药学部分，本书以药理学基础为切入点，深入解析心血管系统、消化系统、内分泌系统用药的注意事项。同时，我们还特别设置了有关抗菌药物和儿童用药的内容，帮助读者提升专科用药水平。我们广泛参考国内外权威文献，确保信息的准确性和时效性，力求为读者提供前沿、可靠的药学知识。

医学知识浩瀚无垠，尽管我们在本书的编撰过程中力求严谨、全面，但仍可能存在不足之处。我们诚挚欢迎广大读者、同行专家提出宝贵意见和建议，以便在后续修订中不断完善。希望本书能成为临床医药工作者的得力工具，为促进合理用药、提高医疗质量贡献力量，共同推动药学事业的进步，守护人类健康。

《临床药学与合理用药》编委会

2024 年 12 月

目　录

---◎ 中药篇 ◎---

◎ 西药篇 ◎

中药篇

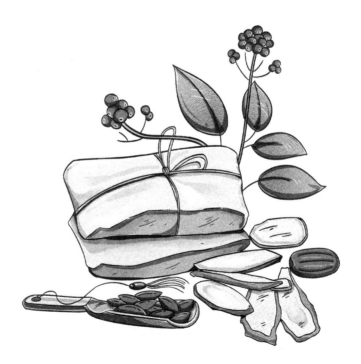

第一章

中药学概述

第一节 中药学的发展

　　我们的祖先在生活和生产实践中,对中药知识的发现、总结、掌握与记载,经历了极其漫长的、由散在到集中、由局部到系统、由经验到理论化,逐步完善、丰富和提高的积累和实践过程。

　　人类社会进入奴隶社会后,文字的使用使药物知识由口耳相传发展到书面记录,中药学的发展与传播速度也随之大大加快。在先秦时期,已有较多的文献记录了药物的品种及相关的药物学知识。《山海经》是用以记述山川和物产的著作,其中介绍了约120种药物,并记载了具体的产地及明确的医疗用途。长沙马王堆出土的、公元前2世纪的《五十二病方》帛书,记载了300多个方剂,涉及药物240余种。以上药学知识的积累,为本草著作的出现提供了基础。

　　药学专著是中药学形成的重要标志,在每个历史时期都有代表性的药学著作,这些著作集中体现了该时期本草发展的成就。

一、秦汉时期

　　这一时期,因国家统一,科学技术和生产力取得进步,国内外交流日益密切,中药品种增多。西域的番红花、胡桃等药材不断输入内地,少数民族与边远地区的琥珀、麝香,南海的荔枝、龙眼等也逐渐被内地医家采用,极大地丰富了本草学的内容。

　　西汉初年已有药物专著在民间流传。例如:《史记·仓公列传》记载,吕后八年(公元前180年),公乘阳庆传其弟子淳于意《药论》一书;《汉书·楼护传》提到"护少诵医经、本草、方术数十万言";《汉书·平帝纪》云:"元始五年(公元5年)征天下通知……本草及五经、论语、孝经、尔雅教授者……遣至京师。"由此可见,秦汉时期已有本草专著问世,且有多人专门教授本草学,本草学的发展已初具规模。遗憾的是,专门的本草文献未能留存下来。

　　现存最早的本草专著是《神农本草经》(简称《本经》)。一般认为,该书并非成于一时一人之手,而是成于西汉末年至东汉初年。全书记载药物365种,其中植物药252种、动物药67种、矿物药46种。书中按药物功效的不同,将其分为上、中、下三品,即后世所称的"三品分类法"。上品120种,功能滋补强壮,延年益寿,无毒或毒性很弱,可以久服;中品120种,兼具治病和补虚的功效,有毒或无毒,当斟酌使用;下品125种,主要用于祛寒热、破积聚、治病攻邪,多具毒性,不可久服。

《本经》中还论述了中药的基本理论,涵盖四气五味、有毒无毒、配伍法度、服药方法及剂型选择等基本原则,并简要介绍了中药的产地、采集、加工、贮存、真伪鉴别等,为中药学的全面发展奠定了理论基石。书中收载的诸多药物至今仍被广泛使用,如人参补虚、阿胶止血、当归调经、黄连治痢、麻黄定喘、海藻治瘿、半夏止呕、茵陈退黄等。《本经》是汉以前药学知识和经验的第一次全面总结,奠定了我国大型骨干本草的编写基础,是我国最早的珍贵药学文献,被奉为四大经典药学著作之一,对中药学的发展产生了十分深远的影响。《本经》原著早已失传,但其内容仍然保留在历代本草之中。现存的各种版本都是经明清以来的学者考订、辑佚、整理而成的,其中著名的有孙星衍、孙冯翼同辑本、顾观光辑本和日本森立之辑本。

二、三国两晋南北朝时期

由于临床用药的不断发展,以及中外通商和文化交流,西域、南海诸国的药物,如乳香、苏合香、沉香等香料药传入我国,新的药物品种逐渐增多。人们对原有药物功效也有了新的认识,从而拓宽了药物的治疗范围。经过长期临床实践发现,部分药物的性味、功效等与原来的记述存在差异。因此,陶弘景在整理注释经传抄错简的《神农本草经》的基础上,又增加汉魏以来名医的用药经验,撰成《本草经集注》一书。该书以"朱书神农,墨书别录",小字加注的形式,对魏晋以来300余年间中药学的发展进行了全面总结,具有较高的学术价值。全书共七卷,载药730余种,分玉石、草、木、虫兽、果菜、米食、有名未用7类,首创按药物自然属性分类的方法。书中对药物的形态、性味、产地、采制、剂量、真伪辨别等都做了较为详尽的论述,强调药物的产地与采制方法和其疗效密切相关。该书还首创"诸病通用药",分别列举80多种疾病的通用药物,如治风通用药有防风、防己、川芎等;治黄疸通用药有茵陈、栀子、紫草等,以便于医师临证用药。此外,本书还考订了古今用药的度量衡,并规定了汤、酒、膏、丸等剂型的制作规范。本书是继《神农本草经》之后的第二部本草名著,它奠定了我国大型骨干本草编写的雏形,标志着综合本草模式的初步确立。

南朝刘宋时期雷敩所著的《雷公炮炙论》,是我国第一部炮制专著。该书系统介绍了300种中药的炮制方法,提出药物经过炮制可以提高药效、降低毒性,具有便于贮存、调剂及制剂等优点。该书对后世中药炮制的发展产生了极大的影响,标志着本草学新的分支学科逐步形成。

三、隋唐时期

这一时期,我国政权统一、版图辽阔、经济繁荣、交通发达,与海外在经济与文化方面的交流频繁,外来药品输入日益增多,医药学也相应有了迅速的发展。另一方面,陶弘景所著《本草经集注》成书于南北分裂时期,由于战乱、传抄错误等多种因素使得药物品种及名称混乱,因而有必要对本草做一次全面的整理、总结。

唐显庆四年(659年),政府颁布了《新修本草》,又名《唐本草》。全书卷帙浩繁,由药图、图经、本草三部分组成,分为玉石、草、木、兽禽、虫、鱼、果菜、米谷、有名未用等九类。书中还增加了药物图谱,并附以文字说明。这种图文并茂的方法,开创了世界药学著作的先例,在形式和内容上都有较大的创新,具有极高的科学价值,反映了唐代本草学的辉煌成就,奠定了我国大型骨干本草编写的格局,对我国乃至世界医药学的发展产生了巨大的影响。

唐开元年间,陈藏器编成《本草拾遗》。此书增补大量民间用药,扩展了用药范围,为丰富本草学内容作出了重要贡献。陈氏还将药物功效概括为"宣、通、补、泻、轻、重、燥、湿、滑、涩"十类,为后世方剂和药物按临床功效分类的发端。

五代时期,韩保昇等编成《蜀本草》。该书对药品的性味、形态和产地作了许多补充,绘图也十分精致,颇具特点,常为后人编纂本草时引用,是一部有重要学术价值的本草著作。

四、宋金元时期

宋代,经济、文化及科技进步迅速,尤其是火药、指南针、活字印刷术的发明,给中国和世界科学文化的发展带来了巨大的变化,也为本草学术的发展提供了有益的土壤。这一时期,药品数量逐渐增加,炮制技术也得到了很大改进,且成药应用得到了推广,宋代药学呈现蓬勃发展的局面。

赵宋王朝顺应本草学演进的趋势,利用国家权力,进行了本草文献的全面汇集和整理。刘翰、马志等在《新修本草》《蜀本草》的基础上修改增订宋代第一部官修本草《开宝新详定本草》,经李昉、王祐等重加校订,编成《开宝重定本草》。苏颂称该书"其言药性之良毒,性之寒温,味之甘苦,可谓备且详矣"。

经过 80 多年的时间,又出现了第三部官修本草,即《嘉祐补注神农本草》。此书由掌禹锡、林亿、苏颂等人编写,以《开宝重定本草》为蓝本,附以《蜀本草》《本草拾遗》等各家之说,对药物学的发展起了一定的作用。

北宋嘉祐六年(1061 年),苏颂将经国家向各郡县收集所产药材实图及开花、结果、采收时间、药物功效的说明资料,以及外来进口药的样品,汇总京都,编辑成册,名曰《本草图经》。本书考证详明,图文合一,尤其是在辨识药物方面成绩卓著。本书与《嘉祐本草》互为姊妹篇。陈承将两书合编起来,附以古今论说和个人见解(名《别说》),编成《重广补注神农本草图经》。上述诸本草均已失传,然其内容仍可散见于《证类本草》《本草纲目》等后世本草中。

四川名医唐慎微纂成《经史证类备急本草》,简称《证类本草》。他治学广泛,学识渊博,整理了经史百家典籍中有关药学的资料,在《嘉祐本草》的基础上将《本草图经》的图文融入其中,并增补其他多种本草、方书、经史百家的药学内容。方例是药物功能的直接例证,每味药物附有图谱,这种方药兼收、图文并重的编写体例,较前代本草又有所进步,且保存了民间用药的丰富经验。每药还附以制法,为后世提供了药物炮制资料。他广泛引证历代文献,保存了《开宝本草》《日华子本草》《嘉祐本草》等佚书内容。该书使我国大型骨干本草编写格局臻于完备,起了承前启后、继往开来的作用。《证类本草》的后代传本可分为《大观本草》《政和本草》及《绍兴本草》三个系统,它们校补内容有些差异,因而这三本书并不完全相同。这些著作,历代不断地复刻重刊,直到明代《本草纲目》问世后,才逐渐代替了它们。作为本草学范本的《证类本草》,不仅完成了当时的历史使命,也为后世《本草纲目》的诞生奠定了基础。直到现代,它仍然是我们研究中药必备的重要参考书目之一。

《饮膳正要》是饮食疗法的专门著作。书中对养生避忌、妊娠食忌、高营养食物的烹调法、营养疗法、食物卫生、食物中毒都有论述,介绍了不少回族、蒙古族的食疗方法,至今仍有较高的参考价值。

另外,这一时期药性理论发展较快,出现了专门研究药性理论的医籍。《本草衍义》主张改药的"四气"为"四性"之说,对后世颇有影响。金元时期的医家,改变了以资料汇集整理、药物品种搜寻等的做法,多注重实用,具有明显的临床药物学特征。

五、明代时期

这一时期中外交流日益频繁,商品经济迅速发展。随着封建经济的高度发展,本草学的成就也达到了封建社会的最高峰。著名医药学家李时珍在《证类本草》的基础上,采取多学科综合研究的方法,对历代诸多的本草著作进行了系统的整理总结,于1578年完成了《本草纲目》这一不朽的巨著。该书52卷,载药约1 892种,改绘药图约1 160幅,附方约11 096首,新增药物约374种,序列部分对本草史、《本经》序列、《集注》合药分剂法则,即历代对气味阴阳、升降浮沉、归经、用药禁忌等中药基本理论的论述,进行了全面、系统、深入的总结和发挥。各论按自然属性分为水、火、土、金石、草、谷、菜、果、木、器服、虫、鳞、介、禽、兽、人共16部62类,每药标正名为纲,纲之下列目,纲目清晰,是当时世界上最先进的分类法。《本草纲目》中的每一味药都按释名、集解、修治、气味、主治、发明、附方等项分别叙述。详细地介绍了药物名称的由来和含义、产地、形态、真伪鉴别、采集、栽培、炮制方法、性味功能、主治特点。对药物的记载分析,尽量用实物说明和临床验证作出审慎的结论,内容精详,实事求是,突出了辨证用药的中医理法特色。《本草纲目》在收集历代本草精华的同时,对其中错误之处也作了科学的纠正,如对"葳蕤、女葳二物而并入一条""南星、虎掌一物而分二种""以兰花为兰草""以卷丹为百合"等等,都作了准确的更正。通过临床实践和药物研究,对某些药物的功效作了新的概括,如土茯苓治梅毒、延胡索止痛、曼陀罗麻醉、常山截疟、金银花疗痈等,都做了证实和肯定。本书不仅总结了16世纪以前我国的药物学知识,而且在历史、地理、植物、动物、冶金、化学、地质等方面,也有突出的贡献。

六、清代时期

清代早、中期,受《本草纲目》影响,研究本草之风盛行。随着医药学的不断发展,对《本草纲目》的不足也有了进一步补充修订。例如:赵学敏著《本草纲目拾遗》;临证医学的发展,温病学派的崛起,对药物功效、应用的研究,更为深入;由于考据学的兴盛,不少学者从古本草文献中重辑或注疏《本经》,成效显著。加之西方医药知识的传入加快,中药学取得了新的成绩。

在综合性本草著作方面,首推《本草纲目拾遗》,作者赵学敏于1765年辑成此书。该书共十卷,在保留《本草纲目》原有药物的基础上,新增了716种药物,共载药921种;在保留《本草纲目》原有16部分类的基础上,将金石部分为了两部,并新增了藤、花两部,共计18部(人部仍被保留)。还增加了太子参、蒁术、西洋参、冬虫夏草、银柴胡等临床常用药,马尾连、金钱草、独角莲、万年青、鸦胆子等疗效确切的民间草药;同时收集了金鸡勒、香草、臭草等外来药和西方制药露的方法,极大地丰富了本草学的内容。它不仅拾《本草纲目》之遗,而且对《本草纲目》已载药物治疗未备、根实未详者,也详加补充。卷首列"正误"34条,纠正或补充《本草纲目》中的内容,十分可贵。赵学敏在《本草纲目》的基础上创造性地发展了本草学,出色地完成了我国本草学第六次大总结,是继李时珍之后我国又一位伟大的药物学家。

以《本草纲目》为基础,筛选其资料并予以补正的本草,价值最高,影响最大。如刘若金的《本草述》。该书32卷,依《本草纲目》分类法,集录了约691种药物,重点介绍药性特点和临床应用,引证各家论述,参以己见,是一部很有影响的著作。杨时泰将《本草述》再次精简整理,编辑成《本草述钩元》。汪昂的《本草备要》,全书8卷,从《本草纲目》选录478种临床常用药,概述性味、主治功用,全书附图总计400余幅,在凡例和药性总义中阐述汪氏见解,卷帙不繁,内容精练,广为流传。吴仪洛的《本草从新》为补订《本草备要》而作,载药721种,除介绍性味、主治外,对辨伪、修治也有论述,内容更加完善,深受医家喜爱。《得配本草》为严西亭所著,共十卷,附药考一篇,选自《本草纲目》约647种药,除论述药性主治外,重点详述各药之间的相互配伍应用,是一部探讨中药配伍规律的本草。黄宫绣的《本草求真》,共十卷,载药约520种,上篇详述药物形态、性味、功用等,下篇阐述脏腑病证主药、六淫病证主药、药物总义等内容,也是切合临床实际的本草著作。

清代考据之学大兴,加之受崇古思想的影响,清代学者对《神农本草经》等古代本草的研究达到高潮。辑佚《神农本草经》者,先后有孙星衍、顾观光及日本的森立之等。孙星衍、孙冯翼合辑本,三卷,载药约365种,取材于《证类本草》,并校以《太平御览》等,每药正文之后,增加了《吴普本草》《名医别录》及其他文献资料,是一部学术水平较高、影响较大的重辑本。顾观光辑本,四卷,也取材于《证类本草》,按《本草纲目》所载"本草经药物目录"编排,除考证书中条文外,对药物也做了一些校勘,本书特点是突出了用药原则。再有日本森立之辑本三卷,附考异一卷。书中药品次序、文字均是采自《新修本草》,并参考了《千金方》《医心方》及日本《本草和名》等书而辑成。因《新修本草》所收《神农本草经》的资料最接近原书内容,故森立之所辑原文也最可靠,同时所附考异一卷,引证广博而严谨,具有很高学术价值,也是迄今较为完善的辑本。

在继承古代用药经验方面,潜心于《神农本草经》等药学经典研究者,在发展本草学术理论、提炼功效主治方面,仍有重要价值,如明末缪希雍即写成《神农本草经疏》。本书以《神农本草经》《名医别录》等主要文献为依据,结合临床实际,注释、订正、阐明药性,多有发挥,并附各家主治、配方、禁忌等内容,是一部很有影响的本草学著作。继《神农本草经疏》之后,清代邹澍的《本经疏证》和《本经续要》,以《神农本草经》为主,以《别录》《唐本草》和《本草图经》为辅,取《伤寒》《金匮》《千金》《外台》各书古方,交互参考,逐一疏解。他以经方解释《本经》,用《本经》分析古方,注疏中用理论联系实际,对研究《本经》和汉、唐经方,古方颇有影响。张璐的《本经逢原》四卷,以《神农本草经》为基础,载药700余种,阐述药物的性味、效用、真伪优劣等,论述中选用诸家治法和本人治验心得,是一部侧重实用、宜于临床参考的著作。张志聪的《本草崇原》三卷,收《神农本草经》药物,每药先列《神农本草经》原文,然后包括别名、产地、历代医家见解、临床应用等注释内容,阐述纲要详尽且多有发挥。此外,《本草经解》《神农本草经合注》等,都是很有影响的《神农本草经》注疏专著。

清代专题类本草著作门类齐全,其中也不乏佳作。例如,张仲岩的《修事指南》,它是张仲岩将历代各家有关炮制记载综合归纳而成。该书较为系统地论述了各种炮制方法。又如吴其浚的《植物名实图考》,书中对每种植物均详记其形态、产地、栽培、用途、药用部位、效用治验等内容,并附有插图,为我们研究药用植物提供了宝贵的文献资料。

七、民国时期

这一时期,在西方科学文化的冲击下,"改良中医药""中医药科学化""创立新中医"等口号风行一时,形成民国时期中医药发展的一大特色。这一时期我国医学发展的总特点是中西医药并存。中医药学以其顽强的生命力,依然继续向前发展,并取得了不少成果。

中药辞书的产生和发展是民国时期中药学发展的一项重要成就,其中成就和影响最大的当推陈存仁主编的《中国药学大辞典》。该书约200万字,收录词目4 300条,既广罗古籍,又博采新说,且附有标本图册,受到药界之推崇。虽在编纂过程中难免存在少量错讹,但仍不失为近代第一部具有重要影响的大型药学丛书。

这一时期,随着中医或中医药院校的出现,涌现了一批适应教学和临床使用需要的中药学讲义,如张山雷编撰的《本草正义》。该书分类承唐宋旧例,对药物功效则根据作者实际观察到的情况和临证用药的具体疗效加以阐述,且对有关中药鉴别、炮制、煎煮方法等也加以论述,目的在于让学员既会用药,又会识药、制药,掌握更多的中药学知识。属于这类教材的还有秦伯未的《药物学》、何廉臣的《实验药物学》、张锡纯的《药物讲义》等,对各类药物功用主治的论述大为充实。将药物的性能、功效、主治、配伍密切结合,颇有发挥,这与现代临床中药学的分类和分项已十分相似。

民国时期,随着西方药学知识和化学、生物学、物理学等近代科学技术在我国的迅速传播和发展,初步建立了以中药为主要研究对象的药用动物学、药用植物学、生药学、中药鉴定学、中药药理学等新的学科。在当时条件下,其成果集中在中药的生药、药理、化学分析、有效成分提取及临床验证等方面,对本草学的发展做出了重要贡献。

(潘　磊)

第二节　中药的基础药性

中药的基础药性包括四气、五味、归经、升降浮沉、毒性等内容。对中药基本药性的认识,最早可追溯到秦汉时期。《神农本草经》序录云:"药有酸咸甘苦辛五味,又有寒热温凉四气。"这是关于四气五味的最早概括。历代本草著作对药性理论均非常重视,在介绍具体药物的主治病证之前,均首先阐明其四气、五味、归经等基础药性,再简要描述其功能药性,随后才是具体的主治、用法等应用方面的阐述,至今仍然是不可或缺的中药理论内容。

一、四气

历代本草在论述药物的性能功用时,首先标明其"气"和"味",可见气与味是药物性能的重要标志,这对于认识各种药物的共性和个性以及临床用药等,都有实际意义。与其他基础药性相比较而言,四气在药性理论中占据首要地位。陶弘景认为"其甘苦之味可略,有毒无毒易知,惟冷热须明"。明代李中梓强调"寒热温凉,一匕之谬,覆水难收。"因此,自《神农本草经》在其序例中提出"寒热温凉四气"并于各药下标明其具体的寒热之性开始,这一性能一直是本草序例必论、各药项下必备的内容,并成为指导临床用药的纲领。

(一)四气的含义

四气,就是中药寒热温凉四种不同的药性,又称四性。它反映了药物对人体阴阳盛衰、寒热变化的作用倾向,为药性理论的重要组成部分。

对于中药寒热温凉之性的表述和总结,从字面含义的角度讲,"四性"较"四气"的表述更为准确。宋·寇宗奭在《本草衍义》中针对《神农本草经》的四气称谓,指出"凡称气者,即香臭之气。其寒、热、温、凉,则是药之性……其序例中气字,恐后世误书,当改为性字,则于义为允。"这种主张是合理的,但因"四气"的表述出自药学经典,沿用千年,在当时要将其废弃不用,难以得到诸家认同。因此,四气、四性的表述并行使用,沿袭至今。

四气之中寓有阴阳含义,寒凉属阴,温热属阳,寒凉与温热是相对立的两种药性,而寒与凉、温与热之间则仅是程度上的不同,即"凉次于寒""温次于热"。有些本草文献对药物的四性还用"大热""大寒""微温""微凉"加以描述,这是对中药四气程度不同的进一步区分,示以斟酌使用。然而从四性本质而言,只有寒、热两性的区分。

四性以外还有一类平性药,它是指寒热界限不很明显、药性平和、作用较缓和的一类药,如党参、山药、甘草等。平性能否入性,医家见解不同,有学者认为,虽称平性但实际上也有偏温偏凉的不同,如甘草性平,生用性凉,炙用则性偏温,所以平性仍未超出四性的范围,是相对而言的,它不是绝对的平性,因此仍称四气(性)而不称五气(性)。然而,也有学者主张"平应入性",如李时珍在《本草纲目》草部卷前绪论中说"五性焉,寒热温凉平",第一个提出五性分类法。天麻性平,凡肝风内动,惊厥抽搐,不论寒热虚实皆可应用。可见无论是从文献记载,还是临床实践,均可证明平性是客观存在的,"平"应入性。

(二)四气的确定

四气理论是临床准确选药的重要依据,因此,有必要认识和掌握四气的确定方法和依据。药性的寒热温凉是由药物作用于人体所产生的不同反应和所获得的不同疗效而总结出来的,它与所治疗疾病的性质是相对而言的。正如《黄帝内经》言"所谓寒热温凉,反从其病也"。如果患者表现为高热烦渴、面红目赤、咽喉肿痛、脉洪数,这属于阳热证,用石膏、知母、栀子等药物治疗后,上述症状得以缓解或消除,从而认识到石膏、知母、栀子的药性是寒凉的;反之,如果患者表现为四肢厥冷、面色白、脘腹冷痛、脉微欲绝,这属于阴寒证,用附子、肉桂、干姜等药物治疗后,上述症状得以缓解或消除,从而认识到附子、肉桂、干姜的药性是温热的。一般来讲,寒凉药分别具有清热、泻火、解热毒等作用;而温热药则分别具有温里、散寒、助阳等作用。

(三)四气的临床意义

寒、热、温、凉四气,是从寒热变化、阴阳盛衰的角度对药物的多种作用进行的高度概括,为临床治病用药提供了理论依据。《素问·至真要大论》"寒者热之,热者寒之",《神农本草经》序列"疗寒以热药,疗热以寒药",均指出了药性寒热与治则的关系。

具体来说,温热药多用于治疗中寒腹痛、寒疝作痛、阳痿不举、宫冷不孕、阴寒水肿、风寒痹证、血寒经闭、虚阳上越、亡阳虚脱等一系列阴寒证;而寒凉药则主要用于治疗实热烦渴、温毒发斑、血热吐衄、火毒疮疡、热结便秘、热淋涩痛、黄疸水肿、痰热喘咳、高热神昏、热极生风等一系列阳热证。总之,寒凉药用于治疗治阳热证,温热药用于治疗治阴寒证,这是临床必须遵循的用药原则。反之,如果阴寒证用寒凉药,釜底抽薪;阳热证用温热药,火上浇油——必然导致病情恶化,产生不良后果。故王叔和谓:"桂枝下咽,阳盛则毙;承气入胃,阴盛以亡。"此外,《素问·六元正纪大论》提出"寒无犯寒""热无犯热",这是指掌握四气理论,根据季节不同,指导临床用药的规律。一般是指,在寒冬时无实热证,不要随便使用寒药,以免损伤阳气;在炎热夏季无寒证者,不要随便使用热药,以免伤津化燥。

由于寒与凉、热与温之间具有程度上的差异,因而在用药时也要注意。若当用热药而用温药、当用寒药而用凉药,则病重药轻,达不到治愈疾病的目的。反之,当用温药而用热药时,则反伤其阴;当用凉药反用寒药时,则易伤其阳。至于表寒里热、上热下寒、寒热错杂等复杂病证,则当寒、热药并用,使寒热并除。若为寒热错杂、阴阳格拒的复杂病证,又当采用寒热并用的佐治之法治之。即张介宾"以热治寒,而寒拒热,则反佐以寒药而入之;以寒治热,而热拒寒,则反佐以热药而入之"之谓也。若遇真寒假热证,则当用热药治疗;若遇真热假寒证,则当用寒药以治之。不可真假混淆。

二、五味

食物入口即知其味,故五味理论最初起源于口尝,因此五味理论是前人最早开始认识的药性理论。春秋战国时代,五味理论就以饮食调养理论的形式出现了,如四时五味的宜忌、过食五味所产生的不良后果等。五味作为药性理论最早见于《内经》《本经》中。《内经》对五味的作用、阴阳五行属性及应用、偏食五味的弊端等都作了系统的论述。《本经》不仅明确指出"药有酸、咸、甘、苦、辛五味",还以五味配合四气,共同标明每种药物的药性特征,开创了先标明基础药性,后论述效用的本草编写先例,从而为五味学说的形成奠定了基础。经后世历代医家的补充,逐步形成了较为完善的五味理论。

(一)五味的含义

所谓五味,是指药物酸、苦、甘、辛、咸五种基本味道。五味具有阴阳五行的属性。《内经》云:"辛甘淡属阳,酸苦咸属阴。"《洪范》谓:"酸味属木,苦味属火,甘味属土,辛味属金,咸味属水。"五味还可和五行配合与五脏联系起来。《素问·宣明五气篇》说:"酸入肝(属木),苦入心(属火),甘入脾(属土),辛入肺(属金),咸入肾(属水)。"但这仅是一般的规律,并不是一成不变的。例如:黄柏味苦、性寒,作用是泻肾火而不是泻心火;枸杞子味甘,作用是补肝肾而不是补脾土等。因此实践中应灵活对待。

五味的产生,首先是通过口尝,即用人的感觉器官辨别出来的,它是药物真实味道的反映。然而和四气一样,五味更重要的是通过长期的临床实践观察,不同味道的药物作用于人体,会产生不同的反应,和获得不同的治疗效果,从而总结归纳出五味的理论。也就是说,五味不仅是对药物味道的真实反映,还是对药物作用的高度概括。自从五味作为归纳药物作用的理论出现后,五味的"味"也就超出了味觉的范围,建立在功效的基础之上了。因此,本草书籍的记载中有时会出现与实际口尝味道不相符的地方。总之,五味的含义既代表了药物味道的"味",又包含了药物作用的"味",而后者构成了五味理论的主要内容。

《素问·藏气法时论》指出"辛散、酸收、甘缓、苦坚、咸软"。这是对五味作用的最早概括。后世在此基础上进一步补充,日臻完善。

(1)辛:"能散、能行",即具有发散、行气、行血的作用。一般来讲,解表药、行气药、活血药多具有辛味。因此辛味药多用于治疗表证和气血阻滞之证。如紫苏叶发散风寒、木香行气除胀、川芎活血化瘀等。此外,《内经》云"辛以润之",就是说,辛味药还有润养的作用,如款冬花润肺止咳、菟丝子滋养补肾等。大多数辛味药以行散为功,故"辛润"之说缺乏代表性。

(2)甘:"能补、能和、能缓",即具有补益、和中、调和药性和缓急止痛的作用。一般来讲,滋养补虚、调和药性及止疼痛的药物多具有甘味。甘味药多用于治疗正气虚弱、身体诸痛及调和药性、中毒解救等方面。如人参大补元气、熟地黄滋补精血、饴糖缓急止痛、甘草调和药性并解药食中毒等。

(3)酸:"能收、能涩",即具有收敛、固涩的作用。一般固表止汗、敛肺止咳、涩肠止泻、固精缩尿、固崩止带的药物多具有酸味。酸味药多用于治疗体虚多汗、肺虚久咳、久泻肠滑、遗精滑精、遗尿尿频、崩带不止等证。如五味子固表止汗、乌梅敛肺止咳、五倍子涩肠止泻、山茱萸涩精止遗及赤石脂固崩止带等。

(4)苦:"能泄、能燥、能坚",即具有降火、降气、通大便、燥湿、坚阴(泻火存阴)等作用。一般来讲,清热泻火、下气平喘、降逆止呕、通利大便、清热燥湿、苦温燥湿、泻火存阴的药物多具有苦味。苦味药多用于治疗火热证、喘咳、呕恶、便秘、湿证、阴虚火旺等证。如黄芩、栀子清热泻火，杏仁、葶苈子降气平喘，半夏、陈皮降逆止呕，大黄、枳实泻热通便，龙胆草、黄连清热燥湿，苍术、厚朴苦温燥湿，知母、黄柏泻火存阴等。

（5）咸："能下、能软"，即具有泻下通便、软坚散结的作用。一般来讲，泻下或润下通便、软化坚硬、消散结块的药物多具有咸味。咸味药多用于治疗大便燥结、痰核、瘿瘤、症瘕痞块等证。如芒硝泻热通便，海藻、牡蛎消散瘿瘤，鳖甲软坚消癥等。

（6）淡："能渗、能利"，即具有渗湿、利小便的作用，故有些利水渗湿的药物具有淡味。淡味药多用于治疗水肿、脚气、小便不利之证。如薏苡仁、灯芯草、通草、茯苓、猪苓、泽泻等。

（7）涩：与酸味药的作用相似，多用于治疗虚汗、泄泻、尿频、遗精、滑精、出血等证。如莲子固精止带、禹余粮涩肠止泻、乌贼骨收涩止血等。

（二）五味的确定

中药五味的确定，主要是基于五味理论所阐述的规律，根据该药的功效作用特点进行反推，并结合其口感滋味而确定。

中药五味理论的形成，经历了以下几个阶段。首先，人们通过口尝的方法认识了食物、潜在药物的滋味，并对这些滋味进行了五种简单的分类。其次，随着认识的提高和积累，人们总结了"滋味-功能"规律，即人们认识到，大多数情况下食物或药物的滋味与其功能之间具有一定的相关性，如辛能发散等一系列规律。最后，随着药物范围的扩大、用药经验的积累，经过不断地归纳、演绎、去伪存真和理论化总结，早期的"滋味-功能"规律逐渐演变为后来更为抽象的"五味-功能"规律，这里的"五味"已经不是最初的"滋味"含义了，而成为一种说理的功能符号。

"五味"的确定主要基于三个层面的"味"，即"口尝味""功能味""综合味"。"口尝味"，即"滋味"，是属于性状范畴。基于"口尝味"而确定的"味"，通常是某些药物的主要功能特点尚不能用五味理论加以概括和反映，如驱虫、潜阳、止痉、安神、化痰、涌吐、逐水、截疟等，或某些药物的口尝味觉较为明显，尽管其不具备依据五味理论中该味应有的功能，仍依据其口尝味确定其五味。如山楂口尝味酸，但却不具有酸能收能涩的功能，然而却定其味为酸。"功能味"，是指用其功能结合"五味-功效"规律而反推出来的"味"，属于功效范畴。基于"功能味"确定的"味"，可能与其"口尝味"完全一致，也可能与其口尝味不一致。"综合味"，即基于五味理论所阐述的规律，根据该药的功效作用特点进行反推，并结合其口尝滋味而确定，即结合了"口尝味"和"功能味"两种含义。这基本上是历代本草和现代临床中药学相关著作中对五味的通行的确定方法。"综合味"整体上更偏向于"功能味"，但并未对"口尝味"弃之不用。

所以，目前中药的五味（综合味）事实上有具体五味（口尝味）和抽象五味（功能味）两种含义，若笼统言五味，势必给中药研究和应用造成混乱。可采用双重定味法，即用将具体五味和抽象五味分别标出的方法，重新整理标定五味。此外，古代医药不分家，五味的规定除了有利于辨识药性，更多的还是有利于药材的性状鉴别。

当然，由于中药复杂多样的功效，传统五味理论中五味所能表示的作用特性相对较为局限，即仅包含发散、行气、行血、补益、和中、调和药性、缓急止痛、收敛、固涩、清泄、降泄、通泄、燥湿、坚阴、泻下通便、软坚散结、渗湿利小便等十余种作用特性，而对诸如驱虫、潜阳、止痉、安神、化痰、涌吐、逐水、截疟等作用特性尚不能用五味理论来加以概括和反映，这反映了五味理论具有一定的局限性。对此，有人试图扩大五味理论的涵盖面，以期解决这一问题，结果实际意义不大，反而招致更多的分歧。

（三）五味的临床意义

准确把握中药五味理论的实质,有利于增强临床用药的准确性。《神农本草经》中记载的主治"咳逆上气"的药物有 20 多种,但未指明这些药物以何种功效治疗咳逆上气,因此,若不了解这些药物的五味,就不能掌握其各自的作用特点,临床选药时不得要领。相反,如果掌握了这些药物的五味,就可用辛散者治疗外邪郁闭之咳逆上气,用甘补者治疗肺虚之咳逆上气,用酸收者治疗肺气不敛之咳逆上气等,从而有效避免用药的盲目性。

每种药物都同时具有性和味,因此二者必须综合起来看。缪希雍谓"物有味必有气,有气斯有性",强调了药性是由气和味共同组成的。换言之,必须把四气和五味结合起来,才能相对准确地辨别药物的作用。一般来讲,气味相同,作用相近,同一类药物大都如此,如辛温的药物多具有发散风寒的作用,甘温的药物多具有补气助阳的作用。有时气味相同,又有主次之别,如黄芪甘温,偏于甘以补气;锁阳甘温,偏于温以助阳。气味不同,作用有别,如黄连苦寒、党参甘温,黄连能清热燥湿,党参则为补中益气。气同味异、味同气异者,其所代表药物的作用也各有不同。例如,麻黄、杏仁、大枣、乌梅、肉苁蓉同属温性,由于其五味的属性不同,麻黄辛温散寒解表、杏仁苦温下气止咳、大枣甘温补脾益气、乌梅酸温敛肺涩肠、肉苁蓉咸温补肾助阳;再如,桂枝、薄荷、附子、石膏均为辛味,但因其四气的属性不同,又有桂枝辛温解表散寒、薄荷辛凉疏散风热、附子辛热补火助阳、石膏辛寒清热泻火等不同作用。至于一药兼有数味,则标志其治疗范围的扩大,如当归辛甘温,甘以补血、辛以活血行气、温以祛寒,故有补血、活血、行气止痛、温经散寒等作用,可用于治疗血虚、血滞、血寒所引起的多种疾病。一般临床用药既用其气,又用其味,但有时在配伍其他药物复方用药时,就可能出现或用其气,或用其味的不同情况。如升麻辛甘微寒,与黄芪同用治中气下陷时,则取其味甘升举阳气的作用;若与葛根同用治麻疹不透时,则取其味辛以解表透疹的作用;若与石膏同用治胃火牙痛时,则取其寒性以清热降火的作用。此即王好古《汤液本草》所谓:"药之辛、甘、酸、苦、咸,味也;寒、热、温、凉,气也。味则五,气则四,五味之中,每一味各有四气,有使气者,有使味者,有气味俱使者……所用不一也。"由此可见,药物的气味所表示的药物作用和气味配合的规律是比较复杂的。因此,既要熟悉四气五味的一般规律,又要掌握每一药物气味的特殊治疗作用和气味配合的规律,这样才能更好地掌握药性,指导临床用药。

三、升降浮沉

中药升降浮沉理论的形成,同样经历了一个漫长的历史过程。《黄帝内经》中讨论了升降浮沉的有关概念并用以指导治法治则,但未能与具体药物的功用结合起来进行论述。金代张元素根据《素问·阴阳应象大论》等对气味阴阳厚薄的论述,于其所著《珍珠囊》与《医学启源》中,对药物升降浮沉的理论予以发挥,对所收载的药物一一介绍其升降之性,且在《医学启源》一书中还以气味厚薄的升降为依据,分列药物之"风升生""热浮长""湿化成""燥降收""寒沉藏"五大类,形成了以升降浮沉为中心的药类法象思想。至此,升降浮沉理论受到医药界的高度重视并被广泛应用。

（一）升降浮沉的含义

升降浮沉是药物对人体作用的不同趋向性。升,即上升提举,趋向于上;降,即下达降逆,趋向于下;浮,即向外发散,趋向于外;沉,即向内收敛,趋向于内。升降浮沉是指药物对机体有向上、向下、向外、向内四种不同作用趋向。它是与疾病所表现的趋向性相对而言的。其中,升与降、浮与沉是相互对立的,升与浮、沉与降,既有区别,又有交叉,难以截然分开,在实际应用中升与浮、沉与降又常相提并论。按阴阳属性区分,则升浮属阳,沉降属阴。升降浮沉表明了药物作用的定向概念,也是药物作用的理论基础之一。疾病在病势上常常表现出向上(如呕吐、呃逆、喘息)、向下(如脱肛、遗尿、崩漏)、向外(如自汗、盗汗)、向内(表证未解而入里),在病位上则有在表(如外感表证)、在里(如里实便秘)、在上(如目赤肿痛)、在下(如腹水、尿闭)等的不同,因能够针对病情,改善或消除这些病证的药物,相对来说也就分别具有升降浮沉的作用趋向了。

(二)升降浮沉的确定

药物升降浮沉作用趋向性的形成,虽然与药物在自然界生成禀赋不同、形成药性不同有关,并受四气、五味、炮制、配伍等诸多因素的影响,但更主要是与药物作用于机体所产生的不同疗效、所表现出的不同作用趋向密切相关,是通过药物作用于机体所产生的疗效而概括出来的用药理论。

升降浮沉代表不同的药性,标示药物不同的作用趋向。一般升浮药,其性多温热,味属辛、甘、淡,质地多为轻清至虚之品,作用趋向多为上升、向外。就其所代表药物的具体功效而言,分别具有疏散解表、宣毒透疹、解毒消疮、宣肺止咳、温里散寒、暖肝散结、温通经脉、通痹散结、行气开郁、活血消癥、开窍醒神、升阳举陷、涌吐等作用。故解表药、温里药、祛风湿药、行气药、开窍药、涌吐药等多具有升浮特性。

一般沉降药,其性多寒凉,味属酸、苦、咸,质地多为重浊坚实之品,作用趋向多为下行、向内。就其所代表的药物的具体功效而言,分别具有清热泻火、泻下通便、利水渗湿、安神、平肝潜阳、息风止痉、降逆平喘、止呕、止呃、消积导滞、固表止汗、敛肺止咳、涩肠止泻、固崩止带、涩精止遗、收敛止血、收湿敛疮等作用。故清热药、泻下药、利水渗湿药、止咳平喘药、安神药、平肝息风药、收敛止血药、收涩药等多具有沉降药性。

影响药物升降浮沉的因素有很多。首先,药物的升降浮沉与四气五味有关。王好古云:"夫气者天也,温热天之阳,寒凉天之阴;阳则升,阴则降;味者地也,辛甘淡地之阳,酸苦咸地之阴,阳则浮,阴则沉。"一般来讲,凡味属辛、甘,气属温、热的药物,大都是升浮药,如麻黄、升麻、黄芪等药;凡味属苦、酸、咸,性属寒、凉的药物,大都是沉降药,如大黄、芒硝、山楂等。其次,药物的升降浮沉与药物的质地轻重有关。汪昂《本草备要》药性总义云:"轻清升浮为阳,重浊沉降为阴""凡药轻虚者,浮而升;重实者,沉而降"。一般来讲,花、叶、皮、枝等质轻的药物大多为升浮药,如紫苏叶、菊花、蝉蜕等;而种子、果实、矿物、贝壳及质重者大多是沉降药,如苏子、枳实、牡蛎、代赭石等。除上述一般规律外,某些药也有特殊性,如旋覆花虽然是花,但功能为降气消痰、止呕止噫,药性沉降而不升浮;苍耳子虽然是果实,但功能为通窍发汗、散风除湿,药性升浮而不沉降,故有"诸花皆升,旋覆独降;诸子皆降,苍耳独升"之说。此外,部分药物本身就具有双向性,如麻黄、浮萍可发汗、利水;川芎能上行头目、下行血海;白花蛇能内走脏腑、外彻皮肤。由此可见,既要掌握药物的一般共性,又要掌握每味药物的不同个性,具体问题做具体分析,才能确切掌握药物的作用趋向。

(三)升降浮沉的临床意义

多数中药都具有升降浮沉的性能,这也是指导临床用药的重要依据之一。掌握药物的升降浮沉,可以调整脏腑气机的紊乱,使之恢复正常的生理功能,或作用于机体的不同部位,因势利导,驱邪外出,从而达到治愈疾病的目的。《素问·六微旨大论》谓:"升降出入,无器不有。"指出这是人体生命活动的基础,一旦发生故障,结果便是疾病的产生。故《素问·阴阳应象大论》说:"其高者,因而越之;其下者,引而竭之;中满者,泻之于内;其有邪者,渍形以为汗;其在皮者,汗而发之。"阐明了应根据升降出入障碍所产生疾病的病势和病位的不同,采取相应的治疗方法,为药物升降浮沉理论的产生和发展奠定了理论基础。金元时期,升降浮沉学说得到了全面发展,张元素在《医学启源》中旨承《内经》,首倡"气味厚薄升降图说",用运气学说阐发了药物具有升降浮沉不同作用趋向的道理。其后,李杲、王好古、李时珍等又作了进一步的补充,使药物升降浮沉学说趋于完善。药物升降沉浮学说作为说明药物作用、指导临床用药的理论依据,是对中药四气五味理论的补充和发展。

四、归经

药物归经理论的形成可追溯到先秦的文史资料,如《周礼》和秦汉以来的医药著作《内经》《神农本草经》《名医别录》《千金方》等。上述文献广泛论述了五味作用定向定位的概念,可视为归经理论的先声。《伤寒论》六经分经用药为归经理论的形成奠定了基础。唐宋时期《食疗本草》《本草拾遗》《本草衍义》《苏沈良方》等医药文献大都论述了药物定向定位的归经作用,并逐渐与脏腑经络联系在一起,出现了药物归经理论的雏形。金元时期,易水学派代表人物张元素的《珍珠囊》正式把归经作为药性内容加以论述,王好古的《汤液本草》、徐彦纯的《本草发挥》又全面汇集了金元时期医家对归经的学术见解,标志着系统的归经理论已确立;明代刘文泰《本草品汇精要》、贾九如《药品化义》均把"行某经""入某经"作为论述药性的固定内容。清代沈金鳌的《要药分剂》正式把"归经"作为专项列于"主治"项后说明药性,并采用五脏六腑之名。《松厓医经》《务中药性》系统总结了十二经归经药。《本草分经》《得配本草》又列出并改订入各奇经八脉的药物。温病学派的兴起,又产生了卫、气、营、血及三焦归经的新概念,使归经学说臻于完善。

(一)归经的含义

归经是指药物对于机体某部分的选择性作用,即某药对某些脏腑经络有特殊的亲和作用,因而对这些部位的病变起着主要或特殊的治疗作用。归经不同,药物的治疗作用也不同。归经指明了药物治病的适用范围,也就是药效所在。归经是阐明药物作用机制,指导临床用药药性理论的基本内容之一。

中药归经理论的形成是在中医基本理论指导下,以脏腑经络学说为基础,以药物所治疗的具体病证为依据,经过长期临床实践总结出来的用药理论。经络能沟通人体内外表里,所以,一旦机体发生病变,体表病变可以通过经络影响到内在脏腑;反之,内在脏腑病变也可以反映到体表上来。由于发病所在脏腑和经络循行部位的不同,临床上所表现的症状也各不相同。如心经病变多见心悸失眠、肺经病变常见胸闷喘咳、肝经病变常见胁痛抽搐等。临床用朱砂、远志能治愈心悸失眠,说明它们归心经;用桔梗、苏子能治愈喘咳胸闷,说明它们归肺经;而选用白芍、钩藤能治愈胁痛抽搐,则说明它们能归肝经。至于一药能归数经,是指其治疗范围的扩大。如麻黄归肺经与膀胱经,它既能发汗宣肺平喘,治疗外感风寒及咳喘之证,又能宣肺利尿,治疗风水水肿之证。由此可见,归经理论是通过脏腑辨证用药,从临床疗效观察中总结出来的用药理论。

(二)归经的确定

中药归经的最初确定,是以藏象学说和经络学说为理论依据,以药物所治病证为依据而总结出来的。归经理论与临床实践密切相关,它是伴随着中医理论体系的不断发展而日臻完善的,如《伤寒论》创立了六经辨证系统,临床上便出现了六经用药的归经方法。如麻黄、桂枝为太阳经药,石膏、知母为阳明经药等。随着温病学派的崛起,又创立了卫气营血、三焦辨证体系,临床上相应出现了卫气营血、三焦用药的归经方法。如银花、连翘为卫气药,生地黄为营血分药,黄芩主清上焦、黄连主清中焦、黄柏主清下焦等。然而,这些归经方法与脏腑辨证归经方法密切相关。

如《伤寒论》六经中每经可分为手、足二经,故实际为十二经;十二经根源于脏腑,故六经证候群的产生,也是脏腑经络病变的反映。同样,卫气营血、三焦证候也与脏腑经络关系密切。例如:卫分病证以肺卫见证为主;气分病证多见阳明热证;营分病证多见热损营阴,心神被扰;血分证多见热盛动血,热扰心神。上焦病候主要包括手太阴肺经和手厥阴心包经的病变;中焦病候主要包括手、足阳明经及足太阴脾经的病变;而下焦病候则主要是足少阴肾经和足厥阴肝经的病变。由此可见,归经方法虽有不同,但都与脏腑经络密不可分;脏腑经络学说实为归经的理论基础。此外,还有依据药物自身的特性,即形、色、气味、禀赋等的不同,进行归经的方法。例如,味辛、色白入肺经,大肠经,味苦、色赤入心经,小肠经等都是以药物的色与味作归经依据的。又如,磁石、代赭石重镇入肝,桑叶、菊花轻浮入肺则是以药物的质地轻重作归经的依据。再如,麝香芳香开窍入心经、佩兰芳香醒脾入脾经、连翘形似心而入心经以清心降火等,都是以形、气归经的例子。其中尤以五味与归经的关系最为密切。

(三)归经的临床意义

掌握归经便于临床辨证用药,即根据疾病的临床表现,通过辨证审因,诊断出病变所在脏腑经络部位,按照归经来选择适当药物进行治疗。例如,病患热证,有肺热、心火、胃火、肝火等的不同,治疗时用药也不同。若肺热咳喘,当用桑白皮、地骨皮等肺经药来泻肺平喘;若胃火牙痛,当用石膏、黄连等胃经药来清泻胃火;若心火亢盛,心悸失眠,当用朱砂、丹参等心经药以清心安神;若肝热目赤,当用夏枯草、龙胆草等肝经药以清肝明目。再如,外感热病,热在卫分,发热、微恶风寒、头痛、咽痛,当用金银花、连翘等卫分药以辛凉解表、清热解毒;若热入气分,面赤恶热、高热烦渴,则当用石膏、知母等气分药以清热泻火、生津止渴等。可见归经理论为临床辨证用药提供了方便。

掌握归经理论还有助于提高用药的准确性。例如,同是利尿药,有麻黄的宣肺利尿、黄芪的健脾利尿、附子的温阳利水、猪苓的通利膀胱之水湿等的不同。再如,羌活、葛根、柴胡、吴茱萸、细辛同为治头痛之药,但羌活善治太阳经头痛,葛根善治阳明经头痛,柴胡善治少阳经头痛,吴茱萸善治厥阴经头痛,细辛善治少阴经头痛。因此,在熟悉药物功效的同时,掌握药物的归经对相似药物的鉴别应用有十分重要的意义。

运用归经理论,必须考虑到脏腑经络之间的关系。由于脏腑经络在生理上相互关系,在病理上相互影响,因此在临床用药时往往并不单纯使用某一经的药物。例如:肾阴不足,水不涵木,肝火上炎,目赤头晕,治疗时当选用黄柏、知母、枸杞、菊花、地黄等肝、肾两经的药物来治疗,以益阴降火,滋水涵木;而肺病久咳,痰湿稽留,损伤脾气,肺病及脾,脾肺两虚,治疗时则要肺脾兼顾,采用党参、白术、茯苓、陈皮、半夏等肺、脾两经的药物来治疗,以补脾益肺,培土生金。

运用归经理论还必须与四气五味、升降浮沉学说结合起来,才能做到全面准确。例如,同归肺经的药物,由于有四气的不同,其治疗作用也不同。再如,紫苏温散肺经风寒,薄荷凉散肺经风热,干姜性热温肺化饮,黄芩性寒清肺泻火。同归肺经的药物,由于五味的不同,作用也不同。例如:乌梅酸收固涩,敛肺止咳;麻黄辛以发表,宣肺平喘;党参甘以补虚,补肺益气;陈皮苦以下气,止咳化痰;蛤蚧咸以补肾,益肺平喘。同归肺经的药物,因其升降浮沉之性不同,作用迥异。例如:桔梗、麻黄药性升浮,故能开宣肺气,止咳平喘;杏仁、苏子药性降沉,故能降肺气,止咳平喘。归经理论把药物的治疗作用与病变所在的脏腑经络部位有机地联系起来了。事实证明,掌握好归经理论对于指导临床用药意义很大。然而,正如徐灵胎所说:"不知经络而用药,其失也泛,必无捷效;执经络而用药,其失也泥,反能致害。"既承认归经理论的科学性,又要看到它的缺陷和不足,整理提高,发扬创新,这才是对待归经理论的正确态度。

五、毒性

历代本草书籍中,常在每一味药物的性味之下,标明其"有毒""无毒"。"有毒无毒"也是药物性能的重要标志之一,它是掌握药性必须注意的问题。

(一)毒性的含义

1.古代毒性的概念

古代常常把毒药看作是一切药物的总称,而把药物的毒性看作是药物的偏性。故《周礼·天官冢宰下》有"医师掌医之政令,聚毒药以供医事"的说法。《尚书·说命篇》则谓:"药弗瞑眩,厥疾弗瘳。"明代张介宾《类经》云:"药以治病,因毒为能,所谓毒者,因气味之偏也。盖气味之正者,谷食之属是也,所以养人之正气。气味之偏者,药饵之属是也,所以去人之邪气,其为故也,正以人之为病,病在阴阳偏胜耳……大凡可辟邪安正者,均可称为毒药,故曰毒药攻邪也。"而《药治通义》引张从正语:"凡药皆有毒也,非指大毒、小毒谓之毒。"论述了毒药的广义含义,阐明了毒性就是药物的偏性。

与此同时,古代还把毒性看作是药物毒副作用大小的标志。如《素问·五常政大论》把药物毒性强弱分为大毒、常毒、小毒、无毒四类。而《神农本草经》三品分类法也是以药物毒性的大小、有毒无毒为分类依据的。并提出了使用毒药治病的方法:"若用毒药以疗病,先起如黍粟,病去即止,不去倍之,不去十之,取去为度。"综上所述,古代药物毒性的含义较广,既认为毒药是药物的总称,毒性是药物的偏性,表示药物作用强度的大小,又认为毒性是药物毒副作用大小的标志,这是广义毒性的含义。而后世本草书籍在其药物性味下标明"有毒""大毒""小毒"等记载,则大都指药物的毒副作用的大小,这是狭义毒性的含义。

2.现代药物毒性的概念

随着科学的发展、医学的进步,人们对毒性的认识逐步加深。所谓毒性,一般是指药物对机体所产生的不良影响和损害性,包括急性毒性、亚急性毒性、亚慢性毒性、慢性毒性和特殊毒性,如致癌、致突变、致畸胎、成瘾等。所谓毒药,一般是指对机体发生化学或物理作用,能损害机体引起功能障碍疾病甚至死亡的物质。剧毒药是指中毒剂量与治疗剂量比较接近,或某些治疗量已达到中毒剂量的范围,因此治疗用药时安全系数小,毒性对机体组织器官损害剧烈,可产生严重或不可逆的后果。

3.中药毒性分级

伴随临床用药经验的积累,对毒性研究的深入,中药毒性分级情况各不相同。例如:《素问·五常政大论》把药物毒性分为"大毒""常毒""小毒""无毒"四类;《神农本草经》分为"有毒""无毒"两类;《证类本草》《本草纲目》将毒性分为"大毒""有毒""小毒""微毒"四类。近代中药毒性分级多沿袭临床用药经验和文献记载,分级尚缺乏明确的实验数据。目前医药学界正从中药中毒后临床表现的不同程度、根据已知的定量毒理学研究的数据、有效剂量与中毒剂量之间的范围大小、中毒剂量与中毒时间的不同,以及中药的产地、炮制不同进行中药毒性分级的全面探讨,深信会得到科学的结论。

(二)正确对待中药毒性

正确对待中药的毒性,是安全用药的保证,涉及如何总体评估中药的毒性、如何正确看待文献记载、如何正确看待临床报告三个方面。

1.总体评估中药的毒性

首先要正确总体评价中药毒性。目前中药品种已有12 800多种,而见中毒报告的才100余种,其中许多是临床很少使用的剧毒药。目前大多数中药品种是安全的,这是中药的一大优势,尤其是与化学合成药造成众多药源性疾病的危害相比,中药安全低毒的优势就更加突出了,这也是当今提倡回归自然、返璞归真,中药日益受到世界青睐的主要原因。

2.文献记载

正确对待中药毒性,还要正确对待本草文献记载。历代本草对药物毒性多有记载,这是前人的经验总结,值得借鉴。但由于受历史条件的限制,也出现了不少缺漏和错误的地方,如《本草纲目》认为马钱子无毒,《中国药学大辞典》认为黄丹、桃仁无毒等,说明对待药物毒性的认识,随着临床经验的积累、社会的发展,有一个不断修正、逐步认识的过程。

3.临床报告

正确对待中药毒性,还应重视中药中毒的临床报道,同时加强对有毒中药的使用管理。

(三)中药急性中毒的治疗

中药急性中毒的治疗,与一般急性中毒的治疗原则相似,同时还有其自身的特点。急性中毒的诊断一旦确立,不论其致毒药物是否明确,均应立即救治。治疗的基本原则是最大限度地减轻药物对机体的损害和维护机体的生理功能。治疗的具体措施主要包括以下 5 个部分。

1.清除毒物

吸入性中毒者应立即使患者脱离中毒场所,清除呼吸道分泌物,保持呼吸道通畅,吸氧等。接触性中毒者,迅速脱去污染衣物,用清水反复冲洗污染部位。食入性中毒者采取催吐、洗胃、导泻、灌肠方法。

2.阻滞毒物的吸收

采用胃黏膜保护剂或能与毒物起理化作用的食品或药品,以降低药物的毒性,阻滞或延缓毒物的吸收。可根据不同毒物采用适当的食品或药品,如蛋清、牛奶、活性炭、花生油、生理盐水等。

3.促进已吸收毒物的排泄

如大量饮水、使用利尿药、输液等。

4.应用解毒剂

甘草、绿豆等为一般解毒剂,多种中药中毒均可采用。有些解毒剂特异性强,可针对性使用,如依地酸二钠等用于强心苷(如夹竹桃)类成分的中毒。

5.对症处理

如对缺氧者进行吸氧,对剧烈呕吐、腹泻者进行止吐、止泻,对惊厥者可用解痉剂,对尿潴留者可给予导尿等。

(耿　楚)

第三节　中药的用药方法

一、药物的选择

随着中药应用的不断增加和现代医学的不断渗透,中药的研发模式和使用范围发生了很大的变化,中药的选择原则也逐渐向多元化方向发展。基于中医和西医的诊疗特点,中药的选择原则主要是以辨症用药、辨病用药、辨证用药及辨证为主,辨症与辨病结合。

(一)辨症用药

辨症用药即"对症用药",是针对症状和体征进行选择用药。症状和体征是审察疾病的重要组成部分。症状是指患者的自觉症状;体征是指在医师诊断、治疗疾病的过程中逐渐积累的,用医师的眼、耳、鼻、舌、身、意,通过望、闻、切及其他诊断手段所得到的信息。临床上根据症状和体征的不同特点、不同性质来辨症用药,它可分为辨主要症状用药、辨特异症状用药及辨体征用药三类。

1.辨主要症状用药

主要症状定病名,综合症状和体征定证型,再根据主症进行对症治疗。临床上中医病名的命名方法有多类,其中有较多是以主症命名。此时的辨症与辨病是统一的。

2.辨特异症状用药

有些疾病患者的特异症状非常明显,在临床治疗疾病时仅针对这些症状用药,即可达到治疗疾病的目的。

3.辨体征用药

针对在医师诊断、治疗疾病的过程中逐渐积累的,用医师的眼、耳、鼻、舌、神、意,通过望、闻、切及现代的诊疗手段所得到的信息用药。这些信息有舌象、脉象、理化指标等。

(二)辨病用药

临床上,中医将疾病的主要表现和"病"的特征进行对照,从而确定病名的过程,称为"辨病"。通过辨病,可以掌握该病的病理关键,了解其病机与演变梗概,并根据"病"的不同特点与规律,进行有针对性的治疗。所以,辨病是诊断、用药中不可缺少的内容。

中医的"病"大部分是以主症为病名,相对于"证"而言,临床比较容易辨别。杂病中的主症,一般是患者的主要痛苦,论治时更有针对性,如肝火上炎的目痛与衄血,治疗时均应清肝泻火,但因"病"不同,一为目痛,一为衄血,在具体用药上应有所差别;在"外感"病中,辨明"病"的不同,对于掌握疾病特殊的发展规律,对于了解各阶段的证候特点,更属必要。如腹泻与痢疾,在诊治时就不能不仔细加以区别。所以,我们同样应该掌握"病"的特点与规律,重视对病的判断与鉴别,这样才能使诊断更全面、更准确,治疗时也才能更有针对性。

所以,虽然主症还不能代表疾病当前的整个病理本质,尚需综合全身症状、体征辨明证型方能确定,但辨病却是不可或缺的。除了重视辨证之外,中医历来都注重辨病。《五十二病方》中52 种疾病均按"辨病用药"原则治疗;《素问》中的《热论》《疟论》《咳论》《痹论》等都是论病;《伤寒论》与《金匮要略》是以病脉证治并重;《医学源流论》中指出:"欲治病者,必先识病之名……一病必有主方,一病必有主药";明清医家在温病方面,细分瘟疫、春温、风温、暑温、湿温、温毒、冬温等病,使人们对温病有了更完整的认识。随着中医学的发展,疾病的分科越来越细,对疾病的认识也越来越多,对疾病的鉴别也越来越深入。

从中药的发展角度看,随着中成药品种的不断丰富及临床应用的大幅增加,临床上除了以辨证选用中成药为主之外,辨病选用中成药逐渐增多。传统中药饮片是以中医药理论为基础发展而来,临床一般配伍使用,需要随症加减,因此必须辨证。中成药的处方组成相对固定,药物性能、功能主治、适应证等相对明确,且中成药研发中还在尊崇中药传统病证的基础上开展了有针对性的现代药理药效研究,在临床使用中可对某些症状明确的疾病用辨病的方法治疗。中成药在临床使用中的辨病用药,是针对中医的疾病或西医诊断明确的疾病,根据疾病特点选用相应的中成药。临床使用中成药时,可将中医辨证与中医辨病相结合、西医辨病与中医辨证相结合,选用相应的中成药,但不能仅根据西医诊断选用中成药。

(三)辨证用药

中医治病主要不是着眼于"病"的异同,而是着眼于"证"的区别。辨证用药,即依据中医理论,辨认、分析疾病的证候,针对证候确定具体治法,依据治法,选定适宜的中药。中医临床用药是以辨证论治思想为指导的,辨证选药时必须综合疾病分型、人体差异、气候变化、药物功效等诸方面因素,所以往往会出现同病异治或异病同治的现象。

辨证用药是中医临床选药的精髓和核心原则。临床医师可以根据疾病的证型特点,选择针对该证型的药物进行治疗,也可根据证型的变化随证调整用药方案。对于中成药而言,其应用必须以中医药基本知识、基本理论为指导,强化辨证用药,切不可仅以说明书上的适应证简单用药。以咳嗽咳痰为例,按辨证分型可分为痰热证、痰湿证、肺燥证、寒饮证,用药须辨证选药,才能取得满意疗效。再如感冒,有的是风热感冒,有的是风寒感冒,二者病种类型截然不同。若相反用药,不仅不能治病,反而会加重病情,延误治疗。同为呕吐,若因暑季着凉而致者,可选藿香正气散;若因食积内停者,可选用保和丸;若因脾胃虚弱者,可选用香砂六君子丸等。再如高血压、外耳道疖肿、急性黄疸型肝炎、急性膀胱炎、带状疱疹等,都是现代医学中不同系统的疾病,但若都属于中医肝胆湿热证时,则均可选用龙胆泻肝丸治疗。所以,在临床使用中成药时必须以中医辨证为依据,不能按西医病名应用,更不能将某个中成药固定为治疗某种疾病的特效药。

(四)结合用药

辨证为主,辨症、辨病结合用药。在中医学中,"病"与"证"的确定,均是以"症"为主要依据;同一"证"又可见于多种"病";同一"病"的全过程和不同的邪正斗争形式,又可反映为多种不同的"证"。因此,在中医的治疗过程中,应当以辨证为主,同时兼顾辨症与辨病,既不能本末倒置,单纯强调辨症或辨病,最终陷于"头痛医头、脚痛医脚"或"一药对一病"的错误,有违中医药理论辨证论治、审症求因等根本原则,也不能只强调辨证而忽略辨症和辨病,忽略后者对前者的重要作用,以及对整个用药和治疗的重要作用。

辨症、辨病与辨证相结合的诊断模式是现代中医学的显著特点之一。科学合理的辨症、辨证与辨病是中药发展的关键突破口,将其纳入中药研究体系是中医药实现现代化的重要环节。无论是中医还是西医,在应用中药尤其是中成药时,都应掌握好"同病异治""异病同治"这一辨证论治的精神实质,并加强对辨证论治的正确理解,建立起整体辨证和辨病的正确思维,真正掌握中医学理论的精粹内涵,并将辨症、辨证与辨病有机结合,这不仅对于正确选药、提高疗效及扩大中成药的应用范围具有重要意义,同时也将会促进西医医师加强对中医学的学习,使中药得到准确合理的使用。

二、中药的配伍

中药配伍指按照病情的不同需要和药物的不同特点,有选择地将两种及以上的药物合在一起应用。它是中药临床应用的特点,也是中医用药的主要形式。

从中药的发展史来看,在医药萌芽时代,治疗疾病一般都是采用单味药的形式,后来随着药物品种的不断丰富,以及人们对药物和疾病认识的逐步深化,出现了多种药物配合应用的情况。通过配伍,不仅满足了复杂病情的需要,而且可有效提高药物疗效,减少毒副作用的发生,并在逐步探索实践中形成了中药的配伍用药规律。

中药的配伍应包含三类范畴：一是药物的两两配伍，即传统的"七情和合"；二是药物按照君、臣、佐、使及剂量比例等一定的法度组合，进而形成方剂，是七情配伍的进一步发展，是药物配伍应用更为普遍、高级的形式；三是不同类别药物的合并使用，如不同中成药合并使用、中成药与汤剂的合并使用等。

（一）七情

中药配伍讲究"宜"和"忌"。《神农本草经》说："药有单行者，有相须者，有相使者，有相畏者，有相恶者，有相反者，有相杀者。凡此七情，和合视之。当用相须相使者，勿用相恶相反者。"也就是说，中药饮片的配方一定要讲究药物的药性和相互作用对药效的影响。

七情和合是指两味或两味以上的药味配在一个方剂中，相互之间会产生一定的反应。这种反应是多种多样的，有的对机体有益，有的则有害。在传统的中药配伍理论中，将这些反应归纳为七种，故称"七情和合"。对于"七情和合"，李时珍曾进行过概括，即："独行者，单方不用辅也；相须者，同类不可离也；相使者，我之佐使也；相畏者，受彼之制也；相杀者，彼之毒也；相恶者，夺我之能也；相反者，两不合也。凡此七情，合而视之，当用相须相使者良，勿用相恶相反者。若有毒制宜，可用相畏相杀者，不尔不合用也。"实际上，上述七情归纳起来不外协同和拮抗两个方面。以下为七情的具体情况。

1.单行

一味药单独使用即发挥作用，如独参汤、独圣丸（五灵脂）、清金散。

2.相须

两种功效类似的药物配合应用，可以增强原有药物的功效。如大黄与芒硝，乳香与没药，当归与白芍。

3.相使

以一种药物为主，另一种药物为辅，二药合用，辅药可以提高主药的功效。如黄芪与茯苓，白术与防风，白芍与甘草，黄连与木香。

4.相畏

一种药能抑制或减轻另一种药的烈性。如半夏畏生姜，甘遂畏大枣，丁香畏郁金。

5.相杀

一种药能减轻或消除另一种药的毒性。如金钱草杀雷公藤毒；麝香杀杏仁毒；绿豆杀巴豆毒；防风杀砒霜毒等。

6.相恶

两种药合用会降低或丧失药效，属配伍禁忌。如人参恶莱菔子，生姜恶黄芩，吴茱萸恶甘草。

7.相反

两种药合用能产生毒副作用，属配伍禁忌。如乌头反半夏，大戟反芫花，细辛反藜芦。临床上的"十八反""十九畏"均属于配伍应用中的"相反"范畴。

（二）君臣佐使

"君臣佐使"原指君主、臣僚、僚佐、使者四种人分别起着不同的作用。在临床中药学中，它是指中药处方中的各味药的不同作用，即从多元用药的角度，论述各药在方中的地位及配伍后的性效变化规律。它高度概括了中医遣药组方的原则，是七情配伍的进一步发展。

《神农本草经》："上药一百二十种为君，主养命；中药一百二十种为臣，主养性；下药一百二十种为佐使，主治病；用药须合君臣佐使。"《素问·至真要大论》："主病之为君，佐君之为臣，应臣之为使。""君一臣二,制之小也。君二臣三佐五,制之中也。君一臣三佐九,制之大也。"组成方剂的药物可按其在方剂中所起的作用分为君药、臣药、佐药、使药,称为君、臣、佐、使。

(1)君,指方剂中针对主证起主要治疗作用的药物,即在处方中对处方的主证或主病起主要治疗作用的药物。它体现了处方的主攻方向,其药力居方中之首,是组方中不可缺少的药物。

(2)臣,指辅助君药治疗主证,或主要治疗兼证的药物,是辅助君药加强治疗主病和主证的药物。

(3)佐,指配合君臣药治疗兼证,或抑制君臣药的毒性,或起反佐作用的药物。即:一是为佐助药,用于治疗次要兼证的药物;二是为佐制药,用以消除或减缓君药、臣药的毒性或烈性的药物;三是为反佐药,即根据病情需要,使用与君臣药性相反而又能在治疗中起相成作用的药物。

(4)使,指引导诸药直达病变部位,或调和诸药的药物。即:一是引经药,引方中诸药直达病所的药物;二是调和药,即调和诸药的作用,使其合力祛邪,如牛膝、甘草就经常作为使药入方。

以治疗伤寒表证的麻黄汤为例,麻黄发汗解表为君药,桂枝助麻黄发汗解表为臣药,杏仁助麻黄平喘为佐药,甘草调和诸药为使药。一方之中,君药必不可缺,而臣、佐、使三药则可酌情配置。

(三)联合用药

1.不同中成药之间的联合应用

当病情复杂,一个中成药不能满足所有证候的治疗时,可以遵循药效互补原则与增效减毒原则,联合应用多种中成药。功能不同的中成药相配,可以互补治疗兼证,如气血不足之月经不调兼消化不良,用八珍益母胶囊加香砂枳术丸。一些病证可采用中成药的内服与外用药联合使用。不同中成药之间的联合应用,一般而言应注意以下几点。

(1)应在辨证一致的前提下合并使用,或二者之间不会产生其他不良影响。

(2)应符合中医的治则、治法等要求。如扶正与祛邪的主次先后等。

(3)对于功能相同或基本相同的中成药,原则上不宜叠加使用。尤其注意药性峻烈的或含毒性成分的药物应避免重复使用。

这种情况在临床应用中很容易被忽视。临床中含有毒成分的中成药不在少数,如果只根据病情选用药物而不了解处方组成,易导致有毒成分的蓄积,产生不良反应,严重者还可以引起中毒。例如,大活络丹与天麻丸二药均含有附子,如果合用,则加大了乌头碱的摄入量,增大了不良反应的概率,而出现运动麻痹、心律失常等不良反应。再如患者咽喉肿痛,既用牛黄解毒片,又用六神丸或喉症丸,这几种药里都含有雄黄,如果合用,其有毒成分砷的用量在无意中加大了2~3倍,有可能出现正常用药情况下一般不会出现的不良反应。

(4)注意是否存在"十八反""十九畏"等配伍禁忌:单在某一中成药中,一般而言不存在配伍禁忌,但当不同中成药联合应用时,则有产生配伍禁忌的可能。如果一个风湿患者得了外感咳嗽,那就有可能在服用小活络丸、祛风舒络丸、木瓜丸的同时,服用止咳化痰丸、止咳橘红口服液。而小活络丸、祛风舒络丸、木瓜丸中均含草乌,止咳化痰丸中含川乌,止咳橘红口服液中含瓜蒌,根据十九畏"半蒌贝蔹及攻乌"的原则,配伍应用会产生不良作用,在临床上是禁忌的。

(5)中药注射剂联合使用时应尤其慎重:中药注射剂之间应谨慎选择联合用药。两种以上中药注射剂联合使用,应遵循主治功效互补和增效减毒原则,符合中医传统配伍理论的要求,无配伍禁忌。联用时应谨慎考虑中药注射剂的间隔时间和药物相互作用等问题。同时严禁混合配伍,应分开使用。一般而言,不宜两个或两个以上的中药注射剂品种同时共用一条通道。

2.中成药与汤剂的联合应用

在临床上往往可以见到汤剂和中成药合用的情况。例如，"汤者，荡也；丸者，缓也"。二者的配伍使用，相得益彰。又如，当归单味应用或以当归为主的复方当归四物汤，配合中成药妇科千金片等，对痛经和月经不调有显著作用，服药后可使月经期腹痛减轻，并能促进子宫发育，减少分泌物，减轻炎症，调顺月经。又如，用二仙汤送服逍遥丸以调摄冲任，疏肝解郁，增强疗效。中成药与汤剂的合并使用，应注意以下几点。

（1）注意应在辨证一致的前提下合并使用，或二者之间不会产生其他不良影响。

（2）注意某些药物是否过量，尤其是某些毒性成分的累加。有可能某种毒性成分在中成药和汤剂中同时含有，合并使用则有可能造成毒性反应。

（3）是否含有"十八反""十九畏"等配伍禁忌。单在中成药中或单在汤剂中，一般而言不存在配伍禁忌，但中成药和汤剂中的成分则有产生配伍禁忌的可能性。如一些肾炎患者在服用中药汤剂的同时服用中成药，这时就应注意汤剂与中成药中所含药物有无配伍禁忌。

（4）注意应尽可能间隔一定时间服用。

三、中药的给药方法

中药的给药方法，包括给药途径与剂型、给药剂量、给药温度、给药时间、给药次数和疗程共六个方面。

（一）给药的途径与剂型

给药途径是影响药物疗效的关键要素之一。机体的不同组织对于药物的吸收性能不同，对药物的敏感性也有差别，药物在不同组织中的分布、消除情况也不一样。因此，给药途径不同，可能影响药物吸收的速度、数量及作用强度。给药途径与剂型有一定相通之处，某些剂型仅能以特定的给药途径给药，如小儿退热的栓剂仅能以直肠给药途径给药。一种给药途径也可选择多种剂型，如口服给药可选择片剂、胶囊剂、颗粒剂等。

中药的给药途径包括口服、皮肤给药、吸入、舌下给药、黏膜表面给药、直肠给药、皮下注射、穴位注射、静脉注射等。不同的给药途径和剂型各有其特点。

（1）口服给药途径，其药效发挥多较缓慢，口服用药的剂型有汤剂、合剂、丸剂、颗粒剂、片剂等。

（2）皮肤用药主要用于皮肤局部疾病，代表性的剂型有软膏剂、涂膜剂、贴膏剂、膏药等。

（3）注射给药途径，药效发挥迅速且作用可靠，适用于不宜口服的药物或不能口服给药的患者，而且可使某些药物发挥定时、定位、定向的药效。

（4）黏膜用药主要有眼部用药、耳部用药、鼻腔用药、口腔用药等，药物吸收迅速，可发挥局部或全身作用。

（5）直肠用药不但具有发挥药效快的优点，还可避免药物被胃肠道破坏或经肝脏分解。

各种给药途径的药物吸收的速度，一般如下列顺序由快到慢：静脉＞吸入＞皮下＞直肠或舌下＞口服＞皮肤。但就某些药物而言，舌下或直肠给药时，吸收速度仅次于静脉给药和吸入给药。常用的口服给药途径的各种剂型，其药物成分吸收的一般顺序是：溶液剂＞混悬剂＞胶囊剂＞片剂＞丸剂＞包衣片剂。

（二）给药的剂量

"金元四大家"之一的李杲曾强调"用药各定其量"。剂量是决定药物临床安全性和疗效的重要因素,药物剂量的确定是中药用药方法中至关重要的一个环节。剂量过小,可能对于疾病的治疗杯水车薪,造成贻误时机,并且是对资金、资源的浪费;反之,剂量偏大,不仅是对资金和药材资源的浪费,而且加大了发生毒副反应的可能性。

1.中药饮片剂量的含义与剂量的确定

中药饮片的剂量,一般是指中药饮片在入汤剂时的成人每天量。所谓成人每天量,通常是指单味药常用的、有效的剂量范围。如麻黄的用量中,一般注明为"2～10 g"。中药目前的剂量标准是中医在几千年的临床实践中不断摸索总结出来的,由于历代中药是以汤剂形式使用的,故本草书籍和《中国药典》中标示的中药剂量大都是其用作汤剂时的剂量。

中药的剂量尚包含方剂中单味中药与单位中药之间的比较分量,即相对剂量。所谓"中医不传之秘在量",这里的"量",除了指单味药的剂量之外,更重要的是指各单味药之间的比例关系。

中药剂量的量度涉及度量衡。度量衡是用于物体计量长短、容积、轻重的统称。其中,计量长短的器具称为度,测定计算容积的器皿称为量,测量物体轻重的工具称为衡。中药的"度量衡"计量单位中,计量重量的有铢、两、钱、斤;计量度量的有尺、寸等;计量容量的有斗、升、合等。对于不同种类的药物,可以进行相应的计量。此外,尚有一些可与上述计量方法换算的"刀圭""方寸匕""撮""枚"等较粗略的计量方法。由于古代度量衡制度的变迁,后世多以重量作为计量固体药物的方法。明清以来,普遍采用 16 进位制,即 1 斤=16 两=160 钱。当前,我国对中药的重量计量一般采用公制,即 1 kg=1 000 g。至于古制和今制的换算,尤其是不同年代的度量衡换算,目前考古界、中医界等学者尚未达到完全统一的认识。目前较为通用的换算关系,是按以下近似式:

$$1 \text{ 两(16 进位制)} = 30 \text{ g}$$
$$1 \text{ 钱} = 3 \text{ g}$$
$$1 \text{ 分} = 0.3 \text{ g}$$
$$1 \text{ 厘} = 0.03 \text{ g}$$

中药饮片剂量的确定,一般依据药物的性质、临床应用的需要,以及患者的具体情况等来确定。

(1)药物的性质:剧毒药或作用峻烈的药物,应严格控制剂量,开始时用量宜轻,逐渐加量,一旦病情好转后,应当立即减量或停服,中病即止,防止过量或蓄积中毒。此外,花叶等量轻质松和性味浓厚、作用较强的药物用量宜小;矿物介壳质重沉坠与性味淡薄,作用温和的药物用量宜大;鲜品药材含水分较多用量宜大(一般为干品的 4 倍);干品药材用量当小;过于苦寒的药物也不要久服过量,以免伤脾胃。再如,羚羊角、麝香、牛黄、猴枣、鹿茸、珍珠等贵重药材,在保证药效的前提下,应尽量减少用量。除了剧毒药、峻烈药、精制药及某些贵重药外,一般中药常用内服剂量为5～10 g;部分常用量较大剂量为 15～30 g;新鲜药物常用量为 30～60 g。

(2)剂型、配伍等应用实际:一般情况下,同样的药物入汤剂比入丸、散剂的用量要大些;单味药使用比复方中应用剂量要大些;在复方配伍使用时,主要药物比辅助药物用量要大些。

(3)患者实际情况:由于年龄、体质的不同,对药物耐受程度不同,则药物用量也有差别。一般老年、小儿、妇女产后及体质虚弱的患者,都要减少用量,成人和平素体质壮实的患者用量宜重。一般 5 岁以下的小儿用成人药量的 1/4;5 岁以上的儿童按成人用量减半服用。病情轻重、病势缓急、病程长短与药物剂量也有密切关系。一般病情轻、病势缓、病程长者,用量宜小;病情重、病势急、病程短者,用量宜大。

（4）季节、环境等其他方面的实际情况：夏季发汗解表药和辛温大热药不宜多用，冬季发汗解表药和辛热大热药可以多用；夏季苦寒降火药用量宜重，冬季苦寒降火药则用量宜轻。

对中药饮片剂量的规定，目前《中国药典》的做法是给出一个剂量的范围，特殊用药时标注特殊说明。这在一定程度上适应了临床实际和中药的特点，但这种做法仍有需要完善之处。由于中药的特殊性，以及病证、患者等相关因素的复杂性，中药的剂量常常需要做到"应用不同，剂量不同"，因此有必要根据临床实际情况和该药物特点分为常规剂量、大剂量、小剂量三段。有的中药具有双向调节作用，剂量不同，可能作用完全不同。如麝香对中枢神经系统的作用，小剂量兴奋、大剂量抑制；人参对血压、血糖、中枢神经等都有双向调节作用。

2.中成药剂量的含义和剂量的确定

中成药剂量是指一次服用量。中成药和汤剂虽剂型不同，但都是以中药饮片为基础，剂量上存在内在的相关规律。从古今中成药的使用状况来看，确定中成药剂量的方法大致有三种：①按剂型的习惯剂量使用；②将汤剂剂量按一定比例折算后作为成药剂量；③对成药进行药效学研究后确定新剂量。通常第一种方法往往导致成药中药物剂量明显偏小而影响其临床疗效。第二种方法须有大量的等效性研究为依据。中药新药的研制过程一般采用第三种方法。但由于目前对中药的量效关系研究不够和中药的特殊性，许多中药新药给出的并非最佳的治疗量。在临床实际应用中，中成药的剂量确定原则和中药饮片剂量类似，应综合考虑药物实际情况、剂型情况、联合用药情况、患者实际情况，以及季节、环境等实际情况。

另外，随着中药现代化的逐步深入开展，中成药的制备工艺更加复杂和多样，药物形式也从原来的药材粉末、水提液逐步转变为总有效部位、单体成分、组分中药等，其剂型、规格也更加多样化，人们有时很难掌握中成药不同剂型、不同规格之间的剂量关系。现有的方法是，对于有提取或精制工艺的中成药，除了在用法用量的规定上标明剂量、在规格项标明相应的规格外，尚应在规格项标明"1 g 本品相当于原生药×g""1 mL 本品相当于原生药×g""1 mg 本品相当于原生药×g"等类似字样。

（三）给药的温度

给药温度一般是指服用中药汤剂的药液温度或用于送服的水的温度而言。《素问·五常政大论》云"治热以寒，温而行之，治寒以热，凉而行之"，为最早对服药温度的论述。陶弘景在《本草经集注》中对服药温度也有所阐释："服汤家小热易下，冷则呕涌。"

一般的中药汤剂或中成药多宜温服。此外，可根据不同的具体情况选择服药的温度。通常适于温服的中药有：①治寒证用热药，宜于热服，以防格拒于外；②辛温发汗解表药用于外感风寒表实证，不仅药宜热服，服药后需温覆取汗（如桂枝汤）。适于凉服的中药，如治热病所用的寒药，如热在胃肠，患者欲冷饮者可凉服，如热在其他脏腑，患者不欲冷饮者，寒药仍以温服为宜。此外，用从治法时，也有热药凉服或凉药热服，即《内经》"治热以寒，温以行之；治寒以热，凉以行之"。

（四）给药的时间

正确的服药时间是药效正常发挥的重要保证。由于人体有一种近似时钟的功能，能调节机体各部分按时运行，使人的生存适应于外周自然环境的周期性变化，而且人体的时间节律与疾病过程有密切的关系。因而用药也应在适当的时间，才能发挥最佳疗效。

历代医家对服药时间都极为重视。《汤液本草》说："药气与食气不欲相逢，食气消则服药，药气消则进食，所谓食前食后盖有义在其中也。"《本草纲目》中也有如下记述："病在胸膈以上者，先食后服药;病在心腹以下者,先服药而后食;病在四肢血脉者,宜空腹而在旦;病在骨髓者,宜饱满而在夜。"

一般来讲,补阳药、利湿药、催吐药都宜于清晨服用;益气药、解表药宜于午前服用;泻下药宜于午后或入夜服用;滋补药宜于入夜服用;安神药宜于夜卧服用;等等。中药汤剂的服药时间分别为上午、下午的饭前或饭后,服药与进食应间隔 1 h 左右,以免影响食物的消化吸收与药效的发挥。对于中成药而言,一般具有补阳益气、温中散寒、行气活血、散结消肿之功效的中成药,应早晨服用;而具有滋阴补血、收敛固涩、镇静安神、定痉熄风作用的中成药,则应傍晚服用。总的说来,给药时间的确定,应根据病情的需要,以尽量发挥药物的预防、治疗作用,减少不良反应为原则。

(五)给药的次数

古人很重视中药的给药次数,如《伤寒论》《金匮要略》中服量记载明确的汤剂共有 181 方,根据汤剂的日服次数分类,有日三服、日二服、日一服、顿服、日夜连服、日五服、日六服、日十服、少少频服、少少含咽十种情况。《千金方》中记载:"凡作汤药不可避晨夜时日吉凶,觉病须臾,即宜便治,不等早晚,则易愈矣。下痢诸不差,用乌梅黄连蜜丸日三夜二。疟疾寒热日再三发,恒山甘草汤相去如人行五里一服。"指出了要根据病情确定给药的次数。

1.与中药剂量相关

事实上给药次数和中药的剂量等密不可分,这要求我们把握中药的量效关系和时效关系。一般疾病服药,多采用 1 d 一剂,每剂分二服或三服。病情急重者,可每隔 4 h 左右服药一次,昼夜不停,使药力持续,利于顿挫病势。发汗、泻下药,如药力较强,服药应适可而止。一般以得汗、得下为度,不必尽剂,以免汗、下太过,损伤正气。呕吐患者服药宜小量频服。小量,药物对胃的刺激小,不致药入即吐,频服,才能保证一定的服药量。

2.根据病位、病情等综合确定

一般而言,给药次数的确定,可根据病位、病情等综合确定。关于药物的服药次数,《黄帝内经》中也有相关论述,《素问·至真要大论》曰"补上治上制以缓,补下治下制以急",后世医家对其进行了大量的阐释,较详细的记述可见于《素问·病机气宜保命集》。刘完素根据《黄帝内经》"气有多少,病有盛衰,治有缓急,方有大小"的制方原则提出:"肾肝位远,数多则其气缓,不能速达于下,必大剂而数少,取其迅急,可以走下也。心肺位近,数少则其气急,不能发散于上,必小剂而数多,取其气宜散,可以补上也。"张从正在《儒门事亲》中说:"有分量轻微而频服之小方,盖治心肺及在上而近者;有分量大而顿服之大方,盖治肝及在下而远者。"李杲在"病家须知"中也总结出古人的服药法如下:"病在上不厌频而少,在下不厌顿而多,少服则滋荣于上,多服则峻补于下。"因此,治疗病位在表的疾病,在方剂用量不变的情况下,可以根据病情适当增加或随时调整服药的频率,一般以少量多次分服为宜;而治疗病位在下,尤其是心腹以下部位脏腑疾病,以少次多量的服药方法,能使药力迅速作用于下焦,并且药量较大,药力集中,力专势猛,故病位在下宜少次多量服。

3.根据病情确定

(1)分服法:将一剂中药,分 2~3 次等量分服,对老人、小儿服药有困难者,也可采用少量多次或浓煎后服用。

(2)顿服:将一剂汤药一次服下,多用于体质壮实,邪气壅盛,病势危重急迫之时。此时用顿服法,以发挥药专、势猛、能迅速缓解病情之优势。

（3）频服：是将每天的药量，少量多次服用。多用于上部疾病，尤其是咽喉疾病或呕吐患者。

（4）连服：是指在短时间内连续给予大剂量药物的服用方法。病情严重者，宜多次连续服药或缩短给药时间，以增强药力。如治疗小儿流行性乙型脑炎高热、败血症等，多用此法。

（六）用药的疗程

不论是中药的使用还是西药的使用，疗程都是合理用药的内容之一。疗程不仅直接影响疗效，而且关乎用药安全。若疗程不足，则影响疗效，达不到治疗的目的；若疗程过长，则可能导致不良后果的发生。如结核病的治疗，需要抗菌药物的使用疗程不短于6个月，但临床常见患者用药时用时停，导致治疗失败并成为多重耐药结核。和西药相比较而言，中药的使用疗程更长。中药在长期应用的过程中，经常被认为是毒副作用很小甚至没有毒副作用。在这种观念的影响下，中药使用疗程过长引起的用药安全性问题屡见不鲜。

中药在体内具有蓄积作用，用药时间过长，造成蓄积中毒。中医使用中药，强调"适可而止"，早在《神农本草经》中就有对中药使用疗程的记载："上品无毒，多服、久服不伤人。中品无毒、有毒，斟酌其宜。下品多毒，不可久服。"《素问·五常政大论》中也有"大毒治病，十去其六；常毒治病，十去其七；小毒治病，十去其八；无毒治病，十去其九。谷肉果蔬，食养尽之，无使过之，伤其正也"的训诫。因此，中药的使用疗程应严格按照《中国药典》和药品说明书中规定的疗程使用，不得随意长期服用，应掌握"中病即止"的用药原则，即使是慢性病、需长期服药者，也当"衰其大半而止"。

四、中药的用药禁忌

服药禁忌，是人们长期用药经验的积累和总结，对保证临床疗效、避免毒副作用的发生有重要的指导作用，主要包括证候禁忌、配伍禁忌、妊娠禁忌和饮食禁忌四方面。

（一）证候禁忌

每种中药都有特有的功效和一定的适用范围，主治相应的病证，因此临床用药都有所禁忌，称证候禁忌。如安宫牛黄丸，功能清热解毒，豁痰开窍，属于凉开宣窍醒神救急之品，主治中风、热厥、小儿急惊风证，用于心肝有热，风痰阻窍所致高热烦躁，面赤气粗，舌绛脉数，两拳紧握，牙关紧闭的热闭神昏证。若见面青身凉，苔白脉迟，属于寒闭神昏者，则禁用本药，宜用苏合香丸以温开宣窍。再如二陈丸、二冬膏、清气化痰丸、三子养亲丸都是治疗咳嗽有痰的中成药，由于功效不同，主治各异。二陈丸以燥湿化痰为功，主治色白成块，湿痰咳嗽；二冬膏养阴润肺，主治干咳痰黏，燥痰咳嗽；清气化痰丸清热化痰，主治痰黄黏稠，热痰咳嗽；三子养亲丸温肺化痰，主治吐痰清稀，寒痰停饮咳嗽。四药各有专攻，不能混淆。因此临床医师要坚持严守病机，审因论治，辨证用药，注意证候禁忌，十分必要。

（二）配伍禁忌

中药在复方配伍应用中，有些药物应避免配合使用，以免降低和破坏药效，或产生剧烈的毒副作用，具体概括为"十八反""十九畏"。其中，"十八反"为半夏、瓜蒌（包括瓜蒌皮、蒌仁、天花粉）、贝母（包括浙贝母、川贝母）、白蔹、白及反乌头（包括川乌、草乌、附子、天雄、附子）；海藻、大戟、甘遂、芫花反甘草；人参、丹参、玄参、沙参、苦参、细辛、白芍、赤芍反藜芦。"十九畏"为硫黄畏朴硝，水银畏砒霜，狼毒畏密陀僧，巴豆畏牵牛，丁香畏郁金，川乌、草乌畏犀角（现用水牛角代），牙硝畏三棱，官桂畏石脂，人参畏五灵脂。

1.十八反歌诀

本草明言十八反,半蒌贝蔹及攻乌。

藻戟遂芫俱战草,诸参辛芍叛藜芦。

2.十九畏歌诀

硫黄原是火中精,朴硝一见便相争。

水银莫与砒霜见,狼毒最怕密陀僧。

巴豆性烈最为上,偏与牵牛不顺情。

丁香莫与郁金见,牙硝难合京三棱。

川乌草乌不顺犀,人参最怕五灵脂。

官桂善能调冷气,若逢石脂便相欺。

大凡修合看顺逆,炮燔炙煿莫相宜。

(三)妊娠禁忌

妊娠禁忌是指妇女妊娠期治疗用药的禁忌。某些药物具有损害胎元或对孕妇有不良作用,应作为妊娠禁忌的药物。根据药物对于胎元损害程度的不同,一般可分为慎用与禁用两大类。

妊娠慎用的药物包括通经祛瘀,行气破滞及辛热滑利之品,如桃仁、红花、牛膝、大黄、枳实、附子、肉桂、干姜、木通、冬葵子、瞿麦等,代表性的中成药有黄连上清丸、凉膈散、祛风舒筋丸、三妙丸、万氏牛黄清心丸、万应锭、女金丸、天麻丸、五虎散、牛黄上清丸、分清五淋丸、龙胆泻肝丸、伤湿止痛膏、安宫牛黄丸(散)、防风通圣丸、妇科分清丸、沉香化气丸、鸡血藤膏、清胃黄连丸、舒肝丸、舒筋活络酒、附子理中丸等。

妊娠禁用的药物是指毒性较强或药性猛烈的药物,如巴豆、牵牛、大戟、商陆、麝香、三棱、莪术、水蛭、斑蝥、雄黄、砒霜等,代表性的中成药有牛黄解毒片(丸)、木瓜丸、丁公藤风湿药酒(禁内服,可外擦患处,但忌擦腹部)、小金丸、小活络丸、开胸顺气丸、木香槟榔丸、化症回生片、玉真散、失笑散、七厘散、九气拈痛丸、九分散、大黄䗪虫丸、再造丸、当归龙荟丸、红灵散、苏合香丸、阿魏化痞膏、纯阳正气丸、冠心苏合丸、紫雪丹、活血止痛散、益母草膏、跌打丸、跌打活血散、痛经丸、暖脐膏、鳖甲煎丸、三黄片、牛黄清胃丸、大活络丸、云南白药、梅花点舌丹、控涎丸、紫金锭、礞石滚痰丸等。

凡禁用的药物绝对不能使用,慎用的药物可以根据病情的需要,斟酌使用。例如:《金匮要略》以桂枝茯苓丸治妊娠瘀病;吴有性用承气汤治孕妇时疫见阳明腑实证。此即《素问·六元正气大论》所谓"有故无殒,亦无殒也"的道理。若因特殊需要对孕妇使用妊娠禁忌药时,应加强观察和护理,万一出问题,能及时发现,及时处理。

妊娠禁忌歌诀:

元斑水蛭及虻虫,乌头附子配天雄。

野葛水银并巴豆,牛膝薏苡与蜈蚣。

三棱芫花代赭麝,大戟蝉蜕黄雌雄。

牙硝芒硝牡丹桂,槐花牵牛皂角同。

半夏南星与通草,瞿麦干姜桃仁通。

硇砂干漆蟹爪甲,地胆茅根都失中。

(四)饮食禁忌

服用中药时,有时必须忌食某些食物,以免药物与食物之间产生相互作用而影响药效,属通常所说的"忌口"。一般应注意的饮食禁忌主要有两类:一是所吃中药与食物性味有无矛盾;二是所吃食物对疾病有无不良反应。如果出现以上两种情况都是应当慎重的。

通常情况下,服用中药时忌食生冷、辛热、油腻、腥膻、有刺激性的食物。服用含人参的中成药(人参健脾丸、人参养荣丸等)不宜吃萝卜;服用含铁的中成药(磁朱丸、脑立清、紫雪丹等)不宜喝茶等。另外,为了避免食物影响中成药的疗效,服用清热解毒类中成药〔如牛黄解毒片(丸)、清瘟解毒丸等〕、清热泻火类中成药(如牛黄上清丸、凉膈散等),应避免吃辛辣温热的食物(如辣椒、姜、葱、韭菜、油条、焦熘肉等);服用祛寒类中成药(如附子理中丸等),不宜吃寒凉的食物(如西瓜、冷饮)。即是说不宜吃与中成药性质相反的食物。此外,在食用药膳时还应注意的是药物与食物的配伍禁忌。

(耿 楚)

第四节 中药的合理应用

中药以其疗效可靠、不良反应小等优点,在临床中得到广泛应用,在防病治病方面发挥着重要的作用。是否合理应用中药直接影响其疗效的发挥,能否在充分了解疾病的基础上,安全、有效、经济地使用中药,已经成为现代许多医药工作者的研究重点。

中药的合理应用包括中药饮片和中成药两方面的内容。影响中药合理用药的因素,包括合理的用药途径、恰当的剂量、准确的给药时间与适宜的疗程等;合理用药方案还需考虑病情,以及患者所处环境条件、患者的经济承受能力等因素。

一、合理用药及其影响因素

(一)合理用药

1.安全

安全是合理用药的首要条件。"是药三分毒",每种药物都有其毒副作用,使用时必须了解。安全性不是要求药物的毒副作用最小,或无不良反应这类绝对概念,而是让用药者承受最小的治疗风险,获得最大的治疗效果,即风险/效果应尽可能小。

2.有效

有效就是通过药物的治疗达到既定的治愈和延缓疾病进程的目的,根据用药目的可分为:①根除致病源,治愈疾病;②延缓疾病进程;③缓解临床症状;④预防疾病发生;⑤调节人的生理功能;⑥避免不良反应发生。临床判断药物有效性有治愈、显效、好转、无效等。

3.经济

经济是获得单位用药效果所投入的成本(成本/效果)应尽可能低。如同成分、同质量药物应首选国产价廉品种,以尽可能低的治疗成本取得较高的治疗效果,以减轻患者和社会的经济负担。经济并非指尽量少用药或只用廉价药品。

(二)影响合理用药的因素

从合理用药安全、有效、经济三方面来讲,无论是中药饮片还是中成药,影响其合理用药的因素可以归纳为药物因素、使用因素、机体因素和其他因素。

1.药物因素

(1)药材质量:药材是制备中药饮片的原料,药材的质量直接决定饮片的质量。进而影响中药汤剂的质量和中成药的质量。药材的品种、产地、采收时节、采收部位、产地加工、贮存等方面都可影响药材质量。

(2)炮制:中药材须在炮制后使用是中药临床应用的一大特点。炮制过程是否规范、科学,同样直接影响饮片的质量,进而影响中药汤剂的质量和中成药的质量。

(3)制备:此处的"制备",既指中药汤剂的煎煮制备,也指中成药的制备工艺。中药汤剂的煎煮应掌握好加水量、浸泡及加热时间、火候、先煎后下等特殊煎法、煎药次数等,不可"鲁莽造次",否则,尽管药材和炮制都很好,"品物专精,修治如法",但"水火不良,火候失度,则药亦无功"。中成药制备工艺也是如此,在制备时应将处方中能反映功能主治的有效物质最大限度地提取出来,并分离除去杂质,制成适宜于药物作用特点和疾病特点的剂型应用于临床。加工工艺与其疗效关系密切,同一处方的成药,也常因制备工艺的不同而导致其疗效有较大的差别。此外,对于中成药而言,其在制备过程中,通常都要加入一些辅料,这些辅料的质量,有时也能影响中成药的疗效发挥。因此,应根据中药药性理论和剂型理论科学合理选择辅料,以确保中成药的安全和有效。

(4)配伍组方:无论是汤剂还是中药制剂,配伍组方的科学性、合理性同样直接影响中成药的功效以及临床应用的安全性。组方应在中医药理论指导下,遵循君、臣、佐、使的组方原则。

2.使用因素

(1)辨证论治:辨证论治是中医药的特色。对汤剂而言,由于其能随证加减药物,更能适应辨证施治的灵活性特点,因此汤剂是中医辨证施治的最好体现。中成药也能在一定程度上体现这种特点,其组方一般是长期医疗实践创造、总结的有效方剂,可根据病证情况合理选用。当然,在中药临床应用时,一般是以辨证为主,结合辨证和辨病,发挥病证结合、优势互补的特点,突出中医药治病特色,又使药效得到完全发挥。既避免完全脱离中医药理论和辨证方法,直接按照西医的思维和现代药理成果辨病、辨证应用中药,又要避免片面理解和僵化地运用辨证选药原则而不兼顾辨证与辨病,同时还要正确区分中医辨病和西医辨病的异同。应建立起正确的辨病辨证思维,真正掌握其内涵,科学地使用中药。

(2)剂量与疗程:"用药各定其量""中药不传之秘在于量",这些都在一定程度上说明了剂量的重要性。临证治病,若用量不当,也会因失之毫厘而差之千里。中药剂量的科学性、合理性对临床疗效和用药安全至关重要。疗程也是合理用药的内容之一,它不仅直接影响疗效,而且关乎用药安全。中药使用中,因疗程过长引起的用药安全性问题相对比较常见,因此应科学认识、合理确定中药的疗程。

(3)配伍:中药的配伍是影响中药疗效发挥的重要环节,是中药合理应用的内容之一。中药的配伍主要表现在中成药与汤剂的配伍、中成药与中成药之间的配伍、中成药与西药的配伍等方面,这些方面都可能影响其疗效和安全性。

(4)饮食:饮食禁忌是服用中药应注意的重要问题。服药时应注意食忌,否则除了降低药效外,还会产生不良反应。

(5)给药方式:给药途径、给药时间、给药速度等均可影响中药的安全和有效。应根据药物特点和疾病特点,以及患者具体情况,选择合理的给药方式。

(6)依从性:患者依从性影响药物疗效的发挥,甚至会影响药物的安全性。应采取多项提高患者依从性的措施,如加强用药教育、加强与患者的沟通等。

3.机体因素

(1)性别:女性与男性的生理特点、心理特点存在很多不一致之处,对许多药物的反应也不尽相同,因此用药时不应完全相同。尤其是女性妊娠期间,某些药物具有损伤胎儿的危害。

(2)年龄:儿童、老人是两大特殊人群。儿童因发育尚未完善,对药物的反应较成人敏感,而老年人因各项生理功能的衰退,多伴有心、肝、肾等多脏器功能障碍,对药物的耐受力弱。所以,儿童、老年人用药剂量宜适当减小,避免造成不良反应。

(3)体质:有的患者身体属特异性体质,如药物过敏多见于过敏体质者。患有其他过敏疾病者,药物过敏的发生率比无其他过敏者高4～10倍,在用药时应引起高度的重视。

(4)病理状况、营养状况:药物的反应性与患者病情轻重、病程长短及并发症等密切相关,特别是肝肾损害时,有可能因影响药物在肝内代谢和经肾排泄而产生药物不良反应,甚至引起中毒。营养状态对药物的敏感性也有影响,当人体处于饥饿、疲劳、体弱状态时,往往对毒性药物比较敏感。

4.其他因素

(1)环境因素:环境因素是中药合理应用独有的特点之一。因时、因地制宜强调了自然环境对人体的影响。因此,适宜的用药方法也应因不同的时令气候、地理环境而有所不同。

(2)社会因素:社会舆论导向和药物信息的大量宣传,有可能误导人们的认识,从而导致患者或家属用药不当,导致中药不合理用药现象的产生。

二、合理用药原则

中药的合理用药原则,在遵循一般药物的合理用药原则及安全、有效、经济的前提下,有其自身的合理用药的特定原则。

(一)中药饮片的合理用药原则

1.中药药性理论

中药的药性理论是临床合理应用中药的根本准则之一。应综合考虑中药饮片的四气、五味、归经、升降浮沉、毒性及它们各自的基本功能药性、衍化功能药性和配伍功能药性,根据七情和合以及君臣佐使的配伍原则,组方遣药。

对于中药饮片和与之有关的现代研究成果,应正确、科学地对待。在应用某些中药饮片的现代药理研究成果时,应结合考虑中药的药性特点。某些中药饮片提取物,传统没有应用,其药性特点与中药饮片不完全一致,应谨慎使用。

2.注意选择合适的炮制品

中药饮片不同炮制品的功效有可能相差甚远。应掌握中药饮片不同炮制品的正确名称、功效特点,正确、规范的书写和使用中药饮片的不同品种和炮制品,在临床应用时防止张冠李戴,贻误治疗时机。尽管目前中药饮片处方开具逐步实现电子化,但如果医师不具备基本的中药饮片品种和炮制品的有关知识,不能及时通过各种途径直接或间接掌握正确、规范的书写方法,则有可能差之毫厘,谬以千里,造成临床的不合理用药。

3.注意中药饮片特殊的煎药、用药方法

中药的煎煮,有先煎、后下、包煎、烊化、另煎、冲服等多种特殊煎法,不能正确指导患者科学煎药,将很容易导致中药饮片不合理的使用。

用药方法也能影响药物疗效的发挥。如服药时间、服药冷热、服药量等都需要正确掌握。某些汤药只能外用，更应特别交代患者。

4.尽可能选择经方、验方

经方是汉代以前经典医药著作中记载的方剂，以张仲景的方剂为代表。这是一类经过长期、大范围医疗实践检验证实临床疗效可靠的经典方剂，其组方简练、合理，配伍精当，疗效确切，且一般"经济实惠"，具有很强的临床实用价值。对于辨证与经方基本对应的病证，应首选经方，或在经方基础上适当加减药物。

有人认为这些古代的配方不能治疗今天的疾病，这是不正确的。首先，虽然人类的疾病谱在不断演变，但总体而言古今变迁不是很大，有许多疾病古今均有，如感冒、结核病、糖尿病等。另一方面，古今人类的疾病反应方式没有变，比如寒则无汗、尿清长，热则汗出、口渴、尿短黄；古人服大黄腹泻，今人服大黄也腹泻。经方对"人"而治，疾病虽有不同，而"人"及人的生理、病理的反应特点则未发生大的变化。

验方是经临床反复使用而证明有效的方剂。虽然验方不一定经过严密论证，应用范围也没有经方那样广泛，但也是一类经过相对较长时间的医疗实践检验证实临床疗效可靠的经验方剂，也是一类首选治疗方剂。

5.合理使用药物用量

这里的药物用量包括单味药剂量、处方味数、每付药物的总量、总付数等。单味药的剂量一般应符合药典规定的用量范围。对于某些毒性药物，应尤其注意不可超剂量使用；若确需超出药典用量，医师应在处方上签字。

处方味数不宜过多。不宜同类功效的饮片大量叠加使用。否则，每付药物总量过大，给汤剂制备带来困难，进而影响汤剂临床疗效的发挥。

中药饮片的处方用量，一般也应在 7 d 以内。尽管中药较多情况下用于治疗慢性疾病，但由于多数疾病在进行 7 d 的药物干预后，其症、证、病的诸方面均会发生一定程度的转归和改变，尤其是中药汤剂，具有可随证加减的优势，更应充分发挥这种优势。

6.应强调"三因制宜"个体化给药

中医药的临床应用强调"因人、因时、因地制宜"的"三因制宜"的超个体化给药方式。所谓"三因制宜"，是指治疗疾病要根据人体的体质、性别、年龄等不同，以及季节、地理环境以制定适宜的治疗方法的原则。这是中医学的整体观念和辨证论治在治疗上的体现。具体到给药时，也应强调"三因制宜"。

如临床用药确定药物剂量时，小儿用药剂量轻小，一般不宜用峻泻、涌吐及大温大补的药物。妇女月经期和妊娠期，对峻下逐水、祛瘀破血、滑利走窜和有毒性的药物，应当慎用或禁用。春、夏季节，气候由温渐热，阳气升发，人体腠理疏松开泄，此时外感风寒，不宜用过于辛温的药，以免开泄太过，耗伤气阴；而秋、冬季节，气候由凉变寒，阴盛阳衰，人体腠理致密，阳气敛藏于内，此时若病非大热，就当慎用寒凉之品，以防苦寒伤阳。气候寒冷、干燥少雨的高原地区，外邪致病多为寒邪、燥邪所致，治疗宜用辛散滋润的药物。炎热多雨、地势低洼、气候潮湿的地区，外邪致病多为湿邪、热邪所致，治疗宜用清热化湿的药物。某些地区还有些地方病，治疗时应根据不同的地方病，采用适宜的方法。

7.正确看待传统的配伍禁忌

临床使用中药饮片时，一般应避免出现传统中药用药方法中的配伍禁忌，如"十八反""十九畏"等。在使用川乌、草乌、附子、甘草、藜芦以及它们的炮制品时,避免在处方中出现"十八反"中与它们相反的药物;在使用郁金、人参、巴豆等"十九畏"中的饮片以及它们的炮制品时,避免在处方中出现相应的相反药物。现已有相关的医院信息系统软件可以提示"十八反、十九畏"的配伍禁忌,一定程度上可以减少这种不合理用药现象的发生。当然,如果医师根据长期医疗实践经验、对"十八反、十九畏"的真知灼见及对患者病证的正确判断,在处方上双签字,可以使用"十八反、十九畏",以取得相反相成的治疗效果。

8.合理选择剂型和给药途径

中药饮片通常选用的剂型是内服汤剂。但亦有散剂(内服、外用)、煎膏剂(膏滋、膏方)、外洗汤剂、临方制备的各类剂型(水丸、胶囊剂等)。应根据患者的具体情况、药物及剂型的特点选用剂型和给药途径。

(二)中成药的合理用药原则

1.中成药临床应用基本原则

(1)辨证用药:依据中医理论,辨认、分析疾病的证候,针对证候确定具体治法,依据治法,选定适宜的中成药。

(2)辨病辨证结合用药:辨病用药是针对中医的疾病或西医诊断明确的疾病,根据疾病特点选用相应的中成药。临床使用中成药时,可将中医辨证与中医辨病相结合、西医辨病与中医辨证相结合,选用相应的中成药,但不能仅根据西医诊断选用中成药。

(3)剂型的选择:应根据患者的体质强弱、病情轻重缓急及各种剂型的特点,选择适宜的剂型。

(4)使用剂量的确定:对于有明确使用剂量的,超剂量使用应特别慎重。有使用剂量范围的中成药,老年人使用剂量应取偏小值。

(5)合理选择给药途径:能口服给药的,不采用注射给药;能肌内注射给药的,不选用静脉注射给药。

(6)使用中药注射剂还应做到以下几点。①用药前应仔细询问过敏史,对过敏体质者应慎用。②严格按照药品说明书规定的功能主治使用,辨证施药,禁止超功能主治用药。③中药注射剂应按照药品说明书推荐的剂量、调配要求、给药速度和疗程使用,不超剂量、过快滴注和长期连续用药。④中药注射剂应单独使用,严禁混合配伍,谨慎联合用药。对长期使用的,在每一疗程间要有一定的时间间隔。⑤加强用药监护。用药过程中应密切观察用药反应,发现异常,立即停药,必要时采取积极救治措施;尤其是对老人、儿童、肝肾功能异常等特殊人群和初次使用中药注射剂的患者,应慎重使用,加强监测。

2.中成药的联合使用

(1)当疾病复杂,一个中成药不能满足所有证候时,可以联合应用多种中成药。

(2)多种中成药的联合应用,应遵循药效互补原则和增效减毒原则。对于功能相同或基本相同的中成药,原则上不宜叠加使用。

(3)药性峻烈的或含毒性成分的药物应避免重复使用。

(4)合并用药时,注意中成药的各药味、各成分间的配伍禁忌。

(5)一些病证可采用中成药的内服与外用药联合使用。

(6)中药注射剂联合使用时,还应遵循以下原则。①两种以上中药注射剂联合使用,应遵循主治功效互补和增效减毒原则,符合中医传统配伍理论的要求,无配伍禁忌。②谨慎联合用药,如确需联合使用时,应谨慎考虑中药注射剂的间隔时间与药物相互作用等问题。③需同时使用两种或两种以上中药注射剂的,严禁混合配伍,应分开使用。除有特殊说明,中药注射剂不宜两个或两个以上品种同时共用一条通道。

3.中成药与西药的联合使用

针对具体疾病制定用药方案时,考虑中西药物的主辅地位,确定给药剂量、给药时间、给药途径。

(1)中成药与西药如无明确禁忌,可以联合应用;给药途径相同的,应分开使用。

(2)应避免不良反应相似的中西药联合使用,也应避免有不良相互作用的中西药联合使用。

(3)中西药注射剂联合使用时,还应遵循以下原则。①谨慎联合使用。如果中西药注射剂确需联合用药,应根据中西医诊断和各自的用药原则选药,充分考虑药物之间的相互作用,尽可能减少联用药物的种数和剂量,根据临床情况及时调整用药。②中西注射剂联用,尽可能选择不同的给药途径(如穴位注射、静脉注射)。必须同一途径用药时,应将中西药分开使用,谨慎考虑两种注射剂的使用间隔时间和药物相互作用,严禁混合配伍。

(三)孕妇的合理用药原则

(1)妊娠期妇女必须用药时,应选择对胎儿无损害的中成药。

(2)妊娠期妇女使用中成药,尽量采取口服途径给药,应慎重使用中药注射剂;根据中成药治疗效果,应尽量缩短妊娠期妇女用药疗程,及时减量或停药。

(3)可以导致妊娠期妇女流产或对胎儿有致畸作用的中成药,为妊娠禁忌。此类药物多为含有毒性较强或药性猛烈的药物组分,如砒霜、雄黄、轻粉、斑蝥、蟾酥、麝香、马钱子、乌头、附子、土鳖虫、水蛭、虻虫、三棱、莪术、商陆、甘遂、大戟、芫花、牵牛子、巴豆等。

(4)可能会导致妊娠期妇女流产等不良反应的药物,属于妊娠慎用药物。这类药物多数含有通经祛瘀类的桃仁、红花、牛膝、蒲黄、五灵脂、穿山甲、凌霄花、虎杖、卷柏、三七等,行气破滞类的枳实、大黄、芒硝、番泻叶、郁李仁等,辛热燥烈类的干姜、肉桂等,滑利通窍类的冬葵子、瞿麦、木通、漏芦等。

(四)儿童的合理用药原则

(1)儿童使用中成药应注意生理特殊性,根据不同年龄阶段儿童的生理特点,选择恰当的药物和用药方法,儿童中成药的用药剂量,必须兼顾有效性和安全性。

(2)宜优先选用儿童专用药,儿童专用中成药一般情况下说明书都列有与儿童年龄或体重相应的用药剂量,应根据推荐剂量选择相应药量。

(3)非儿童专用中成药应结合具体病情,在保证有效性和安全性的前提下,根据儿童年龄与体重选择相应药量。一般情况下,3岁以内服1/4成人量,3~5岁的可服1/3成人量,5~10岁的可服1/2成人量,10岁以上与成人量相差不大即可。

(4)含有较大毒副作用成分的中成药,或者含有对小儿有特殊毒副作用成分的中成药,应充分衡量其风险和收益,除没有其他治疗药物或方法而必须使用外,其他情况下不应使用。

(5)儿童患者使用中成药的种类不宜多,应尽量采取口服或外用途径给药,慎重使用中药注射剂。

(6)根据治疗效果,应尽量缩短儿童用药疗程,及时减量或停药。

（楼婷婷）

第二章

化痰止咳平喘药

第一节　温化寒痰药

本节药物大多药性偏于温燥,有温肺祛痰、燥湿化痰的效果,适用于寒痰、湿痰所致的咳痰色白清冷、畏寒胸痞,肢体倦怠,气喘,以及痰湿阻于经络的肢节酸痛、阴疽流注、瘰疬痰核、眩晕、肢体麻木、半身不遂等证。临床应用时常与温散寒邪、燥湿健脾的药物配伍,以期达到温化寒痰、湿痰的目的。

一、半夏

半夏的别名为地文、水玉、守田、示姑,为天南星科植物半夏的块茎。全国大部分地区均产,主产于四川、湖北、江苏、安徽等地。夏、秋二季茎叶茂盛时采挖,除去外皮和须根。晒干,为生半夏;一般用姜汁、明矾制过入煎剂,以色白、质坚实、粉性足者为佳。

（一）处方用名

生半夏、清半夏、法半夏、姜半夏。

（二）药性

药性辛,温;归脾、胃、肺经。

（三）功效

燥湿化痰,降逆止呕,消痞散结;外用消肿止痛。

（四）主治

(1)治湿痰寒痰,尤宜于脏腑湿痰者。

(2)治多种呕吐,尤其是痰饮或胃寒所致的胃气上逆呕吐。

(3)治心下痞,结胸,梅核气。

(4)治瘿瘤,痰核,痈疽肿毒,毒蛇咬伤。

（五）配伍应用

1.半夏配陈皮

半夏味辛性温而燥,燥湿化痰,温化寒痰;陈皮理气健脾,又燥湿化痰。二药合用,增强燥湿化痰的效果,故善治痰湿壅滞的咳喘声重。

2.半夏配生姜

半夏味苦性温,降逆和胃,善止呕,生姜辛散温通,温中散寒。二药合用,加强止呕、化饮之功,治疗寒饮呕吐。

(六)用法用量

内服:煎汤,3～10 g,一般宜制过用。

(七)炮制品

生半夏有毒,使人呕吐、咽喉肿痛、失音,一般不作内服,多作外用。用于疮痈肿毒,湿痰咳嗽。半夏经炮制后,能降低毒性,缓和药性,消除不良反应。清半夏长于化痰,以燥湿化痰为主,用于湿痰咳嗽、痰热内结、风痰吐逆、痰涎凝聚、咳吐不出。姜半夏增强了降逆止呕的作用,以温中化痰、降逆止呕为主,用于痰饮呕吐、胃脘痞满。法半夏偏于祛寒痰,同时具有调和脾胃的作用,用于痰多咳嗽、痰饮眩悸。

(八)使用注意

反乌头,不宜与乌头类药物同用。本品性温燥,故阴亏燥咳、血证、热痰、燥痰慎用。

(九)化学成分

块茎含挥发油,内含主成分为3-乙酰氨基-5-甲基异噁唑、丁基乙烯基醚、茴香脑、苯甲醛、β-榄香烯等,还含 β-谷甾醇、左旋麻黄碱、胆碱、葡萄糖苷、多种氨基酸、皂苷,以及少量多糖、脂肪、直链淀粉等。

(十)药理作用

可抑制呕吐中枢而止呕,各种炮制品对实验动物均有明显的止咳作用。半夏的稀醇和水浸液或其多糖组分、生物碱具有较广泛的抗肿瘤作用。水浸剂对实验性室性心律失常和室性期前收缩有明显的对抗作用。半夏有显著抑制胃液分泌的作用,水煎醇沉液对多原因所致的胃溃疡有显著的预防和治疗作用。此外,煎剂可降低兔眼内压,半夏蛋白有明显的抗早孕活性。

(十一)临床应用

1.治妊娠呕吐

半夏 15 g、丁香 15 g、生姜 30 g。前二药共为细末,生姜捣碎煎浓汁,加入半夏、丁香细末,调成糊状备用。先将患者脐周皮肤洗净,再将药物敷于脐部,厚约 1 cm、直径约 10 cm,覆盖,固定,每天换药 1 次。治疗脾胃虚寒、胃失和降、冲气夹痰饮上逆之妊娠呕吐。腹部皮肤有烧灼感并出现水泡或皮疹者,应立即停药。

2.治放、化疗呕吐

将 208 例肿瘤患者随机分为 4 组,即放疗加半夏组、单纯放疗组、化疗加半夏组及单纯化疗组。研究结果发现,放疗加半夏组呕吐控制总有效率明显高于单纯放疗组,化疗加半夏组也明显高于单纯化疗组。应用半夏水煎剂配合昂丹斯琼防治化疗呕吐反应,总有效率高于对照组。而放疗加半夏组与单纯放疗组比较,恶心呕吐控制率也有较明显差异,临床证实半夏确有良好的止呕效果。

(十二)不良反应

生半夏对口腔、喉头、消化道黏膜有强烈的刺激性,可引起失音、呕吐、水泻等不良反应,严重的喉头水肿可致呼吸困难,甚至窒息。这种刺激作用可通过煎煮而除去。半夏对动物遗传物质有损害作用,故对于妊娠呕吐应持慎重态度。久用半夏制剂口服或肌内注射,少数病例出现肝功能异常和血尿。

(十三)中毒与解救

1.中毒症状

口舌麻木或有针刺感,较大量引起口舌咽喉痒痛麻木,声音嘶哑,言语不清,流涎,味觉消失,恶心呕吐,胸闷,腹痛腹泻。严重者出现喉头痉挛,呼吸困难,四肢麻痹,血压下降,肝肾功能损害等。最后可因呼吸中枢麻痹而死亡。

2.解救措施

口服中毒,药物尚未完全吸收者,应洗胃、导泻以减少吸收。可用1%～2%鞣酸洗胃,服鸡蛋清、稀醋或浓茶。也可用稀醋30～60 mL加姜汁少许,内服或含漱。根据需要,可以输液,输氧。

(十四)附药:水半夏

水半夏始载于《广西本草选编》,为天南星科植物鞭檐犁头尖的块根,主产于广西。11月采收,用石灰水浸泡24 h,用木棍搅拌去皮后,晒干或烘干或鲜用。也可按半夏炮制方法制成清水半夏、姜水半夏、法水半夏使用。味辛、性温,有毒。具有燥湿化痰、解毒消肿、止血之功。主治咳嗽痰多、疮痈疔肿、无名肿毒、毒虫咬伤、外伤出血等。用量为3～9 g,或入丸散。外用捣敷或研末调敷。现代研究发现,水半夏具有止咳、祛痰、镇吐、抑制唾液腺分泌、抗心律失常作用,并有轻度中枢抑制作用。

二、天南星

天南星的别名为南星,为天南星科植物异叶天南星或东北天南星的干燥块茎。天南星主产于河南、河北、四川等地,异叶天南星主产于江苏、浙江等地,东北天南星主产于辽宁、吉林等地。秋、冬二季采挖,除去须根和外皮,晒干,即生南星;用姜汁、明矾制过后,为制南星。以个大、色白、粉性足者为佳。

(一)处方用名

生天南星、制天南星。

(二)药性

药性苦、辛、温;有毒;归肺、肝、脾经。

(三)功效

燥湿化痰,祛风止痉,散结消肿。生品外用散结消肿。

(四)主治

(1)湿痰、寒痰证。

(2)风痰眩晕,中风,癫痫,破伤风。

(3)痈疽肿痛,蛇虫咬伤。

(五)配伍应用

1.天南星配半夏

二药均有燥湿化痰功效,配伍后温燥祛痰之力更强,尤宜于湿痰、寒痰重证及风痰证。

2.天南星配天麻

天南星祛风化痰,止痉;天麻祛风通络,息风止痉。二药配伍,既善祛经络之风痰,又平息内动之肝风,用于风痰眩晕,半身不遂。

3.天南星配枳实

天南星燥湿化痰,枳实行气除痞。二药配伍,共奏破气消痰除痞之效,用于湿痰阻滞,胸膈胀闷。

(六)用法用量

(1)内服:煎汤,3～9 g,多制用。

(2)外用:适量。

(七)炮制品

(1)生天南星辛温燥烈,有毒,多外用,治痈肿疮疖、蛇虫咬伤。也有内服者,以祛风止痉为主,多用于破伤风。

(2)制南星毒性降低,燥湿化痰的作用增强,多用于顽痰咳嗽。胆南星毒性降低,其燥烈之性缓和,药性由温转凉,味由辛转苦,功能由温化寒痰转为清化热痰,以清化热痰、息风定惊力强,多用于痰热咳嗽、急惊风、癫痫等证。

(八)使用注意

孕妇慎用,生品内服宜慎。

(九)鉴别应用

半夏与天南星的鉴别应用:半夏、天南星的药性辛温、有毒,均为燥湿化痰要药,善治湿痰、寒痰,炮制后又能治热痰、风痰。然半夏主入脾、肺,重在治脏腑湿痰,且能止呕。天南星则走经络,偏于祛风痰而能解痉止厥,善治风痰证。

(九)化学成分

天南星含多种生物碱和环二肽类化合物,还含有胡萝卜苷、β-谷甾醇、棕榈酸、丝氨酸、赖氨酸、脯氨酸等 30 多种氨基酸和镁、铝、锌等 20 多种无机元素,以及皂苷、苯甲酸、α-甘露醇等。

(十)药理作用

煎剂具有祛痰及抗惊厥、镇静、镇痛作用;水提取液对肝癌实体型、子宫瘤有明显抑制作用;生物碱氯仿能对抗乌头碱所致的实验性心律失常,并能延长心肌细胞动作电位的有效不应期。

(十一)临床应用

1.治子宫颈癌

(1)内服天南星:剂量由每天 15 g 渐增至 45 g,煎汤代茶。

(2)局部用药:栓剂(相当于生药 5 g)或针剂 2 支(每支 2 mL 相当于生药 10 g)。

2.治冠心病

生天南星、生半夏等量研粉,水泛为丸,每丸 3.5 g,口服给药,每天 3 次,每次服用 1 丸。

3.治皮肤化脓性感染

用食醋 600 mL 煎熬成 200 mL,将天南星碾成细粉过筛,取 300 g 加入以上浓缩的 200 mL 食醋中制成糊状备用。治疗时,在疖肿等部位先用生理盐水清洗,再用 75% 的酒精局部消毒后敷上适量的天南星醋膏,再盖上醋膏大小的透明胶布外加纱布固定,每天换药 1 次。

(十二)不良反应

天南星对皮肤、黏膜均有强刺激性,入口嚼生天南星,可使舌、咽、口腔麻木和肿痛,出现黏膜糜烂、音哑、张口困难,甚至呼吸缓慢、窒息等。皮肤接触可致过敏瘙痒。另有报道,长期使用天南星可引起智力发育障碍。

(十三)中毒与解救

1.中毒症状

天南星含有类似毒芹碱样物质,能够麻痹运动神经末端,逐渐影响身体运动中枢。口、舌、咽喉灼痛,流涎,声音嘶哑,语言不清,吞咽困难,出汗,舌运动不灵活,味觉丧失。头昏,四肢麻木,心慌、心悸,面色苍白,脉弱无力,呼吸不规则,昏迷。严重时,可因呼吸中枢麻痹而死亡。

2.解救措施

(1)用 1:4 000 的高锰酸钾或 0.2% 鞣酸溶液洗胃。

(2)口服食醋、鞣酸或浓茶、蛋清等洗胃。

(3)鲜生姜汁 10 mL 口服,或醋 30～60 g,加姜汁少许,内服或含漱,或用 25% 干姜汁 60 mL 内服或含漱。

(十四)附药:胆南星

胆南星始载于《本草纲目》,又称胆星。为天南星研末与牛胆汁(鲜牛胆汁熬浓液,或猪、羊胆汁代之)充分浸拌,直至变为黑褐色为止,装入牛胆囊中,悬挂阴干而成。胆南星经胆汁制后,燥性已减。胆南星性味苦、微辛,凉;归肝、胆经。清热化痰,息风定惊,适用于痰热惊风抽搐、神昏痉厥,小儿急惊或中风、癫狂等证。用量为 2～5 g。

三、白附子

白附子的别名为白附、禹白附,为天南星科植物独角莲的干燥块茎。主产于河南、甘肃、湖北等省。秋季采挖,除去残茎、须根和外皮;用硫黄熏 1～2 次,晒干,或用白矾、生姜制后切片。以个大、质坚实、色白、粉性足者为佳。

(一)处方用名

生白附子、制白附子。

(二)药性

药性辛、温;有毒;归胃、肝经。

(三)功效

祛风痰,定惊搐,解毒散结,止痛。

(四)主治

(1)中风痰壅,口眼㖞斜,语言謇涩,惊风癫痫。

(2)破伤风,痰厥头痛,偏正头痛。

(3)瘰疬痰核,毒蛇咬伤。

(五)配伍应用

1.白附子配天南星

二药均善化痰,祛风止痉,为治风痰主药。配伍后祛风痰作用增强,用于风痰头痛、眩晕,抽搐。

2.白附子配天麻

白附善祛风痰止痉,天麻长于息风止痉。二药配伍,能增强止痉之功,用于风痰眩晕、口眼㖞斜。

(六)用法用量

(1)内服:煎汤,3～6 g;研末服 0.5～1 g,一般炮制后用。

(2)外用:适量,生品捣烂,熬膏或研末以酒调敷患处。

(七)炮制品

生白附子一般外用,具有祛风痰、定惊搐、解毒止痛的功能,用于口眼㖞斜、破伤风,外治瘰疬痰核、毒蛇咬伤;制白附子可降低毒性,消除麻辣味,增强祛风痰的作用,多用于偏头疼、痰湿头痛、咳嗽痰多。

(八)使用注意

本品辛温燥烈,阴虚血虚动风或热盛动风者、孕妇均不宜用。生品一般不内服。

(九)化学成分

本品主含 β-谷甾醇、β-谷甾醇-D-葡萄糖苷、内消旋肌醇、胆碱、尿嘧啶、琥珀酸等有机酸及酯类,并含白附子凝集素。

(十)药理作用

有明显的镇静、抗惊厥及镇痛作用,注射液对结核分枝杆菌有一定抑制作用,煎剂或混悬液对实验动物关节肿均表现较强的抗炎作用。

(十一)临床应用

1.治肺结核

用白附子配猫眼草、蟾蜍皮、木鳖子、守宫、麝香粉,制成回生膏,外敷结核病灶对应体表部位及大椎、肺俞、膻中等穴。对浸润型、血行播散型疗效好,并认为本品有促进肺部空洞闭合的作用。

2.治黄褐斑

白附子、白及、浙贝母各等份,研末调凡士林制成药膏,早、晚各涂一次。

(十二)中毒与解救

1.中毒症状

口舌麻辣,咽喉部灼热并有堵塞感,舌体僵硬,语言不清,继则四肢发麻,头晕眼花,恶心呕吐,流涎,面色苍白,神志呆滞,唇舌肿胀,口腔黏膜及咽部红肿,严重者可导致死亡。

2.解救措施

(1)口服中毒,药物尚未完全吸收者,应洗胃、导泻以减少吸收,还可以生姜汁和白米醋含漱,然后内服适量,或嚼服生甘草 50 g,20 min 后用锡类散外吹咽部,也可以黄芩、黄连、石膏等配伍煎汤内服。

(2)有严重神经兴奋症状者,给予镇静剂。

(3)根据需要,可以输液、输氧治疗。

(十三)附药:关白附

关白附始载于《名医别录》,原名白附子。但据考证,历代本草所载者为毛茛科植物黄花乌头的块根,称关白附。至于天南星科的独角莲(禹白附)何时收载入药尚待考证。两种白附子均能祛风痰解痉,但禹白附毒性较小,又能解毒散结,现已作为白附子的正品广泛应用;而关白附毒性大,功效偏于散寒湿止痛,现已较少应用。

四、白芥子

白芥子的别名为北白芥子、生白芥子,为十字花科草本植物白芥或芥的成熟种子。前者习称"白芥子",后者习称"黄芥子"。主产于山西、山东、安徽、新疆、云南等地。夏秋间果实成熟时采收,收集种子晒干。生用或炒用。以粒均匀、饱满者为佳。

（一）处方用名

芥子、白芥子、炒芥子。

（二）药性

药性辛,温;归肺经。

（三）功效

温肺祛痰,利气散结,通络止痛。

（四）主治

(1)寒痰壅肺。

(2)痰饮气逆。

(3)痰湿阻滞经络,阴疽流注,瘰疬痰核。

（五）配伍应用

1.白芥子配莱菔子

白芥子温肺化痰利气,莱菔子降气化痰定喘。二药配伍,能够降气消痰、止咳平喘,用于痰多咳喘之证。

2.白芥子配蜈蚣

白芥子祛痰利气,散结消肿;蜈蚣祛风通络止痛。二药配伍,用于风痰所致眩晕头痛或阻于经络之腰腿痛、中风、面瘫等。

（六）用法用量

(1)内服:煎汤,3～10 g。

(2)外用:适量,研末醋调敷。

（七）使用注意

本品辛散,宜耗气助火,对肺虚久咳、阴虚火旺及胃火炽盛者忌用。本药不宜久煎。过量使用会导致腹泻。外敷有发泡作用,皮肤过敏者不可外用。

（八）化学成分

本品含芥子油苷、白芥子苷,还含芥子碱、芥子酶、脂肪油及数种氨基酸。

（九）药理作用

小剂量能引起反射性气管分泌增加,而有恶心性祛痰作用。白芥子苷水解后的产物白芥油有较强的刺激作用,可致皮肤充血、发泡。白芥子粉能使唾液分泌,淀粉酶活性增加,小量可刺激胃黏膜,增加胃液胰液的分泌,大量催吐;水浸剂对皮肤真菌有抑制作用。

（十）临床应用

1.治小儿急、慢性气管炎

白芥子100 g研末,每次取1/3加白面90 g,水调做成饼,于睡前敷于小儿背部,次晨去之,一般用2～3次。观察50例,有良效。

2.治急性腰扭伤

白芥子40 g,大黄20 g。白芥子用青炒法炒黄研末,大黄用适量白酒浸制30 min后取出烘干研末,将两种药混合均匀待用。服用时用温开水冲服,每次3 g,每天3次。同时应用该方粉剂加食用醋调敷患处。对外敷有皮肤发痒起泡反应者,可采取减少敷药时间预防。个别患者服药后产生轻度腹痛、腹泻,可自行消失,不必停药。体质虚弱者,如孕妇、儿童禁用本方法。

(十一)不良反应

内服过量可引起呕吐、腹痛、腹泻,白芥子与水接触能释放出硫化氢,刺激肠管蠕动加快。白芥子油对皮肤黏膜有刺激作用,能引起充血、灼痛,甚至发泡。

五、皂荚

皂荚的别名为皂角、大皂角、长皂角、长皂荚,是豆科乔木皂荚的干燥果实,又名皂角。形扁长者称大皂荚,其小型果实,呈圆柱形而略扁曲者,称猪牙皂,同等入药。皂荚主要产于东北、华东、中南和四川、贵州等地。秋季果实成熟时采收,晒干。切片生用或炒用。

(一)处方用名

皂荚、皂角、大皂荚、长皂荚、长皂角。

(二)药性

药性辛,温;有小毒;归肺、大肠经。

(三)功效

祛顽痰,通窍开闭,祛风杀虫。

(四)主治

(1)胸中痰盛,咳逆上气。

(2)中风,癫痫,痰厥,喉痹痰盛。

(3)痈疽疮肿。

(五)配伍应用

1.皂荚配大枣

皂荚辛散走窜,祛痰导滞作用强;大枣味甘缓和药性,保护脾胃。二药配伍,缓皂荚峻猛之性,兼顾脾胃,痰除而正不伤。

2.皂荚配细辛

皂荚祛痰开窍;细辛辛香走窜,善于通窍。二药配伍,开窍通关,用于猝然昏厥不省人事或闭证。

(六)用法用量

(1)内服:1.5～5 g 煎汤或焙焦存性,研末吞服,每次 0.8～1.5 g。一般内服焙焦用,也可制成肛门用栓剂。

(2)外用:适量,研醋调涂,或鲜品捣烂外敷。

(七)使用注意

本品辛烈走窜,故凡孕妇、气虚阴亏及有咯血倾向者均忌用。内服勿过量,以免引起呕吐和腹泻。

(八)化学成分

皂荚含皂苷约15.3％,其中主要是三萜皂苷及纤维素、半纤维素、木质素、果胶等,还含有鞣质、酚性物质、生物碱、有机酸、糖类、油脂等。

(九)药理作用

皂苷能刺激胃黏膜而反射性地促进呼吸道黏液的分泌,从而产生祛痰作用;煎剂对离体大鼠子宫有兴奋作用;对堇色毛癣菌、星形奴卡菌有抑制作用。大量皂荚中所含的皂苷,不仅会刺激胃肠黏膜,产生呕吐、腹泻,也会腐蚀胃黏膜,发生吸收中毒,甚至产生全身毒性,引起溶血。本药也会影响中枢神经系统,先痉挛、后麻痹,最后导致呼吸中枢麻痹而死亡。

(十)临床应用

1.治面神经炎

用大皂角 6 g 去皮、子后碾末,过 500 目筛,入铜锅(忌铁器)微火炒至焦黄色,再入醋 30 g 收匀膏,贴敷患侧口角。

2.治滴虫性阴道炎

皂荚与苦参煎水熏洗,治滴虫性阴道炎。

3.疗癣

皂荚 300 g 与白鲜皮 100 g,老陈醋 1 000 mL,共浸泡 2~3 d,煮透,醋干留药。阴干后研为细末,用麻油调匀,涂患处。早、晚各 1 次,一料用完而痼疾除。

4.治脓肿初起和胁痛

以大皂荚若干,烧存研末备用,临用时再加 5 倍的荞麦粉(取其性黏易贴)兑水和成稠糊状,按略大于肿疡面积,厚约 0.5 cm,平摊于布或牛皮纸上,贴于患部。将皂荚膏用于治疗脓肿,又广泛用于胁痛(外伤胁痛、咳久胁痛、肝癌胁痛等),每获良效。

(十一)中毒与解救

皂荚所含皂荚苷有毒,对胃黏膜有强烈的刺激作用,损伤胃黏膜,造成吸收中毒。用量过大、误食种子或豆荚及注射用药,均可致毒性反应。

1.中毒症状

起初可表现为咽干、上腹饱胀及灼热感,继之恶心、呕吐、腹泻,大便呈水样、带泡沫、烦躁不安,并有溶血现象,出现面色苍白、黄疸、腰痛、血红蛋白尿及缺氧症状等。同时出现头晕、头痛、全身无力及四肢酸麻等。严重者可因脱水、休克、呼吸麻痹、肾衰竭而死亡。

2.解救措施

中毒早期应立即催吐、洗胃,并口服牛乳、蛋清等以保护胃黏膜,必要时可导泻;静脉补液,维持水、电解质及酸碱平衡,并促进毒素排泄。有溶血征象者,应用碳酸氢钠以碱化尿液,严重者输血、给氧,酌用可的松类激素,如氢化可的松或地塞米松等,并作对症处理。也可用生姜、香薷、赤芍、乌药各 9 g,藿香、羌活各 6 g,大腹皮 12 g,水煎服。或以黄柏 9 g,甘草 6 g,煎服。

(十二)附药:皂角刺

皂角刺为豆科植物皂荚的干燥棘刺,又名皂角针。全年均可采收,干燥或趁鲜切片干燥。皂角刺性味辛温,归肝、胃经。皂角刺可以消肿托毒、排脓、杀虫,用于痈疽初起或脓成不溃,外治疥癣麻风。外用适量,醋蒸取汁涂患处,痈疽已溃者忌用。

六、旋覆花

旋覆花的别名为金钱花、夏菊、全福花、复花、全复花,是菊科植物旋覆花或欧亚旋覆花的干燥头状花序。主产于河南、河北、江苏、浙江、安徽等地。夏、秋二季花开放时采收,除去杂质,阴干或晒干。生用或蜜炙用。以花头完整、色黄绿者为佳。

(一)处方用名

旋覆花、蜜旋覆花。

(二)药性

药性苦、辛、咸,微温;归肺、脾、胃、大肠经。

（三）功效

降气，消痰，行水，止呕。

（四）主治

（1）风痰咳嗽，痰饮蓄结，胸膈痞闷。

（2）呕吐噫气。

（五）配伍应用

1.旋覆花配半夏

二药均有化痰、降逆止呕之功，配伍后祛痰止呕作用增强，用于湿痰、寒痰、痰饮所致恶心、呕吐。

2.旋覆花配紫苏子

旋覆花降气行水化痰；紫苏子降气化痰，止咳平喘。二药配伍，增强降气化痰，止咳平喘作用，用于痰壅气逆，咳嗽气喘及痰多胸痞之证。

3.旋覆花配桑白皮

旋覆花辛开苦降，降气化痰；桑白皮甘寒性降，泻肺平喘。二药配伍，清泻痰热，用于肺热痰黄喘咳。

（六）用法用量

内服：煎汤，3～9 g。本品有绒毛，易刺激咽喉作痒而致呛咳呕吐，故宜包煎。

（七）炮制品

旋覆花生品苦辛之味较强，以降气化痰止呕力胜，止咳作用较强，多用于痰饮内停的胸膈满闷和胃气上逆的呕吐。蜜炙后苦辛降逆止呕作用弱于生品，其性偏润，长于润肺止咳、降气平喘，作用偏重于肺。

（八）使用注意

阴虚劳嗽，津伤燥咳者忌用，入煎剂宜包煎。

（九）化学成分

旋覆花含大花旋覆花内酯、单乙酰基大花旋覆花内酯、二乙酰基大花旋覆花内酯等。旋覆花另含旋覆花佛术内酯、杜鹃黄素、胡萝卜苷、肉豆蔻酸等。欧亚旋覆花另含天人菊内酯、异槲皮苷、咖啡酸、绿原酸等。

（十）药理作用

旋覆花有明显的镇咳、祛痰作用，旋覆花黄酮类对组胺引起的豚鼠支气管痉挛性哮喘有明显的保护作用，对离体支气管痉挛也有对抗作用，并有较弱的利尿作用。煎剂对金黄色葡萄球菌、炭疽杆菌和福氏痢疾志贺菌Ⅱa株有明显的抑制作用，欧亚旋覆花内酯对阴道滴虫和组织内阿米巴原虫均有强大的杀灭作用。此外，旋覆花对免疫性肝损伤有保护作用，天人菊内酯有抗癌作用。

（十一）临床应用

1.催吐

旋覆花用于催吐作用时不用布包，直接煎服。用于伤食停滞、痰火蕴结、痰气壅阻等。临床观察旋覆花用作催吐平稳安全，而且易于取材。

2.治早期牙髓炎

可用显脉旋覆花糊剂治疗早期牙髓炎患者。

(十二)附药:金沸草

金沸草来源同旋覆花,为其地上部分,又名旋覆梗。夏、秋二季采收,洗净,切断,晒干。生用。性味咸、微苦,温。功能化痰止咳、下气。用量为 8～12 g。此外,鲜叶捣汁外敷,可治疗疔疮肿毒。

七、白前

白前的别名为嫩白前、空白前、鹅管白前、鹅白前、南白前,为萝藦科植物柳叶白前或芫花叶白前的干燥根茎或根。主产于浙江、安徽、江苏、福建、湖北、江西、湖南等地。秋季采挖,洗净,晒干。生用或蜜炙用。以根茎粗者为佳。

(一)处方用名

白前、蜜白前。

(二)药性

药性辛、苦,微温;归肺经。

(三)功效

降气,消痰,止咳。

(四)主治

肺气壅实,咳嗽痰多,胸满喘急。

(五)配伍应用

1.白前配半夏

白前性微温而不燥烈,长于祛痰,降肺气以平咳喘,无论属寒属热、外感内伤、新嗽久咳,均可用之,尤以痰湿或寒痰阻肺,肺气失降者为宜;半夏温燥祛痰力强。二药配伍,可用于寒痰、湿痰所致的咳喘水肿,喉中痰鸣之咳嗽痰多、气喘。

2.白前配桔梗

白前祛痰,降肺气,平咳喘;桔梗宣肺祛痰。二药配伍用于外感风寒咳嗽,咳痰不爽。

3.白前配桑白皮

白前祛痰,降肺气,平咳喘;桑白皮甘寒,泻肺热,平喘咳。二药配伍,清泻肺热之功增强,用于治疗内伤肺热咳喘。

(六)用法用量

内服:煎汤,3～10 g;也可以入丸、散。

(七)炮制品

白前生品长于解表理肺、降气化痰,常用于外感咳嗽或痰湿咳喘;蜜炙能缓和白前对胃的刺激性,偏于润肺降气,能增强止咳作用,常用于肺虚咳嗽或肺燥咳嗽。

(八)使用注意

祛痰作用强,对胃黏膜有刺激性,如有胃病或有出血倾向者,慎用。

(九)化学成分

柳叶白前根茎中含 β-谷甾醇、高级脂肪酸及华北白前醇。芫花叶白前根中含有白前皂苷 A～K,白前皂苷元 A、B、白前新皂苷 A、B 及白前二糖。

(十)药理作用

芫花叶白前各种提取物均有明显的镇咳作用,水、醇提取物又具有明显的祛痰作用。水提取物对乙酰胆碱和组胺混合液诱发的豚鼠哮喘有明显的预防作用。此外,水提取物还具有非常显著的抗炎作用。柳叶白前醇、醚提物有较明显的镇咳作用和祛痰作用,水提物有一定的祛痰作用,还具有镇痛和抗血栓形成作用。

(十一)临床应用

本药可用于治疗小儿风寒咳喘证。用麻黄白前饮治疗小儿风寒咳喘证,基本方为麻黄、白前、荆芥、甘草各 10 g,上药以沸水浸泡 20～30 min,酌加白糖适量,不拘时频频呷服,每天 1 剂,2～4 剂为 1 个疗程。若痰稠或量多可加川贝、杏仁,咳甚加紫菀。

八、猫爪草

猫爪草的别名为猫爪儿草、三散草,为毛茛科植物小毛茛的干燥块根。主产于长江中下游各地。春季或秋末采挖,除去须根和泥沙,晒干。生用。

(一)药性

药性甘、辛,温;归肝、胃经。

(二)功效

化痰散结,解毒消肿。

(三)主治

(1)瘰疬痰核。

(2)痈疮肿毒,蛇虫咬伤。

(四)配伍应用

猫爪草配夏枯草:猫爪草味辛以散,能化痰浊,消郁结;夏枯草清热散结。二药配伍用以治疗痰火蕴结所致瘰疬痰核。

(五)用法用量

(1)内服:煎汤,15～30 g,单味药可用至 120 g。

(2)外用:适量,捣敷或研末调敷。

(六)化学成分

本品含小毛茛内酯、原白头翁素、花生酸、肉豆蔻酸十八烷基酯、豆甾醇、β-谷甾醇、葡萄糖、阿拉伯糖、半乳糖,还含油类和生物碱。

(七)临床应用

1.治急慢性咽炎

猫爪草 5 g,麦冬 10 g,用白开水浸泡 15 min 左右代茶饮,每天 1 剂。治疗期间停用其他药物,10 d 为 1 个疗程。

2.治瘰疬

猫爪草 120 g(儿童减半),加水煎沸后再用文火煎 30 min,过滤,取药液 200～250 mL,加黄酒 50～100 mL,红糖少许调味,1 次服用。服后卧床盖被,使其出汗,淋漓透彻。次日,将药渣照上法再煎 1 次,不必再加黄酒和卧床盖被取汗。2 天 1 剂,每天煎 1 次,作 1 次服用。6 天为 1 个疗程,隔 4 天再进行第 2 疗程,周而复始,一直服至痊愈。每剂药的第 3、4 遍药渣,可用水煎1 000～2 000 mL 药液,待药液温和时洗患部,以增加疗效。

（耿　楚）

第二节　清化热痰药

本节药物大多药性偏于寒凉,有清化热痰、燥痰之功。适用于热痰、燥痰所致的咳喘胸闷、痰稠、痰黄、咳吐不爽,以及癫痫惊厥、瘰疬痰核等证。临床应用时常与清热泻火、养阴润肺药配伍,以期达到清化热痰、清润燥痰的目的。

一、川贝母

川贝母的别名为川贝、青贝、松贝、炉贝,是百合科植物川贝母、暗紫贝母、甘肃贝母或梭砂贝母的干燥鳞茎。前三者按性状不同分别习称"松贝""青贝",后者称"炉贝"。主产于四川、云南、甘肃等地。夏、秋二季或积雪融化后采挖,除去须根、粗皮及泥沙,晒干或低温干燥。生用。以质坚实、粉性足、色白者为佳。

(一)药性

药性苦、甘,微寒;归肺、心经。

(二)功效

清热润肺,化痰止咳,散结消痈。

(三)主治

(1)肺热燥咳,干咳少痰。尤宜于内伤久咳,燥痰、热痰之证。

(2)阴虚劳嗽,痰中带血。

(3)瘰疬,乳痈,肺痈。

(四)配伍应用

1.川贝母配苦杏仁

川贝清肺化痰,润肺止咳;苦杏仁降气化痰,止咳平喘。二药配伍,润肺止咳兼而有之,用于虚劳咳嗽,肺热燥咳。

2.川贝母配北沙参

川贝母清热润肺,化痰止咳;北沙参养阴润肺,清热生津。二药配伍,润肺止咳作用增强,用于阴虚肺燥之干咳少痰、咯血及咽干暗哑。

3.川贝母配玄参

川贝母清肺化痰,散结消痈;玄参清热凉血,泻火解毒。二药配伍,共奏清化郁热、化痰散结之功,治痰火郁结之瘰疬。

(五)用法用量

内服:煎汤,3～10 g;研粉冲服,一次 1～2 g。

(六)使用注意

本药不宜与川乌、草乌、制草乌、附子同用。脾胃虚寒及有湿痰者不宜用。

(七)化学成分

本药材均含多种生物碱,如川贝母含青贝碱、松贝碱甲和松贝碱乙,还含川贝碱和西贝素。暗紫贝母还含松贝宁和蔗糖,甘肃贝母含有岷贝碱甲、岷贝碱乙;梭砂贝母含有白炉贝碱、炉贝碱。

(八)药理作用

贝母包括总生物碱和非生物碱部分,均有镇咳作用;川贝流浸膏,川贝母碱均有不同程度的祛痰作用。此外,西贝母碱还有解痉作用,川贝碱、西贝碱有降压作用,贝母碱能增加子宫张力,贝母总碱有抗溃疡作用。

(九)临床应用

1.治急、慢性气管炎和上呼吸道感染

川贝片(0.5 g),每次 4 片,每天 3 次,治疗急、慢性气管炎和上呼吸道感染,均有止咳祛痰效果。

2.治婴幼儿消化不良

川贝粉,每天按每千克体重 0.1 g,分 3 次服用,治疗婴幼儿消化不良有确效。

3.治肝硬化腹水

川贝母 15 g,制甘遂(醋炒要连珠者)15 g,共为细末。清晨空腹时用大枣 20 枚煎汤送服,每周 2～3 次。腹水消失后,服用补中益气丸。有上消化道出血、心脏病、身体虚弱及高热者勿用。

二、浙贝母

浙贝母的别名为元宝贝、珠贝母、象贝母、大贝母、大贝、珠贝,为百合科植物浙贝母的干燥鳞茎。原产于浙江象山,现主产于浙江鄞州。此外,江苏、安徽、湖南、江西等地也产。初夏植株枯萎时采挖,洗净。大小分开,大者除去芯芽,习称"大贝";小者不去芯芽,习称"珠贝"。分别撞擦,除去外皮,拌以煅过的贝壳粉,吸去擦出的浆汁,干燥;或取鳞茎,大小分开,洗净,除去芯芽,趁鲜切成厚片,洗净,干燥,习称"浙贝片"。以鳞叶肥厚、质坚实、粉性足、断面色白者为佳。

(一)药性

药性苦、寒;归肺、心经。

(二)功效

清热化痰止咳,解毒散结消肿。

(三)主治

(1)风热咳嗽,痰火咳嗽。

(2)肺痈,乳痈,瘰疬,疮毒。

(四)配伍应用

1.浙贝母配知母

浙贝母清热化痰;知母清热泻火。二药配伍,增强清肺化痰之功,用于肺热痰黄咳嗽。

2.浙贝母配夏枯草

浙贝母清热化痰,止咳;夏枯草清肝火,散郁结。二药配伍,共奏清热化痰、散结消肿之功,用于痰火郁结之瘰疬、瘿瘤,乳痈。

3.浙贝母配桑叶

浙贝母清热化痰,止咳;桑叶疏散风热,清肺润燥。二药配伍,共奏宣降肺气、清肺化痰之功,用于外感风热,咳嗽痰黄。

(五)用法用量

内服:煎汤,5～10 g。

(六)使用注意

不宜与川乌、制川乌、草乌、制草乌、附子同用。脾胃虚寒或有湿痰者不宜用。

(七)鉴别应用

《本草纲目》以前历代本草,皆统称贝母。明《本草汇言》载贝母以"川者为妙"之说,清《轩岐救正论》才正式有浙贝母之名。川、浙二贝之功基本相同,但前者以甘味为主,性偏于润,肺热燥咳、虚劳咳嗽用之为宜;后者以苦味为主,性偏于泄,风热犯肺或痰热郁肺之咳嗽用之为宜。至于清热散结之功,为川贝母、浙贝母共有,但以浙贝母为胜。

(八)化学成分

浙贝母含浙贝母碱、去氢浙贝母碱、浙贝宁、浙贝酮、贝母醇、浙贝宁苷等。

(九)药理作用

浙贝母碱在低浓度下对支气管平滑肌有明显扩张作用。浙贝母碱和去氢浙贝母碱有明显镇咳作用,还有中枢抑制作用,能镇静、镇痛。此外,大剂量可使血压中等程度降低,呼吸抑制,小量可使血压微升。

(十)临床应用

1.治咳嗽

将浙贝母花茎制成流浸膏(每 mL 成品蒸发后总固体不得少于 100 mg),每天 3 次,每次 2~5 mL,以及浸膏片(每片相当于生药 1 g),每天 3 次,每次 3 片。

2.治百日咳

浙贝母粉 2.5 g 和鸡蛋 1 枚蒸食,每天 1 剂。

3.治肋软骨炎

浙贝母配瓜蒌、桂枝,研细末后服用。

三、瓜蒌

瓜蒌的别名为栝楼、糖瓜蒌、全瓜蒌、栝蒌,为葫芦科植物栝楼和双边栝楼的成熟果实。全国大部分地区均产,主产于河北、河南、安徽、浙江、山东、江苏等地。秋季采收,将壳与种子分别干燥。生用,或以仁制霜用。以完整不破、果皮厚、皱缩有筋、体重、糖分足者为佳。

(一)处方用名

瓜蒌、蜜瓜蒌。

(二)药性

药性甘、微苦,寒;归肺、胃、大肠经。

(三)功效

清热涤痰,宽胸散结,润燥滑肠。

(四)主治

(1)肺热咳嗽,痰浊黄稠。

(2)胸痹心痛,结胸痞满。

(3)乳痈,肺痈,肠痈,大便秘结。

(五)配伍应用

1.瓜蒌配黄芩

瓜蒌长于清化热痰,黄芩长于清泻肺火。二药配伍,增强清肺化痰之功,用于肺热壅盛,咳嗽痰黄。

2.瓜蒌配蒲公英

瓜蒌清化热痰,宽胸散结;蒲公英清热解毒,为治乳痈要药。二药配伍,清热解毒散结,用于热毒所致的乳痈。

3.瓜蒌配半夏、黄连

瓜蒌清热化痰,利气宽胸;半夏燥湿化痰,消痞散结;黄连清热泻火。三药配伍,共奏清热、祛痰、散结消痞之效,用于痰火郁结之结胸证。

(六)用法用量

内服:煎汤,全瓜蒌10～20 g,瓜蒌皮6～12 g,瓜蒌仁10～15 g,打碎入煎。

(七)炮制品

瓜蒌多生用,清热涤痰、宽胸散结作用均较瓜蒌皮强,并有润肠通便作用(通便作用弱于瓜蒌仁),一般病情较轻,而脾胃虚弱者可用瓜蒌皮,病情较重而兼便秘者多用全瓜蒌,常用于肺热咳嗽、痰稠难出、胸痹心痛、结胸痞满、乳痈、肺痈等病症;蜜瓜蒌润燥作用增强,其用途、用法与蜜瓜蒌皮相似,尤适于肺燥咳嗽而又大便干结者。

(八)使用注意

本品甘寒而滑,脾虚便溏者及寒痰、湿痰证忌用。瓜蒌反乌头。不宜与川乌、制川乌、草乌、制草乌、附子同用。

(九)鉴别应用

本品入药又有全瓜蒌、瓜蒌皮、瓜蒌仁之分。瓜蒌皮重在清热化痰,宽胸理气;瓜蒌仁重在润燥化痰,润肠通便;全瓜蒌则兼有瓜蒌皮、瓜蒌仁之功效。

(十)化学成分

本品含三萜皂苷,有机酸及盐类、树脂、糖类和色素。种子含脂肪油、皂苷等。瓜蒌皮含多种氨基酸和生物碱等。

(十一)药理作用

瓜蒌中的皂苷与皮中的总氨基酸有祛痰作用;瓜蒌注射液对豚鼠离体心脏有扩冠作用,对垂体后叶引起的大鼠急性心肌缺血有明显的保护作用,并有降血脂作用。瓜蒌还对金黄色葡萄球菌、肺炎双球菌、铜绿假单胞菌、溶血性链球菌及流感杆菌等有抑制作用。此外,瓜蒌仁有致泻作用。

(十二)临床应用

1.治喘息性气管炎、肺心病与哮喘

瓜蒌注射剂,每次注射12～16 mL,每天1次,15次为1个疗程。

2.治带状疱疹后遗症

全瓜蒌、醋炒丝瓜各30 g,红花、甘草各6 g,每天1剂,水煎分2次服用。

四、竹茹

竹茹的别名为竹二青、淡竹茹、嫩竹茹、鲜竹茹、炒竹茹,是禾本科植物青竿竹、大头典竹或淡竹的茎秆中间层。竹茹主产于长江流域及南方诸省,全年均可采制。取新鲜茎,除去外皮,将稍带绿色的中间层刮成丝条,或削成薄片,捆扎成束,阴干。前者称"散竹茹",后者称"齐竹茹"。秋季采挖,晒干。生用、炒用或姜汁炙用。

（一）处方用名

竹茹、姜竹茹。

（二）药性

甘,微寒。归肺、胃、心、胆经。

（三）功效

清心化痰,除烦,止呕。

（四）主治

(1)痰热咳嗽,胆火夹痰,惊悸不宁,心烦失眠。

(2)中风痰迷,舌强不语。

(3)胃热呕吐,妊娠恶阻,胎动不安。

（五）配伍应用

1.竹茹配陈皮

竹茹清热化痰止呕,陈皮理气健脾和胃。二药配伍,增强化痰利气止呕之力,用于痰湿或痰热中阻之脘腹胀满、恶心、呕吐。

2.竹茹配半夏

竹茹化热痰,清胃止呕;半夏化湿痰,降逆止呕。二药配伍,化痰、和胃与止呕作用增强,用于脾胃不和、胃气上逆之恶心、呕吐。

3.竹茹配黄连

竹茹清热化痰,止呕;黄连清热燥湿,除烦。二药配伍,清热化痰,止呕除烦,用于胃热呕吐、痰热呕逆、心烦。

（六）用法用量

内服:煎汤,5～10 g。

（七）炮制品

竹茹具有清热化痰、除烦的功能,多用于痰热咳嗽或痰火内扰,心烦不安;姜制后能增强降逆止呕的功效,多用于呕哕、呃逆。

（八）化学成分

本品含环磷酸腺苷磷酸二酯酶抑制物 2,5-二甲氧基-对-苯醌,β-羟基苯甲醛,丁香酚等。

（九）药理作用

竹茹粉体外对白色葡萄球菌、枯草杆菌、大肠埃希菌、伤寒沙门杆菌均有较强的抑制作用。

（十）临床应用

治儿科厌食。鲜竹茹 15 g,大枣 5 枚,水煎服。治儿童脾胃久虚生火而致厌食。服药 1 剂,饮食增加,服药 5 剂痊愈。

五、竹沥

竹沥的别名为竹油、竹沥膏、竹沥水、淡竹沥,来源同竹茹。是用新鲜的淡竹和青竿竹等竹竿经火烤灼而流出的淡黄色澄清汁液。

（一）处方用名

竹沥、竹油、竹沥油、竹沥膏、竹沥水、淡竹沥。

(二)药性

药性甘,寒;归心、肺、肝经。

(三)功效

清热豁痰,定惊利窍。

(四)主治

(1)痰热咳喘。

(2)中风痰迷,惊痫癫狂。

(五)配伍应用

1.竹沥配胆南星

竹沥清热豁痰开窍;胆南星清热化痰,息风定惊。二药配伍,清热化痰,开窍定惊,用于痰热所致中风、癫痫、惊风神昏抽搐及咳嗽痰黄。

2.竹沥配生姜汁

竹沥清热化痰开窍,姜汁祛痰利窍。二药配伍,增强化痰开窍之力,用于痰热咳喘、神昏、癫狂之证。

3.竹沥配鱼腥草

竹沥清热豁痰,鱼腥草清肺解毒。二药配伍,增强清肺化痰之效,用于痰热壅肺之咳嗽痰黄黏稠。

(六)用法用量

内服:30～50 g,冲服。本品不能久藏,但可熬膏瓶贮,称竹沥膏;用安瓿瓶密封装置,可以久藏。

(七)炮制品

竹沥具有清热豁痰、镇惊利窍的功能,对热咳痰稠最具卓效,用于肺热痰壅、咳逆胸闷,也可用于痰热蒙蔽清窍诸证,中风痰迷、惊痫癫狂等,为痰家之圣剂。

(八)使用注意

本品性寒滑,对寒痰和便溏者忌用。

(九)化学成分

本品含有 10 余种氨基酸、葡萄糖、果糖、蔗糖,以及愈创木酚、甲酚、苯酚、甲酸、乙酸、苯甲酸、水杨酸等。

(十)药理作用

竹沥具有明显的镇咳、祛痰作用。但无平喘解热作用,其止咳的主要成分为氨基酸。有增加尿中氯化物的作用,还有增高血糖的作用。

(十一)临床应用

1.治重症乙脑

在中西医综合治疗中加入用炙鲜竹沥。由胃管注入每次 50～200 mL,每天 2～3 次,连用2～3 d。治乙型脑炎患儿 29 例,其中出现痰阻者 10 例,在鼻饲后数小时呼吸道分泌液明显减少,经 0.5～1 d 有泡沫样稀便排出,效果更好,缺氧症状改善,高热和惊厥也易控制。

2.治体癣

用竹沥油涂搽患处,治疗体癣,获良效。

六、天竺黄

天竺黄的别名为天竹黄、竺黄、竹黄、广竹黄,是禾本科植物青皮竹或华思劳竹等杆内分泌液干燥后的块状物。天竺黄主产于云南、广东、广西等地,秋、冬二季采收。砍破竹竿,取出生用。以片大、色灰黄、体轻、质细、吸湿性强者为佳。

(一)药性

药性甘,寒;归心、肝经。

(二)功效

清热豁痰,凉心定惊。

(三)主治

(1)小儿惊风,中风癫痫,热病神昏。

(2)痰热咳喘。

(四)配伍应用

1.天竺黄配胆南星

天竺黄清化热痰,清心定惊;胆南星清热化痰,息风定惊。二药配伍,定惊力强,用于小儿痰热惊风之证。

2.天竺黄配牛黄

天竺黄清热化痰,清心定惊;牛黄清热化痰开窍,息风止痉。二药配伍,治疗热病神昏谵语。

(五)用法用量

内服:煎汤,3～9 g;研末冲服,每次 0.6～1 g。

(六)鉴别应用

竹茹、竹沥、天竺黄:三者均来源于竹,性寒,均可清热化痰,治痰热咳喘。竹沥、天竺黄又可定惊,用治热病或痰热而致的惊风、癫痫、中风昏迷,喉间痰鸣。天竺黄定惊之力尤胜,多用于小儿惊风,热病神昏;竹沥性寒滑利,清热涤痰力强,大人惊痫中风、肺热顽痰胶结难咳者多用;竹茹长于清心除烦,多用于治疗痰热扰心的心烦失眠。

(七)化学成分

本品含甘露醇、硬脂酸、竹红菌甲素、竹红菌乙素,还含头孢素和硬脂酸乙酯、氢氧化钾、硅质等。

(八)药理作用

竹红菌乙素具有明显的镇痛抗炎作用,提高痛阈强度要优于吲哚美辛。竹红菌甲素对革兰氏阳性菌有很好的抑制作用,对培养的人癌细胞和小鼠移植性实体肿瘤有显著的光动力治疗作用。

(九)临床应用

1.治银屑病

以天竺黄为主要成分的竹黄颗粒,治疗银屑病有明显疗效。

2.治烧烫伤

将竹红菌甲素和乙素混合物制成喷雾剂,局部喷雾治疗烧烫伤,对浅Ⅱ度烧伤创面早期应用具有成膜性快、透气性好、创面愈合快的优点。

七、前胡

前胡的别名为嫩前胡、粉前胡、岩风、信前胡,是伞形科植物白花前胡或紫花前胡的干燥根。前者主产于浙江、河南、湖南、四川等地;后者主产于江西、安徽、湖南、浙江等地。冬季至次春茎叶枯萎或未抽花茎时采挖,除去须根,洗净,晒干或低温干燥。生用或蜜炙用。以根粗壮、皮部肉质厚、质柔软、断面油点多、香气浓者为佳。

(一)处方用名

前胡、蜜前胡、炒前胡。

(二)药性

苦、辛,微寒;归肺经。

(三)功效

降气化痰,散风清热。

(四)主治

(1)痰热喘满,咳痰黄稠。

(2)风热咳嗽痰多。

(五)配伍应用

1.前胡配苦杏仁

前胡辛散苦降,清热化痰;苦杏仁宣肺下气,止咳平喘。二药配伍,用于肺热痰黄咳喘。

2.前胡配白前

前胡降气化痰清热;白前降气止咳。二药配伍,用于寒痰湿痰壅肺之咳喘。

3.前胡配桑叶

前胡疏散风热,化痰止咳;桑叶疏散风热,清肺润燥。二药配伍,用于外感风热,咳嗽痰多。

(六)用法用量

内服:煎汤,6~10 g;或入丸、散。

(七)使用注意

本品为苦泄宣散之品,故阴虚火嗽,寒饮咳喘,均不宜用。

(八)鉴别应用

白前与前胡:二者均能降气化痰,治疗肺气上逆、咳喘痰多,常相须为用。但白前性温,祛痰作用较强,多用于内伤寒痰咳喘;前胡性偏寒,兼能疏散风热,尤多用于外感风热或痰热咳喘。

(九)化学成分

白花前胡含挥发油及白花前胡内酯甲、乙、丙、丁;紫花前胡含挥发油、前胡苷、前胡素、伞形花内酯等。

(十)药理作用

紫花前胡有较好的祛痰作用,作用时间长,其效力与桔梗相当;甲醇总提取物能抑制炎症初期血管通透性,对溃疡有明显抑制作用。前胡还能延长巴比妥钠的睡眠时间,有镇静作用。白花前胡提取的粗精和正丁醇能增加冠脉血流量,但不影响心率和心肌收缩力。伞形花内酯能抑制鼻咽癌 KB 细胞的生长。

(十一)临床应用

1.治痢疾

前胡粉每次 6 g,每天 3 次,口服。对慢性肠炎也有较好效果。

2.治慢阻肺继发性肺动脉高压

以白花前胡水煎服,治慢性阻塞性肺疾病合并继发性肺动脉高压患者,对血流动力学、血气及其他指标均有显著改善。

八、桔梗

桔梗的别名为苦桔梗、白桔梗、玉桔梗,是桔梗科植物桔梗的干燥根。全国大部分地区均有生产,以东北、华北地区产量较大,华东地区质量较优。春、秋二季采挖。洗净,除去须根,趁鲜剥去外皮或不去外皮,干燥,生用或炒用。以根肥大、色白、质坚实、味苦者为佳。

(一)药性

药性苦、辛、平;归肺经。

(二)功效

宣肺,利咽,祛痰,排脓。

(三)主治

(1)咳嗽痰多,胸闷不畅。

(2)咽痛音哑。

(3)肺痈吐脓。

(四)配伍应用

1.桔梗配浙贝母

桔梗宣肺祛痰,排脓,利咽;浙贝母清热化痰,消痈散结。二药配伍,增强清热化痰,消痈排脓之功,用于肺痈,咳吐脓痰,咽干喉痛。

2.桔梗配半夏

桔梗宣肺祛痰,半夏燥湿化痰降气。二药配伍,增强宣肺降气,祛痰止咳之效,用于痰浊壅肺,痰多咳嗽。

(五)用法用量

内服:煎汤,3~10 g;也可以入丸、散。

(六)使用注意

内服过量可引起恶心呕吐。凡气机上逆、呕吐、眩晕、阴虚火旺咯血等不宜用,消化道溃疡者慎服。

(七)化学成分

本品含多种皂苷,主要为桔梗皂苷。多种混合皂苷经完全水解所产生的皂苷元有桔梗皂苷元、远志酸,以及少量的桔梗酸。另外还含菊糖、植物甾醇等。

(八)药理作用

桔梗所含的桔梗皂苷对口腔、咽喉部位、胃黏膜的直接刺激,反射性地增加支气管黏膜分泌亢进从而使痰液稀释,易于排出。桔梗有镇咳作用,有增强抗炎和免疫作用,其抗炎强度与阿司匹林相似;水提物能增强巨噬细胞的吞噬功能,增强中性粒细胞的杀菌力,提高溶菌酶活性,桔梗对应激性溃疡有预防作用。桔梗粗皂苷能镇静、镇痛、解热,也能降血糖、降胆固醇,松弛平滑肌。

桔梗皂苷有很强的溶血作用,但口服能在消化道中被分解破坏而失去溶血作用。

(九)临床应用

1.治小儿病毒性与消化不良性肠炎

用苍术桔梗汤(苍术、白术、桔梗等)可以治疗小儿病毒与消化不良性肠炎,疗效显著。

2.治排尿困难

采用大黄桔梗汤还可以治疗抗精神病药物所致的排尿困难。

(十)不良反应

服用后能刺激胃黏膜,剂量过大,可引起轻度恶心,甚至呕吐。胃与十二指肠溃疡慎用,剂量也不宜过多。本品有较强的溶血作用,故只宜口服,不能注射。口服后桔梗皂苷在消化道中被水解而破坏,即无溶血作用。

九、胖大海

胖大海的别名为通大海、安南子、大洞果,是梧桐科植物胖大海的干燥成熟种子。主产于越南、泰国、柬埔寨、马来西亚、印度尼西亚等国。我国广东、海南、云南已有引种。4~6月果实成熟开裂时,采收种子,晒干。以个大、坚硬、外皮细、黄棕色、有细皱纹与光泽、不破皮者为佳。

(一)药性

甘,寒;归肺、大肠经。

(二)功效

清热润肺,利咽开音,润肠通便。

(三)主治

(1)肺热声哑,咽喉疼痛,咳嗽。

(2)热结便闭,头痛目赤。

(四)配伍应用

1.胖大海配桔梗

胖大海清宣肺气,化痰利咽;桔梗宣肺祛痰开音。二药配伍,共奏化痰开音之效,治疗肺热声哑之证。

2.胖大海配大黄

胖大海润肠通便,大黄泻下攻积。二药配伍增强清热泻下作用,用于燥热便秘之证。

(五)用法用量

内服:沸水泡服或煎服,2~3枚。

(六)化学成分

种子外层含胖大海素,果皮含半乳糖、戊糖(主要是阿拉伯糖)。

(七)药理作用

胖大海素对血管平滑肌有收缩作用,能改善黏膜炎症,减轻痉挛性疼痛。水浸液能促进肠蠕动,有缓泻作用,以种仁作用最强。种仁溶液(去脂干粉制成),有降压作用。

(八)临床应用

1.治腹泻

胖大海加冰糖或白糖、红糖,开水泡服,治各种腹泻。

2.治急性结膜炎

每次用胖大海 2 粒,清水洗净后用适量清水(最好井水)浸泡,使其充分膨胀,然后连核搅拌成烂泥状,晚睡时外敷于眼,并用纱布适当固定即可,每晚敷 1 次,连敷 3 晚,在治疗期间停用其他疗法。

十、海藻

海藻的别名为乌菜、海带花、淡海藻、落首、海萝,是马尾藻科植物海蒿子或羊栖菜的干燥藻体。前者习称"大叶海藻",后者习称"小叶海藻"。主产于辽宁、山东、福建、浙江、广东等沿海地区。夏、秋二季采捞,除去杂质,洗净,切段晒干用。以身干、色黑褐、盐霜少、枝嫩、无砂石者为佳。

(一)药性

药性苦、咸,寒;归肝、胃、肾经。

(二)功效

消痰软坚散结,利水消肿。

(三)主治

(1)瘿瘤,瘰疬,睾丸肿痛。

(2)痰饮水肿。

(四)配伍应用

1.海藻配昆布

海藻消痰软坚散结;昆布除热,消痰软坚。二药配伍,用于气滞痰凝或痰火凝聚之瘰疬痰核。

2.海藻配茯苓

海藻利水消肿力弱;茯苓健脾利水渗湿。二药配伍共奏利水退肿之效,用于治疗水肿与小便不利。

(五)用法用量

内服:煎汤,6~12 g。

(六)使用注意

不宜与甘草同用。

(七)化学成分

羊栖菜和海蒿子均含褐藻酸、甘露醇、钾、碘、灰分等。海蒿子还含马尾藻多糖、岩藻甾醇等。羊栖菜还含羊栖菜多糖 A、B、C 及褐藻淀粉。

(八)药理作用

海藻因含碘化物,对缺碘引起的地方性甲状腺肿大有治疗作用,并对甲状腺功能亢进症基础代谢率增高有暂时抑制作用。褐藻酸硫酸酯有抗高脂血症作用,又可降低血清胆固醇与减轻动脉粥样硬化。水浸剂有降压作用。海藻中所含的褐藻酸有类似肝素样作用,表现为抗凝血、抗血栓、降血黏度及改善微循环作用。羊栖菜对枯草杆菌有抑制作用,海藻多糖对Ⅰ型单纯疱疹病毒有抑制作用。

(九)临床应用

1.治缺血性脑血管病

由海藻中提取的类似肝素作用的藻酸双酯钠,具有抗凝、降低血液黏度、降低血脂及改善微循环等作用。以 2～4 mg/kg 加入 10％ 葡萄糖 500 mL 中静脉滴注,每天 1 次,10 次为 1 个疗程。

2.治甲状腺瘤

海藻玉壶汤由海藻 10 g、昆布 10 g、制半夏 10 g、陈皮 10 g、青皮 10 g、连翘 10 g、贝母 10 g、当归 10 g、川芎 10 g、独活 10 g、海带 10 g、甘草 5 g 组成。每天 1 剂,水煎 2 次,分早、晚温服。

十一、昆布

昆布的别名为海昆布、海带、淡昆布,是海带科植物海带或翅藻科植物昆布的干燥叶状体。主产于辽宁、山东、浙江、福建等地。夏、秋二季采捞,除去杂质,漂净,切宽丝,晒干。

(一)药性

药性咸,寒;归肝、胃、肾经。

(二)功效

消痰软坚散结,利水消肿。

(三)主治

(1)瘿瘤,瘰疬,睾丸肿痛。

(2)痰饮水肿。

(四)配伍应用

1.昆布配海藻

昆布除热消痰软坚;海藻消痰软坚散结。二药配伍,用于气滞痰凝或痰火凝聚之瘰疬痰核。

2.昆布配泽泻

二药均有利水消肿之功,配伍后作用增强,用于水肿和小便不利等。

(五)用法用量

内服:煎汤,6～12 g。

(六)化学成分

本品含藻胶酸、昆布素,半乳聚糖等多糖类,海带氨酸、谷氨酸、天门冬氨酸、脯氨酸等氨基酸,维生素 B_1、B_2、C、P 及胡萝卜素,碘、钾、钙等无机盐。

(七)药理作用

含碘和碘化物,有防治缺碘性甲状腺肿的作用;海带氨酸和钾盐有降压作用;藻胶酸和海带氨酸有降血清胆固醇的作用;热水提取物对于体外的人体 KB 癌细胞有明显的细胞毒作用,对 S180 肿瘤有明显的抑制作用,并能提高机体的体液免疫,促进机体的细胞免疫,昆布多糖还能防治高血糖。

(八)临床应用

1.治视网膜震荡

用 2％昆布液行离子导入,再配以 1％昆布液点眼,治疗视网膜震荡。

2.治玻璃体混浊

用昆布提取液以离子导入的方法治疗玻璃体混浊,疗效满意。

3.治子宫肌瘤

用海藻昆布汤(海藻 15 g,昆布 12 g,党参 12 g,茯苓 15 g,山药 12 g,扁豆 9 g,续断 12 g,桑寄生 12 g,丹参 10 g,三棱 10 g,莪术 10 g)治疗痰湿夹瘀型子宫肌瘤。

十二、黄药子

黄药子的别名为木药子、黄药脂、金钱吊蛤蟆、黄独、黄药、黄药根,为薯蓣科植物黄独的块茎。主产于湖北、湖南、江苏等地。秋、冬两季采挖。除去根叶及须根,洗净,切片晒干生用。

(一)药性

药性苦,寒;有毒;归肺、肝经。

(二)功效

化痰散结消瘿,清热解毒。

(三)主治

(1)瘿瘤。

(2)疮疡肿毒,咽喉肿痛,毒蛇咬伤。

(四)配伍应用

1.黄药子配海藻

黄药子化痰软坚,散结消瘿;海藻消痰软坚散结。二药配伍,治疗项下气瘿结肿。

2.黄药子配山豆根

黄药子清热解毒,山豆根清热解毒利咽。二药配伍,用于治疗热毒引起的咽喉肿痛。

3.黄药子配蒲黄炭

黄药子性寒能凉血止血,蒲黄炭长于收敛止血。二药配伍,用于治疗多种血热引起的出血证。

(五)用法用量

(1)内服:煎汤,5～15 g;研末服,1～2 g。

(2)外用:适量,鲜品捣敷,或研末调敷;或磨汁涂。

(六)使用注意

本品有毒,不宜过量。如多服、久服,可引起吐泻腹痛等消化道反应,并对肝、肾有一定损害,故脾胃虚弱与肝肾功能损害者慎用。

(七)化学成分

黄药子含黄药子素 A～H,8-表黄药子 E 乙酸酯,薯蓣皂苷元、D-山梨醇、二氢薯蓣碱,还含蔗糖、还原糖、淀粉、鞣质。

(八)药理作用

黄药子对缺碘所致的动物甲状腺肿有一定的治疗作用。水煎剂或醇浸物水液对离体肠管有抑制作用,而对未孕子宫则有兴奋作用。此外,还有止血作用。水浸剂体外对多种致病真菌有不同程度的抑制作用。

(九)临床应用

1.治小儿肛周瘘管

黄药子与朴硝、瓦松一同蒸煮,熏洗患处,治疗小儿肛周瘘管有良效。

2.治宫颈炎

黄药子浸黄酒后,用消毒棉球浸贴于宫颈表面,疗效较好。

(十)不良反应

常规剂量服用黄药子制剂后,也会出现口干、食欲缺乏、恶心、腹痛等消化道反应。

(十一)中毒与解救

1.中毒症状

服用过量可引起口、舌、喉等处烧灼痛,流涎、恶心、呕吐、腹痛腹泻、瞳孔缩小,严重者出现黄疸。其直接毒性作用,是该药或其代替产物在肝内达到一定浓度时干扰细胞代谢的结果,大量的有毒物质在体内蓄积可以导致急性肝中毒,最后出现明显黄疸、肝昏迷,也有患者因窒息、心脏停搏而死亡。

2.解救措施

除一般常规处理外,内服蛋清水或葛根糊、活性炭。静脉滴注葡萄糖盐水。给予大量维生素 C、B 和 ATP、辅酶 A。也可用大量绿豆汤,或生姜 30 g 榨汁,用白米醋 60 mL,甘草 10 g,加水煎成 500 mL 饮用。

十三、海蛤壳

海蛤壳的别名为海蛤、青蛤壳、蛤蜊壳、紫蛤壳,为帘蛤科动物文蛤和青蛤等的贝壳。各沿海地区均产。夏、秋两季自海滩泥沙中淘取,去肉,洗净。生用或煅用。捣末或水飞用。

(一)处方用名

海蛤壳、蛤壳、煅蛤壳、蛤粉。

(二)药性

药性咸,寒;归肺、胃经。

(三)功效

清肺化痰,软坚散结。

(四)主治

(1)肺热,痰热咳喘。

(2)瘿瘤,痰核。

(五)配伍应用

1.海蛤壳配青黛

海蛤壳清肺化痰;青黛清热解毒。二药配伍,用于痰火内郁,灼伤肺络之胸胁疼痛咳吐痰血之证。

2.海蛤壳配海藻

二药均有软坚散结功效,配伍后用于痰火凝聚之瘰疬痰核、瘿瘤。

(六)用法用量

内服:煎汤,10～15 g;蛤粉宜包煎。

(七)化学成分

文蛤和青蛤的贝壳均含碳酸钙、壳角质、氨基酸等,另含钠、铝、铁、锶等。

(八)药理作用

本品有抗衰老作用,能明显降低动物过氧化脂质,明显提高超氧化物歧化酶活性。另有抗炎作用,其与昆布、海藻、牡蛎的组方能抑制大鼠肉芽组织增生,对小鼠冰醋酸致急性腹膜炎有显著抑制效果。

(九)临床应用

1.治银屑病

治银屑病次用青蛤散,青黛12 g,煅蛤粉、煅石膏各30 g,黄柏末、轻粉各15 g,将上述药物共研细末,用香油、茶叶水各半将其调成糊状,均匀涂敷于皮损部位,外裹塑料以免污染衣服,早、晚各敷药一次。

2.治化疗后溃疡、组织坏死

用青蛤散外用,治疗肿瘤术后早期化疗切口不愈合,以及化疗药物外漏引起的局部组织坏死或溃疡。

3.治宫颈糜烂

用中药蛤章粉(蛤粉、乳香、没药、冰片)治疗宫颈糜烂,疗效显著。

十四、海浮石

海浮石的别名为浮海石、石花、岩浮石,为胞孔科动物脊突苔虫、瘤苔虫的骨骼,俗称石花;或火山喷出的岩浆形成的多孔状石块,又称大浮海石或小浮海石。前者主产于浙江、江苏、福建、广东沿海,夏、秋季捞起,清水洗去盐质和泥沙,晒干;后者主产于辽宁、山东、福建、广东沿海。全年可采,捞出洗净晒干,捣碎或水飞用。

(一)处方用名

海浮石、煅海浮石、浮石、煅浮石。

(二)药性

药性咸,寒;归肺、肾经。

(三)功效

清肺化痰,软坚散结,利尿通淋。

(四)主治

(1)痰热咳喘。

(2)瘰疬,瘿瘤。

(3)血淋,石淋。

(五)配伍应用

1.海浮石配瓜蒌

海浮石清肺化痰,瓜蒌清化热痰。二药配伍,共奏清肺化痰作用,用于痰热壅肺,咳痰黄稠之证。

2.海浮石配牡蛎

海浮石清化痰火,软坚散结;牡蛎咸能软坚散结。二药配伍,化痰软坚散结作用增强,用于痰火郁结之瘰疬瘿瘤、痰核肿块。

(六)用法用量

内服:煎汤,10～15 g,打碎先煎。

(七)化学成分

脊突苔虫的骨骼,主含碳酸钙,并含少量镁、铁及酸不溶物质;火山喷出的岩浆形成的多孔状石块主要成分为二氧化硅,也含氯、镁等。

(八)药理作用

本品有促进尿液分泌和祛除气管分泌物的作用。

(九)临床应用

1.治胸部迸伤

海浮石研细末温开水送服,治疗胸部迸伤,效果显著。

2.治闪腰岔气

取海浮石60 g研细微炒,用黄酒或白酒冲服,每次10 g,每天3次,连服6次。

十五、瓦楞子

瓦楞子的别名为蛤壳、瓦垄子、蛤子壳,为蚶科动物毛蚶、泥蚶或魁蚶的贝壳。产于各地沿海地区。全年捕捞,洗净,置沸水中略煮,去肉,晒干。生用或煅用,用时打碎。

(一)处方用名

瓦楞子、煅瓦楞子。

(二)药性

药性咸,平;归肺、胃、肝经。

(三)功效

消痰化瘀,软坚散结,制酸止痛。

(四)主治

(1)顽痰胶结,黏稠难咳。

(2)瘰疬,症瘕痞块。

(3)胃痛泛酸。

(五)配伍应用

1.瓦楞子配昆布

瓦楞子消痰软坚散结,昆布消痰软坚。二药配伍,共奏消痰软坚之功,治疗瘰疬、瘿瘤。

2.瓦楞子配三棱

瓦楞子消痰化瘀,三棱行气活血消癥。二药配伍,用于治疗气滞血瘀和痰积所致的症瘕痞块。

3.瓦楞子配甘草

瓦楞子煅用可制酸止痛,甘草缓急止痛。二药配伍,用于治疗肝胃不和、胃痛泛酸之证。

(六)用法用量

内服:煎汤,9～15 g,宜打碎先煎;研末服,每次1～3 g。

(七)炮制品

瓦楞子偏于消痰化瘀、软坚散结,用于瘿瘤、瘰疬、症瘕痞块;煅瓦楞子制酸止痛力强,用于胃痛泛酸,且煅后质地酥脆,便于粉碎入药。

(八)化学成分

瓦楞子主含碳酸钙,并含有机质及少量铁、镁、硅酸盐、磷酸盐等。

(九)药理作用

碳酸钙能中和胃酸,减轻胃溃疡之疼痛。

（十）临床应用

以单味中药瓦楞子治疗冻疮,将瓦楞子(蚶壳)洗净,干燥,捣碎研成极细粉末,过 120 目筛,药粉密闭贮存。不论是冻疮初起还是已溃烂流脓水者,用其细末外擦或掺之,一般 2～6 次即愈,疗效显著。

十六、礞石

礞石为绿泥石片岩或云母岩的石块或碎粒。前者药材称青礞石,主产于湖南、湖北、四川等地;后者药材称金礞石,主产于河南、河北等地。全年可采,除去杂质,煅用。

（一）处方用名

金礞石、青礞石、煅礞石、煅青礞石。

（二）药性

药性咸,平;归肺、肝经。

（三）功效

坠痰下气,平肝镇惊。

（四）主治

(1)气逆喘咳。

(2)癫狂,惊痫。

（五）配伍应用

1.礞石配大黄

礞石善下气消痰,大黄泻下攻积。二药配伍,下气导滞作用增强,用于治疗顽痰、老痰壅塞上焦、中焦所致气逆喘咳实证,症见咳喘痰壅难咳,大便秘结。

2.礞石配僵蚕

礞石攻消痰积,平肝镇惊;僵蚕息风止痉,化痰定惊。二药合用,用于痰热惊风癫痫。

（六）用法用量

内服:煎汤,6～10 g,宜打碎布包先煎;入丸散,1.5～3 g。

（七）炮制品

青礞石一般不生用,煅后质地酥松,便于粉碎加工,易于煎出有效成分;硝煅后可增强下气坠痰功效,能逐陈积伏匿之疾,用于顽痰胶结、咳逆喘急、癫痫发狂、烦躁胸闷、惊风抽搐。

（八）使用注意

本品重坠性猛,非痰热内结不化之实证不宜使用。脾虚胃弱、小儿慢惊及孕妇忌用。

（九）化学成分

青礞石主要成分为硅酸盐,镁、铝、铁及结晶水;金礞石主要成分为云母与石英,也含有钾、铁、镁、锰、铝、硅酸及结晶水。

（十）药理作用

青礞石呈八面体配位的阳离子层夹在两个相同四面体单层间所组成,存在着静态电位差,故能促进阳离子交换,产生吸附作用,这是其化痰利水作用机制之一。

（十一）临床应用

治狂证:以青礞石等药物组成抑狂饮治疗狂证,其中大便秘结干燥多日不下、舌苔黄燥、脉实大者加芒硝(化入)30 g;烦渴欲饮者加生石膏 30 g、知母 10 g;舌紫黯有瘀斑、瘀点者加桃仁

15 g,水蛭 10 g;狂乱更甚者加珍珠母、生牡蛎(先煎)各 30 g;痰迷心窍者加胆南星、石菖蒲各 10 g,郁金 15 g;发病日久,病热渐减,疲乏无力者加黄芪 30 g、太子参 10 g;多言善惊,形瘦面红、舌红、脉细数者加生地黄 30 g、麦冬 15 g、牡丹皮 10 g。均取得较好治疗效果。

(耿 楚)

第三节 止咳平喘药

肺为娇脏,不耐寒热,凡外感六淫或内伤气火、痰湿等,均可伤及肺脏,导致宣发肃降失常,肺气上逆而咳嗽喘息。肺为气之主,司呼吸;肾为气之根,主纳气。肾不摄纳,呼多吸少,气逆而喘息。故咳嗽主要与肺有关,而喘息往往与肺肾二脏有关。本节药物主入肺经,分别具有降气、宣肺、润肺、泻肺、化痰、敛肺等作用,主要用于内伤、外感等多种原因所引起的咳嗽和喘息。

一、苦杏仁

苦杏仁的别名为杏仁、北杏仁、光杏仁、杏仁泥,为蔷薇科植物山杏、西伯利亚杏、东北杏或杏的干燥成熟种子。主产于我国东北、内蒙古、华北、西北、新疆及长江流域各省。夏季采收成熟果实,除去果肉或核壳,取出种子,晒干,生用。以颗粒饱满、完整、味苦者为佳。

(一)处方用名
苦杏仁、炒苦杏仁、焯苦杏仁。

(二)药性
药性苦,微温;有小毒;归肺、大肠经。

(三)功效
降气止咳平喘,润肠通便。

(四)主治
(1)咳嗽气喘。
(2)肠燥便秘。

(五)配伍应用
1.苦杏仁配桔梗
苦杏仁降肺气而止咳平喘,桔梗开宣肺气而祛痰。二药配伍,能宣降肺气,止咳平喘,用于肺失宣降,咳嗽气喘。
2.苦杏仁配白芥子
苦杏仁苦温,止咳定喘;白芥子辛温,豁痰利气。二药配伍,增强祛痰止咳平喘之效,用于咳嗽气喘,尤宜寒痰咳喘。
3.苦杏仁配桃仁
二药均有止咳平喘,润肠通便功效,配伍后作用增强,用于气逆咳喘,肠燥便秘。

(六)用法用量
内服:煎汤,5~10 g,宜打碎入煎;也可以入丸、散。

(七)炮制品

苦杏仁生用有小毒,剂量过大或使用不当易中毒,性微温而质润,长于润肺止咳、润肠通便,多用于新病咳喘(常为外感咳喘)、肠燥便秘。制后可降低毒性,使用药安全。焯杏仁可除去非药用部位,便于有效成分煎出,提高药效,又可破坏酶,保存苷,作用与生杏仁相同;炒制后性温,长于温肺散寒,作用与生苦杏仁和焯苦杏仁相同,多用于肺寒咳喘,久患肺喘。

(八)使用注意

阴虚喘咳与大便溏泻者忌用。本品有小毒,用量不宜过量,以免中毒。

(九)化学成分

本品含苦杏仁苷及脂肪油、蛋白质、各种游离氨基酸,也含苦杏仁酶、苦杏仁苷酶、绿原酸、肌醇、苯甲醛、芳樟醇。

(十)药理作用

苦杏仁含有苦杏仁苷,口服后,在下消化道分解后产生少量氢氰酸,能抑制咳嗽中枢而起镇咳平喘作用。在生成氢氰酸的同时,也产生苯甲醛,后者可抑制胃蛋白酶的活性,从而影响消化功能。体外实验证明,苦杏仁苷及其水解生成的氢氰酸和苯甲酸有微弱抗癌作用。苦杏仁油对蛔虫、钩虫及伤寒沙门杆菌、副伤寒沙门杆菌有抑制作用,且有润滑性通便作用。此外,苦杏仁苷有抗突变作用,所含蛋白质成分还有明显的抗炎与镇痛作用。

(十一)临床应用

1.治慢性咽炎

杏仁炒干粉碎,加红糖搅匀服,治疗气滞痰郁的慢性咽炎效果良好。

2.治老年性皮肤瘙痒症

取杏仁和猪脂(鲜猪油)各等分,共捣如泥,用布包擦患处,每天 2～3 次。治疗老年皮肤瘙痒症效果显著。

(十二)中毒与解救

1.中毒症状

苦杏仁苷水解后的产物为氢氰酸,为苦杏仁的有效成分,也是中毒成分,误服过量杏仁可产生氢氰酸中毒,使延髓等生命中枢先抑制后麻痹,并抑制细胞色素氧化酶的活性,从而引起组织窒息。临床表现为眩晕、心悸、恶心、呕吐等中毒反应,重者出现昏迷、惊厥、瞳孔散大、对光反应消失,最后因呼吸麻痹而死亡。

2.解救措施

早期可用高锰酸钾、过氧化氢或 10% 硫代硫酸钠洗胃,然后大量饮糖水或静脉注射葡萄糖液。严重者立即给氧,静脉注射 3% 亚硝酸钠溶液 10 mL。如病情危急时,吸入亚硝酸异戊酯,每隔 2 min 吸 30 s,反复吸入 3 次,以代替亚硝酸钠。对于轻症,民间用杏树皮(去粗皮)60 g,加水 500 mL,煮沸 20 min,取汁温服。

(十三)附药:甜杏仁

甜杏仁为蔷薇科植物杏或山杏的成熟种子。性味甘平,功效与苦杏仁类似,药力较缓,且偏于润肺止咳。主要用于虚劳咳嗽或津伤便秘。煎服,5～10 g。

二、紫苏子

紫苏子的别名为苏子、黑苏子、铁苏子、杜苏子,为唇形科植物紫苏的干燥成熟果实。主产于江苏、安徽、河南等地。秋季果实成熟时采收,除去杂质,晒干。生用或微炒,用时捣碎。

(一)处方用名

紫苏子、炒紫苏子、蜜紫苏子、苏子霜。

(二)药性

药性辛,温;归肺经。

(三)功效

降气化痰,止咳平喘,润肠通便。

(四)主治

(1)咳嗽痰多。

(2)肠燥便秘。

(五)配伍应用

1.紫苏子配苦杏仁

二药均有止咳平喘之功,紫苏子兼能降气化痰。配伍后增强化痰止咳平喘之力,用于痰多咳喘。

2.紫苏子配火麻仁

二者均有润肠通便之功,二药配伍能增强顺气润肠之力,用于腑气不通,肠燥便秘。

3.紫苏子配肉桂

紫苏子长于降气化痰,肉桂长于温肾助阳。二者配伍,共奏温肾纳气,化痰平喘之效,用于上盛下虚,久咳痰喘。

(六)用法用量

内服:煎汤,3~10 g;煮粥食或入丸、散。炒苏子药性较和缓,炙苏子润肺止咳功效增强。

(七)炮制品

紫苏子生品多用于肠燥便秘;炒后辛散之性缓和,多用于喘咳;蜜苏子长于润肺止咳、降气平喘;苏子霜有降气平喘之功,但无滑肠之虑,多用于脾虚便溏的咳喘患者。

(八)使用注意

阴虚喘咳和脾虚便溏者慎用。

(九)鉴别应用

紫苏子与苦杏仁:二者皆能止咳平喘、润肠通便,用治咳嗽气喘、肠燥便秘。苦杏仁可治疗各种喘咳,为止咳平喘要药;紫苏子有良好的降气消痰作用,痰多咳喘尤宜。

(十)化学成分

本品含脂肪油(油中主要含不饱和脂肪酸及亚油酸、亚麻酸)及蛋白质、维生素 B_1、氨基酸类等。

(十一)药理作用

紫苏油有明显的降血脂作用,给易于卒中的自发性高血压大鼠喂紫苏油可延长其存活率,使生存时间延长。紫苏油还可提高实验动物的学习能力。实验证实其有抗癌作用。

(十二)临床应用

1.治顽固性咳嗽

以紫苏子、白芥子、莱菔子(即三子汤)按比例组合,煎液浓缩过滤,分装于 10 mL 安瓿中,每天上、下午各服 1 安瓿,7 d 为 1 个疗程。

2.治高脂血症

苏子油胶囊,每次 2 g,每天 3 次;月见草油胶囊,每次 2 g,每天 3 次。

三、百部

百部的别名为百部根、肥百部,为百部科植物直立百部、蔓生百部或对叶百部的干燥块根。直立百部主产于山东、河南至长江中下游各省及福建;蔓生百部主产于我国北部、中部、东南部各省;对叶百部产于长江流域至海南岛。春、秋二季采挖,除去须根,洗净,置沸水中略烫或蒸至无白心,取出,晒干。切厚片生用,或蜜炙用。以根粗壮、质坚实、色黄白者为佳。

(一)处方用名

百部、蜜百部。

(二)药性

药性甘、苦,微温;归肺经。

(三)功效

润肺下气止咳,杀虫灭虱。

(四)主治

(1)新久咳嗽,肺痨咳嗽,顿咳。

(2)蛲虫,阴道滴虫,头虱及疥癣。

(五)配伍应用

1.百部配白前

百部偏于润肺止咳,白前长于降气化痰。二药配伍,增强化痰止咳作用,用于咳嗽痰多。

2.百部配沙参

百部长于润肺止咳,沙参长于养阴清热。二药配伍,增强清肺养阴润燥功效,用于阴虚肺燥之干咳少痰、咯血或咽干喑哑。

3.百部配苦楝皮

二药均有杀虫之功,配伍后作用增强,用治蛲虫病、阴道滴虫病效佳。

(六)用法用量

(1)内服:煎汤,3～9 g。蜜百部润肺止咳,用于阴虚劳嗽。

(2)外用:适量。

(七)炮制品

百部生品长于止咳化痰、灭虱杀虫,可用于外感咳嗽、疥癣、灭头虱或体虱、驱蛲虫,生品有小毒,对胃有一定刺激性,内服用量不宜过大;蜜炙可缓和对胃的刺激性,并增强润肺止咳的功能,可用于肺痨咳嗽、百日咳。

(八)化学成分

本品含多种生物碱:如百部碱、百部定碱、原百部碱、次百部碱、直立百部碱、对叶百部碱、蔓生百部碱等,还含糖、脂类、蛋白质、琥珀酸等。

(九)药理作用

百部所含生物碱能降低呼吸中枢兴奋性,抑制咳嗽反射,而奏止咳之效。对支气管痉挛有松弛作用,强度与氨茶碱相似。体外实验对人型结核分枝杆菌、肺炎球菌、葡萄球菌、链球菌、白喉杆菌、痢疾志贺菌、铜绿假单胞菌、伤寒沙门杆菌、鼠疫杆菌、炭疽杆菌、霍乱弧菌均有抑制作用,对流行性感冒病毒、皮肤真菌也有抑制作用。水浸液和醇浸液对体虱、阴虱皆有杀灭作用。此外,百部也有一定的镇静、镇痛作用。

(十)临床应用

1.治慢性气管炎

以百部 20 g,水煎 2 次得汁约 60 mL,每天分 3 次服,可加少许白糖或蜂蜜矫味,对单纯型者疗效较好,喘息型者较差。

2.治阴虱

百部 25 g、50 g,分别装入广口瓶中,倒入 65%～70% 的医用酒精各 100 mL,浸泡 1 周后,过滤留液,即为 25%、50% 的百部酊。患者无须剃除毛发,共涂药治疗 3 次。第一次局部毛发涂药:以棉球蘸少许 25% 百部酊涂擦大腿内侧皮肤,观察是否有变态反应;若无反应,则全部涂擦患部两遍,嘱其治疗期间不洗澡,以保持疗效。3 d 后,第二次涂药:以 50% 百部酊涂擦患部 2 遍。再隔 3 d,第 3 次涂药:以 25% 百部预防性涂擦阴毛、肛毛、腋毛、下肢毳毛、发际 2 遍。嘱其 1 月后复查。夫妻同治时暂禁性生活,并烫洗内衣裤,暴晒被褥。

四、紫菀

紫菀的别名为紫菀头、紫菀茸、真紫菀、北紫菀,为菊科植物紫菀的干燥根。主产于河北、安徽等省及东北、华北、西北等地。春、秋二季采挖,除去有节的根茎(习称"母根")和泥沙,编成辫状晒干或直接晒干。切厚片生用或蜜炙用。以根长、色紫红、质柔韧为佳。

(一)处方用名

紫菀、蜜紫菀。

(二)药性

药性辛、苦,温;归肺经。

(三)功效

润肺下气,消痰止咳。

(四)主治

痰多喘咳,新久咳嗽,劳嗽咯血。

(五)配伍应用

1.紫菀配百部

二药均有润肺止咳之功,紫菀兼能化痰。二药配伍,增强润肺止咳化痰之力,用于咳嗽,有痰、无痰均宜。

2.紫菀配化橘红

紫菀化痰尤善止咳,化橘红温燥祛痰力强。二药配伍,增强祛痰止咳之力,用于寒痰、湿痰咳嗽。

(六)用法用量

内服:煎汤,5～10 g。外感暴咳宜生用,肺虚久咳蜜炙用。

(七)炮制品

紫菀生品以散寒、降气化痰力胜,能泻肺气之壅滞,多用于风寒咳嗽、痰饮喘咳、小便癃闭;紫菀经甘润滋补的蜂蜜炙后,则转泻为润,以润肺止咳力胜,故蜜紫菀多用于肺虚久咳或肺虚咯血。

(八)使用注意

凡属阴虚火亢的燥咳、实热咳嗽等,非有适当配伍,均不宜用。

(九)化学成分

本品含紫菀皂苷 A～G、紫菀苷、紫菀酮、紫菀五肽、紫菀氯环五肽、丁基-D-核酮糖苷、槲皮素、无羁萜、表无羁萜、挥发油等。

(十)药理作用

水煎剂及苯、甲醇提取物均有显著的祛痰作用。目前,初步认为祛痰的有效成分为丁基-D-核酮糖苷,根与根茎的提取物中分离出的结晶有止咳作用。体外实验证明,紫菀对大肠埃希菌、痢疾志贺菌、伤寒沙门杆菌、副伤寒沙门杆菌、铜绿假单胞菌有一定抑制作用;紫菀含有的表无羁萜醇对小鼠艾氏腹水癌有抗癌作用,槲皮素有利尿作用。

(十一)临床应用

以本品配知母、川贝、桔梗等组成紫菀汤治肺结核、支气管扩张、肺癌咯血,总有效率为71.74%。

五、款冬花

款冬花的别名为款花、冬花,为菊科植物款冬的干燥花蕾。主产于河南、甘肃、山西、陕西等地。12月或地冻前,当花尚未出土时采挖,除去花梗和泥沙,阴干。生用或蜜炙用。以蕾大、肥壮、色紫红鲜艳、花梗短者为佳。

(一)处方用名

款冬花、蜜款冬花。

(二)药性

药性辛、微苦,温;归肺经。

(三)功效

润肺下气,止咳化痰。

(四)主治

新久咳嗽,喘咳痰多,劳嗽咯血。

(五)配伍应用

1.款冬花配紫菀

二药均有润肺化痰止咳之功,配伍后能相须增效,用于外感、内伤所致多种咳嗽。

2.款冬花配百合

款冬花止咳化痰,百合养阴润肺。二药配伍,增强润肺止咳之功,用于阴虚肺燥,咳嗽少痰或干咳无痰。

(六)用法用量

内服:煎汤,5～10 g。外感暴咳宜生用,内伤久咳宜蜜炙用。

(七)炮制品

款冬花生品可散寒止咳,多用于肺虚久咳或阴虚燥咳;蜜炙后药性温润,能增强润肺止咳的功效,多用于肺虚久咳或阴虚燥咳。

(八)鉴别应用

款冬花与紫菀:二药既可祛痰,又可润肺,咳嗽无论寒热虚实、疗程长短均可用之。款冬花重在止咳,紫菀重在祛痰。二者同用,则止咳化痰之效益彰。

(九)化学成分

本品含款冬花碱、克氏千里光碱及倍半萜成分款冬花素、甲基丁酸款冬花素酯、去乙酰基款冬花素;三萜成分款冬二醇、山金车二醇;芸香苷、金丝桃苷、精油、氨基酸及鞣质等。

(十)药理作用

煎剂和乙醇提取物有镇咳作用,乙酸乙醇提取物有祛痰作用,醚提取物小量略有支气管扩张作用,醇、醚提取物有呼吸兴奋作用。醚提取物和煎剂有升血压作用;醚提取物能抑制胃肠平滑肌,有解痉作用;提取物和款冬花素有抗血小板激活因子作用。

(十一)临床应用

1.治咳嗽

款冬花9 g,晶糖(冰糖)9 g,冲泡开水,时时服之。治疗大人咳嗽和小儿吼咳,效佳。

2.治慢性骨髓炎

单味款冬花嚼成糊状,涂于消毒布块外贴于创面,治疗慢性骨髓炎。

六、马兜铃

马兜铃的别名为兜铃、马铃果,为马兜铃科植物北马兜铃或马兜铃的干燥成熟果实。前者主产于黑龙江、吉林、河北等地;后者主产于山东、江苏、安徽、浙江等地。秋季果实由绿变黄时采收,晒干。生用、炒用或蜜炙用。以个大、结实、饱满、色黄绿、不破裂者为佳。

(一)处方用名

马兜铃、蜜马兜铃。

(二)药性

药性苦,微寒;归肺、大肠经。

(三)功效

清降肺气,止咳平喘,清肠消痔。

(四)主治

(1)肺热喘咳,痰中带血。

(2)肠热痔血,痔疮肿痛。

(五)配伍应用

1.马兜铃配苦杏仁

马兜铃清肺化痰,止咳平喘;苦杏仁宣降肺气,止咳平喘。二药配伍,增强清降肺气,止咳平喘之力,用于肺热咳喘。

2.马兜铃配阿胶

马兜铃清肺止咳平喘,阿胶滋阴润肺。二药配伍,共奏清肺热、养肺阴之效,用于肺热伤阴之咳嗽,痰少而稠或痰中带血。

(六)用法用量

(1)内服:煎汤,3～9 g。

(2)外用:适量,煎汤熏洗。

(七)炮制品

马兜铃生品味苦,性寒,具有清肺降气、止咳平喘、清肠消痔的功能,可用于肺热咳嗽或喘逆,痔疮肿痛,肝阳上亢之头昏、头痛。生品味劣,易致恶心呕吐,故临床多用蜜炙品。蜜炙后能缓和苦寒之性,增强润肺止咳的功效,并可矫味,减少呕吐的不良反应,炙马兜铃多用于肺虚有热的咳嗽。

(八)使用注意

本品含马兜铃酸,可引起肾损害等不良反应;儿童和老年人慎用;孕妇、婴幼儿及肾功能不全者禁用。

(九)化学成分

北马兜铃果实含马兜铃酸 A、C、D,β-谷甾醇和木兰花碱。马兜铃果实和种子含有马兜铃酸 A 和季铵生物碱。

(十)药理作用

口服马兜铃煎剂对麻醉兔有轻微祛痰作用,效果不及紫菀和天南星。对氨水引咳小鼠和电刺激猫喉上神经引咳有明显镇咳作用。马兜铃浸剂可使离体豚鼠支气管扩张,并能对抗毛果芸香碱、乙酰胆碱及组胺所致的支气管痉挛。鲜马兜铃对金黄色葡萄球菌有抑制作用,加热后抗菌作用减弱或消失。浸剂对常见皮肤真菌有抑制作用。

(十一)临床应用

治小儿咳喘。用马兜铃汤治疗小儿咳喘。马兜铃、贝母各 9 g,紫菀 12 g,甘草5 g,若痰热蕴肺而高热易惊、痰多黄稠、便秘、舌红苔黄腻者加焦山楂、牡丹皮、黄芩、制大黄;脾虚湿重而纳呆便溏、痰稀易咳,舌淡红而胖、苔白腻者加茯苓、白前、半夏、甜杏仁,马兜铃用蜜炙;肺脏气阴两亏而虚喘久咳、面红多汗、舌红苔少者加麦冬、生黄芪、五味子、川贝,马兜铃用蜜炙。

(十二)中毒与解救

1.中毒症状

服用马兜铃 30～90 g 可引起中毒反应,所含木兰花碱,对神经节有阻断作用,并具有箭毒样作用。临床表现为频繁恶心、心烦、呕吐、头晕、气短等症状,严重者可出现出血性下痢、知觉麻痹、嗜睡、瞳孔散大、呼吸困难,由肾炎而引起蛋白尿与血尿。

2.解救措施

轻度症状,如恶心、呕吐等,用蜜炙马兜铃后再入药,可免此弊;较严重者,需对症处理,可洗胃、服浓茶或鞣酸等。肌内注射维生素 B_1,每天 2 次,每次 20 mg,静脉注射 25% 葡萄糖液或静脉滴注葡萄糖盐水 1 000～1 500 mL。出现麻痹或呼吸困难时,可用苯甲酸钠、咖啡因或樟脑磺酸钠等肌内注射。

七、枇杷叶

枇杷叶的别名为毛枇杷叶,为蔷薇科植物枇杷的干燥叶。全国大部分地区均有栽培,主产于华东、中南、西南及陕西、甘肃等地。全年均可采收,晒干,刷去毛,切丝生用或蜜炙用。以叶完整、色绿、叶厚者为佳。

(一)处方用名

枇杷叶、蜜枇杷叶。

(二)药性

药性苦,微寒;归肺、胃经。

(三)功效

清肺止咳,降逆止呕。

(四)主治

(1)肺热咳嗽,气逆喘急。

(2)胃热呕逆,烦热口渴。

(五)配伍应用

1.枇杷叶配川贝母

枇杷叶清肺止咳,川贝母清肺化痰,润肺止咳。二药配伍,清热、润肺,化痰作用增强,用于热痰、燥痰咳嗽。

2.枇杷叶配半夏

枇杷叶微寒,清肺止咳,降气止呕;半夏辛温,燥湿化痰,降逆止呕。二药配伍,增强肃降肺气及和胃降逆之力,用于痰湿气逆所致之咳嗽、恶心、呕吐。

(六)用法用量

内服:煎汤,6～10 g。

(七)炮制品

枇杷叶生品长于清肺止咳、降逆止呕,多用于肺热咳嗽、胃热呕哕或口渴;蜜炙能增强润肺止咳的作用,多用于肺燥咳嗽。

(八)使用注意

本品清降苦泄,肺寒咳嗽与胃寒作呕者不宜用。

(九)化学成分

本品含挥发油(主要为橙花椒醇和金合欢醇)及酒石酸、熊果酸、齐墩果酸、苦杏仁苷、鞣质、维生素 B、C,山梨醇等。

(十)药理作用

本品有镇咳、平喘作用,祛痰作用较差;煎剂在体外对金黄色葡萄球菌有抑制作用,对白色葡萄球菌、肺炎双球菌及痢疾志贺菌也有抑制作用。乙醚冷浸提取物和所含熊果酸有抗炎作用。

(十一)临床应用

1.治小儿急性肾炎

用枇杷叶煎(枇杷叶、杏仁、栀子、淡豆豉)加减治疗小儿急性肾小球肾炎。

2.治蛲虫病

取鲜枇杷叶,刷去被毛洗净,加水煮沸 1 h,将煎液浓缩过滤,每 200 mL 药液含生药 100 g。患儿于睡前与次晨空腹时各服药液 100 mL,连服 15 d。

八、桑白皮

桑白皮的别名为桑根白皮、白桑皮、桑根皮、桑皮,为桑科植物桑的干燥根皮。全国大部分地区均产,主产于安徽、河南、浙江、江苏、湖南等地。秋末叶落时至次春发芽前采挖根部,刮去黄棕色粗皮,纵向剖开,剥取根皮,晒干,切丝生用,或蜜炙用。以色白、粉性足者为佳。

(一)处方用名

桑白皮、蜜桑白皮。

（二）药性

药性甘,寒;归肺经。

（三）功效

泻肺平喘,利水消肿。

（四）主治

(1)肺热喘咳。

(2)水肿。

（五）配伍应用

1.桑白皮配黄芩

桑白皮长于泻肺平喘,黄芩长于清泻肺火。二药配伍,增强清肺泻肺、平喘止咳之功,用于肺热咳喘。

2.桑白皮配茯苓皮

桑白皮长于利水消肿,茯苓皮利水渗湿消肿。二药配伍,增强利水消肿之功,用于水肿、小便不利。

（六）用法用量

内服:煎汤,5～15 g。

（七）炮制品

桑白皮生品性寒,泻肺行水之力较强,多用于水肿尿少、肺热痰多的喘咳;蜜炙后寒泻之性缓和,偏于润肺止咳,多用于肺虚喘咳,并常与补气药或养阴药合用。

（八）使用注意

因其性寒降,肺寒咳嗽者不宜用。

（九）化学成分

本品含多种黄酮类衍生物,如桑皮素、桑皮色烯素、环桑皮素、环桑皮色烯素、库瓦酮 G、H、K、L,以及桑皮呋喃 A、B、C、K、N、M、O、P、Q,桦皮酸等。

（十）药理作用

本品有轻度止咳作用,并能利尿,尿量及钠、钾、氯化物排出量均增加;煎剂及其乙醇、乙醚、甲醇的提取物,有不同程度的降压作用;对神经系统有镇静、安定、抗惊厥、镇痛、降温作用;对肠和子宫有兴奋作用;煎剂对金黄色葡萄球菌、伤寒沙门杆菌、痢疾志贺菌有抑制作用。本品对子宫颈癌、肺癌细胞有抑制作用。近年研究还表明,本品还能抗艾滋病毒。

（十一）临床应用

1.治高血压危象

用五皮饮加重桑白皮,治疗高血压危象,效佳。

2.治脱发

桑白皮先用 70%酒精抽提后,再用乙醚抽提的可溶性成分。用 1%的浓度,每晚早晚 2 次,每次患部搽 2 mL,共用 3～6 个月。

九、葶苈子

葶苈子的别名为葶苈、甜葶苈、苦葶苈,为十字花科植物播娘蒿或独行菜的干燥成熟种子。前者习称"南葶苈子",主产于江苏、安徽、山东、浙江等地;后者习称"北葶苈子",主产于河北、辽宁、内蒙古。夏季果实成熟时采割植株,晒干,搓出种子,除去杂质。生用或炒用。以身干、籽粒饱满、无泥屑杂质者为佳。

(一)处方用名

葶苈子、炒葶苈子、南葶苈子。

(二)药性

药性辛、苦,大寒;归肺、膀胱经。

(三)功效

泻肺平喘,利水消肿。

(四)主治

(1)痰涎壅盛,喘息不得平卧。

(2)水肿,悬饮,胸腹积水,小便不利。

(五)配伍应用

1.葶苈子配大枣

葶苈子善泻肺气,利水而消肿;大枣补气扶正,调和药性,可缓葶苈子泻肺之峻猛,又可顾护正气。二药配伍,泻肺平喘而不伤正气,用于痰饮壅肺之咳喘。

2.葶苈子配大黄

葶苈子泻肺平喘,利水消肿;大黄泻下通便,清利湿热。二药配伍,增强降泻痰水逆气之力,用于结胸喘满或腹水肿满。

(六)用法用量

内服:煎汤,3～10 g,包煎;研末服,3～6 g。

(七)炮制品

葶苈子生品力速而较猛,降泄肺气作用较强,长于利水消肿,宜于实证,用于胸腔积液积滞和全身水肿;葶苈子炒后药性缓和,免伤肺气,可用于实中夹虚的患者,多用于咳嗽喘逆,腹水胀满。

(八)鉴别应用

桑白皮与葶苈子:二者均能泻肺平喘,利水消肿,治疗肺热、肺中水气、痰饮咳喘及水肿,常相须为用。桑白皮甘寒,药性较缓,长于清肺热,降肺火,多用于肺热咳喘,痰黄及皮肤水肿;葶苈子力峻,重在泻肺中水气、痰涎,邪盛喘满不得卧者尤宜,其利水力量也强,可兼治臌胀、胸腹积水之证。

(九)化学成分

播娘蒿种子含有强心苷类,如毒毛花苷配基、伊夫单苷、葶苈子苷、伊夫双苷。异硫氰酸类,有葡萄糖异硫氰酸盐的降解产物,异硫氰酸苄酯、异硫氰酸烯丙酯、异硫氰酸丁烯酯。脂肪油类,油中主要含亚麻酸、亚油酸、油酸、芥酸、棕榈酸、硬脂酸。独行菜的种子含芥子苷、脂肪油、蛋白质、糖类。

(十)药理作用

两种葶苈子提取物,均有强心作用,能使心肌收缩力增强,心率减慢,对衰弱的心脏可增加输出量,降低静脉压。尚有利尿作用。葶苈子的苄基芥子油具有广谱抗菌作用,对酵母菌等20种真菌及数十种其他菌株均有抗菌作用。葶苈子在很低剂量即可发挥显著的抗癌作用。

(十一)临床应用

1.治顽固性心衰

用葶苈子末3～6 g/d,分3次饭后服,心衰症状2～3周显著减轻或消失,未见不良反应,随访 2 个月无复发。

2.治尿路结石

通淋排石方剂中加用葶苈子 15～20 g,治多例尿路结石患者有更好疗效。

3.治高脂血症

用葶苈子降血脂胶囊(葶苈子、山楂、茵陈蒿等)治疗高脂血症,疗效确切。

(十二)不良反应

可见胸闷憋气、恶心呕吐、心慌,继之皮肤瘙痒、烦躁不安,颈项胸腹满布皮疹。

(十三)中毒与解救

1.中毒症状

面色口唇苍白、出冷汗、呼吸困难、心音低、血压下降。

2.解救措施

应给予抗过敏、抗休克治疗,必要时对症处理。程度轻者,停药后可自行缓解。

十、白果

白果的别名为银杏、白果肉,为银杏科植物银杏的干燥成熟种子。全国各地均有栽培,主产于广西、四川、河南、山东、湖北。秋季种子成熟时采收,除去肉质外种皮,洗净,稍蒸或略煮后,烘干。用时打碎取种仁,生用或炒用。

(一)处方用名

白果、白果仁、熟白果仁、炒白果仁。

(二)药性

药性甘、苦、涩、平;有毒;归肺、肾经。

(三)功效

敛肺定喘,止带缩尿。

(四)主治

(1)痰多喘咳。

(2)带下白浊,遗尿尿频。

(五)配伍应用

1.白果配麻黄

白果性涩而收,长于敛肺化痰定喘;麻黄性温而散,长于宣肺气以平喘。二药配伍,宣敛有度,化痰平喘,用于哮喘咳嗽实证。

2.白果配五味子

白果敛肺定喘,五味子敛肺止咳,补肾宁心。二药配伍,增强敛肺止咳定喘之功,用于肺虚久咳和肺肾两虚之咳喘。

(六)用法用量

内服:煎汤,4.5～9 g,捣碎。

(七)炮制品

生白果有毒,内服用量宜小,常用于疥癣、酒皶、阴虱;炒后毒性降低,常用于气逆喘咳、带下。

(八)使用注意

本品有毒,不可多用,小儿尤当注意。过食白果可致中毒,出现腹痛、吐泻、发热、发绀,以及昏迷、抽搐,严重者可致呼吸麻痹而死亡。

(九)化学成分

种子含蛋白质、脂肪、淀粉、氰苷、维生素 B_2 及多种氨基酸;外种皮含有毒成分银杏酸、氢化白果酸、白果酚、白果醇等。肉质外种皮含白果酸、氢化白果酸、氢化白果亚酸、银杏二酚、白果醇和黄酮类化合物。

(十)药理作用

能抑制结核分枝杆菌的生长,体外对多种细菌与皮肤真菌有不同程度的抑制作用。乙醇提取物有一定的祛痰作用,对气管平滑肌有微弱的松弛作用。银杏二酚有短暂降压作用,并引起血管渗透性增加。银杏外种皮水溶性成分能清除机体超氧自由基,具有抗衰老作用,还具有免疫抑制和抗过敏作用。

(十一)临床应用

1.治痤疮

白果 250 g 研细末,冰片 20 g,装入 500 mL 盐水瓶中,加入 60% 乙醇 400 mL 备用。摇匀,每天 3～4 次搽面部,7 d 为 1 个疗程,期间禁用一切药物与化妆品。无不良反应。

2.治头痛

带壳生白果(即银杏)60 g,捣裂入砂锅,加水 500 mL,文火煎至 300 mL,分 2 次 1 天服完。以上 1 剂可连煎 3 次,服 3 d。

(十二)中毒与解救

银杏毒性成分为银杏毒与白果中性素(白果酸、白果醇及白果酚等)。银杏毒有溶血作用,服用量过大,易中毒,生品毒性更大,而以绿色胚芽最毒。白果的毒性成分能溶于水,加热可被破坏,故本品熟用毒性小。若作为食品,应去种皮、胚芽,浸泡半天以上,煮熟透后才可食用。

1.中毒症状

表现为恶心呕吐、腹痛腹泻、发热、烦躁不安、惊厥、精神萎靡、呼吸困难、发绀、昏迷、瞳孔对光反射迟钝或消失,严重者可因呼吸中枢麻痹而死亡。

2.解救措施

服后 2～3 h,应洗胃、导泻、利尿,服鸡蛋清或活性炭,以减轻毒素的继续吸收;呼吸困难与发绀者,给氧,并予呼吸兴奋剂;惊厥抽搐者,给予地西泮、苯巴比妥等镇静,抗惊厥药,静脉注射高渗葡萄糖,及其他对症处理,中药可用甘草 30 g,水煎服,或白果壳 30～60 g,水煎服,或用木香适量用开水磨汁,入麝香少许服之。

(十三)附药:银杏叶

银杏叶为银杏科植物银杏树的叶,主要成分为银杏黄酮。性味苦、涩,平。归心、肺经。功能活血化瘀、通络止痛、化浊降脂,用于瘀血阻络,胸痹心痛、中风偏瘫,肺虚喘咳,高脂血症。煎服,5～10 g,或制成片剂、注射剂。

十一、矮地茶

矮地茶的别名为紫金牛、平地木、老勿大,为紫金牛科常绿亚灌木平地木的全株,又名紫金牛。主产于长江流域以南各省,全年可采。晒干,切段。生用。

(一)药性

药性苦、辛,平;归肺、肝经。

（二）功效

止咳平喘,清利湿热,活血化瘀。

（三）主治

（1）咳喘。

（2）湿热黄疸,水肿。

（3）血瘀经闭,风湿痹痛,跌打损伤。

（四）配伍应用

1.矮地茶配枇杷叶

矮地茶止咳祛痰兼平喘;枇杷叶化痰止咳。二药配伍,增强清热化痰平喘之功,治疗肺热咳嗽痰多。

2.矮地茶配茵陈

矮地茶利水渗湿;茵陈利湿退黄。二药配伍,共奏利水渗湿作用,用于治疗湿热黄疸。

3.矮地茶配川芎

矮地茶活血祛瘀,通经止痛;川芎活血止痛。二药配伍,共奏活血止痛之功,用于治疗跌打损伤疼痛。

（五）用法用量

内服:煎汤,10～30 g。

（六）使用注意

有胃脘部不适等消化道反应者慎用。

（七）化学成分

全草含挥发油,由龙脑、β-桉叶油醇和4-松油烯醇等61个成分组成,去油后可得岩白菜素。还含紫金牛酚Ⅰ、Ⅱ,2-甲基腰果二酚,冬青醇,恩贝素,槲皮素,槲皮苷,杨梅苷等。

（八）药理作用

煎剂与所含岩白菜素均有明显止咳作用;煎剂对小白鼠有明显祛痰作用,其作用强度与等剂量的桔梗相当,祛痰的有效成分可能是杨梅苷和槲皮素。挥发油与紫金牛酚有抗结核作用。水煎剂对金黄色葡萄球菌、肺炎球菌有抑制作用,并对流感病毒有一定的抑制作用。

（九）临床应用

1.治老年性慢性支气管炎

以矮地茶1号,每天3次,每次125 mg口服,10 d为1个疗程。临床观察镇咳、祛痰效果比较满意,平喘效果较差。

2.治溃疡性出血

每天口服矮地茶50%煎液100～200 mL,呕吐重者以精制药液60～100 mL加入10%或5%葡萄糖盐水试静脉滴注,呕吐好转后改为口服,效果良好。

（十）不良反应

部分患者服用矮地茶煎剂后可出现头晕、腹胀、腹痛、腹泻、恶心、口渴及头痛等不良反应,绝大多数可自行缓解。另外,少数病例在使用紫金牛注射液肌内注射的过程中,有头昏、失眠、皮疹、身痒和肌内注射局部疼痛等症状,但均较轻,无须处理。

十二、洋金花

洋金花的别名为曼陀罗花、茄花、白曼陀罗花及山茄花等,为茄科植物白曼陀罗的干燥花。

主产于江苏、浙江、福建、广东等地。7～9月花盛开时采收。晒干或低温干燥。生用或姜汁、酒制用。以朵大、不破碎,花冠肥厚者为佳。

(一)药性

药性辛,温;有毒;归肺、肝经。

(二)功效

平喘止咳,解痉定痛。

(三)主治

(1)哮喘咳嗽。

(2)脘腹冷痛,风湿痹痛。

(3)小儿慢惊。

(4)外科麻醉。

(四)配伍应用

1.洋金花配川芎

洋金花祛风止痛,有良好的麻醉止痛作用;川芎活血祛风止痛。二药配伍,治疗风湿痹痛、跌打损伤。

2.洋金花配全蝎

洋金花祛风镇痉止搐,全蝎息风止痉。二药配伍,镇痉作用增强,用于癫痫与慢惊风之痉挛抽搐。

(五)用法用量

(1)内服:0.3～0.6 g,宜入丸散;也可作卷烟吸,不超过 1.5 g/d。

(2)外用:适量,煎汤洗或研末外敷。

(六)使用注意

本品有毒,应控制剂量。外感及痰热咳喘、青光眼、高血压及心动过速患者禁用;孕妇、体弱者慎用。

(七)化学成分

白曼陀罗花含莨菪烷型生物碱。其中主要包括东莨菪碱(天仙子碱)、莨菪碱(天仙子胺)、阿托品。

(八)药理作用

东莨菪碱对大脑皮质和皮层下某些部位主要是抑制作用,使意识丧失,产生麻醉。但对延髓和脊髓则有不同程度的兴奋作用,但也有一定的镇痛作用。对支气管与胃肠平滑肌有松弛作用。有阿托品样作用,可解除血管痉挛,改善微循环与组织器官的血流灌注而有抗休克作用。有散瞳,调节眼麻痹与抑制腺体分泌的作用。洋金花生物碱能明显提高血液和大脑皮质超氧化物歧化酶活性,降低丙二醛含量。生物碱小剂量时,兴奋迷走神经中枢使心率减慢;若剂量较大时,则阻滞心脏 M 胆碱受体,使心率加快。较高浓度的莨菪类具有抗心律失常作用和非特异性的钙通道阻滞作用。

(九)临床应用

1.麻醉

洋金花总碱 0.08～0.1 mg/kg 或氢溴酸东莨菪碱 0.06～0.1 mg/kg 静脉滴注。据不完全统计,全国用于中药麻醉进行各种手术已有数十万例,效果确实,麻醉与术后镇痛时间长,适应证广,比较安全,药源丰富,但也存在诸多不足。

2.治强直性脊柱炎

用花仙子胶囊(洋金花、制马钱子、花旗参、淫羊藿),早、晚服,治强直性脊柱炎,疗效优于吲哚美辛。

(十)中毒与解救

1.中毒症状

食用过量多致中毒,小儿较为多见。中毒症状和体征可归纳为以下两类。

(1)副交感神经功能阻断症状,包括口干,恶心呕吐,皮肤潮红,心率、呼吸增快,瞳孔散大,视物模糊等。

(2)以中枢神经系统症状为主:步态不稳、嗜睡、意识模糊、谵妄、大小便失禁、狂躁不安,甚至抽搐、生理反射亢进等,个别患者可出现发热、白细胞升高、中性粒细胞增加。严重者可因呼吸中枢麻痹而死亡。

2.解救措施

中毒 4~6 h 者,以清水或 1∶5 000~1∶2 000 高锰酸钾溶液洗胃。超过 4 h 者,则应以硫酸镁导泻,并配合葡萄糖注射液静脉滴注,无尿者可静脉注射 20% 甘露醇 250 mL 或给呋塞米 40~80 mg。拮抗剂可用毛果芸香碱或毒扁豆碱,或用抗胆碱酯酶药新斯的明。

此外,须进行对症处理及抗生素预防感染,并采取保温措施。中药解救可用甘草 30 g,绿豆 60 g,煎汤频服;或用绿豆 120 g,金银花 60 g,连翘 30 g,甘草 15 g,煎水服。也可用防风、桂枝煎汤服。

(十一)其他

本品的叶与种子均有止痛作用,均以东莨菪碱为主要成分。同属植物毛曼陀罗、紫曼陀罗、欧曼陀罗等,均与本品同功。

十三、华山参

华山参的别名为热参,为茄科植物漏斗泡囊草的干燥根。产于山西、陕西、河南,主产于秦岭华山。早春或初夏采挖,除去芦头和细根,洗净,晒干。

(一)药性

药性甘、微苦,温;有毒;归肺、心经。

(二)功效

温肺祛痰,平喘止咳。

(三)主治

(1)寒痰喘咳。用于寒痰停饮犯肺所致的气喘咳嗽、吐痰清稀;慢性气管炎、喘息性气管炎见上述证候者。

(2)虚寒腹泻,失眠。

(四)配伍应用

1.华山参配干姜

华山参温肺平喘化痰,干姜温肺散寒化饮。二药合用,用于寒痰停饮所致气喘咳嗽。

2.华山参配五味子

华山参温肺平喘,五味子敛肺滋肾。二药合用,用于肺虚久咳及肺肾不足之咳喘。

（五）用法用量

内服：煎汤，0.1～0.2 g。或制成喷雾剂吸入，也可制成片剂。

（六）使用注意

不宜多服，以免中毒；青光眼患者禁服，孕妇与前列腺重度肿大者慎用。

（七）化学成分

根中有效成分为生物碱，其中脂溶性生物碱有东莨菪素（莨菪亭，东莨菪内酯）、莨菪碱、东莨菪碱、天仙子碱及山莨菪碱等。水溶性生物碱以胆碱为主。其所含东莨菪内酯、东莨菪苷是治疗气管炎的有效成分。此外，含氨基酸、多糖类、还原糖、甾醇类及淀粉等。

（八）药理作用

本品具有镇咳、祛痰、平喘作用。本品提取的莨菪亭能增加酚红的排出，降低痰液黏性和痰内嗜中性粒细胞计数，提示有祛痰作用。其粉剂和粗提物（热参总生物碱）也有平喘作用。

（九）中毒与解救

1.中毒症状

（1）轻者出现口干、口麻、头晕、烦躁、视力模糊、咽痛、牙痛、面色潮红。

（2）重者语言不清、躁动谵语、瞳孔散大、牙关紧闭、口唇干裂、口腔出血、四肢肌肉张力增强、心率加快、昏迷、抽搐等。

2.解救措施

华山参中毒后，除一般抢救处理外，可使用拮抗剂（与救治阿托品中毒相同）。中药治疗取甘草 30 g、绿豆 30 g 水煎服。也可服用生姜水。

十四、罗汉果

罗汉果的别名为拉汗果、假苦瓜，为葫芦科植物罗汉果的干燥果实。主产于广西。秋季果熟时采摘，用火烘干，刷毛，生用。

（一）药性

药性甘，凉；归肺、大肠经。

（二）功效

清热润肺，利咽开音，润肠通便。

（三）主治

（1）肺热燥咳。

（2）咽痛失音。

（3）肠燥便秘。

（四）配伍应用

1.罗汉果配桑白皮

罗汉果味甘性凉，善清肺化痰；桑白皮味甘性寒，善清肺平喘。二药合用，用于肺热咳喘。

2.罗汉果配蝉蜕

罗汉果味甘性凉，善清肺润肺利咽；蝉蜕甘寒，善宣肺利咽。二药合用，用于咽痛音哑。

3.罗汉果配火麻仁

罗汉果与火麻仁均有润肠通便之功，二药合用，用于肠燥便秘。

(五)用法用量

内服:煎汤,9～15 g;也可以开水泡服。

(六)化学成分

果中主要含三萜苷类,包括赛门苷Ⅰ,罗汉果苷ⅡE、Ⅲ、ⅢE、Ⅴ、Ⅵ,罗汉果新苷,黄酮类成分7-α-L二鼠李糖苷和罗汉果黄素D-甘露醇,还含大量葡萄糖、果糖,又含锰、铁、镍等20多种无机元素,蛋白质,维生素C、E等。种仁含油脂成分,其中脂肪酸有亚油酸、油酸、棕榈酸等。

(七)药理作用

水提物有较明显的镇咳、祛痰作用,有降低血清谷丙转氨酶活力的作用,能较显著提高实验动物外周血酸性。αα-醋酸萘酯酶阳性淋巴细胞的百分率,提示可增强机体的细胞免疫功能。大剂量的罗汉果能提高脾特异性玫瑰花环形成细胞的比率,对外周血中粒细胞吞噬率无明显作用。水浸出液可抑制变链菌抑制的致龋作用。

十五、满山红

满山红的别名为映山红、迎山红、红杜鹃、靠山红,为杜鹃花科半常绿灌木植物兴安杜鹃的干燥叶。主产于黑龙江、吉林、新疆等地。秋季采收,晒干或阴干用。

(一)药性

药性辛、苦,寒;归肺、脾经。

(二)功效

止咳祛痰平喘。

(三)主治

咳嗽气喘痰多。

(四)配伍应用

1.满山红配桔梗

满山红味苦性寒,祛痰止咳;桔梗味苦性平,宣肺祛痰。二药合用,祛痰止咳作用增强,用于咳喘痰多气喘。

2.满山红配远志

满山红专入肺经,能祛痰止咳平喘;远志入肺经祛痰止咳。二药合用,用于外感风寒,咳嗽痰多。

3.满山红配刺五加

满山红祛痰止咳平喘;刺五加补脾益肺,略有祛痰止咳之功。二药合用,用于脾肺气虚体倦乏力、食欲缺乏之久咳虚喘。

(五)用法用量

内服:煎汤,6～15 g。

(六)使用注意

临床上副反应轻微,但长期服用满山红可能对肝脏有一定影响,应予重视。

(七)化学成分

叶和花含挥发油,其中有杜鹃酮(大牻牛儿酮)、桉脑、薄荷醇、α-、β-、γ-桉叶醇,叶又含多种黄酮类,如杜鹃素、金丝桃苷、异金丝桃苷、槲皮素等;香豆精类物质,如东莨菪素、伞形花内酯;酚酸类物质,如香草酸、杜鹃醇、氢醌及微量梫木毒素。

(八)药理作用

煎剂有明显镇咳作用,主要有效成分是杜鹃酮,水溶液与有效成分杜鹃素呈现显著的祛痰作用。醇浸水溶液能对抗支气管痉挛,呈现平喘作用。适当剂量的满山红制剂具有强心作用,大剂量可使心率减慢,收缩力减弱。水煎剂和醇提取物对金黄色葡萄球菌、白色葡萄球菌、甲型链球菌、铜绿假单胞菌等均有抑制作用。此外,本品尚有降血压作用。

(九)临床应用

治慢性气管炎。每人日服量相当于满山红生药 50～100 g 的水溶性粗提物,部分病例加满山红挥发油,每天 0.1～1 mL,10 d 为 1 个疗程。本品对单纯慢性气管炎的疗效较为肯定,对喘息性与合并肺气肿效果差。本品止咳效果较突出,祛痰次之,平喘较差,消炎作用不强。

(十)不良反应

少数患者服后,可引起消化道和神经系统症状,出现轻度头晕、胃肠不适、胃痛、头痛、胸闷、口干等症状。但经停药 1～3 d,可自行消失。

(十一)中毒与解救

1.中毒症状

叶内服量超过 90～120 g 时,可产生恶心、呕吐、头昏、心跳缓慢、皮肤发红、呼吸困难、四肢发麻、平衡失调等症状。

2.解救措施

按一般中毒治疗原则处理。

十六、胡颓子叶

胡颓子叶的别名为胡颓叶、蒲颓叶,为胡颓子科常绿灌木胡颓子的干燥叶。产于陕西、江苏、安徽、浙江、江西等地。全年均可采收,鲜用或晒干用。

(一)药性

药性酸,微温;归肺经。

(二)功效

平喘止咳,止血,解毒。

(三)主治

(1)咳喘。本品味酸性温,可温肺敛肺,下气,长于平喘,临床多用于治疗慢性喘息与哮喘虚寒型。单味煎汤或研末服有效,或配其他化痰止咳平喘药同用,也可制成片剂及注射液使用。

(2)咯血,吐血,外伤出血。本品具有良好的收敛止血作用,内服可治咯血与吐血,鲜品外用又可治外伤出血。

(3)痈疽发背,痔疮。

(四)配伍应用

1.胡颓子叶配黄芪

胡颓子味酸性温,温肺敛肺平喘;黄芪味甘微温,补益肺气。二药合用,用于肺虚咳嗽气喘。

2.胡颓子叶配白及

胡颓子叶与白及均有收敛止血之功且归肺经。二药合用,用于多种原因所致肺部出血。

(五)用法用量

(1)内服:煎汤,9～15 g;或研末。

(2)外用:适量捣敷,或煎水熏洗。

(六)化学成分

本品含羽扇豆醇、熊果酸、齐墩果酸、β-谷甾醇、熊竹素等。

(七)药理作用

本品扩张支气管,改善实验性支气管炎的病理变化,以奏平喘之效。并且能使大多数上皮细胞修复。煎剂体外对金黄色葡萄球菌、肺炎球菌、大肠埃希菌有抑制作用。

(八)临床应用

1.治慢性支气管炎

胡颓子叶(干)、鬼针草各 15 g,水煎分 2 次服,10 d 为 1 个疗程。对气喘、咳嗽、咳痰均有一定效果,尤其是平喘作用似更明显。

2.治哮喘

胡颓子叶晒干,文火炒至微黄,研末。每次用热米汤送服 3 g,早、晚各 1 次,连续 15 d,必要时可服数星期。一般经 10~15 d 症状即显著好转,部分患者发作次数明显减少,尤其是对虚寒型患者疗效较好。

3.治慢性支气管哮喘

胡颓子叶制成"定喘灵"注射液,每支 2 mL,内含胡颓子叶生药 4 g,采用穴位或口腔内喷雾吸入法。

(九)附药:胡颓子

胡颓子始载于《本草经集注》。为胡颓子科植物胡颓子的果实。5~6 月果实成熟时采摘,干燥。性味酸、涩,平;归肺经;收敛止泻,止咳平喘;适用于泻痢、消化不良、咳喘、消渴等症。用量 3~10 g。

(耿　楚)

第三章

活血化瘀药

第一节　活血止痛药

本类药物多具辛味,辛散善行,既入血分,又入气分,活血每兼行气,有良好的止痛效果,主治气血瘀滞所致的各种痛证,如头痛、胸胁痛、心腹痛、痛经、产后腹痛、肢体痹痛、跌打损伤之瘀痛等。也可用于其他瘀血病症。

活血止痛药各有不同的特点,临床应用时,应根据疼痛的不同部位、病因和病情,选择相应的药物,并做适当的配伍。如肝郁血瘀者,选兼理气疏肝之品,并配疏肝理气药;跌打损伤,瘀肿疼痛者,则选兼消肿生肌药,并配活血疗伤之品;妇女经产诸痛者,选兼活血调经药,并配养血活血调经之品;外科疮疡痈肿,选兼活血消肿之品,并配清热消痈解毒药。

一、川芎

川芎的别名为香果、抚芎为伞形科植物川芎的根茎。主产于四川、贵州、云南,以四川产者质优,多为人工栽培。5月采挖,除去泥沙,晒后烘干,再去须根。用时切片生用或酒炙。

(一)处方用名

川芎、酒川芎。

(二)药性

药性辛,温;归肝、胆、心包经。

(三)功效

活血行气,祛风止痛。

(四)主治

1.血瘀气滞痛证

本品辛散温通,既能活血化瘀,又能行气止痛,为"血中之气药",具通达气血功效,故治气滞血瘀之胸胁、腹部诸痛。川芎善"下调经水,中开郁结",为妇科要药,能活血调经,可用治多种妇产科的疾病。

2.头痛,风湿痹痛

本品辛温升散,能"上行头目",祛风止痛,为治头痛要药,无论风寒、风热、风湿、血虚、血瘀头痛均可随证配伍应用。

（五）配伍应用

1.川芎配当归

当归甘辛性温,质润而腻,养血之中有活血之力;川芎善于行走,能活血化瘀、行气祛风。当归偏养血和血,川芎偏行血散血。二药润燥相宜,当归之润可带制川芎辛燥,川芎辛燥又防当归滋腻,祛瘀而不耗伤气血,养血而不致血壅气滞。相伍可增强活血祛瘀、养血和血之功,凡血虚、血瘀之证皆宜,尤宜血虚兼血瘀者。

2.川芎配防风

川芎上行,祛风活血止痛;防风疏散风寒止痛。一偏于活血行气,一偏于疏风散寒,二者皆能祛湿;一偏燥一偏敛,二药相配,祛风散寒除湿力增。既取"风能胜湿"之意,又择"血行风自灭"之说,可用于外感风寒头痛及风湿痹痛。

（六）用法用量

内服:煎汤,3～9 g。

（七）炮制品

川芎临床多生用,主治月经不调,经闭痛经,癥瘕腹痛,胸胁刺痛,跌打肿痛,头痛,风湿痹痛;经酒制后,能引药上行,增强活血行气止痛作用,多用于血瘀头痛、偏头痛、风寒湿痛、产后瘀阻腹痛等。

（八）使用注意

阴虚火旺,多汗,热盛及无瘀之出血症和孕妇均当慎用。

（九）化学成分

本品含生物碱(如川芎嗪),挥发油(主要为藁本内酯、香桧烯等),酚类物质(如阿魏酸),内酯素及维生素 A 原、叶酸、蔗糖、甾醇、脂肪油等。

（十）药理作用

(1)川芎嗪能扩张冠状动脉,增加冠状动脉血流量,改善心肌的血氧供应,并降低心肌的耗氧量。

(2)川芎嗪可扩张脑血管,降低血管阻力,显著增加脑与肢体血流量,改善微循环。

(3)能降低血小板表面活性,抑制血小板凝集,预防血栓的形成。

(4)所含阿魏酸的中性成分小剂量促进、大剂量抑制子宫平滑肌。

(5)水煎剂对动物中枢神经系统有镇静作用,并有明显而持久的降压作用。

(6)可加速骨折局部血肿的吸收,促进骨痂形成。

(7)有抗维生素 E 缺乏作用。

(8)能抑制多种杆菌,有抗组胺和利胆作用。

（十一）临床应用

1.治冠心病心绞痛

方法:治疗组给予冠心Ⅰ号(丹参、赤芍、川芎、红花、桃仁、降香等),对照组 1 口服硝酸异山梨酯,对照组 2 口服丹参滴丸。治疗组心绞痛症状疗效为 92.78%,显著高于对照组 1 的 67.33% 和对照组 2 的 65.29%($P<0.05$);治疗组心绞痛心电图疗效为 58.76%,显著高于对照组 1 的 38% 和对照组 2 的 24.49%($P<0.05$);治疗组对心绞痛发作频率和硝酸甘油的消耗量改善与对照组 1 无显著性差异,明显高于对照组 2。治疗组服药血液流变学均有明显降低;对照组 1 虽有

一定程度的降低,但无统计学意义($P>0.05$)。冠心Ⅰ号具有降低血黏度、改善微循环、增强心功能的作用。

2.治缺血性中风

用川芎嗪 80~100 mL/d 加入 5% 葡萄糖液 500 mL 静脉滴注 1 次,10 次为 1 个疗程,治疗缺血性中风急性期。

3.治功能性子宫出血

用川芎 24~28 g,白酒 300 mL,水 250 mL,浸泡 1 h 后,加盖用文火炖煎,分 2 次服,不饮酒者可单加水炖服,治疗功能性子宫出血,均有效。

二、延胡索

延胡索的别名为延胡、玄胡索、元胡索、元胡,为罂粟科植物延胡索的块根。主产于浙江、江苏、湖北、湖南等地。野生或栽培。夏初茎叶枯萎时采挖,除去须根,置沸水中煮至恰无白心时取出,晒干。切厚片或捣碎,生用;或醋炙用。

(一)处方用名

延胡索、醋延胡索、酒延胡索。

(二)药性

药性辛、苦,温;归心、肝、脾经。

(三)功效

活血,行气,止痛。

(四)主治

气血瘀滞痛证。本品辛散温通,为活血行气止痛之良药,前人谓其能"行血中之气滞,气中血滞,故能专治一身上下诸痛"。为常用的止痛药,无论何种痛证,均可配伍应用。

(五)配伍应用

1.延胡索配川楝子

川楝子入气分,长于疏肝理气,泻肝火;延胡索行气活血,长于止痛,二药相配,疏肝行气之力显著,并可活血,气行则血行,清泻肝火,可用于肝郁有热,心腹胁肋诸痛,时发时止,口苦,舌红苔黄,脉弦数。

2.延胡索配丹参

丹参活血化瘀,延胡索行气,活血止痛,应用于胸痹心痛。

(六)用法用量

内服:煎汤,3~10 g;研粉吞服,每次 1~3 g。

(七)炮制品

延胡索生品止痛的有效成分不易煎出,效果欠佳,故临床多用醋制品;醋延胡索行气止痛作用增强,广泛用于身体各部位的多种疼痛证候;酒延胡索以活血、祛瘀、止痛为主。

(八)药理作用

四氢帕马丁有显著的镇痛、催眠、镇静与安定作用,甲素和丙素的镇痛作用也较为明显,并有一定的催眠、镇静与安定作用;醇提物能扩张冠脉、降低冠脉阻力、增加冠脉血流量,提高耐缺氧能力;总碱能对抗律失常,抗心肌缺血,扩张外周血管,降低血压、减慢心率;全碱有抗溃疡、抑制胃分泌的作用;乙素和丑素有松弛肌肉的作用。

（九）临床应用

1.治冠心病心绞痛

运用活血止痛汤配合西药治疗冠心病心绞痛的疗效。

（1）方法：治疗组 35 例采用活血止痛汤（丹参、延胡索、檀香等）配合西药常规疗法，对照组 35 例单用西药常规治疗，两组进行对照分析。

（2）结果：心绞痛缓解率治疗组 94.29%，对照组 74.29%；心电图改善率治疗组 85.71%，对照组68.57%。两组对比有显著性差异（$P<0.05$）。

（3）结论：活血止痛汤配合西药治疗冠心病心绞痛可提高临床疗效，有改善心肌缺血、止痛的作用，且无明显的毒副作用，值得临床推广应用。

2.治心律失常

用单味延胡索粉治疗各种心律失常。

三、郁金

郁金的别名为五帝足、黄郁、乌头，为姜科植物温郁金、姜黄、广西莪术或蓬莪术的块根。温郁金主产于浙江，以温州地区最有名，为道地药材；黄郁金（植物郁金）和绿丝郁金（蓬莪术）主产于四川；广西莪术主产于广西。野生或栽培。冬季茎叶枯萎后采挖，摘取块根，除去细根，蒸或煮至透心，干燥。切片或打碎，生用，或明矾水炙用。

（一）处方用名

郁金、酒郁金、醋郁金。

（二）药性

药性辛、苦、寒；归肝、胆、心经。

（三）功效

活血止痛，行气解郁，清心凉血，利胆退黄。

（四）主治

1.气滞血瘀痛证

本品味辛、能行、能散，既能活血，又能行气，故治气血瘀滞之痛证。

2.热病神昏，癫痫痰闭

本品辛散苦泄，能解郁开窍，且性寒入心经，又能清心热，故可用于痰浊蒙蔽心窍、热陷心包之神昏。

3.出血证

本品性寒清热，味苦能降泄，入肝经血分而能凉血降气止血。

4.肝胆湿热黄疸、胆石症

本品性寒入肝胆经，能清利肝胆湿热，可治湿热黄疸。

（五）配伍应用

1.郁金配石菖蒲

菖蒲芳香而开通心窍，宣气除痰以醒脑清神；郁金行气解郁，能清心热而开心窍，活瘀血而化痰浊。二药配合，芳香祛浊，开窍解郁，宣痹止痛，用治邪热入心或血热痰浊蒙蔽心窍之神昏谵语、惊狂、癫痫诸证有效。

2.郁金配白矾

郁金清心热而开心窍,活瘀血而化痰浊,入气分而解郁,再配白矾之澄清坠浊以祛痰。二药合用,豁痰开窍,其功益彰,则癫痫、惊狂可治。

(六)用法用量

内服:煎汤,5～12 g;研末服,2～5 g。

(七)炮制品

郁金多生用,善疏肝行气以解郁,活血祛瘀以止痛;醋郁金能引药入血,增强疏肝止痛作用。

(八)鉴别用药

香附与郁金:二者均能疏肝解郁。可用于肝气郁结之证,然香附药性偏温,专入气分,善疏肝行气,调经止痛,长于治疗肝郁气滞之月经不调;而郁金药性偏寒,既入血分,又入气分,善活血止痛,行气解郁,长于治疗肝郁气滞血瘀之痛证。

(九)化学成分

含有挥发油、姜黄素、姜黄酮等,另含淀粉、多糖、脂肪油、橡胶、水芹烯等。

(十)药理作用

郁金有保护肝细胞、促进肝细胞再生、去脂和抑制肝细胞纤维化的作用。能对抗肝脏毒性病变。姜黄素和挥发油能促进胆汁分泌和排泄,减少尿内尿胆原;煎剂能刺激胃酸与十二指肠液分泌。水煎剂能降低全血黏度,抑制血小板聚集,醇提物能降低血浆纤维蛋白含量。水煎剂、挥发油对多种皮肤真菌有抑制作用。郁金对多种细菌有抑制作用,尤其对革兰氏阴性菌的作用强于对革兰氏阳性菌。郁金也有一定的抗炎止痛作用,此外郁金还有抗早孕的作用。

(十一)临床应用

治疗病毒性肝炎。根据临床观察,结合动物实验结果分析,温郁金注射液的治疗作用为降低S-GDT活性,对肝功能有一定恢复作用。郁金具有促进总蛋白量的作用,特别促进白蛋白、球蛋白的合成能力,同时抑制β与γ球蛋白合成,说明对机体有修复作用,肝炎时能纠正 A/G 比例倒置。动物实验说明郁金能保护肝细胞,具有促进肝组织再生的作用,具有去脂和抑制肝细胞纤维化作用。

四、姜黄

姜黄的别名为宝鼎香、黄姜,为姜科植物姜黄的根茎。主产于四川、福建等地。野生或栽培。冬季茎叶枯萎时采挖,除去须根。煮或蒸至透心,晒干,切厚片,生用。

(一)药性

药性辛、苦,温;归肝、脾经。

(二)功效

活血行气,通经止痛。

(三)主治

(1)气滞血瘀痛证。

(2)风湿痹痛。本品辛散苦燥温通,外散风寒湿邪,内行气血,通经止痛,尤长于行肢臂而除痹痛。

(3)牙痛。

(四)配伍应用

1.姜黄配郁金

郁金活血止痛,行气解郁,清心凉血,利胆退黄,姜黄活血行气,通经止痛,可用于血瘀气滞的胸胁脘腹疼痛。

2.姜黄配白芷

白芷发表祛风,消肿止痛。二药配伍,研末外用,治牙痛、牙龈肿胀疼痛。

(五)用法用量

(1)内服:煎汤,3～10 g。

(2)外用:适量。

(六)使用注意

血虚无气滞血瘀者慎用,孕妇忌用。

(七)鉴别用药

郁金与姜黄:郁金、姜黄为同一植物的不同药用部位,均能活血散瘀、行气止痛,用于气滞血瘀之证。但姜黄药用其根茎,辛温行散,祛瘀力强,以治寒凝气滞血瘀之证为佳,且可祛风通痹而用于风湿痹痛。郁金药用块根,苦寒降泄,行气力强,且凉血,以治血热瘀滞之证为宜,又能利胆退黄、清心解郁而用于湿热黄疸、热病神昏等证。

(八)化学成分

姜黄含有挥发油,主要成分为姜黄酮、芳姜黄酮、姜烯、水芹烯、香桧烯、桉油素、莪术酮、莪术醇、丁香烯龙脑、樟脑等;色素物,主要为姜黄素、去甲氧基姜黄素;胭脂树橙、降胭脂树素和微量元素等。

(九)药理作用

姜黄素能抑制血小板聚集,降低血浆黏度和全血黏度;水煎剂、姜黄粉石油醚、乙醇和水提物有抗早孕作用;姜黄素、水提物及有效成分有抗肿瘤作用;姜黄素、醇或醚提取物和挥发油能降血脂;姜黄素又有抗炎作用;姜黄素对细菌有抑制作用,而挥发油则对真菌有强力的抑制作用;姜黄提取物、姜黄素、挥发油、姜黄酮,以及姜烯、龙脑和倍半萜烯等都能利胆;姜黄素有短而强烈的降压作用,对离体豚鼠心脏有抑制作用;姜黄素能保护胃黏膜,保护肝细胞。

(十)临床应用

1.治慢性胆囊炎

用姜黄、郁金、茵陈、木香、大黄组成的复方治疗慢性胆囊炎,疗效显著。

2.治软组织损伤

用姜白软膏(姜黄、白芍、天花粉、赤芍)贴敷患处,2～3 d换药1次。

五、乳香

乳香的别名为乳头香、塌香,为橄榄科植物乳香树及其同属植物皮部渗出的树脂。主产于非洲索马里、埃塞俄比亚等地,野生或栽培。春、夏季采收。将树干的皮部由下向上顺序切伤,使树脂渗出,数天后凝成固体,即可采收。可打碎生用,内服多炒用。

(一)处方用名

乳香、炒乳香、醋乳香。

(二)药性

药性辛、苦,温;归心、肝、脾经。

(三)功效

活血行气止痛,消肿生肌。

(四)主治

1.跌打损伤,疮疡痈肿

本品辛香走窜,入心、肝经。味苦通泄入血,既能散瘀止痛,又能活血消痈,祛腐生肌,为外伤科要药。

2.气滞血瘀痛证

本品辛散走窜,味苦通泄,既入血分,又入气分,能行血中气滞,化瘀止痛;内能宣通脏腑气血,外能透达经络,可用于一切气滞血瘀之痛证。

(五)配伍应用

1.乳香配没药

乳香、没药,二药并用,为宣通脏腑、流通经络之要药。没药活血散瘀,乳香行气舒筋,气血兼用,取效尤捷。治跌打损伤,常配没药、血竭、红花等药。

2.乳香配穿山甲

没药与穿山甲,皆有活血散瘀、消肿止痛之效,因一为植物胶油,溶散迅速,一为动物虫类,行散力强,二药相伍,相得益彰。治疮疡肿毒初起,红肿热痛,可与穿山甲同用。

3.乳香配延胡索

延胡索活血,行气,止痛。治胃脘疼痛,可与延胡索等同用。

(六)用法用量

(1)内服:煎汤,3～10 g,宜炒去油用。

(2)外用:适量,生用或炒用,研末外敷。

(七)炮制品

乳香生品气味辛烈,对胃的刺激较强,易引起呕吐,但活血消肿、止痛力强,多用于瘀血肿痛或外用;制后刺激性缓和,利于服用,便于粉碎。醋制乳香还能增强活血止痛、收敛生肌的功效,并可矫臭矫味;炒制后的作用与醋制的基本相同。

(八)使用注意

胃弱者慎用,孕妇与无瘀滞者忌用。

(九)化学成分

乳香主要含有树脂、树胶和挥发油。树脂的主要成分为游离 α、β-乳香酸,结合乳香酸,乳香树脂烃;树胶主要成分为阿糖酸的钙盐和镁盐,西黄芪胶黏素;挥发油含蒎烯、α、β-水芹烯等。

(十)药理作用

乳香有镇痛、消炎、升高白细胞的作用,并能加速炎症渗出排泄,促进伤口愈合;所含蒎烯有祛痰作用;乳香能明显减轻阿司匹林、保泰松、利血平所致胃黏膜损伤及应激性黏膜损伤,减低幽门结扎性溃疡指数与胃液游离酸度。

(十一)临床应用

治烧伤:以乳香、没药、冰片共研细末,加蜂蜜调成糊状,外涂,每天 1 次。结果对Ⅰ～Ⅱ烧烫伤,一般 5～10 d 可愈,稍重者 20 d 内痊愈。但对Ⅲ烧伤效果不理想。

（十二）不良反应

对胃肠道有较强的刺激性,可引起呕吐、腹痛、腹泻等。此外,还可引起变态反应,表现为胃脘不适、乏力、发热、卧寐不安、皮肤潮红、红疹瘙痒、烦躁不安、耳部红肿等。因此,孕妇、胃弱及痈疽已溃者忌用。可用阿托品、维生素 C、诺氟沙星等治疗胃肠刺激症状,必要时可用抗过敏药和激素类药。

六、没药

没药的别名为末药,为橄榄科植物没药树或其他同属植物皮部渗出的油胶树脂。主产于索马里、埃塞俄比亚及印度等地。野生或栽培。11 月至次年 2 月,采集由树皮裂缝处渗出于空气中变成红棕色坚块的油胶树脂。拣去杂质,打成碎块生用,内服多制用,清炒或醋炙。

（一）处方用名

没药、炒没药、醋没药。

（二）药性

药性辛、苦,平;归心、肝、脾经。

（三）功效

活血止痛,消肿生肌。

（四）主治

没药的功效主治与乳香相似。常与乳香相须为用,治疗跌打损伤、瘀滞肿痛,痈疽肿痛,疮疡溃后久不收口,以及一切瘀滞痛证。

（五）用法用量

(1)内服:煎汤,3～10 g。

(2)外用:适量。

（六）炮制品

没药生品气味浓烈,对胃有一定的刺激性,容易引起恶心、呕吐,故多外用;醋炙品能增强活血止痛、收敛生肌的作用,缓和刺激性,便于服用,易于粉碎,并能矫臭矫味;炒没药能缓和刺激性,便于服用,易于粉碎。

（七）化学成分

没药含没药树脂、挥发油、树胶,少量苦味质,并含没药酸、甲酸、乙酸及氧化酶。挥发油含丁香酚、间甲基酚、蒎烯、柠檬烯、桂皮醛等。树胶水解则生成阿拉伯糖、半乳糖、木糖。

（八）药理作用

没药对离体子宫先呈短暂的兴奋,后呈抑制作用;含油脂部分具有降脂、防止动脉内膜粥样斑块形成的作用;水浸剂对多种真菌有抑制作用,挥发油能轻度抑制真菌;有局部刺激作用,能兴奋肠蠕动。

（九）临床应用

1.治高脂血症

以没药胶囊(每粒含没药浸膏 0.1 g),每次 2～3 粒,每天 3 次,疗程 2 个月。没药有明显的降胆固醇的作用,并能明显降低血浆纤维蛋白原。

2.治皮肤病

用没药、金银花制成煎液,以 5～8 层纱布浸取药液,外敷患处,可治疗急性湿疹、慢性湿疹急性发作、接触性皮炎及脚癣等。

（十）不良反应

没药对局部有较强的刺激性,未经炮制或炮制不当,可引起胸中烦闷、卧寐不安、呕吐、腹痛、腹泻等。制没药的主要不良反应为过敏,表现为周身不适、面部潮红、全身皮疹、瘙痒等。因此,孕妇忌用,胃弱者慎用。如果出现不良反应,应即停药,并予抗过敏等对症处理。

七、五灵脂

五灵脂的别名为寒号虫粪、寒雀粪,为鼯鼠科动物复齿鼯鼠的粪便。主产于河北、山西、甘肃。全年均可采收,除去杂质,晒干。生用或醋炙、酒炙用。许多粪粒凝结成块状者,称"灵脂块",又称"糖灵脂",质佳;粪粒松散呈米粒状者,称"灵脂米",质量较次。

（一）处方用名

五灵脂、灵脂、醋五灵脂、酒五灵脂。

（二）药性

药性苦、咸、甘,温;归肝经。

（三）功效

活血止痛,化瘀止血。

（四）主治

1.瘀血阻滞痛证

本品苦泄温通,专入肝经血分,善于活血化瘀止痛,为治疗瘀滞疼痛之要药。

2.瘀血阻滞出血证

本品炒用,既能活血散瘀,又能止血。故可用于瘀血内阻、血不归经之出血。

（五）配伍应用

1.五灵脂配蒲黄

蒲黄辛香行散,性凉而利,专入血分,功善凉血止血、活血消瘀;五灵脂气味俱厚,专走血分,功专活血行瘀、行气止痛。二药伍用,通利血脉、活血散瘀、消肿止痛力量增强。

2.五灵脂配高良姜

高良姜功专温胃散寒,行气止痛;五灵脂入血分,功长行血活络、化瘀止痛。二药相伍,气血并用,其温胃散寒、行气活血之功。中焦脾胃寒侵,先伤于经则气滞,后及于络则血停,气滞不行则血愈瘀,血瘀不除则气愈滞,症见胃脘疼痛、得寒则甚、得热则缓、经久难愈等,用该药对最为合拍。

3.五灵脂配半夏

半夏善于化痰,五灵脂长于活血化瘀,二药相伍,祛瘀并化痰,使化痰之力大增,用治痰血凝结者最宜。

4.五灵脂配当归

五灵脂(炒)可活血止血,当归为补血要药,二药相伍,既止血又补血,用治经血不止因血瘀所致者效果极好。

（六）用法用量

内服:煎汤,3～10 g,宜包煎。

(七)使用注意

血虚无瘀与孕妇慎用。"十九畏"认为人参畏五灵脂,一般不宜同用。

(八)鉴别应用

蒲黄与五灵脂:二者均能活血止痛,化瘀止血,常用于瘀血心腹疼痛。但蒲黄以止血为长,又可利尿通淋,用于血淋;五灵脂以活血化瘀见长,瘀血证多用。

(九)化学成分

主要含有尿素、尿酸、维生素 A 类物质及多量树脂。

(十)药理作用

五灵脂可抑制血小板聚集,降低全血黏度、血浆黏度;降低心肌细胞耗氧量,提高耐缺氧、耐寒和耐高温能力;能缓解平滑肌痉挛;增强正常机体免疫功能,改善实验性微循环;对多种皮肤真菌有不同程度的抑制作用,并能抑制结核分枝杆菌。

(十一)其他

五灵脂与人参的配伍关系研究。

1.对毒性的影响

以人参与五灵脂合煎后给小鼠灌胃或腹腔注射,均未见小鼠死亡。以人参五灵脂煎液在相当于成人剂量 300 倍的情况下灌胃不具毒性,但腹腔注射则有毒性增加趋势。

2.对药效的影响

人参五灵脂煎液以 80 g/kg 灌胃对小鼠的游泳时间、耐缺氧能力分别小于红参和五灵脂单用的作用。二者配伍能显著增强正常小鼠免疫器官发育、单核细胞的吞噬功能、溶血素抗体形成等。对环磷酰胺造成的免疫功能低下,小鼠胸腺、脾脏重量及溶血素抗体形成也有明显促进作用。同时又可提高腹腔巨噬细胞吞噬率和吞噬指数。能显著改善血瘀模型动物的全血黏度、红细胞比积及红细胞电泳时间。

3.临床应用

人参五灵脂配伍治疗胃溃疡、慢性胃炎、十二指肠球部糜烂性炎症、慢性结肠炎,均获较好疗效。二者配伍治疗冠心病也取得满意效果。此外,临床上二者相配用于治疗肿瘤。五灵脂与党参配伍治疗慢性支气管炎、妇科出血、月经不调、跌损骨折等。

(王绍兰)

第二节　活血调经药

以调畅血脉,通经止血为主要功效的药物,称为活血调经药。本类药物大多辛散苦泄,主归肝经血分,具有活血散瘀之功,尤善通畅血脉而调经水,主治血行不畅所致的月经不调、痛经、经闭及产后瘀滞腹痛;也常用于瘀血痛证、症瘕、跌打损伤、疮痈肿毒。

妇女瘀滞经产之证,多与肝之疏泄失常有关,故在使用活血调经药时,常配伍疏肝理气之品。同时须根据引起瘀滞的原因而选用不同的活血调经药,并进行适当的配伍。

一、丹参

丹参的别名为赤参、山参、紫丹参、红参、红丹参,为唇形科植物丹参的根。多为栽培,全国大部分地区均有。主产于四川、安徽、江苏、河南、山西等地。春、秋两季采挖,除去茎叶,洗净,润透,切成厚片,晒干。生用或酒炙用。

(一)处方用名

丹参、丹参炭、酒丹参。

(二)药性

苦,微寒。归心、心包、肝经。

(三)功效

活血调经,祛瘀止痛,凉血消痈,除烦安神。

(四)主治

(1)月经不调,闭经痛经,产后瘀滞腹痛。丹参功善活血祛瘀,性微寒而缓,能祛瘀生新而不伤正,善调经水,为妇科调经常用药。

(2)血瘀心痛、脘腹疼痛,症瘕积聚,跌打损伤,风湿痹证。本品善能通行血脉,祛瘀止痛,广泛应用于各种瘀血病证。

(3)疮痈肿毒。本品性寒,既能凉血活血,又能清热消痈,可用于热毒瘀阻引起的疮痈肿毒,常配伍清热解毒药用。

(4)热病烦躁神昏,心悸失眠。本品入心经,既可清热凉血,又可除烦安神;既能活血,又能养血以安神定志。

(五)配伍应用

1.丹参配檀香

檀香行气温中,开胃止痛。丹参活血调经,祛瘀止痛,二者配伍应用活血行气,通络止痛。应用于气滞血瘀,胸痹,胃痛。

2.丹参配葛根

葛根生津通脉,丹参祛瘀止痛。二药合用应用于消渴兼瘀血证,项背不舒,胸痹,心痛。

(六)用法用量

内服:煎汤,5～15 g。活血化瘀宜酒炙用。

(七)炮制品

丹参临床多生用,具有祛瘀止痛、清心除烦、通血脉的功能,善调妇女经脉不匀,因其性偏寒凉,故多用于血热瘀滞所致的疮痈,产后瘀滞疼痛,经闭腹痛,心腹疼痛及肢体疼痛;酒制后,寒凉之性缓和,活血祛瘀、调经止痛之功增强,多用于月经不调、血滞经闭、恶露不下、心胸疼痛、症瘕积聚、风湿痹痛。

(八)使用注意

丹参反藜芦;孕妇慎用。

(九)鉴别应用

丹参与川芎:二药均为常用的活血化瘀药,均可治疗瘀血诸痛、痈肿疮毒及关节痹痛。丹参苦寒,凉血活血,通经止痛,以血热瘀滞用之为好,并能清心安神,治疗烦热神昏;川芎辛温气香,走窜力大,能活血中之气,有血中之气药之称,以寒凝气滞血瘀用之为佳,并能祛风止痛,善治头痛。

(十)化学成分

主含脂溶性成分和水溶性成分。脂溶性成分包括丹参酮Ⅰ、丹参酮ⅡA、丹参酮ⅡB、丹参酮

Ⅲ、隐丹参酮、羟基丹参酮、丹参酸甲酯、紫丹参甲素、紫丹参乙素、丹参新酮、丹参醇Ⅰ、丹参醇Ⅱ、丹参醇Ⅲ、丹参酚、丹参醛等。水溶性成分主要含有丹参素,丹参酸甲、乙、丙,原儿茶酸、原儿茶醛等。

(十一)药理作用

(1)能扩张冠脉,增加冠脉血流量,改善心肌缺血,促进心肌缺血或损伤的恢复,缩小心肌梗死范围;能提高耐氧能力,对缺氧心肌有保护作用;能改善微循环,促进血液流速;能扩张血管,降低血压。

(2)能改善血液流变性,降低血液黏度,抑制血小板和凝血功能,激活纤溶,对抗血栓形成;能保护红细胞膜;能调节血脂,抑制动脉粥样硬化斑块的形成。

(3)能保护肝细胞损伤,促进肝细胞再生,有抗肝纤维化作用。

(4)能促进骨折和皮肤切口的愈合。

(5)能保护胃黏膜、抗胃溃疡。

(6)对中枢神经有镇静和镇痛作用。

(7)具有改善肾功能、保护缺血性肾损伤的作用。

(8)具有抗炎、抗过敏的作用。

(9)对金黄色葡萄球菌、多种杆菌、某些癣菌及钩端螺旋体等有不同程度的抑制作用。

(十二)临床应用

1.治糖尿病并发末梢神经炎

复方丹参注射液 12 mL 加入 0.9% 生理盐水 500 mL 中静脉滴注,疗程为 20 d,治疗糖尿病并发末梢神经炎。

2.治急性出血性脑血管病

复方丹参注射液 4 mL(含丹参、降香各 4 g)加入 2.5% 葡萄糖或生理盐水 40 mL 缓慢注入瘫痪肢体对侧颈动脉内,隔天 1 次,治疗 5 次。

(十三)不良反应

(1)个别患者会出现胃痛、食欲减少、口咽干燥、恶心呕吐,与丹参能抑制消化液的分泌有关,宜停药,并可口服复方氢氧化铝、普鲁苯辛等药,重者可皮下注射阿托品。

(2)个别晚期血吸虫肝大、脾大患者在服用大剂量丹参后会发生上消化道出血,应停用丹参,并给予止血剂、维生素等。

(3)丹参可引起变态反应,表现为全身皮肤瘙痒、皮疹、荨麻疹,有的还伴胸闷憋气,呼吸困难,甚则恶寒、头晕、恶心呕吐,烦躁不安,随即面色苍白、肢冷汗出、血压下降,乃至昏厥休克等。应立即肌内注射肾上腺素、地塞米松或异丙嗪等抗过敏药,同时用中药生脉散加减调理。

二、红花

红花的别名为红蓝花、草红花,为菊科植物红花的筒状花冠。全国各地多有栽培,主产于河南、湖北、四川、云南、浙江等地。夏收开花,花色由黄转为鲜红时采摘。阴干或微火烘干。

(一)药性

辛,温;归心、肝经。

(二)功效

活血通经、祛瘀止痛。

(三)主治

(1)血滞经闭、痛经,产后瘀滞腹痛。红花辛散温通,为活血祛瘀、通经止痛之要药。

(2)症瘕积聚。

(3)胸痹心痛,血瘀腹痛,胁痛。本品能活血通经,祛瘀止痛,善治瘀阻心腹胁痛。

(4)跌打损伤,瘀滞肿痛。本品善能通利血脉,消肿止痛,为治跌打损伤,瘀滞肿痛之要药。

(5)瘀滞斑疹色黯。本品能活血通脉以化滞消斑,可用于瘀热瘀滞之斑疹色黯。

(四)配伍应用

1.红花配桃仁

破血祛瘀,通经止痛。桃仁味甘苦,性平,功长破血行瘀,兼能润肠通便,苦主降泄,主治瘀血偏于局部有形,或在下腹部者;红花味辛,走而不守,迅速四达,活瘀血,生新血。二药合用,破血祛瘀之力更甚,通经散瘀而止痛,治妇女各种瘀血病证、瘀血胸痛、腹痛、经闭、痈肿、瘀血肿痛等。

2.红花配香附

香附理气解郁,调经止痛,红花活血祛瘀止痛。治疗症瘕积聚,常配伍香附等药。

3.红花配川芎

活血行血,祛瘀通经。川芎,味辛性温,活血行气,为血中之气药,性善疏通,能上行头目,外达皮肤,又具祛风止痛之功。二药相配,其辛散温通之性更强,既能破血,又可行气,善治血瘀经闭、月经不调、气滞血瘀所致的胸痹不舒、疼痛等证。

4.红花配乳香

乳香活血理气,止痛。治跌打损伤,瘀滞肿痛,常配、乳香。

(五)用法用量

内服:煎汤,3~10 g。

(六)使用注意

孕妇忌用;有出血倾向者慎用。

(七)化学成分

红花含有红花醌苷、新红花苷、红花苷、红花黄色素和黄色素,另含红花油,油中包括棕榈酸、肉豆蔻酸、月桂酸、硬脂酸、花生酸、油酸等。

(八)药理作用

(1)有轻度兴奋心脏、降低冠脉阻力、增加冠脉流量和心肌营养性血流量的作用;保护和改善心肌缺血,缩小心肌梗死范围;红黄色素分离物能对抗心律失常;煎剂、水提液、红花黄色素等能扩张周围血管、降低血压。

(2)能抑制血小板聚集,增强纤维蛋白溶解,降低全血黏度。

(3)注射液、醇提物、红花苷能显著提高耐缺氧能力,对缺血乏氧性脑病有保护作用。

(4)煎剂对子宫和肠道平滑肌有兴奋作用。

(5)红花黄色素对中枢神经系统有镇痛、镇静和抗惊厥作用。

此外,红花醇提物和水提物有抗炎作用;红花黄色素有免疫抑制作用。

(九)临床应用

冠心病是由于冠状血管循环改变引起血流与心肌需求之间不平衡导致的心肌损害,可表现为急性或慢性心肌缺血。血流中血细胞聚集、血液黏滞性的异常在心绞痛的发生和发展中起重要作用。红花注射液是从中药红花中提取的静脉注射制剂,主要成分为红花黄色素。研究资料证实,红花油具有明显的血管扩张作用,并随剂量增加而作用增强,其作用主要是通过抑制肾素、血管紧张素系统而实现的。在使用红花治疗剂量时不影响心肌的收缩功能,并有明显的减慢心率的作用。综上所述,红花注射液具有扩张冠状动脉,改善心肌供血,降低血压,调节血脂,减慢心率,降低心肌耗氧量,抑制血小板聚集,降低血液黏度等作用。

红花注射液在改善血液流变学指标上明显优于丹参注射液,提示该药主要是通过改善血液微循环而起到治疗作用的,是治疗冠心病心绞痛、心肌缺血的理想药物。

(十)中毒与解救

临床红花应用不当会有中毒反应。主要表现为腹部不适、腹痛、腹泻,甚至胃肠出血,腹部绞痛,妇女月经过多,与红花对肠管及子宫有兴奋作用有关。中毒发生时,有的可出现神志萎靡不清、震颤,严重者可致惊厥,呼吸先兴奋后抑制,以至循环、呼吸衰竭;少数患者出现头晕、皮疹和一过性荨麻疹等,与红花对神经系统的兴奋作用和变态反应有关。引起红花中毒的主要原因有二:一是误用,二是用量过大。因此,临床上孕妇应忌用,有溃疡病和出血性疾病者应慎用,用量(煎服)不宜大,以 3~10 g 为宜。

(十一)附药:番红花

番红花为鸢尾科植物番红花的花柱头,又名"藏红花""西红花"。番红花产于欧洲及中亚地区,以往多由印度、伊朗经我国西藏输入,现在我国已有栽培。常于 9~10 月选晴天早晨采收花朵,摘下柱头,烘干。性味甘、微寒,归心、肝经。功效与红花相似,临床应用也基本相同,但力量较强,又兼有凉血解毒功效,尤宜于斑疹火热、疹色不红润及温病入营血之证。因本品货少价贵,用量宜小,一般用 1.5~3 g 孕妇忌用。

三、桃仁

桃仁的别名为桃核仁,为蔷薇科植物桃或山桃的成熟种子。桃在全国各地均有产,多为栽培;山桃主产于辽宁、河北、河南、山东、四川、云南等地,野生。6~7 月果实成熟时采摘,除去果肉与核壳,取出种子,去皮,晒干。生用或炒。

(一)处方用名

桃仁、燀桃仁、燀山桃仁、炒桃仁、炒山桃仁。

(二)药性

苦、甘,平;有小毒。归心、肝、大肠经。

(三)功效

活血祛瘀,润肠通便,止咳平喘。

(四)主治

(1)瘀血阻滞诸证。本品味苦,入心肝血分,善泄血滞,祛瘀力强,又称破血药,为治疗多种瘀血阻滞病证的常用药。

(2)肺痈,肠痈。取本品活血祛瘀以消痈,配清热解毒药,常用治肺痈、肠痈等证。

(3)肠燥便秘。本品富含油脂,能润燥滑肠,故可用于肠燥便秘证。

(4)咳嗽气喘。

(五)配伍应用

1.桃仁配莪术

莪术破血消癥,桃仁活血祛瘀。二药合用相需为用,应用于症瘕积聚。

2.桃仁配芦根

芦根清热生津,除烦止渴,利尿。桃仁活血祛瘀,配伍应用泻热消痈。应用于肺痈。

3.桃仁配大黄

外科跌打损伤,伤处有瘀,瘀久化热,而致局部红肿疼痛,治则行血活血、祛瘀祛热。大黄性味苦寒,泄热,祛瘀,解毒,破积;桃仁性味苦平,活血祛瘀,二药合用,凉血活血,逐瘀生新,治跌打损伤、青肿疼痛。

4.桃仁配杏仁

桃仁富含油质,润肠滑肠,破血行瘀;杏仁质润多脂,行气散结,止咳平喘,润肠通便。桃仁入血分,偏于活血;杏仁走气分,偏于降气。二药伍用,一气一血,其功益彰,行气活血,消肿止痛,润肠通便。

（六）用法用量

内服:煎汤,5～10 g,捣碎用;桃仁霜入汤剂宜包煎。

（七）炮制品

桃仁生用行血祛瘀力强,多用于血瘀经闭,产后瘀滞腹痛,跌打损伤;炒后偏于润燥和血,多用于肠燥便秘、心腹胀满等。

（八）使用注意

孕妇忌用;便溏者慎用;本品有毒,不可过量。

（九）鉴别应用

桃仁与红花:二者均为活血化瘀之要药,常相须为用,治疗多种瘀血症。但桃仁又可润肠通便,止咳平喘,用于肠燥便秘、肺痈、肠痈及咳喘;红花能通经,多用于心腹瘀痛,并能活血消斑。用于热瘀血滞,斑疹色黯。

（十）化学成分

含苦杏仁苷、苦杏仁酶、挥发油、脂肪油,油中主要含有油酸甘油酯和少量亚油酸甘油酯。

（十一）药理作用

桃仁提取液能明显增加脑血流量,增加犬股动脉的血流量,降低血管阻力,改善血流动力学状况。提取物能改善动物的肝脏表面微循环,并促进胆汁分泌。桃仁可使小鼠的出血及凝血时间明显延长,煎剂对体外血栓有抑制作用,水煎液有纤维促进作用。桃仁中含 45％的脂肪油,可润滑肠道,利于排便。桃仁能促进初产妇子宫收缩与出血。水煎剂及提取物有镇痛、抗炎、抗菌、抗过敏作用。桃仁中的苦杏仁苷有镇咳平喘与抗肝纤维化的作用。

（十二）临床应用

实验证明,桃仁的水提醇沉制剂有兴奋肠平滑肌的作用,使其紧张性升高,收缩振幅增加,而且不论是制桃仁还是生桃仁,均具有兴奋作用。

（十三）不良反应

桃仁中的苦杏仁苷在体内分解出较多的氢氰酸,对中枢神经系统先兴奋后麻痹,其中引起呼吸麻痹是其致死的主要原因。此外,氢氰酸对皮肤有局部麻醉作用,对黏膜有刺激作用。

（十四）中毒与解救

1.中毒

桃仁中毒的主要表现首先是对中枢神经的损害,出现头晕、头痛、呕吐、心悸、烦躁不安,继则神志不清、抽搐,并引起呼吸麻痹而危及生命。也有引起皮肤刺痛,出现红疹块等皮肤过敏的报道。桃仁的毒性反应主要是因口服剂量过大或使用不当所致。因此,临床用量不宜过大,并应禁止儿童食用。同时,孕妇、血虚血燥及津液亏虚者慎用。

2.解救

桃仁中毒时根据其轻重反应,可用静脉注射硫代硫酸钠、高锰酸钾或双氧水溶液洗胃等方法救治,也可用中药甘草、大枣、绿豆等煎汁频服。

四、鸡血藤

鸡血藤为豆科植物密花豆的干燥藤茎。分布于广东、广西、云南等地。秋、冬二季采收,除去枝叶,切片,晒干。

(一)处方用名

鸡血藤、血风藤

(二)药性

苦、甘,温,归肝、肾经。

(三)功效

活血补血,调经止痛,舒筋活络。

(四)主治

1.治月经不调,痛经,闭经

鸡血藤苦而不燥,温而不烈,行血散瘀,调经止痛,性质和缓,又兼补血,尤为妇科调经要药,常用于治疗月经不调、痛经、闭经等多种妇科病症。

2.治风湿痹痛,手足麻木,肢体瘫痪及血虚萎黄

鸡血藤行血养血,舒筋活络,为治疗经脉不畅,络脉不和病证的常用药。可治疗风湿痹痛,手足麻木,肢体瘫痪;对血虚萎黄也有较好的疗效。

(五)配伍应用

1.鸡血藤配当归

鸡血藤活血补血,当归补血活血,二者配伍,既能补血活血,又能行血通经,补血而不留瘀,行血而不伤血,适用于血虚兼有血瘀所致的月经不调、闭经、痛经及血虚萎黄等症。

2.鸡血藤配独活

鸡血藤活血舒筋活络,独活祛风湿,止痛,解表。二者配伍,适用于风湿痹痛,关节屈伸不利等症。

(六)用法用量

煎服,9～15 g,浸酒服或熬膏服。

(七)使用注意

孕妇慎服。

(八)化学成分

含异黄酮类(如大豆素、大豆黄素、刺芒柄花素等)、香豆素类(如东莨菪内酯、伞形酮等)、黄酮类以及三萜类化合物等。

(九)药理作用

1.对心血管系统的作用

扩张血管,降低血管阻力,增加器官血流量,抑制血小板聚集等。

2.对子宫的作用

水溶性非挥发成分可明显提高子宫节律性收缩力,浓度增加,收缩力增强,并有直接抗血小板血栓形成的作用;挥发油有轻度收缩子宫作用。

3.其他

还有抗炎、调节免疫、抗肿瘤、抗心肌缺血等作用。

(十)临床应用

1.治疗贫血

鸡血藤 50 g,黄芪、党参各 30 g,当归、熟地黄各 20 g,白芍、阿胶各 15 g,何首乌 12 g,水煎服,可有效改善贫血症状。

2.治疗风湿性关节炎

鸡血藤配伍防风、牛膝、防己等药物,对于风湿性关节炎有较好的治疗效果,可缓解关节疼痛、肿胀等症状。

(十一)不良反应

临床使用未发现明显毒性,但目前也缺乏大规模安全性研究,对于过敏体质者可能会出现过敏等不良反应。

(十二)中毒与解救

目前尚未有明确鸡血藤中毒的报道,如果出现过敏反应,应立即停止用药,给予抗过敏药物治疗。

五、牛膝

牛膝为苋科植物牛膝的干燥根。冬季茎叶枯萎时采挖,除去须根和泥沙,捆成小把,晒至干皱后,将顶端切齐,晒干。主产于河南,习称"怀牛膝";河北、山东、辽宁等地亦产。此外,同属植物川牛膝的干燥根,习称"川牛膝",主产于四川、贵州、云南等地。

(一)处方用名

怀牛膝、川牛膝、酒牛膝、盐牛膝。

(二)药性

苦、甘、酸,平;归肝、肾经。

(三)功效

逐瘀通经,补肝肾,强筋骨,引血下行,利尿通淋,引火(血)下行。

(四)主治

1.治瘀血阻滞之经闭、痛经、胞衣不下

牛膝活血祛瘀力较强,性善下行,长于活血通经,祛瘀止痛,常用于治疗瘀血阻滞引起的多种妇科病症,如经闭、痛经等,为妇科瘀血阻滞证常用药物。

2.治腰膝酸痛,下肢痿软

牛膝既能补肝肾,强筋骨,又能通利筋脉,舒筋活络,对于肝肾不足所致的腰膝酸痛、下肢痿软等症有较好疗效。

3.治水肿,小便不利

牛膝能利尿通淋,可用于治疗水肿、小便不利等水湿内停之症。

4.治肝阳上亢,头痛眩晕

牛膝苦泄下降,能引血下行,导热下泄,可治肝阳上亢,头痛眩晕。

5.治胃火上炎,齿龈肿痛,口舌生疮

牛膝引热下行,可用于治疗胃火上炎所致的齿龈肿痛、口舌生疮等症。

(五)配伍应用

1.牛膝配杜仲

牛膝补肝肾,强筋骨,活血通经;杜仲补肝肾,强筋骨,安胎。二者配伍,补肝肾,强筋骨之力增强,适用于肝肾不足所致的腰膝酸痛、筋骨无力等症。

2.牛膝配代赭石

牛膝引血下行;代赭石平肝潜阳,降逆止血。二者配伍,可用于治疗肝阳上亢,气血上逆所致的头痛、眩晕等症。

(六)用法用量

煎服,6～15 g。活血通经、利水通淋、引火(血)下行宜生用;补肝肾、强筋骨宜酒炙用。川牛膝长于活血通经,祛风湿;怀牛膝长于补肝肾,强筋骨。酒牛膝活血通络作用较强;盐牛膝则偏于入肾经,以增强补肝肾、强筋骨之功。

(七)使用注意

孕妇及月经过多者忌服。

(八)化学成分

怀牛膝含齐墩果酸、葡糖醛酸、甾酮、蜕皮甾酮、三萜皂苷等;川牛膝含生物碱类、香豆素类、三萜皂苷类、多糖类及挥发油等成分。

(九)药理作用

1.对心血管系统的作用

牛膝多种提取物有抗动脉粥样硬化、降血脂、抗凝等作用,可改善血液流变学,降低血液黏稠度,增加冠状动脉血流量,改善心肌缺血等。

2.对子宫的作用

牛膝煎剂对离体子宫有兴奋作用,能使子宫收缩频率及强度增加。

3.其他

还有抗炎、镇痛、提高机体免疫力、降血糖等作用。

(十)临床应用

1.治疗月经不调

怀牛膝配伍当归、川芎、赤芍等药物,用于治疗瘀血阻滞所致的月经不调、痛经等症,能有效改善月经周期紊乱、经量少、经色紫暗有血块等症状。

2.治疗风湿痹痛

川牛膝常与独活、桑寄生、防风等药物配伍,用于治疗风湿痹痛,尤其适用于下肢关节疼痛、屈伸不利者,可缓解疼痛,改善关节功能。

(十一)不良反应

少数患者服用牛膝后可能出现过敏反应,如皮肤瘙痒、红斑等。此外,过量服用可能会引起胃肠道不适等症状。

（十二）中毒与解救

目前尚未见牛膝中毒的明确报道。若出现过敏等不良反应,应立即停药,并根据症状进行相应处理,如抗过敏治疗等。

（王绍兰）

第三节 活血疗伤药

以活血疗伤,治疗伤科疾病为主的药物,称为活血疗伤药。本类药物性味多辛、苦、咸,主归肝经、肾经,可活血化瘀,消肿止痛,续筋接骨,止血生肌敛疮。主要适用于跌打损伤、瘀肿疼痛、骨折筋损、金疮出血等伤科疾病。也可用于其他一般血瘀病证。

骨折筋伤病证,多与肝肾有关,故使用本类药物时,当配伍补肝肾、强筋骨药,以促进骨折伤损的愈合恢复。

一、土鳖虫

土鳖虫的别名为土鳖、土元、地鳖,为鳖蠊科昆虫地鳖或冀地鳖雌虫的全体。全国均有,主产于湖南、湖北、江苏、河南,江苏的产品最佳。野生者,夏季捕捉,饲养者全年可捕捉。用沸水烫死,晒干或烘干。

（一）药性

咸,寒;有小毒。归肝经。

（二）功效

破血逐瘀,续筋接骨。

（三）主治

(1)跌打损伤,筋伤骨折,瘀肿疼痛。本品咸寒入血,主入肝经,性善走窜,能活血、消肿、止痛,续筋接骨疗伤,为伤科常用药,尤多用于骨折筋伤,瘀血肿痛。

(2)血瘀经闭,产后瘀滞腹痛,积聚痞块。本品入肝经血分,能破血逐瘀而消积通经,常用于经血瘀滞之证与积聚痞块。

（四）配伍应用

1.土鳖虫配自然铜

自然铜散瘀止痛,接骨续筋;土鳖虫破血逐瘀,接骨疗伤。二药配伍应用于骨折筋伤。

2.土鳖虫配水蛭

水蛭破血逐瘀。二药配伍应用于血瘀经闭,产后瘀滞腹痛。

3.土鳖虫配桃仁

桃仁活血祛瘀,润肠通便;土鳖虫破血逐瘀,化瘀消癥。二药配伍应用于症瘕积聚。

（五）用法用量

内服:煎汤,3～10 g;研末服,1～1.5 g,黄酒送服。

（六）使用注意

孕妇忌服。

(七)化学成分

主要成分为谷氨酸等 17 种氨基酸和砷等 28 种多种微量元素,以及甾醇和直链脂肪族化合物。

(八)药理作用

提取液与水提醇沉液分别有抗血栓形成和溶解血栓的作用;提取物可抑制血小板聚集和黏附率,减少聚集数;总生物碱可提高心肌和脑对缺血的耐受力,并降低心、脑组织的耗氧量;水煎液具有调脂作用,能延缓动脉粥样硬化的形成;提取物可抑制 D-半乳糖所致的肝损害而有保肝作用。

(九)临床应用

土鳖虫味咸,性微寒,入肝经,可破血消癥,入血软坚。土鳖虫功效性能缓和,临床上多作臣药或使药。临床上土鳖虫常与桃仁配伍,故为破血消癥,化瘀散结平缓之剂。

二、血竭

血竭为棕榈科植物麒麟竭果实渗出的树脂经加工制成。主产于印度尼西亚、马来西亚等地,我国台湾、广东、云南等地有引种栽培。秋季采集果实,置蒸笼内蒸煮,使树脂渗出,凝固而成。或取果实捣烂,置布袋中,榨取树脂,再煎熬成糖浆状,冷却凝固成块状。

(一)处方用名

血竭、麒麟竭、血竭粉

(二)药性

甘、咸,平;归心、肝经。

(三)功效

活血定痛,化瘀止血,生肌敛疮。

(四)主治

1.治跌打损伤,瘀滞心腹疼痛

血竭活血散瘀止痛之力较强,为伤科及其他瘀滞痛证常用之品,可用于治疗跌打损伤所致的瘀肿疼痛,以及瘀血阻滞引起的心腹疼痛等症。

2.治外伤出血

血竭既能止血,又能散瘀,可用于治疗各种外伤出血,无论出血是否伴有瘀血,均可应用,且止血不留瘀。

3.治疮疡不敛

血竭有生肌敛疮之功,可用于治疗疮疡久溃不敛,能促进疮面愈合。

(五)配伍应用

1.血竭配乳香、没药

血竭活血定痛,化瘀止血;乳香、没药活血止痛,消肿生肌。三者配伍,活血止痛、消肿生肌之力增强,常用于治疗跌打损伤、瘀血肿痛等症。

2.血竭配蒲黄

血竭化瘀止血,蒲黄活血祛瘀,止血作用较平和。二者配伍,可用于治疗瘀血阻滞、血不归经所致的各种出血证,止血而不留瘀。

(六)用法用量

内服:研末,1~2 g;或入丸剂。外用:适量,研末调敷或入膏药内敷贴。

(七)使用注意

孕妇慎用。月经期不宜服用。

(八)化学成分

主要含血竭素、血竭红素、去甲基血竭素、去甲基血竭红素及黄烷醇、查耳酮、树脂酸等成分。

(九)药理作用

1.对血液系统的作用

血竭具有抗血栓形成、抗凝血等作用,可抑制血小板聚集,降低血液黏稠度,改善血液循环。

2.对心血管系统的作用

能扩张冠状动脉,增加冠脉血流量,改善心肌缺血,对心血管系统有一定的保护作用。

3.抗炎作用

可抑制炎症介质的释放,减轻炎症反应,具有明显的抗炎作用。

4.促进组织修复作用

能促进成纤维细胞的增殖和胶原蛋白的合成,有利于伤口愈合和组织修复。

(十)临床应用

1.治疗跌打损伤

血竭配伍三七、红花、土鳖虫等药物,制成膏剂外敷或内服,用于治疗跌打损伤所致的瘀血肿痛,能有效缓解疼痛,促进瘀血消散。

2.治疗外伤出血

血竭研末外敷于伤口,可迅速止血且能促进伤口愈合。对于一些慢性溃疡、疮疡久不收口者,血竭与煅石膏、乳香、没药等药物配伍外用,能起到生肌敛疮的作用。

(十一)不良反应

血竭一般毒性较低,但如果长期大量使用,可能会引起过敏反应,如皮肤瘙痒、皮疹等。

(十二)中毒与解救

目前尚未见血竭中毒的严重报道。若出现过敏等不良反应,应立即停止使用,并根据症状进行相应处理,如抗过敏治疗等。

三、自然铜

自然铜的别名为石髓铅、方块铜,为天然黄铁矿,主含二硫化铁。主产于四川、湖南、云南、广东等地。全年均可采集。采后除去杂质,砸碎,以火煅透,醋淬,研末或水飞用。

(一)处方用名

自然铜、煅自然铜。

(二)药性

辛,平;归肝经。

(三)功效

散瘀止痛,接骨疗伤。

(四)主治

跌打损伤,骨折筋断,瘀肿疼痛。本品味辛而散,入肝经血分,功能活血散瘀,续筋接骨,尤长于促进骨折的愈合,为伤科要药,外敷内服均可。

(五)配伍应用

1.自然铜配乳香

乳香芳香走窜,功善活血消瘀,伸筋止痛;自然铜长于散瘀止痛,接筋续骨。若二者合用,则活血散瘀之功增强,并消肿止痛,可用于跌打损伤的瘀血肿痛之证。

2.自然铜配骨碎补

骨碎补活血止血,续伤;自然铜散瘀止痛、续筋接骨。二药相须为用,能活血散瘀而止血,接骨续伤而止痛,用于跌扑闪挫、金疮、损伤筋骨之证。

(六)用法用量

内服:煎汤,10～15 g;入丸、散,醋淬研末服,每次 0.3 g。

(七)炮制品

自然铜多煅制用,经煅淬后,可增强散瘀止痛作用,多用于跌打肿痛、筋骨折伤,煅淬后使质地酥脆,便于粉碎加工,利于煎出有效成分。

(八)使用注意

不宜久服。凡阴虚火旺,血虚无瘀者慎用。

(九)化学成分

主要成分为二硫化铁,并混有铜、砷、锑等物质。

(十)药理作用

能促进骨折愈合,表现为骨痂生长快,量多且较成熟;对多种病原性真菌有不同程度的拮抗作用。

四、骨碎补

骨碎补的别名为碎补、申姜、毛姜,为水龙骨科植物槲蕨或中华槲蕨的根茎。前者产于浙江、湖北、广东、广西、四川;后二者主产于陕西、甘肃、青海、四川等。全年均可采挖,以冬、春两季为主。除去叶与鳞片,洗净,润透,切片,干燥。生用或砂烫用。

(一)处方用名

骨碎补、烫骨碎补。

(二)药性

苦,温。归肝、肾经。

(三)功效

活血续伤,补肾强骨。

(四)主治

(1)跌打损伤或创伤,筋骨损伤,瘀滞肿痛。本品能活血散瘀、消肿止痛、续筋接骨。以其入肾治骨,能治骨伤而得名,为伤科要药。

(2)肾虚腰痛、耳鸣耳聋、牙痛、久泄。

(五)配伍应用

1.骨碎补配自然铜

骨碎补补肾接骨,坚骨强筋,活血、止痛;自然铜入血行血,散瘀止痛,续筋接骨。二药配用,治疗跌打损伤、骨折、瘀肿疼痛等证。

2.骨碎补配牛膝

骨碎补长于补肾,善治肾虚腰腿疼痛;牛膝补肝肾,强筋骨,活血祛瘀,二药配用,可治腰膝酸软疼痛、筋骨乏力、筋骨疼痛等证。

3.骨碎补配熟地黄

骨碎补入骨补肾。熟地黄甘温味厚,入肝肾心经,补血生精填髓为主,二药配用,补益肝肾,培元固本,治疗肾虚耳鸣耳聋、牙痛、目暗不明、腰酸腿软等证。

(六)用法用量

(1)内服:煎汤,10～15 g。

(2)外用:适量,研末调敷或鲜品捣敷,也可浸酒擦患处。

(七)炮制品

骨碎补密被鳞片,不易除净,且质地坚硬而韧,不利于粉碎和煎煮出有效成分,故临床多用其炮制品;砂炒骨碎补,质地松脆,易于除去鳞片,便于调剂和制剂,有利于煎出有效成分,以补肾强骨、续伤止痛为主。

(八)使用注意

阴虚火旺、血虚风燥者慎用。

(九)化学成分

含有柚皮苷、骨碎补双氢黄酮苷、骨碎补酸等。

(十)药理作用

水煎醇沉液有预防血清胆固醇、甘油三酯升高,并防止主动脉粥样硬化斑块形成的作用;骨碎补多糖和骨碎补双氢黄酮苷有降血脂和抗动脉硬化的作用。骨碎补能促进骨对钙的吸收,提高血钙和血磷水平,有利于骨折的愈合;改善软骨细胞,推迟骨细胞的退行性病变。此外,骨碎补双氢黄酮苷有明显的镇静、镇痛作用。

(十一)临床应用

1.治传染性软疣

用骨碎补治疗传染性软疣,以70%酒精浸泡骨碎补,48 h后洗滤,涂于疣体上,每天2次。

2.治链霉素毒性反应

用骨碎补治疗链霉素副反应,每天用骨碎补30 g、菊花12 g、钩藤12 g。

(十二)不良反应

大剂量煎服会引起中毒,主要表现为口干、多语、恐惧感、心悸胸闷,继则神志恍惚、胡言乱语,时而欣快,时而悲泣。

(王绍兰)

第四节 破血消癥药

药性峻猛,以破血逐瘀为主要功效的药物,称为破血消癥药。本类药物味多辛、苦,虫类药居多,兼有咸味,归肝经血分。药性峻猛,走而不守,能破血逐瘀、消癥散积,主治瘀血时间长、程度重的症瘕积聚。也可用于血瘀经闭、瘀肿疼痛、偏瘫等症。

应用本类药物时,常配伍行气药以加强其破血消癥之效,或配伍攻下药以增强其攻逐瘀血之力。

本类药物性峻猛,大都有毒,易耗气、动血、伤阴,所以凡以出血证、阴血亏虚、气虚体弱者,以及孕妇,当忌用或慎用。

一、莪术

莪术的别名为蓬莪术、蓬术、蓬莪茂、文术,为姜科植物蓬莪术或温郁金、广西莪术的根茎。蓬莪术主产于四川、广东、广西;温郁金又称温莪术,主产于浙江温州;广西莪术又称桂莪术,主产于广西。秋、冬两季茎叶枯萎后采挖。除去地上部分、须根、鳞叶,洗净蒸或煮至透心,晒干。切片生用或醋制用。

(一)处方用名

莪术、醋莪术。

(二)药性

辛、苦,温。归肝、脾经。

(三)功效

破血行气,消积止痛。

(四)主治

(1)症瘕积聚,经闭,心腹瘀痛。

(2)食积脘腹胀痛。本品能行气止痛,消食化积,用于食积不化的脘腹胀痛。

(五)配伍应用

1.莪术配三棱

三棱为血中之气药,长于破血中之气,以破血通经;莪术为气中之血药,善破气中之血,以破气消积。二药伍用,气血双施,活血化瘀,行气止痛,化积消癥力彰。三棱伍莪术出自《经验良方》三棱丸,用于治疗血滞经闭腹痛。

2.莪术配当归

当归活血补血,莪术破血行气,二药合用活血通经。应用于经闭经痛。

3.莪术配青皮

青皮行气理气,莪术破血行气,消积止痛。二药配伍破气消积。应用于食积脘腹胀痛。

(六)用法用量

内服:煎汤,3~15 g。醋制后可加强祛瘀止痛作用。外用适量。

(七)炮制品

莪术生品行气止痛、破血祛瘀力强,为气中血药;醋莪术主入肝经血分,散瘀止痛作用增强。

(八)使用注意

孕妇和月经过多者忌用。

(九)鉴别应用

郁金、姜黄、莪术:三药均来源于姜科植物,亲缘关系相近,同属活血化瘀药,均为瘀血证所常用。郁金为姜科植物温郁金、姜黄、广西莪术、蓬莪术的块根,功能活血止痛、行气解郁、凉血清心、利胆退黄;常用于气滞血瘀的胸胁脘腹胀痛,月经不调,痛经,浊邪蒙蔽心窍的神昏、癫痫及血热妄行的吐衄,妇女倒经及湿热黄疸等。姜黄为姜科植物姜黄的根茎,功能活血行气、通经止痛,主治血瘀气滞的经闭腹痛、胸胁疼痛及跌打伤痛,又善祛风疗痹。莪术则是姜科植物温郁金、蓬莪术和广西莪术的根茎,功能破血行气、消积止痛,适用于血瘀气滞的症瘕积聚、经闭、经痛、产后瘀痛、心腹疼痛及食积气滞、脘腹胀痛等。

(十)化学成分

莪术中主要含挥发油类成分。其中温郁金含有 α-蒎烯、β-蒎烯,樟脑,1,8-桉叶醇,龙脑,莪术醇,异莪术烯醇等。广西莪术含有 α-蒎烯、β-蒎烯,柠檬烯,龙脑,樟脑,丁香酚,姜烯,莪术醇,莪术酮,芳姜酮,姜黄酮,去水莪术酮等。

(十一)药理作用

莪术挥发油制剂对多种癌细胞既有直接破坏作用,又能通过免疫系统使特异性免疫增强而获得明显的免疫保护效应,从而具有抗癌作用。温莪术挥发油能抑制多种致病菌的生长;1％莪术油对动物醋酸性腹膜炎有抑制作用,对小鼠局部水肿、炎症有抑制作用。莪术油有明显的抗胃溃疡作用。水提液可抑制血小板聚集,促进微动脉血流恢复,完全阻止微动脉收缩,明显促进局部微循环恢复;莪术水提醇沉液对体内血栓形成有抑制作用。此外,莪术对呼吸道合胞病毒有直接灭活作用,莪术油有明显的保肝和抗早孕作用。

(十二)临床应用

治宫颈癌:用 1％莪术总油或 2％莪术乳剂,局部注射用药,治疗宫颈癌,以早期宫颈癌疗效为好。

(十三)不良反应

临床治疗中部分患者可见头晕、恶心、面部潮红、呼吸困难、胸闷等表现。个别有发热、发绀、心慌、乏力等或一过性谷丙转氨酶升高。

二、三棱

三棱的别名为京三棱、光三棱、黑三棱,为黑三棱科植物黑三棱的块茎。主产于江苏、河南、山东、江西等地。野生或栽培。冬季至次春,挖取块茎,去掉茎叶须根,洗净,削去外皮,晒干。切片生用或醋炙后用。

(一)处方用名

三棱、醋三棱。

(二)药性

辛、苦,平。归肝、脾经。

(三)功效

破血行气,消积止痛。

(四)主治

所治病证与莪术基本相同,常相须为用。然三棱偏于破血,莪术偏于破气。

(五)用法用量

内服:煎汤,3～10 g。醋制后可加强祛瘀止痛作用。

(六)炮制品

三棱生品为血中气药,破血行气之力较强(体质虚弱者不宜使用),用于血滞经闭、产后瘀滞腹痛、症瘕积聚、食积痰滞、脘腹胀痛、慢性肝炎或迁延性肝炎等;醋炙品主入血分,破瘀散结、止痛的作用增强,用于瘀滞经闭腹痛,症瘕积聚,心腹疼痛,胁下胀痛等症。

（七）使用注意

孕妇和月经过多者忌用。

（八）化学成分

含有挥发油，油中主要成分为苯乙醇、对苯二酚、棕榈酸、去茎木香内酯等，以及多种有机酸。

（九）药理作用

水提物能显著延长凝血酶对人纤维蛋白的凝聚时间；水煎剂能显著抑制血小板聚集，降低全血黏度；能明显延长血浆凝血酶时间和白陶土部分凝血时间；能抗体外血栓形成，并使血栓时间延长，血栓长度缩短，血栓重量减轻，能使优球蛋白时间缩短。水煎剂对离体家兔子宫有兴奋作用。

（十）临床应用

治中风不遂：以三棱、莪术、丹参，配合川芎、地龙等，煎汤内服，治疗中风不遂，一般服药 7 d，患肢开始有自主活动，2～4 周可下床扶杖行走，上肢功能也随之恢复。

三、水蛭

水蛭的别名为马蛭、马蟥、马鳖、蚂蟥，为水蛭科动物蚂蟥、水蛭及柳叶蚂蟥的干燥体。全国大部分地区均有出产，多属野生。夏秋季捕捉。捕捉后洗净，用沸水烫死，切段晒干或低温干燥。生用，或用滑石粉烫后用。

（一）处方用名

水蛭、炒水蛭。

（二）药性

咸、苦，平；有小毒。归肝经。

（三）功效

破血通经，逐瘀消癥。

（四）主治

（1）血瘀经闭，症瘕积聚。本品咸苦入血，破血逐瘀力强，主要用于血滞经闭、症瘕积聚等证。

（2）跌打损伤，心腹疼痛。

（五）配伍应用

1.水蛭配虻虫

水蛭潜水而居，咸苦平，虻虫居陆地能飞行，均入肝经血分，同为破血逐瘀要药。二药相配，其性更猛，一飞一潜，在上之热，飞者抵之，在下之热，潜者挡之，治血结上下俱病者，功效尤甚，常用于治疗症瘕积聚、蓄血疼痛。

2.水蛭配莪术

莪术辛散温通，可行气破血，消积止痛，其行气之力为优；水蛭以破血祛瘀之功为强。因气为血帅，血为气母，气行则血行，水蛭得莪术则能破血而行血中之气，莪术得水蛭则破血祛瘀力更甚。二药相合，气血并治，使气血行、瘀血去，通则不痛。用于治疗症瘕积聚、血滞经闭、产后瘀阻等症。

（六）用法用量

内服：煎汤，1.5～3 g；研末服，0.3～0.5 g，以入丸、散或研末服为宜。或以鲜活者放置于瘀肿局部吸血消瘀。

（七）炮制品

水蛭生品有毒，多入煎剂，以破血逐瘀为主；滑石粉炒后能减低毒性，质地酥脆，利于粉碎，多入丸散。

(八)使用注意

孕妇与月经量过多者忌用。

(九)化学成分

主要含蛋白质。唾液中含有水蛭素,还含有肝素、抗血栓素及组胺样物质。

(十)药理作用

水蛭水煎剂有较强抗凝血作用,能显著延长纤维蛋白的凝聚时间,水蛭提取物、水蛭素对血小板聚集有明显的抑制作用,抑制大鼠体内血栓形成,对弥散性血管内凝血有很好的治疗作用。水蛭煎剂能改善血液流变学。能降血脂,消退动脉粥样硬化斑块,增加心肌营养性血流量,对抗垂体后叶激素引起的心律失常或明显的 T 波、ST 段的变化。促进脑血肿吸收,减轻周围脑组织炎症反应及水肿,缓解颅内压升高,改善局部血循环,保护脑组织免遭破坏。对皮下血肿也有明显抑制作用。水蛭水煎剂对肾缺血有明显保护作用,能降低血清尿素氮、肌酐水平,对升高的血清肿瘤坏死因子有明显的降低作用。水蛭素对肿瘤细胞也有抑制作用。此外,水蛭水煎剂有终止妊娠的作用。

(十一)临床应用

1.治冠心病心绞痛

水蛭片(每片含生药 0.75 g),每次 2～4 片,每天 3 次,治疗冠心病、心绞痛。

2.治高脂血症

生水蛭粉装胶囊(每粒含生药 0.25 g)治疗高脂血症,每次 4 粒,每天 3 次,饭后服,4 周为1 个疗程。

3.治脑梗死

水蛭口服液(每 10 mL 含生药 3 g),治疗脑梗死。

(十二)不良反应

妊娠 7～11 个月的小鼠每天灌服水蛭煎剂 0.5～1.0 g/kg,均可使胎鼠体重下降,有明显致畸作用,死胎和吸收胎比例升高,堕胎作用显著。

(王绍兰)

第四章

祛 风 湿 药

第一节　祛风湿散寒药

本节药物性味多为辛苦温,入肝脾肾经。辛散祛风,苦燥湿,温通祛寒。有较好的祛风、除湿、散寒、止痛、通经络等作用,主要适用于风寒湿痹,肢体关节疼痛、筋脉拘挛、痛有定处、遇寒加重等。经配伍也可用于风湿热痹。本节药物具有温热燥散之性,阴虚有热者慎用。

一、独活

独活的别名为川独活、大活、香独活,为伞形科植物重齿毛当归的干燥根。主产于四川、湖北、安徽等地。春初或秋末采挖,除去杂质,干燥。切片,生用。以根条粗壮、油润、香气浓郁者为佳。

(一)药性

辛、苦,微温。归肝、肾、膀胱经。

(二)功效

祛风湿,止痛,解表。

(三)主治

(1)风湿痹证,肢体疼痛。无论新久上下,均可应用。尤善于治疗下肢风寒湿痹、腰膝疼痛。

(2)外感风寒夹湿,头身酸困。

(3)少阴头痛,牙痛。

(4)皮肤瘙痒。

(四)配伍应用

1.独活配细辛

独活辛温,归肾与膀胱经,善祛风湿、止痛,兼能解表散寒除湿;细辛辛温,善发散肌表风寒,祛寒止痛亦佳。二药配伍,散风寒、祛风湿、止痛之功均增强,善治风寒感冒头身疼痛、风寒湿痹肢体疼痛、少阴头痛、牙痛。

2.独活配桑寄生

独活祛风湿、止痛,善祛风寒湿邪而止痹痛;桑寄生既能祛风湿,又能补肝肾、强筋骨。二药配伍,既能外散风寒湿,又能内补肝肾以壮筋骨,有扶正祛邪、标本兼顾之优点。适用于痹证兼有肝肾不足而见腰膝酸痛、四肢屈伸不利、关节疼痛、肌肤麻木不仁者。

(五)用法用量

内服:煎汤,3～9 g;或入丸散。

(六)使用注意

本品辛香苦燥,易耗伤阴液,故素体阴虚和血燥者慎用。

(七)鉴别应用

独活与羌活:二药均能祛风湿,止痛,解表,治风寒湿痹,风寒夹湿表证,头痛。但独活性较缓和,发散力较羌活为弱,多用于治疗风寒湿痹,尤其是在下半身者,又治头痛属少阴者。羌活性较燥烈,发散力强,常用于治疗风寒表证。用于风寒湿痹,长于治病在上半身者,治头痛属太阳者;若风寒湿痹,一身尽痛,二者常配伍应用。

(八)化学成分

本品含香豆精素、γ-氨基丁酸及挥发油等。

(九)药理作用

独活有抗炎、镇痛及镇静作用;对血小板聚集和血栓形成有抑制作用,抗凝血;有抗菌作用和光敏作用。

(十)临床应用

1.治慢性气管炎

独活 9 g,红糖 15 g,水煎分 3～4 次服,治疗慢性气管炎。

2.治银屑病

自制黑光丸(由独活、补骨脂、沙参、蒺藜及白芷等药物组成)内服,同时照射黑光灯疗法,疗效显著。

(十一)不良反应

据报道,独活可致实验动物发生肝损伤。有报道用独活治疗气管炎时,曾发现服用煎剂有头昏、头痛、舌发麻、恶心呕吐、胃部不适等不良反应。

二、威灵仙

威灵仙的别名为灵仙,为毛茛科植物威灵仙、棉团铁线莲或东北铁线莲的干燥根与根茎。威灵仙主产于江苏、安徽、浙江等地,应用较广。棉团铁线莲或东北铁线莲部分地区应用。秋季采挖,切段,生用。以条匀、皮黑、肉白、坚实者为佳。

(一)药性

辛、咸,温。归膀胱经。

(二)功效

祛风湿,通络止痛,消骨鲠。

(三)主治

(1)风湿痹证,肢体麻木,筋脉拘挛,屈伸不利。无论上下皆可应用,尤宜于风邪偏盛,拘挛掣痛者。

(2)骨鲠咽喉。

(3)诸痛,如跌打伤痛、头痛、牙痛、胃脘痛。

(4)痰饮、噎膈、痞积。

（四）配伍应用

1.威灵仙配羌活

威灵仙辛温,善走串,能通行十二经,祛风除湿,通络止痛,尤善祛风;羌活辛苦温,有祛风胜湿之功,善发散肌表及上焦风寒湿邪。二药合用,祛风散寒除湿力强,主治风寒湿痹尤其是上半身痹痛。

2.威灵仙配川芎

威灵仙辛散温通,力猛善走,善祛风、通经络而止痹痛;川芎辛温,活血行气,祛风散寒止痛。二药配伍,增强祛风散寒止痛之力,又能活血行气,主治风湿痹痛。

（五）用法用量

内服:煎汤,6～9 g,消骨鲠可用 30～50 g;或入丸散。外用:适量。外用研末或制酒剂外敷或涂搽。

（六）使用注意

本品辛散走窜,气血虚弱者慎服。

（七）化学成分

含原白头翁素,白头翁内酯,甾醇,糖类,皂苷等。

（八）药理作用

本品有镇痛、抗利尿、抗疟、降血糖、降血压、利胆等作用;可使食管蠕动节律增强,频率加快,幅度增大,有松弛肠平滑肌作用;对鱼骨刺有一定软化作用,并使咽和食管平滑肌松弛,增强蠕动,促使骨刺松脱;有引产作用。

（九）临床应用

1.治骨鲠

威灵仙30 g,加水2碗,煎成1碗,于30 min内慢慢咽下,每天1～2剂。合并食道感染者,需酌情补液和使用抗生素。治疗骨鲠(鱼骨、鸡骨、鸭骨、鹅骨、猪骨)117例,一般服药1～4剂,个别患者服药8剂(4 d)。

2.治足跟痛

威灵仙5～10 g,捣碎,用陈醋调膏,备用。先将患足在热水中浸泡5～10 min,擦干后将药膏敷于足跟,外用绷带包扎。夜晚休息时,可将患足放在热水袋上热敷,每2 d换药1次。治疗足跟痛,疗效显著,但局部破溃者不可使用。

3.治胆石症

威灵仙60 g,分2次煎服,治疗胆石症疗效显著。

（十）不良反应

威灵仙偶有变态反应。原白头翁素易聚合成白头翁素,为威灵仙的有毒成分,服用过量可引起中毒。

三、川乌

川乌的别名为川乌头,为毛茛科植物乌头的母根。主产于四川、云南、陕西等地,6～8月采挖,除去子根、须根及泥沙,干燥。生用或制后用。以个大、肥满、质坚实、无残根及须根者为佳。

(一)处方用名

生川乌、制川乌。

(二)药性

辛、苦,热;有大毒。归心、肝、肾、脾经。

(三)功效

祛风湿,散寒止痛。

(四)主治

(1)风湿痹证,尤宜于寒邪偏胜之风湿痹痛。

(2)心腹冷痛,寒疝腹痛。

(3)跌打损伤疼痛,麻醉止痛。

(五)配伍应用

1.川乌配草乌

川乌、草乌均为辛苦性热之品,祛风除湿,尤善逐寒、止痛,主治寒痹疼痛。合用药效更强。

2.川乌配蜂蜜

川乌为辛苦性热之品,善于逐阴寒、止痛。蜂蜜味甘,能补中、缓急止痛,又能解乌头毒。二药合用,既能增强止痛之功,又能缓解乌头的毒烈之性,主治阴寒内盛心腹冷痛。

(六)用法用量

内服:煎汤,1.5～3 g;或入丸散;宜入汤剂,先煎、久煎至入口无麻味。

(七)炮制品

生川乌毒性较大,制川乌毒性降低。

(八)使用注意

孕妇忌用;不宜与贝母类、半夏、白及、白蔹、天花粉及瓜蒌类同用;内服一般应炮制用,生品内服宜慎;酒浸、酒煎服易致中毒,应慎用。

(九)鉴别应用

川乌与草乌:两者药性、功效、主治类似,草乌毒性更强。二药配伍应用能增强祛风湿、止痛之功。但毒性也相应增强,因此应注意二药联合应用的剂量、用法,以保证用药安全。

(十)化学成分

本品含乌头碱,次乌头碱,中乌头碱,消旋去甲乌头碱,酯乌头碱,酯次乌头碱,酯中乌头碱,3-去氧乌头碱,多根乌头碱,新乌宁碱,川附宁,附子宁碱,森布宁 A、B,北草乌头碱等多种生物碱,以及乌头多糖 A、B、C、D 等。

(十一)药理作用

乌头有明显的抗炎、镇痛作用,有强心作用,但剂量加大则引起心律失常,终致心脏抑制;乌头碱可引起心律不齐和血压升高,还可增强毒毛花苷 G 对心肌的毒性作用,有明显的局部麻醉作用;乌头多糖有显著降低正常血糖作用;注射液对胃癌细胞有抑制作用。

(十二)临床应用

1.治肩周炎

川草乌、樟脑各 90 g,研细末,每次以适量药末加老陈醋调敷患处,每天 1 次,治疗肩周炎(冻结肩),一般 3 次即可见效,平均用药 7 次。

2.治疗疔疮

生川乌、生草乌各 35 g,水煎外洗,治疗疔疮,疗效显著。

(十三)中毒与解救

1.中毒症状

误服乌头或过量服用,或用生品不经久煮或服生品药酒剂或配伍不当等,可引起中毒,其症状为口舌、四肢及全身麻木,流涎,恶心,呕吐,腹泻,头昏,眼花,口干,脉搏减缓,呼吸困难,手足抽搐,神志不清,大小便失禁,血压及体温下降,心律失常,室性期前收缩和窦房停搏等。严重者,可出现循环、呼吸衰竭及严重心律失常。

2.解救措施

早期应催吐、导泻,或高位灌肠,并补液和注射阿托品。重症者,加大剂量和缩短间隔时间,或同时服用金银花、甘草、绿豆、生姜、黑豆等。如出现频发期前收缩或阵发性室性心动过速,可用利多卡因、普鲁卡因等。轻度中毒者,可用绿豆 60 g,黄连 6 g,甘草 15 g,生姜 15 g,红糖适量水煎后鼻饲或口服;还可用蜂蜜 50~120 g,用凉开水冲服;心律失常,可用苦参 30 g,煎服。

(十四)附药:草乌

草乌为毛茛科植物北乌头的干燥根。主产于东北、华北。秋季茎叶枯萎时采挖,除去须根和泥沙,干燥。性能、功效、应用、用法用量、使用注意与川乌同,而毒性更强。

四、蕲蛇

蕲蛇的别名为白花蛇、大白花蛇,为蝰科动物五步蛇除去内脏的全体。气腥,味微咸。主产于湖北、江西、浙江等地。多于夏、秋二季捕捉,除去内脏,干燥。去头、鳞,切段生用、酒炙,或黄酒润透,去鳞、骨用。以身干、个大、头尾齐全、花纹斑点明显者为佳。

(一)处方用名

蕲蛇、蕲蛇肉、酒蕲蛇。

(二)药性

甘、咸,温;有毒。归肝经。

(三)功效

祛风,通络,止痉,止痒。

(四)主治

(1)风湿痹证,麻木拘挛。尤善治病深日久之风湿顽痹。

(2)中风半身不遂,口眼㖞斜,肢体麻木。

(3)小儿急慢惊风,破伤风。

(4)麻风,顽癣,皮肤瘙痒。

(5)瘰疬、梅毒、恶疮。

(五)配伍应用

1.蕲蛇配防风

蕲蛇善祛风通络、止痒;防风能祛风胜湿疗痹、善止痒。二药合用,祛风力更强,善治风痹肢体疼痛、麻木拘挛,以及风疹瘙痒。

2.蕲蛇配天麻

蕲蛇透骨搜风,截惊定搐,为治抽搐痉挛常用药;天麻性平质润,为治各种肝风内动、惊痫抽搐要药。二药合用止痉力增强,主治肝风内动,痉挛抽搐。

3.蕲蛇配乌梢蛇

二药均有祛风、通络、止痉之功,配伍后其作用增强,主治风湿顽痹,中风半身不遂、小儿惊风、破伤风、麻风,顽癣,皮肤瘙痒等。

(六)用法用量

内服:煎汤,3～10 g;研末服,一次 1～1.5 g,每天 2～3 次;或酒浸、熬膏、入丸散服。外用:适量。

(七)炮制品

蕲蛇头部有毒,炮制除去头部能降低毒性;酒蕲蛇可增强祛风除湿、通络止痛的作用,并可减少腥气。

(八)使用注意

阴虚内热者忌服。

(九)化学成分

本品含 3 种毒蛋白:AaT-Ⅰ、AaT-Ⅱ、AaT-Ⅲ,由 18 种氨基酸组成。并含透明质酸酶、出血毒素等。

(十)药理作用

蕲蛇有镇静、催眠及镇痛作用;水提物能激活纤溶系统;醇提物有增强免疫的作用。

(十一)临床应用

治坐骨神经痛。用蛇蝎散(蕲蛇、全蝎、蜈蚣各等分,研末)3 g/d,分 1～3 次服,10 d 为 1 个疗程。

(十二)不良反应

有蕲蛇制剂引起变态反应的报道。

(十三)附—金钱白花蛇

金钱白花蛇为眼镜蛇科动物银环蛇的幼蛇干燥体。称为金钱白花蛇。其性能、功效、应用与蕲蛇相似而力较强。煎服:3～4.5 g;研粉吞服:1～1.5 g。

五、乌梢蛇

乌梢蛇的别名为乌蛇,为游蛇科动物乌梢蛇的干燥体。全国大部分地区有分布。多于夏、秋季捕捉。去头和鳞片,切段生用、酒炙,或黄酒闷透,去皮骨用。

(一)处方用名

乌梢蛇、乌梢蛇肉、酒乌梢蛇。

(二)药性

甘,平。归肝经。

(三)功效

祛风,通络,止痉,止痒。

(四)主治

(1)风湿痹证,麻木拘挛。

(2)中风半身不遂,口眼㖞斜,肢体麻木。

(3)小儿急慢惊风,破伤风。

（4）麻风,顽癣,皮肤瘙痒。

（5）瘰疬、恶疮。

（五）配伍应用

乌梢蛇配蝉蜕:乌梢蛇祛风、通络、止痉,善治风毒瘙痒、惊风抽搐;蝉蜕散外风、凉肝息风止痒、止痉。二药配伍,能增强祛风止痒、止痉之功,常用于治疗皮肤瘙痒、惊风抽搐。

（六）用法用量

内服:煎汤,9～12 g;研末服,每次 2～3 g;或入丸剂、酒浸服。

（七）炮制品

乌梢蛇头部有毒,炮制除去头部能消除毒性;酒蕲蛇可增强祛风通络的作用,并能除臭、防腐。

（八）使用注意

性偏燥散,血虚生风者慎服。

（九）鉴别应用

乌梢蛇、蕲蛇、金钱白花蛇:三药性皆走窜,均能祛风,通络,止痉,凡内外风毒壅滞之证皆宜,主治风湿顽痹,中风半身不遂、小儿惊风、破伤风、麻风,顽癣,皮肤瘙痒等。尤以善治病久邪深者为其特点。其作用以金钱白花蛇作用最强,蕲蛇次之,乌梢蛇最弱;金钱白花蛇与蕲蛇均有毒,且性偏温燥,而乌梢蛇性平且毒力较缓。

（十）化学成分

本品含赖氨酸、亮氨酸、谷氨酸、丙氨酸、胱氨酸等 17 种氨基酸,并含果糖-1,6-二磷酸酶,原肌球蛋白等。

（十一）药理作用

乌梢蛇水煎液和醇提取液有抗炎、镇静、镇痛作用。其血清有对抗五步蛇毒作用。

（十二）临床应用

1.治皮肤病

用乌梢蛇制成止敏片,每片重 0.3 g,每次 5 片,慢性荨麻疹可服 8 片,每天 3 次。治疗各型荨麻疹、湿疹、皮炎、皮肤瘙痒症、结节性痒疹及多形性红斑。

2.治骨关节结核

乌梢蛇去头及皮后研细末,黄酒冲服,每次 3 g,每天 3 次,5 周为 1 个疗程。

（十三）附药:蛇蜕

蛇蜕为游蛇科动物王锦蛇、红点锦蛇和黑眉锦蛇等多种蛇蜕下的皮膜。全国各地均产。全年均可收集,去净泥沙,晾干。性味甘、咸,平。归肝经。功能祛风,定惊,退翳,解毒止痒。适用于惊风癫痫,翳障,喉痹,口疮,痈疽疔毒,瘰疬,皮肤瘙痒,白癜风等。煎汤:1.5～3 g;研末:每次 0.3～0.6 g。外用适量。孕妇忌服。

六、蚕沙

蚕沙的别名为原蚕沙、晚蚕沙、蚕矢,为蚕蛾科昆虫家蚕幼虫的粪便。主产于江苏、浙江、四川等地。6～8 月收集二眠到三眠时的粪便,晒干,簸净泥土及桑叶碎屑。生用。以粒大、色黑、无杂质者为佳。

(一)药性

甘、辛,温。归肝、脾、胃经。

(二)功效

祛风湿,和胃化湿。

(三)主治

(1)风湿痹证。

(2)吐泻转筋。

(3)风疹湿疹瘙痒。

(四)配伍应用

蚕沙配木瓜:蚕沙功能祛风湿、和胃化湿;木瓜舒筋活络、和胃化湿。二药配伍,增强舒筋活络、和胃化湿之功,主治风湿痹痛、拘挛麻木、中焦湿浊、吐泻转筋。

(五)用法用量

(1)内服:煎汤,5～15 g,宜包煎;或入丸散。

(2)外用:适量,煎汤浴洗或炒热敷熨。

(六)使用注意

阴血亏虚者慎用。

(七)鉴别应用

蚕沙与木瓜:蚕沙与木瓜均能祛风湿、和胃化湿,舒筋活络。均治湿痹拘挛及湿阻中焦之吐泻转筋。但蚕沙作用较缓,又祛风止痒,治风疹、湿疹瘙痒;木瓜善舒筋活络,长于治筋脉拘挛,除常用于湿阻中焦吐泻转筋外,也可用于血虚肝旺,筋脉失养,挛急疼痛等。

(八)化学成分

本品含叶绿素,植物醇,β-谷甾醇,胆甾醇,麦角甾醇,蛇麻脂醇,氨基酸,胡萝卜素,维生素B、C等。

(九)药理作用

蚕沙煎剂有抗炎、促生长作用,叶绿素衍生物对体外肝癌细胞有抑制作用。

(十)临床应用

1.治荨麻疹

蚕沙 60 g,水煎 2 次,分早、晚温服,每天 1 剂。另用蚕沙 120 g,加水 2 500 mL,煎汤熏洗患处,每天 2 次,每次熏洗 20 min。

2.治口腔溃疡

蚕沙 15～60 g,每天煎汤代茶,服用 7 d 至 2 个月。

3.治功能性子宫出血

蚕沙 30 g,炒炭存性,研为极细末备用。每天 1 次,每晚临睡前服 6 g,温开水送下,连服 5 d,开始服药患者可见少腹胀满感觉,继续服药,症状可消失。

(十一)不良反应

据报道,服用蚕沙后出现大便急、腹泻等不良反应。

七、寻骨风

寻骨风的别名为猫耳朵草、白毛藤,为马兜铃科植物绵毛马兜铃的根茎或全草。主产于河南、江苏、江西等地,夏、秋二季采收,晒干。切段,生用。根茎以红棕色者为佳;全草以叶色绿、根茎多、香气浓者为佳。

(一)药性

辛,苦,平。归肝经。

(二)功效

祛风湿,通络止痛。

(三)主治

(1)风湿痹证。

(2)跌打损伤。

(3)胃痛、牙痛、痈肿。

(四)配伍应用

寻骨风配松节:二药均有祛风湿、通络止痛之功,合用增效,用于治疗风寒湿痹、肢体疼痛、屈伸不利。

(五)用法用量

内服:煎汤,10～15 g;或入丸散。外用:适量。

(六)使用注意

可引起消化道不良反应,脾胃虚弱者使用宜慎

(七)化学成分

根茎含马兜铃酸、马兜铃内酯、绵马兜铃内酯、尿囊素、马兜铃新内酯、生物碱、挥发油等。

(八)药理作用

寻骨风有抗炎、镇痛、抗肿瘤、抗早孕、抗感染,以及提高吞噬细胞活性等作用。

(九)临床应用

1.治风湿性、类风湿性关节炎

将寻骨风制成多种剂型使用。①流浸膏:每20 mL 相当于原生药15 g,20～40 mL/d,分2～3次饭后服;②浸膏片:每片0.3 g相当于生药3.75 g,每天6～12片,分2～3次饭后服;③注射液:每20 mL含寻骨风总生物碱20 mg,肌内注射每次2 mL,每天1～2次。

2.治三叉神经痛

寻骨风500 g,浸于50度高粱白酒中服用,治疗三叉神经痛5例,一般用药1 d后疼痛即可消失。

(十)不良反应

部分患者服用寻骨风出现恶心、呕吐、上腹痛、厌食、头晕、乏力、心慌、咽干等,一般仍可坚持服药。少数病例发展迅速,汗出甚多,故阴液亏损的患者不宜单独使用。

八、松节

松节为松科植物油松、马尾松和赤松等枝干的结节。全国大部分地区有产。全年可采,晒干。切片,生用。以个大、棕红色、油性足者为佳。

(一)处方用名

松节、油松节。

(二)药性

苦、辛,温。归肝、肾经。

(三)功效

祛风湿,通络止痛。

(四)主治

(1)风寒湿痹。

(2)跌打损伤。

(五)配伍应用

松节配伸筋草:松节与伸筋草均有祛风湿之功。但松节擅长利关节、止痹痛;伸筋草善于舒筋活络。二药配伍,祛风湿止痛作用增强,且既能利关节,又能舒筋活络。适用于风寒湿痹肢体疼痛、筋脉拘挛。

(六)用法用量

内服:煎汤,10～15 g;或入丸散。外用:适量。

(七)使用注意

性偏温燥,阴虚血燥者慎服。

(八)化学成分

本品含木质素,少量挥发油(松节油)和树脂,尚含熊果酸、异海松酸等。

(九)药理作用

松节有一定的镇痛、抗炎作用;有一定抗肿瘤和有免疫活性。

(十)临床应用

治大骨节病。松节 7.5 kg,蘑菇 0.75 kg,红花 0.5 kg。上药加水 50 kg,煮沸至 25 kg,虑药液加白酒 5 kg,每次服 20 mL,每天 2 次。

(刘　霞)

第二节　祛风湿清热药

本节药物性味多为辛、苦、寒,入肝脾肾经。辛行散,苦燥,寒清热。具有良好的祛风除湿、清热、止痛之功,兼有通络作用,主要用于治疗风湿热痹,关节红肿热痛等症;经配伍亦可用于风寒湿痹。

一、秦艽

秦艽的别名为西秦艽、川秦艽、大秦艽、左秦艽,为龙胆科植物秦艽、麻花秦艽、粗茎秦艽或小秦艽的干燥根。前三种按性状不同分别习称"秦艽"和"麻花艽",后一种习称"小秦艽"。主产于陕西、甘肃、内蒙古等地。春、秋二季采挖,除去杂质,干燥,切片,生用。以根条粗大、肉厚、色棕黄、气味浓厚者为佳。

(一)药性

辛、苦,平。归胃、肝、胆经。

(二)功效

祛风湿,通络止痛,退虚热,清湿热。

(三)主治

(1)风湿痹证。热痹尤为适宜。

(2)半身不遂,口眼㖞斜,四肢拘急。

(3)骨蒸潮热,疳积发热。

(4)湿热黄疸。

(四)配伍应用

1.秦艽配络石藤

二药均有祛风湿通络、止痛、清热之功,相须配伍,作用增强,适用于风湿热痹之关节疼痛、四肢拘急、肢体麻木。

2.秦艽配防风

秦艽祛风湿、通络止痛;防风解表祛风、胜湿止痛。二者配伍,发散肌表及筋骨风湿而通经络止痛,用于风湿痹证,风邪偏胜、肢体游走性痛。

3.秦艽配鳖甲

秦艽平而偏寒,退虚热、除骨蒸;鳖甲滋阴潜阳、善清虚热。二药配伍,标本兼顾,主治阴虚骨蒸潮热。

4.秦艽配茵陈蒿

秦艽苦降、平而偏寒,清肝胆湿热而退黄;茵陈蒿清热利湿,为退黄疸要药。二药配伍,清肝胆湿热,退黄疸。主治湿热黄疸。

(五)用法用量

内服:煎汤,5～10 g;或入丸散。

(六)使用注意

久病虚羸,小便频数、大便溏泄者不宜使用。

(七)化学成分

本品含秦艽碱甲、乙、丙,龙胆苦苷,当药苦苷,褐煤酸,褐煤酸甲酯,栎瘿酸,α-香树脂醇,β-谷甾醇等。

(八)药理作用

秦艽具有镇静、镇痛、解热、抗炎作用;有抗组胺作用;对病毒、细菌、真菌皆有一定的抑制作用。秦艽碱甲能降低血压、升高血糖;龙胆苦苷有抗肝炎作用。

(九)临床应用

1.止痛

将秦艽、防己各等份研末,装胶囊,每粒 0.3 g,术前 30 min 服 0.6 g,术后每 6 h 服 1 次,共用 3 d。预防牙拔除并发症,有显著的止痛和消肿效果。

2.治流行性脑脊髓膜炎

秦艽注射液,每毫升含生药 0.625 g,每次 2～5 mL,每天 4～6 次,肌内注射。一般用药 6 d 后,头项强直和角弓反张症状消失,第 9 天痊愈,无后遗症和毒副作用。

(十)不良反应

曾有报道 4 例风湿性关节炎患者,口服秦艽碱甲 100 mg,每天 3 次,共 4～13 d,先后均出现恶心、呕吐等反应。1例患者服 100 mg 后感心悸及心率减缓,但很快恢复。

二、防己

防己的别名为粉防己、汉防己,为防己科植物粉防己的干燥根。习称"汉防己"。主产于安徽、浙江、江西等地。秋季采挖。洗净,除去粗皮,干燥,切厚片,生用。以块大、粗细均匀、质坚实、粉性足者为佳。

(一)药性

苦、辛,寒。归膀胱、肺经。

(二)功效

祛风湿,止痛,利水消肿。

(三)主治

(1)风湿痹证。对风湿热痹,肢体酸重,关节红肿疼痛,及湿热身痛者,尤为适宜。

(2)水肿,小便不利,脚气。尤宜于湿热壅盛所致水肿、小便不利。

(3)湿疹疮毒。

(四)配伍应用

1.防己配薏苡仁

防己祛风湿、止痛、利水,善治风湿热痹疼痛;薏苡仁利湿健脾、除痹,善治湿痹拘挛。二药合用,增强祛风湿、利水之力,用于湿热痹证、水肿、脚气。

2.防己配茯苓

防己功善利水;茯苓性平为利水要药。二药合用,增强利水消肿之功,用于水肿、尿少。

3.防己配黄芪

防己功善利水;黄芪补气利水。二药配伍,利水力强,且能补气,用于气虚湿盛水饮内停。

(五)用法用量

内服:煎汤,5～10 g;或入丸散。外用:适量。

(六)使用注意

本品为大苦大寒之品,易伤胃气,胃纳不佳者慎服。

(七)鉴别应用

汉防己与木防己:防己科植物粉防己的根为汉防己,防己科植物木防己的根、马兜铃科植物广防己的根为木防己。汉防己与木防己均有祛风湿、利水之功。但汉防己偏于利水消肿,木防己偏于祛风湿止痛;治水肿尿少宜用汉防己,治风湿痹痛宜用木防己。

(八)化学成分

本品含粉防己碱(即汉防己甲素),防己诺灵碱,轮环藤酚碱,氧防己碱,防己斯任碱,小檗胺,2,2′-N,N-二氯甲基粉防己碱,粉防己碱 A、B、C、D。

(九)药理作用

粉防己有利尿、镇痛、抗炎作用;对心肌有保护作用,能扩张冠状血管,增加冠脉流量,有显著降压作用,能对抗心律失常;有抗凝血作用;对实验性硅肺有预防治疗作用;对子宫收缩有明显的松弛作用;低浓度的粉防己碱可使肠张力增加,节律性收缩加强,高浓度则降低张力,减弱节律性收缩;有抗菌和抗阿米巴原虫的作用;可使正常大鼠血糖明显降低,血清胰岛素明显升高;有一定抗肿瘤作用;有免疫抑制作用;有抗过敏作用。

（十）临床应用

1.治肝硬化门静脉高压

汉防己 30 g,煎服。观察 40 例,在服药 3 h 后门静脉血流速度降低(16.2±6.5)%。

2.治热痹

木防己制成 10%白酒浸剂(浸泡 60 d),每天 2~3 次,每次 10~20 mL 口服,10 d 为 1 个疗程,共 3~6 个疗程,疗程间休息 4~5 d。

（十一）不良反应

据报道,口服防己可有恶心、呕吐、腹泻、上腹部不适等症状。大剂量静脉注射粉防己碱可引起头晕、头昏、视力模糊、嗜睡等症状。

（十二）附药:广防己

广防己为马兜铃科植物广防己的干燥根,称为"广防己"或"木防己"。药性苦、辛,寒。归膀胱、肺经。功效祛风湿,止痛,利水消肿。主治风湿痹证,水肿,小便不利,脚气等。煎服:5~10 g。过去统称为"防己"。汉防己与木防己均有祛风湿、利水之功。但汉防己偏于利水消肿,木防己偏于祛风湿止痛。

三、桑枝

桑枝的别名为嫩桑枝、童桑枝、干桑枝,为桑科植物桑的干燥嫩枝。全国各地均产。春末夏初采收,去叶,晒干,或趁鲜切片,晒干。生用或炒用。以质嫩、断面黄白色者为佳。

（一）处方用名

桑枝、炒桑枝、酒桑枝。

（二）药性

微苦,平。归肝经。

（三）功效

祛风湿,利关节,利水消肿。

（四）主治

(1)风湿痹证。痹证新久、寒热均可应用,尤宜于风湿热痹,肩臂关节酸痛麻木者。

(2)水肿。

（五）配伍应用

1.桑枝配桂枝

桑枝祛风湿利关节,作用偏于上肢;桂枝温通经脉、止痛,治痹证偏于上肢者。二药配伍通经止痛力强,适用于风寒湿痹,尤宜于风寒上肢疼痛者。

2.桑枝配忍冬藤

桑枝祛风湿利关节,平而偏凉,治热痹;忍冬藤清热通络止痛,主治热痹。二药配伍,主治热痹关节红肿热痛。

（六）用法用量

内服:煎汤,9~15 g;也可入丸散。外用:适量。

（七）炮制品

生桑枝长于清热除痹;酒桑枝偏于通经络、利关节。

(八)使用注意

血虚生风者慎用。

(九)化学成分

桑枝含鞣质、蔗糖、果糖、水苏糖、葡萄糖、麦芽糖、阿拉伯糖、木糖、生物碱及氨基酸等。

(十)药理作用

桑枝有抗炎、增强免疫、抗菌、抗病毒、抗癌、利尿、调血脂等作用。

(十一)临床应用

1.治2型糖尿病

桑枝提取物制成颗粒剂,每次1袋,每天3次,餐时服,20天为1个疗程,共用3个疗程。与西药拜糖平比较疗效相同,但对改善倦怠乏力、口渴不欲饮等症状的疗效明显优于拜糖平。

2.治破伤风

取直径3 cm、长30 cm的桑枝,架空中间用火烧,两端即滴出桑木油,收集备用。成人每次10 mL加红糖少许,服后汗出。本药治疗破伤风疗效显著。

四、豨莶草

豨莶草的别名为豨莶、狗膏、猪膏草,为菊科植物豨莶、腺梗豨莶或毛梗豨莶的地上部分。主产于湖南、湖北、江苏等地。花开前和花期采割,除去杂质,晒干。切段,生用或黄酒蒸制用。以茎粗、叶多、枝嫩而壮、花未开放、鲜绿色者为佳。

(一)处方用名

豨莶草、酒豨莶草。

(二)药性

辛、苦,寒。归肝、肾经。

(三)功效

祛风湿,利关节,解毒。

(四)主治

(1)风湿痹痛,中风半身不遂。

(2)风疹,湿疮,疮痈。

(3)原发性高血压病。

(五)配伍应用

豨莶草配桑枝:豨莶草与桑枝均有祛风湿、利关节之功,兼有止痒作用。二药合用,既能增强治疗风湿热痹的作用,又能增强治疗风疹皮肤瘙痒作用。

(六)用法用量

内服:煎汤,10～12 g;或入丸散。外用:适量。

(七)炮制品

生豨莶草偏于祛风湿、解毒,治风疹湿疮、疮痈。制豨莶草兼能补肝肾,治风湿痹痛、半身不遂。

(八)使用注意

生用性寒,虚寒性患者慎用;酒蒸制后转为甘温,实热、阴虚内热慎用。

(九)鉴别应用

豨莶草与桑枝:二药均有祛风湿、利关节之功,兼有止痒作用。均可用于治疗风湿热痹、皮肤瘙痒。豨莶草生用性寒,以治风湿热痹为主,制用补虚,可治风湿兼有肝肾不足者;又有解毒除湿之功,用于治疗风疹、湿疹、疮肿;桑枝性偏上行,适用于各种痹证,尤其是上肢痹痛。又祛风止痒,治白癜风、风疹瘙痒。尚能利水、生津,治水肿、消渴。

(十)化学成分

本品含生物碱,酚性成分,豨莶苷,豨莶苷元,氨基酸,有机酸,糖类,苦味质等。还含有微量元素锌、铜、铁、锰等。

(十一)药理作用

豨莶草有抗炎和镇痛作用;有降压作用;对细胞免疫、体液免疫及非特异性免疫均有抑制作用;可调整机体免疫功能,改善局部病理反应而达到抗风湿作用;有扩张血管作用;对血栓形成有明显抑制作用;对金黄色葡萄球菌、大肠埃希菌、铜绿假单胞菌、痢疾志贺菌、伤寒沙门杆菌、白色葡萄球菌、卡他球菌、肠炎杆菌、鼠疟原虫等有抑制作用,对单纯疱疹病毒有中等强度的抑制作用。豨莶苷有兴奋子宫和明显的抗早孕作用。

(十二)临床应用

1.治脑血管意外后遗症

豨莶草 500 g,以蜜、米酒或陈酒层层喷洒,然后蒸干,反复 9 次,研末制成蜜丸服,每天 20 g,早晚分服。

2.治急性痛风性关节炎

用豨莶草止痛散外敷治疗急性痛风性关节炎,将 62 例急性痛风性关节炎患者随机分为治疗组和对照组,治疗组给予豨莶草止痛散外敷治疗,对照组给予布洛芬缓释胶囊,治疗 1 周,观察比较两组的疗效。结果:治疗组总有效率优于对照组($P<0.05$);治疗组在疼痛缓解时间、关节压痛阴性时间均较对照组缩短($P<0.01$)。

3.治神经衰弱

取豨莶草 10 克,水煎,分 2 次服用,连用 3~5 d。对失眠、惊悸等症状有较好疗效。

五、臭梧桐

臭梧桐的别名为海州常山、八角梧桐、楸叶常山,为马鞭草科植物海州常山的嫩枝和叶。主产于江苏、安徽、浙江等地。夏季采收,晒干。切段,生用。以花枝干燥、带有绿色的叶、有特异臭气、无杂质者为佳。

(一)药性

辛、苦、甘,凉。归肝经。

(二)功效

祛风湿,通经络,平肝。

(三)主治

(1)风湿痹证,半身不遂。

(2)风疹,湿疮。

(3)肝阳上亢,头痛眩晕。

（四）配伍应用

臭梧桐配豨莶草：臭梧桐性凉，祛风湿、通经络、止痒；豨莶草生用性寒，祛风湿、利关节、解毒，制用兼能补益。二药合用，能增强治疗风湿热痹，筋骨无力，以及风疹、湿疮的疗效。此外，臭梧桐有平肝作用。现代研究发现，二药均有降血压作用，故二药配伍亦可增强降压效果。

（五）用法用量

内服：煎汤，5～15 g，用于高血压病不宜久煎；研末服，每次 3 g。外用：适量。

（六）使用注意

低血压患者使用宜慎。

（七）鉴别应用

臭梧桐与豨莶草：二药均能祛风湿、通经络、降血压，均治风湿痹痛、拘挛麻木、湿疹瘙痒、中风手足不遂及高血压等。豨莶草善祛筋骨间的风湿而除骨节疼痛。生用治热痹，制用兼能补虚；又能清热解毒，治疮疡肿毒。臭梧桐性凉，寒清之力不及豨莶草，痹证不论寒热均宜。

（八）化学成分

本品含海州常山黄酮苷，臭梧桐素 A、B，海州常山苦素 A、B，内消旋肌醇，刺槐素-7-双葡糖醛酸苷，洋丁香酚苷，植物血凝素及生物碱等。

（九）药理作用

臭梧桐有镇痛、镇静、降血压作用。

（十）临床应用

1.治风湿病

臭梧桐 2 份，豨莶草 1 份研末制成丸剂。12～15 g，每天服 2 次，治疗 18 d，疗效显著。

2.治高血压

臭梧桐片 10～16 g/d，分 3～4 次口服，治疗高血压，疗效显著。

3.治疟疾

将八角梧桐制成片剂服用，效果良好。

六、海桐皮

海桐皮的别名为刺桐皮、钉桐皮、丁皮，为豆科植物刺桐或乔木刺桐的干皮或根皮。主产于浙江、福建、台湾等地。夏、秋剥取树皮，晒干。切丝，生用。以皮钉大、钉刺多者为佳。

（一）药性

苦、辛，平。归肝经。

（二）功效

祛风湿，通络止痛，杀虫止痒。

（三）主治

（1）风湿痹证。尤善治下肢关节痹痛。

（2）疥癣，湿疹。

（四）配伍应用

海桐皮配豨莶草：海桐皮祛风湿，通络止痛，偏治下部风湿痹证；豨莶草祛风湿利关节，生用性寒，制用甘温。二药配伍，既可用于风湿热痹，也可用于痹证日久，腰膝无力者。此外，豨莶草解毒，治湿疹、湿疮；海桐皮杀虫止痒。二药合用，还能增强治疗疥癣、湿疮瘙痒之功。

（五）用法用量

内服:煎汤 5~15 g;或酒浸服。

（六）化学成分

本品含多种生物碱、黄酮、氨基酸和有机酸等。

（七）药理作用

海桐皮有抗炎、镇痛、镇静作用;并能增强心肌收缩力且有降压作用;对金黄色葡萄球菌有抑制作用,对堇色毛癣菌等皮肤真菌亦有不同程度的抑制作用。

（刘　霞）

第三节　祛风湿强筋骨药

本类药性味多甘、苦,温,主入肝、肾经,除祛风湿外,兼有一定的补肝肾、强筋骨的作用,主要用于风湿日久,肝肾虚损,腰膝酸软,脚弱无力等。亦可用于肾虚腰痛,骨痿,软弱无力者。本节药物性偏温补燥散,对于阴血不足者使用宜慎。

一、五加皮

五加皮的别名为南五加皮、南五加,为五加科植物细柱五加的根皮。习称"南五加皮"。主产于湖北、河南、安徽等地。夏、秋季节采挖,剥取根皮,晒干。切厚片,生用。以粗长、皮厚、气香、无木心者为佳。

（一）药性

辛、苦,温。归肝、肾经。

（二）功效

祛风湿,补肝肾,强筋骨,利水。

（三）主治

(1)风湿痹证。有滋补强壮作用,尤宜于老人和久病体虚者。

(2)筋骨痿软,小儿行迟,体虚乏力。

(3)水肿,脚气。

（四）配伍应用

1.五加皮配牛膝

五加皮祛风湿,补肝肾、强筋骨;牛膝活血通经,补肝肾、强筋骨。二药配伍,增强祛风湿通经络和补益肝肾之力,适用于风湿痹证兼有肝肾不足之腰膝酸软、下肢无力。

2.五加皮配杜仲

五加皮、杜仲均能补肝肾、强筋骨,善治肝肾不足、腰痛脚弱。二药合用,补益肝肾、强壮筋骨之力增强,既适用于肝肾亏虚、筋骨痿软、小儿行迟,也适用于风湿痹证兼有肝肾不足之腰膝酸软、下肢无力者。

（五）用法用量

内服:煎汤,5~10 g;也可以酒浸、入丸散服。

(六)鉴别应用

五加皮与香加皮:五加科植物细柱五加的根皮,为五加皮,习称"南五加皮"。萝藦科植物杠柳的根皮,为香加皮,习称"北五加皮"。二者均能祛风湿、强筋骨。但南五加皮无毒,祛风湿、补肝肾,强筋骨作用较好;北五加皮有强心利尿作用,有毒,故二药临床不可混用。

(七)化学成分

本品含丁香苷,右旋芝麻素,左旋对映贝壳松烯酸,β-谷甾醇,β-谷甾醇葡萄糖苷,硬脂酸,棕榈酸,亚麻酸,维生素 A,挥发油等。

(八)药理作用

五加皮有抗炎、镇痛、镇静作用,能提高血清抗体的浓度、促进单核巨噬细胞的吞噬功能,有抗应激作用,能促进核酸的合成、降低血糖,有性激素样作用,并能抗肿瘤、抗诱变、抗溃疡,且有一定的抗排异作用。

(九)其他

据考证,古代所用的五加皮包括五加科五加属的多种植物。除上述品种外,也应包括刺五加在内,而《中国药典》现已将其作为独立的药物收载。另外,同属植物无梗五加、红毛五加等也作五加皮入药。

二、桑寄生

桑寄生的别名为寄生、桑寄、桑上寄生,为桑寄生科植物桑寄生的带叶茎枝。主产于广东、广西、云南等地。冬季至次春采割,除去粗茎,切段,干燥,或蒸后干燥。切厚片,生用。以外皮棕褐色、条匀、叶多、附有桑树干皮者为佳。

(一)药性

苦、甘,平。归肝、肾经。

(二)功效

祛风湿,补肝肾,强筋骨,安胎。

(三)主治

(1)风湿痹证。对痹证日久,伤及肝肾,腰膝酸软,筋骨无力者尤宜。

(2)崩漏经多,妊娠漏血,胎动不安。

(3)原发性高血压病。

(四)配伍应用

1.桑寄生配威灵仙

桑寄生祛风湿、补肝肾、强筋骨;威灵仙祛风湿、通经络、止痛。二药配伍,祛风湿、止痛力强,且有补益肝肾强腰膝之力。适用于风湿痹痛,兼肝肾不足者。

2.桑寄生配阿胶

桑寄生补肝肾、养血安胎;阿胶补血、止血。二药合用,补益肝肾、养血安胎,适用于肝肾不足、胎动不安,甚或胎漏下血。

(五)用法用量

内服:煎汤,9～15 g;也可入丸散或酒浸。

(六)鉴别应用

五加皮与桑寄生:二者均有祛风湿、补肝肾、强筋骨功效,治疗风湿痹证,尤其是风湿兼有肝肾不足者,以及肝肾亏虚筋骨无力者,可相须配伍。但桑寄生长于补肝肾,养血而固冲任,安胎,治肝肾亏虚,妊娠下血,胎动不安;五加皮祛风湿、补肝肾之力均强,故既治风湿痹证,也用于肝肾不足、筋骨无力,且有利水之功,用于水肿、脚气。

（七）化学成分

含槲皮素、槲皮苷、萹蓄苷,及少量的右旋儿茶酚。

（八）药理作用

桑寄生有降压作用;体外对脊髓灰质炎病毒和多种肠道病毒均有明显抑制作用,能抑制伤寒沙门杆菌及葡萄球菌的生长;对乙型肝炎病毒表面抗原有抑制活性。有扩张冠状血管,并减慢心率的作用。

（九）临床应用

1.治冠心病心绞痛

桑寄生冲剂(每包相当于生药 39 g),每次 0.5～1 包,每天 2 次,平均 6 周,治疗冠心病心绞痛疗效良好。

2.治高血压

桑寄生 60 g,决明子 50 g,水煎成 150 mL,早、晚 2 次分服,30 天为 1 个疗程,治疗原发性高血压疗效显著。

（十）不良反应

据报道,有患者服用常规剂量桑寄生出现轻度头晕、口干、食欲减退、腹胀、腹泻等反应。个别患者出现变态反应。

（十一）其他

古代所用的桑寄生,来源于桑寄生科不同属的数种植物,除钝果寄生属、梨果寄生属以外,尚包括槲寄生属植物。桑寄生科植物槲寄生的干燥带叶茎枝,其性能、功效与应用均与桑寄生相似,过去作桑寄生应用,《中国药典》已将其单独收载。另外,四川寄生、红花寄生、毛叶钝果寄生等多种植物亦作桑寄生入药。

三、狗脊

狗脊的别名为金毛狗脊,为蚌壳蕨科植物金毛狗脊的根茎。产于云南、广西、浙江等地。秋、冬二季采挖,切厚片,干燥,为"生狗脊片";蒸后,晒至六、七成干,切厚片,干燥,为"熟狗脊片"。砂烫用。以片厚薄均匀、坚实无毛、不空心者为佳。

（一）处方用名

狗脊、烫狗脊。

（二）药性

苦、甘,温。归肝、肾经。

（三）功效

祛风湿,补肝肾,强腰膝。

（四）主治

(1)风湿痹证。对肝肾不足,兼有风寒湿邪之腰痛脊强,不能俯仰者最为适宜。

(2)肝肾虚损,腰膝酸软,下肢无力。

(3)肾虚不固之遗尿,白带过多。

（4）金疮出血（绒毛外敷）。

（五）配伍应用

1.狗脊配淫羊藿

狗脊性温，祛风湿、强腰膝；淫羊藿温肾壮阳、祛风除湿。二药配伍，补肾阳、祛风湿之力增强。适用于肾阳不足之证，以及肾虚伴有寒湿痹阻之腰膝冷痛、下肢痿软无力。

2.狗脊配杜仲

狗脊祛风湿、强腰膝，长于治腰脊强痛；杜仲补肝肾、强筋骨，长于治腰痛。二药配伍，增强补肝肾、祛风湿之力，用于治疗风湿痹痛、腰膝强痛，或肝肾不足之腰膝酸痛无力。

3.狗脊配鹿茸

狗脊甘温，有温补固摄之功；鹿茸温肾壮阳、固冲任。二药配伍，温补固摄之力增强，适用于肾阳不足所致遗尿、尿频以及冲任虚寒之带下清稀量多。

（六）用法用量

内服：煎汤，6～12 g；或入丸散，或酒浸。

（七）炮制品

狗脊以祛风湿、利关节为主，烫狗脊以补肝肾、强筋骨为主。

（八）使用注意

本品性温热，肾虚有热，小便不利，或短涩黄赤者慎服。

（九）化学成分

本品含蕨素、金粉蕨素、金粉蕨素-2′-O-阿洛糖苷、欧蕨伊鲁苷、原儿茶酸、5-甲糠醛、β-谷甾醇、胡萝卜素等。

（十）药理作用

狗脊增加心肌对 ^{86}Rb 的摄取率，提示能增加心肌营养；绒毛有较好的止血作用。

（十一）临床应用

拔牙止血。局部用金狗毛枯矾散（金毛狗脊绒毛 30 g、枯矾 50 g、甲硝唑 5 g、氯化钠 15 g），治疗拔牙出血有较好疗效。

四、千年健

千年健为天南星科植物千年健的干燥根茎。主产于云南、广西等地。春、秋二季采挖，洗净，除去外皮，晒干。切片，生用。

（一）药性

苦、辛，温。归肝、肾经。

（二）功效

祛风湿，强筋骨。

（三）主治

风寒湿痹。

（四）配伍应用

千年健配鹿衔草：二药均为苦温之性，有祛风湿、强筋骨功效，配伍应用增强上述功效，用于治疗风寒湿痹日久，兼肝肾不足，腰膝无力者。

（五）用法用量

内服：煎汤，4.5～9 g；或入丸散或酒浸服。外用：适量。

（六）使用注意

阴虚内热者慎服。

（七）鉴别应用

千年健与桑寄生：二药均有祛风湿、强筋骨功效，均用于治疗风寒湿痹日久，兼有肝肾不足，筋骨无力者。然而桑寄生补虚力强，还能补肝肾、安胎，治疗肝肾不足、胎动不安、胎漏下血、崩漏。

（八）化学成分

本品含挥发油，主要为 α-蒎烯、β-蒎烯、柠檬烯、芳樟醇、α-松油醇、β-松油醇、橙花醇、香叶醇、香叶醛、丁香油酚、异龙脑、广藿香醇等。

（九）药理作用

千年健有抗炎、镇痛、抗组胺、抗凝血作用对布氏杆菌、Ⅰ型单纯疱疹病毒有抑制作用。

（十）不良反应

中大剂量给药使实验动物出现抽搐、角弓反张、呼吸不规则、呼吸停止、心跳停止等症状。

五、雪莲花

雪莲花的别名为雪莲、大木花、雪荷花，为菊科植物绵头雪莲花、鼠曲雪莲花、水母雪莲花等的带花全株。主产于四川、云南、西藏、新疆、甘肃、青海等地。6～7 月间，待花开时拔取全株，除去泥土，晾干。切段，生用。

（一）药性

甘、微苦，温。归肝、肾经。

（二）功效

祛风湿，强筋骨，补肾阳，调经止血。

（三）主治

(1)风湿痹证。尤宜于风湿痹证而寒湿偏胜，及风湿日久，肝肾亏损，腰膝软弱者。

(2)阳痿。

(3)下元虚冷，寒凝血脉之月经不调，经闭痛经，崩漏带下。

（四）配伍应用

雪莲花配桑寄生：二药均有祛风湿、补肝肾、强筋骨之功，均用于治疗风湿痹证或风湿日久兼有肝肾不足者。配伍使用，既增强祛风湿、强筋骨作用，又增强补肝肾、调经止血之功。

（五）用法用量

(1)内服：煎汤，6～12 g；或酒浸服。

(2)外用：适量，研末外敷。

（六）使用注意

孕妇忌服。

（七）鉴别应用

雪莲花与桑寄生：二药均有祛风湿、补肝肾、强筋骨之功，均用于治疗风湿痹证或风湿日久兼有肝肾不足，以及崩漏下血。雪莲花偏温补肾阳、又调经止血，故用于肾阳虚阳痿、下元虚冷、寒凝血脉之月经不调、经闭痛经、崩漏带下;桑寄生侧重补肝肾,又能安胎,又治肝肾不足、胎动不安。

(八)化学成分

本品含东莨菪素,黄酮苷、生物碱、雪莲多糖、β-谷甾醇等。

(九)药理作用

有显著的抗炎、镇痛作用;有免疫抑制与抗氧化作用;对小鼠中枢神经系统有明显的抑制作用;对子宫有兴奋作用,且可终止妊娠;有降压作用;可增强心脏收缩力,增加心排血量,但对心率无明显影响;总生物碱则对心脏有抑制作用,使心肌收缩力减弱,心率减慢;对肠有抑制作用,并能明显对抗肠肌强直性痉挛。

(十)临床应用

1.治颞颌关节紊乱综合征

雪莲注射液 2 mL,加 1%～2% 普鲁卡因 0.5 mL 注入下关穴,隔天 1 次,疗效显著。

2.治风湿、类风湿性关节炎

雪莲注射液,每次 4 mL,每天肌内注射 1 次,10 d 为 1 个疗程。有效者多数连续使用 2～3 个疗程,少数病例需 4～5 个疗程。

(十一)附药:天山雪莲花

天山雪莲花为菊科植物大苞雪莲花的带花全株。又称"新疆雪莲花"。主产于新疆、甘肃、青海等地。6～7 月开花时采收,除去泥沙,晾干。味苦、辛、热;有毒。效用与雪莲花相似,并治寒饮咳嗽。煎服:0.6～1.5 g;或酒浸服。孕妇忌服,过量服用可致中毒。

(十二)其他

同属植物三指雪莲花、槲叶雪莲花、毛头雪莲花、苞叶雪莲花、东方雪莲花、雪兔子、白毛雪莲花等亦作雪莲花入药。

六、鹿衔草

鹿衔草的别名为鹿蹄草、鹿含草,为鹿蹄草科植物鹿蹄草或普通鹿蹄草的干燥全草。全国大部分地区有产。全年可采,除去杂质,晒至叶片较软时,堆置至叶片变紫褐色,晒干。切段,生用。

(一)药性

甘、苦,温。归肝、肾经。

(二)功效

祛风湿,强筋骨,止血。

(三)主治

(1)风湿痹证。常用于风湿日久,痹痛而腰膝无力者。

(2)月经过多,崩漏,咯血,外伤出血。

(3)肺虚久咳或肾不纳气之虚喘。

(四)配伍应用

鹿衔草配雪莲花:鹿衔草祛风湿、强筋骨、止血;雪莲花祛风湿、强筋骨、调经止血。二药合用,既能增强祛风湿、强筋骨作用,用于治疗风寒湿痹、兼肝肾不足者,又能增强止血作用,用于治疗月经不调、崩漏。

(五)用法用量

内服:煎汤,9～15 g;或入丸散。外用:适量。

(六)化学成分

本品含鹿蹄草素,高熊果酚苷,伞形梅笠草素,没食子酸,原儿茶酸,没食子鞣质,肾叶鹿蹄草苷,槲皮素,金丝桃苷,没食子酰金丝桃苷等。普通鹿蹄草含鹿蹄草素等。

(七)药理作用

鹿衔草有抗炎、降压作用;能扩张血管,增加血流量;能明显升高血浆 cAMP 含量;增强免疫功能;对多种细菌有抑制作用。熊果酚苷在体外能抑制胰岛素降解,口服可致糖尿。

(八)临床应用

1.治颈源性眩晕症

鹿蹄草注射液(每支 2 mL,含生药 0.5 g)肌内注射,每天 2 次,每次 4 mL,1 周为 1 个疗程,同时采用颈部推拿和牵引方法,疗效显著。

2.治高血压

鹿蹄草制成茶剂,每次 1 g(1 袋),每天 3 次,开水泡代茶饮,45 d 为 1 个疗程。本药治疗高血压效果良好。

(九)其他

在不同地区作鹿蹄草药用的还有:日本鹿蹄草、红花鹿蹄草、圆叶鹿蹄草、紫背鹿蹄草、长叶鹿蹄草、短柱鹿蹄草、肾叶鹿蹄草。

（刘　霞）

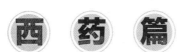

西 药 篇

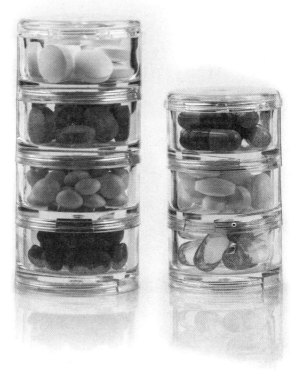

第五章

药理学基础

第一节　药物效应动力学

一、概述

(一)药物的基本作用

药物作用是药物对机体的初始作用,是动因。药理效应是药物作用的结果,是机体反应的表现。由于二者意义接近,通常并不严加区别。但当二者并用时,应体现先后顺序。

1.药理作用

改变机体器官原有功能水平,功能提高称为兴奋,功能降低称为抑制。例如,肾上腺素升高血压、呋塞米增加尿量均属兴奋;阿司匹林退热、吗啡镇痛均属抑制。

2.药理效应

多数药物通过化学反应产生药理效应,这种化学反应的专一性使药物的作用具有特异性。例如,阿托品特异性地阻断 M-胆碱受体,而对其他受体影响不大。药物作用的特异性取决于药物的化学结构,这就是构效关系。

3.药物作用的选择性

药物的作用还有其选择性,即在一定的剂量下,药物对不同的组织器官作用的差异性。有些药物可影响机体的多种功能,有些药物只影响机体的一种功能;前者选择性低,后者选择性高。药物作用特异性强并不一定引起选择性高的药理效应,即二者不一定平行。例如,阿托品特异性地阻断 M-胆碱受体,但其药理效应选择性并不高,对心脏、血管、平滑肌、腺体及中枢神经系统都有影响,而且有的兴奋、有的抑制。作用特异性强和(或)效应选择性高的药物应用时针对性较好。反之,效应广泛的药物副反应较多。但选择性低的药物在多种病因或诊断未明时也有其方便之处,如广谱抗生素、广谱抗心律失常药等。选择性的基础有以下几方面:药物在体内的分布不均匀、机体组织细胞的结构不同、生化功能存在差异等。

(二)治疗作用与不良反应

1.治疗作用

治疗作用也称疗效,是指药物作用的结果有利于改变患者的生理、生化功能或病理过程,使患病的机体恢复正常。治疗作用分为对因治疗与对症治疗。

(1)对因治疗:用药目的在于消除原发致病因子,彻底治愈疾病,称为对因治疗,如用抗生素杀灭体内致病菌。

(2)对症治疗:用药目的在于改善疾病症状,称为对症治疗。对症治疗不能根除病因,但对病因未明暂时无法根治的疾病却必不可少。对某些重危急症如休克、惊厥、心力衰竭、心跳或呼吸暂停等,对症治疗可能比对因治疗更为迫切。有时严重的症状可以作为二级病因,使疾病进一步恶化,如高热引起惊厥、剧痛引起休克等。此时的对症治疗(如退热或止痛)对惊厥或休克而言,又可看成对因治疗。

2.不良反应

不良反应是指与用药目的无关并给患者带来不适或痛苦的反应。多数不良反应是药物固有的效应,在一般情况下可以预知,但不一定能够避免。少数较严重的不良反应较难恢复,称为药源性疾病,例如,链霉素引起的神经性耳聋,肼屈嗪引起的红斑性狼疮等。药物的不良反应主要包括副反应、毒性反应、后遗效应、停药反应、继发反应、变态反应、特异质反应与依赖性等。

(1)副反应:指治疗剂量出现的不良反应,是由于药物作用选择性低,药理效应涉及多个器官,当某一效应用作治疗目的时,其他效应就成为副反应(或称不良反应)。例如,阿托品用于治疗胃肠痉挛时,往往引起口干、心悸、便秘等副反应。副反应是药物本身固有的作用,多数较轻微并可以预料。

(2)毒性反应:指在剂量过大或药物在体内蓄积过多时发生的危害性反应,一般比较严重。毒性反应一般可以预知,应该避免发生。短期内过量用药引起的毒性称急性毒性反应,多损害循环、呼吸及神经系统功能。长期用药时由于药物在体内蓄积而逐渐发生的毒性称为慢性毒性,多损害肝、肾、骨髓、内分泌等功能。致癌、致畸胎和致突变也属于慢性毒性范畴。

(3)后遗效应:指在停药后,血药浓度已降至阈浓度以下时残存的药理效应。例如,服用巴比妥类催眠药后,次晨出现的乏力、困倦等现象。

(4)停药反应:指患者长期应用某种药物,突然停药后出现原有疾病加剧的现象,又称回跃反应。例如,长期服用可乐定降血压,突然停药后,次日血压明显升高。

(5)继发反应:指继发于药物治疗作用之后的不良反应,是治疗剂量下治疗作用本身带来的间接结果。例如,长期应用广谱抗生素,使敏感细菌被杀灭,而耐药葡萄球菌或真菌大量繁殖,造成二重感染。

(6)变态反应:指药物引起的免疫反应。非肽类药物作为半抗原与机体蛋白结合为抗原后,经过接触10 d左右的敏感化过程而发生的反应,也称变态反应。常见于过敏体质患者。反应性质与药物原有效应无关,用药理性拮抗药解救无效。反应的严重程度差异很大,多与剂量无明显关系,从轻微的皮疹、发热至造血系统抑制、肝肾功能损害、休克等。停药后反应逐渐消失,再用时可能再发。致敏物质可能是药物本身,也可能是其代谢物,也可能是制剂中的杂质。临床用药前虽常做皮肤过敏试验,但仍有少数假阳性或假阴性反应。可见这是一类非常复杂的药物反应。

(7)特异质反应:少数特异体质患者对某些药物反应特别敏感,反应性质也可能与常人不同,但与药物固有的药理作用基本一致,反应严重程度与剂量成比例,药理性拮抗药救治可能有效。这种反应不是免疫反应,故不需预先敏化过程。现已知道特异质反应是一类先天遗传异常所致的反应。例如,先天性葡萄糖-6-磷酸脱氢酶缺乏的患者服用伯氨喹后,容易发生急性溶血性贫血和高铁血红蛋白血症。

(8)依赖性:是在长期应用某种药物后所造成的一种强迫要求连续或定期使用该药的行为或其他反应,其目的是感受药物的精神效应或避免由于停药造成身体不适。依赖性可分为生理依赖性和精神依赖性。生理依赖性又称躯体依赖性,是指中枢神经系统对长期使用的药物所产生的一种身体适应状态,一旦停药,将发生一系列生理功能紊乱,称为戒断综合征。精神依赖性是指多次用药后使人产生欣快感,导致用药者在精神上对所用药物有一种渴求连续不断使用的强烈欲望,继而引发强迫用药行为,以获得满足和避免不适感。

(三)量效关系

在一定范围内药物的剂量(或浓度)增加或减少时,药物的效应随之增强或减弱,药物的这种剂量(或浓度)与效应之间的关系称为量效关系。以药理效应的强度为纵坐标,药物剂量(或浓度)为横坐标即得量效曲线或浓度-效应曲线,并以此反映量效关系。

药理效应按性质可分为量反应和质反应两种。效应的强弱呈连续增减的变化,可用具体数量或最大反应的百分率表示者称为量反应,如血压的升降、平滑肌的舒缩等,其研究对象为单一的生物单位。以药物的剂量(整体动物实验)或浓度(体外实验)为横坐标,以效应强度为纵坐标作图,可获得直方双曲线。若将药物浓度改用对数值作图,则呈典型的对称 S 形曲线,这就是通常所称量反应的量-效曲线(图 5-1)。

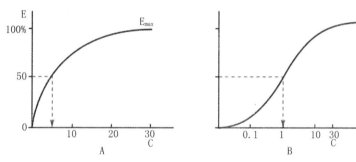

A.药量用真数剂量表示,其中 E 代表效应强度,C 代表药物浓度;B.药量用对数剂量表示。

图 5-1　药物作用的量-效关系曲线

从量反应的量-效曲线可以看出下列几个特定位点。

(1)最小有效量或最低有效浓度:即引起效应的最小药物剂量或最小药物浓度,也称阈剂量或阈浓度。

(2)最大效应:即随着剂量或浓度的增加,效应也增加,当效应增加到一定程度后,若继续增加药物浓度或剂量而其效应不再继续增强,这一药理效应的极限称为最大效应,也称效能。

(3)半数效应浓度:指能引起 50%最大效应的浓度。

(4)效价强度:指能引起等效反应(一般采用 50%效应)的相对浓度或剂量,其值越小,则强度越大。药物的最大效应与效价强度含义不同,二者并不平行。例如,利尿药以每天排钠量为效应指标进行比较,氢氯噻嗪的效价强度大于呋塞米,而后者的最大效应大于前者(图 5-2)。药物的最大效应值有较大实际意义,不区分最大效应与效价强度,只论某药较另药强若干倍易产生歧义。若曲线中段斜率较大,则提示药效较剧烈;反之,则提示药效较温和。

如果药理效应不随着药物剂量或浓度的增减呈连续性量的变化,而表现为性质的变化,则称为质反应。质反应以阳性或阴性、全或无的方式表现,如死亡与生存、惊厥与不惊厥等,其研究对象为一个群体。在实际工作中,常将实验动物按用药剂量分组,以阳性反应百分率为纵坐标,以剂量或浓度为横坐标作图,也可得到与量反应相似的曲线。如果按照药物浓度或剂量的区段出现阳性反应频率作图,则得到呈常态分布曲线。如果按照剂量增加的累计阳性反应百分率作图,则可得到典型的 S 型量效曲线(图 5-3)。

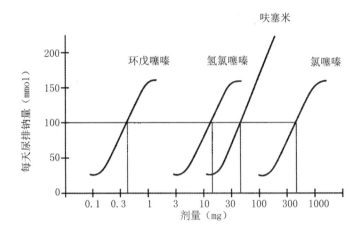

图 5-2　各种利尿药的效价强度及最大效应比较

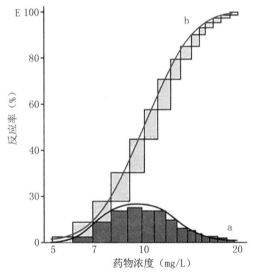

曲线 a 为区段反应率;曲线 b 为累计反应率;E:阳性反应率;C:浓度或剂量。

图 5-3　质反应的量效曲线

在这一曲线可以看出的特定位点为半数有效量,即能引起 50% 的实验动物出现阳性反应时的药物剂量;若效应为死亡,则称为半数致死量。通常将药物的半数致死量与半数有效量的比值称为治疗指数(therapeutic index,TI),用以表示药物的安全性。治疗指数大的药物相对较治疗指数小的药物安全。但以治疗指数来评价药物的安全性,并不完全可靠。如某药的有效量和致死量两条曲线的首尾有重叠(图 5-4),即有效剂量与其致死剂量之间有重叠。为此,有人用 1% 致死量与 99% 有效量的比值,或 5% 致死量与 95% 有效量之间的距离,来衡量药物的安全性。

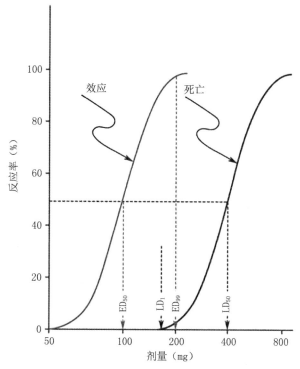

图 5-4 药物效应和毒性的量效曲线

(四)构效关系

药物的化学结构与药理活性或毒性之间的关系称为构效关系,是药物化学的主要研究内容之一。药物化学结构的改变,包括其基本骨架、侧链长短、立体异构(手性药物)、几何异构(顺式或反式)的改变,均可影响药物的理化性质,进而影响药物的体内过程、药效乃至毒性。了解药物的构效关系不仅有利于深入认识药物的作用,指导临床合理用药,而且在定向设计药物结构,研制开发新药方面都有重要意义。

定量构效关系,是一种借助分子的理化性质参数或结构参数,以数学和统计学手段定量研究有机小分子与生物大分子相互作用,以及有机小分子在生物体内吸收、分布、代谢、排泄等生理相关性质的方法。这种方法广泛应用于药物、农药、化学毒剂等生物活性分子的合理设计,在早期的药物设计中,定量构效关系方法占据主导地位。

随着计算机计算能力的提高和众多生物大分子三维结构的准确测定,人们运用分子形状分析、距离几何、比较分子力场分析、比较分子相似性指数分析等方法,分析药物分子三维结构与受体作用的相互关系,深入地揭示了药物与受体相互作用的机制。基于分子结构的三维定量构效关系逐渐取代了定量构效关系在药物设计领域的主导地位,至今已成为计算机辅助药物设计的基本手段与分析方法。

二、药物作用的靶点

药物的作用机制研究药物如何对机体发挥作用。大多数药物的作用是由于药物与机体生物大分子之间的相互作用,从而引起机体生理、生化功能的改变。机体的每一个细胞都有其复杂的生命活动过程,而药物的作用又几乎涉及与生命代谢活动过程有关的所有环节,因此药物的作用机制十分复杂。药物与机体生物大分子的结合部位就是药物作用的靶点。已知的药物作用靶点涉及酶、离子通道、转运体、免疫系统、基因等。此外,有些药物通过其理化作用(如抗酸药)或补充机体所缺乏的物质而发挥作用。现有药物中,超过 50％ 的药物以受体为作用靶点,受体成为最主要和最重要的作用靶点;超过 20％ 的药物以酶为作用靶点,特别是酶抑制剂,在临床用药中具有特殊地位;6％ 左右的药物以离子通道为作用靶点;以核酸为作用靶点的药物仅占 3％;其余近 20％ 的药物的作用靶点有待进一步研究。

(一)酶

酶是由机体细胞产生的具有催化活性和高度专一性的特殊蛋白质。由于酶参与一些疾病的发病过程,在酶催化下产生一些病理反应介质或调控因子,因此酶成为一类重要的药物作用靶点。药物以酶为作用靶点,对酶产生抑制、诱导、激活或复活作用。该类药物多为酶抑制剂。例如,奥美拉唑通过抑制胃黏膜的 H^+-K^+-ATP 酶,抑制胃酸分泌;喹诺酮类抑制 DNA 回旋酶,影响 DNA 的合成而发挥杀菌作用;卡托普利抑制血管紧张素 I 转换酶;西咪替丁抑制肝药酶。苯巴比妥诱导肝药酶;解磷定使被有机磷酸酯类所抑制的胆碱酯酶复活等。还有些药物本身就是酶,例如胃蛋白酶、胰蛋白酶。也有些药物是酶的底物,需经转化后发挥作用。例如,左旋多巴通过血脑屏障后,在纹状体中被多巴脱羧酶所代谢,代谢产物多巴胺发挥补充中枢递质的作用。磺胺类通过与对氨苯甲酸竞争二氢叶酸合成酶,妨碍二氢叶酸的合成,抑制细菌体内叶酸的代谢而干扰核酸的合成。

(二)离子通道

离子通道由肽链经多次往返跨膜形成的亚基组成。主要的离子通道有 Ca^{2+}、K^+、Na^+ 及 Cl^- 通道,调节细胞膜内外无机离子的分布,这些通道目前均已被克隆。通道的开放或关闭影响细胞内外无机离子的转运,能迅速改变细胞功能,引起神经兴奋、心血管收缩或腺体分泌。有些药物通过激活受体调控离子通道,例如,激活 N 胆碱受体可引起 Na^+ 通道开放,激活 γ-氨基丁酸受体可引起 Cl^- 通道开放,激活 α 肾上腺素受体可引起 Ca^{2+} 通道开放等。有些离子通道就是药物的直接作用靶点,药物通过改变离子通道的构象使通道开放或关闭。例如,阿米洛利阻断肾小管 Na^+ 通道,硝苯地平阻断 Ca^{2+} 通道,吡那地尔激活血管平滑肌 K^+ 通道等。

(三)转运体

转运体是存在于细胞膜上的蛋白质成分,能促进内源性递质或代谢产物的转运过程。转运体是细胞内外物质转运的分子基础,包括离子转运体、神经递质转运体、营养物质(如氨基酸、葡萄糖等)转运体,以及外来物质转运体。有些药物可通过对某种转运体的抑制作用而产生效应,例如,丙磺舒竞争性抑制肾小管对弱酸性代谢物的主动转运,抑制原尿中尿酸再吸收,用于痛风的防治。再如,利尿药呋塞米及氢氯噻嗪抑制肾小管对 Na^+、K^+ 及 Cl^- 再吸收而发挥的利尿作用,可卡因和三环抗抑郁药抑制交感神经末梢对去甲肾上腺素再摄取引起的拟交感作用,都是通过作用于转运体产生效应。

药物转运是机体对药物处置的重要环节。药物转运体本质上属于外来物质转运体,是机体内物质转运系统的组成部分。药物转运体在药物的吸收、分布、代谢、排泄等体内过程中起非常重要的作用,是影响药物效应和产生药物相互作用的重要因素。根据药物的转运方式,药物转运体分为外排和摄取性两种。前者主要包括以多药耐药基因为代表的 ABC 转运体;后者主要包括以有机阴离子转运多肽 1B1 为代表的有机阴离子转运蛋白。近年来,对药物转运体的了解逐步深入,成为药理学研究中不可忽视的一个组成部分。

(四)免疫系统

正常免疫应答反应在抗感染、抗肿瘤及抗器官移植排斥方面具有重要意义。影响免疫功能的药物是通过影响免疫反应的一个或多个环节而发挥免疫抑制或免疫增强作用。某些药物本身就是免疫系统中的抗体(如丙种球蛋白)或抗原(疫苗)。免疫抑制药如环孢素,可用于器官移植和治疗其他药物无效的难治性自身免疫性疾病。免疫增强药多作为辅助治疗药物,用于免疫缺陷疾病如艾滋病、慢性感染及恶性肿瘤等。

(五)基因

现代遗传学家认为,基因是 DNA 分子上具有遗传效应的特定核苷酸序列的总称,是具有遗传效应的 DNA 分子片段。近年来,随着基因研究的深入,人类基因组计划的实施,某些疾病的相关基因陆续被找到。

1.基因治疗

基因治疗是指通过基因转移方式将正常基因或其他有功能的基因导入体内,并使之表达以获得疗效。1990 年,人类历史上首次成功地进行了腺苷脱氨酶(adenosine deaminase,ADA)缺陷患儿的人体基因治疗试验,掀起了人类医学上的一次革命。迄今全世界已批准了近 600 个基因治疗临床试验。例如,囊性纤维化(cystic fibrosis,CF)是常染色体隐性遗传病,其基因定位在 $7q22.3\sim q23.1$。患者受损细胞的氯离子转运异常,以肺部受累为多见。临床试验方案一般采用腺病毒和阳离子脂质体为载体,将编码 CF 跨膜导电调节因子基因导入患者呼吸道上皮细胞,治疗后基因转移部位的氯离子转运缺陷可获得纠正。

2.基因工程药物

与基因治疗不同,基因工程药物是指应用基因工程技术生产的药品,这类药物是将目的基因与载体分子组成重组 DNA 分子后转移到新的宿主细胞系统,并使目的基因在新的宿主细胞系统内进行表达,然后对基因表达产物进行分离、纯化和鉴定,大规模生产目的基因的表达产物。已应用的产品有人胰岛素、人生长素、干扰素类、组织纤溶酶原激活剂、重组链激酶、白介素类、促红细胞生成素等。

3.核酸药物

核酸药物是指在核酸水平(DNA 和 RNA)上发挥作用的药物。干扰或阻断细菌、病毒和肿瘤细胞的核酸合成,就能有效地杀灭或抑制细菌、病毒和肿瘤细胞。以核酸为作用靶点的药物主要包括一些抗生素如利福平、利福定和利福喷汀等利福霉素类抗生素,作用机制是影响 RNA 的合成;抗病毒药阿昔洛韦、阿糖腺苷等,作用机制是干扰 DNA 的合成;喹诺酮类抗菌药如环丙沙星、氧氟沙星、左氧氟沙星等,作用机制是阻断 DNA 合成;抗肿瘤药如环磷酰胺、甲氨蝶呤、丝裂霉素等,作用机制是破坏 DNA 的结构和功能等。此外,核酸药物还包括反义核酸药物(反义 DNA,反义 RNA 及核酶)以及 DNA 疫苗等。反义 RNA 是指体外合成的寡核苷酸,它能与 mRNA 互补,从而抑制与疾病发生直接相关的基因表达。反义 RNA 只阻断靶基因的翻译表达,具有特异性强、操作简单的特点,可用于治疗由于基因突变或过度表达导致的恶性肿瘤,以及严重感染性疾病。

三、受体

随着对受体研究的不断深入,人们对受体的生物学特性有了进一步的认识,现认为受体是一类介导细胞信号转导的功能蛋白质,能识别周围环境中某种微量化学物质。首先与之结合,并通过中介的信息放大系统,触发后续的生理反应或药理效应。体内能与受体特异性结合的物质称为配体,也称第一信使。受体对相应的配体有极高的识别能力,受体均有相应的内源性配体,如神经递质、激素、自体活性物质等。配体与受体大分子中的一小部分结合,该部位叫作结合位点或受点。

受体具有以下特性。①灵敏性:受体只需与很低浓度的配体结合就能产生显著的效应。②特异性:引起某一类型受体兴奋反应的配体的化学结构非常相似,但不同光学异构体的反应可以完全不同。同一类型的激动药与同一类型的受体结合时产生的效应类似。③饱和性:受体数目是一定的,因此配体与受体结合的剂量反应曲线具有饱和性,作用于同一受体的配体之间存在竞争现象。④可逆性:配体与受体的结合是可逆的,配体与受体复合物可以解离,解离后可得到原来的配体而非代谢物。⑤多样性:同一受体可广泛分布到不同的细胞而产生不同效应,受体多样性是受体亚型分类的基础,受体受生理、病理及药理因素调节,经常处于动态变化之中。

(一)药物与受体相互作用的学说

1.占领学说

初始的占领学说认为:受体只有与药物结合才能被激活并产生效应,而效应的强度与被占领的受体数目成正比,当受体全部被占领时出现最大效应。后有学者修正了占领学说,他认为药物与受体结合不仅需要亲和力,还需要内在活性才能激动受体而产生效应。所谓的内在活性是指药物与受体结合后产生效应的能力。只有亲和力而没有内在活性的药物,虽可与受体结合,但不能产生效应。

2.速率学说

速率学说认为药物发挥作用最重要的因素是药物分子与受体结合和分离的速率,即药物分子与受体碰撞的频率。药物作用的效应与其占有受体的速率成正比,效应的产生是药物分子与受体上的结合位点相碰撞时产生一定量的刺激,并传递到效应器的结果,而与其占有受体的数量无关。

3.二态模型学说

二态模型学说认为受体的构型分为活化状态($R*$)和失活状态(R)。$R*$与R处于动态平衡,可相互转变。药物可与$R*$或R状态受体结合,但与哪一种构形的受体结合取决于亲和力。激动药与$R*$状态的受体亲和力大,结合后可产生效应;而拮抗药与R状态的受体亲和力大,结合后不产生效应。当激动药与拮抗药同时存在时,二者竞争受体,其效应取决于$R*$-激动药复合物与R-拮抗药复合物的比例。如后者较多时,则激动药的作用被减弱或阻断。部分激动药对$R*$与R均有不同程度的亲和力,因此既引起较弱的效应,也阻断激动药的部分效应。

(二)激动药、拮抗药及作用机制

1.激动药

激动药为既有亲和力又有内在活性的药物,它们能与受体结合并激动受体产生效应。依其内在活性大小又可分为完全激动药和部分激动药。前者具有较强亲和力和较强内在活性($\alpha=1$);后者有较强亲和力,但内在活性不强($\alpha<1$),与激动药并用还可拮抗激动药的部分效应,如吗啡为完全激动药,而喷他佐辛则为部分激动药。

2.拮抗药

拮抗药能与受体结合,具有较强亲和力而无内在活性($\alpha=0$)的药物。它们本身不产生作用,但因占据受体而拮抗激动药的效应,如纳洛酮和普萘洛尔均属于拮抗药。少数拮抗药以拮抗作用为主,同时尚有较弱的内在活性(α<1),故有较弱的激动受体作用,如β受体拮抗药氧烯洛尔。

根据拮抗药与受体结合是否具有可逆性而将其分为竞争性拮抗药和非竞争性拮抗药。竞争性拮抗药能与激动药竞争相同受体,其结合是可逆的。通过增加激动药的剂量与拮抗药竞争结合部位,可使量效曲线平行右移,但最大效能不变。可用拮抗参数(pA2)表示竞争性拮抗药的作用强度,其含义为:当激动药与拮抗药合用时,若2倍浓度的激动药所产生的效应恰好等于未加入拮抗药时激动药所引起的效应,则所加入拮抗药的摩尔浓度的负对数值为pA2。pA2越大,拮抗作用越强。pA2还可用以判断激动药的性质,如两种激动药被同一拮抗药拮抗,且二者pA2相近,则说明这两种激动药作用于同一受体。非竞争性拮抗药与激动药并用时,可使亲和力与活性均降低,即不仅使激动药的量效曲线右移,而且降低其最大效能(图5-5)。与受体结合非常牢固,产生不可逆结合的药物也能产生类似效应。

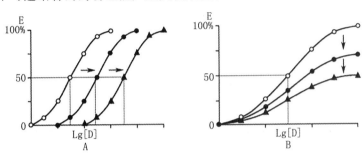

A.竞争性拮抗药;B.非竞争性拮抗药。

图5-5　拮抗药

占领学说强调,受体必须与药物结合才能被激活并产生效应,而效应的强度与药物所占领的受体数量成正比,全部受体被占领时可产生最大效应。但一些活性高的药物只需与一部分受体结合就能发挥最大效能,在产生最大效能时,常有95%～99%受体未被占领,剩余的未结合的受体称为储备受体,拮抗药必须完全占领储备受体后,才能发挥其拮抗效应。

3.作用机制

为什么化学结构类似的药物对于同一受体有的是激动药,有的是拮抗药,还有的是部分激动药?这可用二态模型学说解释。按该学说,受体蛋白有两种可以互变的构型状态:活动状态(用Ra表示)与静息状态(用Ri表示)。静息时(没有激动药存在时)平衡趋向Ri。平衡趋向的改变,主要取决于药物对Ra及Ri亲和力的大小。如激动药对Ra的亲和力大于对Ri的亲和力,可使平衡趋向Ra,并同时激动受体产生效应。一个完全激动药对Ra有充分的选择性,在有足够的药量时,可以使受体构型完全转为Ra。部分激动药对Ra的亲和力仅比对Ri的亲和力大50%左右,即便是有足够的药量,也只能产生较小的效应。拮抗药对Ra及Ri亲和力相等,并不改变两种受体状态的平衡。另有些药物(如苯二氮䓬类)对Ri亲和力大于Ra,药物与受体结合后引起与激动药相反的效应,称为反向激动药(图5-6)。

(三)受体的调节

受体虽是遗传获得的固有蛋白,但并不是固定不变的,而是经常代谢转换处于动态平衡状态,其数量、亲和力及效应力经常受到各种生理和药理因素的影响。受体的调节是维持机体内环境稳定的一个重要因素,其调节方式有脱敏和增敏两种类型。

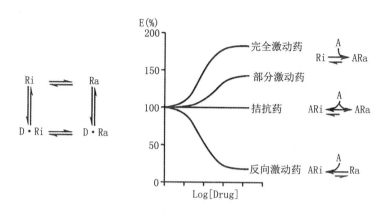

图 5-6　受体的二态模型示意图

1.受体脱敏

受体脱敏是指在长期使用一种激动药后,组织或细胞对激动药的敏感性和反应性下降的现象。如仅对一种类型的受体激动药的反应性下降,而对其他类型的受体激动药的反应性不变,则称为激动药特异性脱敏;若组织或细胞对一种类型受体激动药脱敏,对其他类型受体激动药也不敏感,则称之为激动药非特异性脱敏,前者可能与受体磷酸化或受体内移有关;后者则可能是由于所有受影响的受体有一个共同的反馈调节机制,也可能受到调节的是它们信号转导通路上的某个共同环节。

2.受体增敏

受体增敏是与受体脱敏相反的一种现象,可因受体激动药水平降低或长期应用拮抗药而造成。如长期应用 β-受体拮抗药普萘洛尔时,突然停药可致"反跳"现象,这是由于 β 受体的敏感性增高所致。

若受体脱敏只涉及受体密度的变化,则称为受体下调,可见于长期应用受体激动药时受体的数量减少,表现为受体对激动药的敏感性降低,出现耐受性;若受体增敏只涉及受体密度的变化,则称之为受体上调,是由于长期应用受体拮抗药时,受体数量增加,出现上述的增敏现象。

(四)受体分类

根据受体蛋白结构、信号转导过程、效应性质、受体位置等特点,受体大致可分为下列 5 类。

1.G 蛋白耦联受体

G 蛋白耦联受体是一类由 GTP 结合调节蛋白(简称为 G 蛋白,G-protein)组成的受体超家族,可将配体带来的信号传送至效应器蛋白,产生生物效应。这一类受体是目前发现的种类最多的受体,包括生物胺、激素、多肽激素及神经递质等受体。G 蛋白的调节效应器包括酶类,如腺苷酸环化酶(adenylate cyclase,AC)、磷脂酶 C(phospholipase C,PLC)等及某些离子通道如 Ca^{2+}、K^+ 通道。

(1)G 蛋白耦联受体的结构。G 蛋白耦联受体结构非常相似,均为单一肽链形成 7 个 α-螺旋(又称跨膜区段结构)往返穿透细胞膜,形成 3 个细胞外环和 3 个细胞内环。N-端在细胞外,C-端在细胞内,这两段肽链氨基酸组成在各种受体差异很大,与其识别配体和转导信息各不相同有关。胞内部分有 G 蛋白结合区。G 蛋白是由 α、β、γ 3 种亚单位组成的三聚体,静息状态时与 GDP 结合。当受体激活时 GDP-αβγ 复合物在 mg^{2+} 参与下,结合的 GDP 与胞浆中 GTP 交换,

GTP-α 与 βγ 分离并激活效应器蛋白,同时配体与受体分离。α 亚单位本身具有 GTP 酶活性,促使 GTP 水解为 GDP,再与 βγ 亚单位形成 G 蛋白三聚体恢复原来的静息状态。

(2)G 蛋白耦联受体的类型。G 蛋白有许多类型,常见的有兴奋型 G 蛋白(stimulatory G protein,Gs),激活 AC 使 cAMP 增加;抑制型 G 蛋白(inhibitory G protein,Gi)抑制 AC 使 cAMP 减少;磷脂酶 C 型 G 蛋白(PI-PLC G protein,Gq)激活磷脂酰肌醇特异的 PLC;转导素(transducin,Gt)可以激活 cGMP 磷酸二酯酶,同视觉有关。

2.配体门控离子通道受体

离子通道按生理功能分类,可分为配体门控离子通道及电压门控离子通道。配体门控离子通道受体由配体结合部位及离子通道两部分构成,当配体与其结合后,受体变构使通道开放或关闭,改变细胞膜离子流动状态,从而传递信息。这一类受体包括 N 型乙酰胆碱受体、γ-氨基丁酸受体等。由单一肽链往返 4 次穿透细胞膜形成 1 个亚单位,并由 4～5 个亚单位组成穿透细胞膜的离子通道,受体激动时离子通道开放使细胞膜去极化或超极化,引起兴奋或抑制效应。

3.酪氨酸激酶受体

胰岛素和一些生长因子的受体本身具有酪氨酸蛋白激酶的活性,称为酪氨酸蛋白激酶受体。这一类受体由 3 个部分组成(图 5-7)。①细胞外侧与配体结合部位,由此接收外部的信息;②与之相连的是一段跨膜结构;③细胞内侧为酪氨酸激酶活性区域,能促进自身酪氨酸残基的磷酸化而增强此酶活性,又可使细胞内底物的酪氨酸残基磷酸化,激活胞内蛋白激酶,增加 DNA 和 RNA 合成,加速蛋白合成,从而产生细胞生长分化等效应。

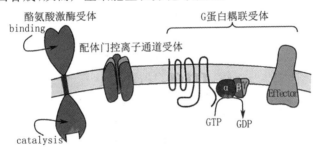

图 5-7　受体结构及相关的信号通路

4.细胞内受体

甾体激素、甲状腺激素、维生素 D 及维生素 A 受体是可溶性的 DNA 结合蛋白,其作用是调节某些特殊基因的转录。甾体激素受体存在于细胞质内,与相应的甾体激素结合形成复合物后,以二聚体的形式进入细胞核中发挥作用。甲状腺素受体存在于细胞核内,功能与甾体激素大致相同。细胞核激素受体本质上属于转录因子,激素则是这种转录因子的调控物。

5.其他酶类受体

鸟苷酸环化酶(guanylate cyclase,GC)也是一类具有酶活性的受体,存在两类 GC,一类为膜结合酶,另一类存在于胞浆中。心钠肽可兴奋鸟苷酸环化酶,使 GTP 转化为 cGMP 而产生生物效应。

(五)细胞信号转导信使

药物或内源性配体与受体结合后可引起一系列细胞反应,并由此产生生理生化效应。该过程中,药物或内源性配体首先被特异的受体识别,并与之结合,再经过一系列复杂的介导过程,导致细胞内效应器活性的变化,调节细胞的各种活动。

1.第一信使

第一信使是指多肽类激素、神经递质及细胞因子等细胞外信使物质。大多数第一信使不能进入细胞内,而是与靶细胞膜表面的特异受体结合,激活受体而引起细胞某些生物学特性的改变,如膜对某些离子的通透性及膜上某些酶活性的改变,从而调节细胞功能。

2.第二信使

第二信使为第一信使作用于靶细胞后在胞浆内产生的信息分子。第二信使将获得的信息增强、分化、整合并传递给效应器才能发挥其特定的生理功能或药理效应。最早发现的第二信使是环磷酸腺苷(cyclic adenosine monophosphate,cAMP),现在知道还有许多其他物质参与细胞内信号转导。

(1)环磷酸腺苷:cAMP 是 ATP 经 AC 作用的产物。β 受体、D1 受体、H2 受体等激动药通过 Gs 作用使 AC 活化,ATP 水解而使细胞内 cAMP 增加。α 受体、D2 受体、M2 受体、阿片受体等激动药通过 Gi 作用抑制 AC,细胞内 cAMP 减少。cAMP 受磷酸二酯酶(phospho diesterase,PDE)水解为 5'-AMP 后灭活。cAMP 能激活蛋白激酶 A(protein kinase A,PKA),PKA 能在 ATP 存在的情况下使许多蛋白质特定的丝氨酸残基和(或)苏氨酸残基磷酸化,从而产生生物效应。

(2)环磷酸鸟苷(cyclic guanosine monophosphate,cGMP):是 GTP 经 GC 作用的产物,也受 PDE 灭活。cGMP 作用与 cAMP 相反,使心脏抑制、血管舒张、肠腺分泌等。cGMP 可激活蛋白激酶 C(protein kinase C,PKC)而引起各种效应。

(3)肌醇磷脂:细胞膜肌醇磷脂的水解是另一类重要的受体信号传导系统。α1、H1、5-HT2、M1、M3 等受体激动药与其受体结合后,通过 G 蛋白介导激活 PLC,PLC 使 4,5-二磷酸肌醇水解为二酰甘油(diacylglycerol,DAG)及 1,4,5-三磷酸肌醇(inositol triphosphate,IP3)。DAG 在细胞膜上激活 PKC,使许多靶蛋白磷酸化而产生效应,如腺体分泌、血小板聚集、中性粒细胞活化及细胞生长、代谢、分化等。IP3 能促进细胞内钙池释放 Ca^{2+},也有重要的生理意义。

(4)钙离子:细胞内的 Ca^{2+} 浓度在 1 μmol 以下,不到血浆 Ca^{2+} 浓度的 0.1%,对细胞功能有着重要的调节作用,如肌肉收缩、腺体分泌、白细胞及血小板活化等。细胞内的 Ca^{2+} 可以从细胞外经细胞膜上的钙离子通道流入,也可以从细胞内肌浆网等钙池释放,两种途径互相促进。前者受膜电位、受体、蛋白、G-蛋白、PKA 等调控,后者受 IP3 作用而释放。细胞内的 Ca^{2+} 激活 PKC,与 DAG 有协同作用,共同促进其他信息传递蛋白及效应蛋白活化。很多药物通过影响细胞内的 Ca^{2+} 而发挥其药理效应,故细胞内 Ca^{2+} 的调控及其作用机制近年来受到极大重视。

3.第三信使

第三信使是指负责细胞核内外信息传递的物质,包括生长因子、转化因子等。它们传导蛋白以及某些原癌基因产物,参与基因调控、细胞增殖和分化,以及肿瘤的形成等过程。

从分子生物学角度看,细胞信息物质在传递信号时绝大部分通过酶促级联反应方式进行。它们最终通过改变细胞内有关酶的活性、开启或关闭细胞膜离子通道及细胞核内基因的转录,达到调节细胞代谢和控制细胞生长、繁殖和分化的作用。

(常　庭)

第二节　药物的体内过程

　　药物由给药部位进入机体产生药效,然后再由机体排出,其间经历吸收、分布、代谢和排泄,这一过程称为药物的体内过程,又称 ADME 系统,其对药物起效时间、效应强度和持续时间均有很大影响。通过研究药物体内过程可以更好地了解药物在体内的变化规律。

　　药物吸收、分布、排泄仅是药物发生空间位置的迁移,统称为转运;而药物代谢则是发生了化学结构和性质上的变化,称之为转化,其产物称为代谢物。代谢和排泄都是药物在体内逐渐消失的过程,统称为消除。药物体内过程各个环节的联系和变化规律见图 5-8。

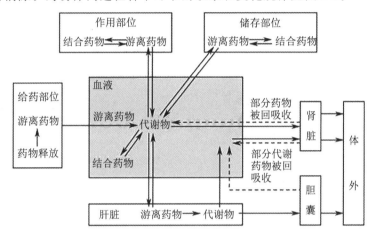

图 5-8　药物体内过程相互联系示意图

一、基本规律

(一)转运方式

　　药物吸收、分布和排泄的共同规律是在体内都涉及跨生物膜转运。药物跨膜转运有多种方式,最主要的是非载体转运、载体转运和膜动转运。

　　1.非载体转运

　　非载体转运指药物由浓度高的一侧向浓度低的一侧转运,又称被动转运。转运的动力来自膜两侧的浓度差,浓度差越大,转运动力越大。因此又称之为顺梯度转运或下山转运。其特点为:①不需要载体;②不消耗能量;③转运时无饱和现象;④不同药物同时转运时无竞争性抑制现象;⑤当膜两侧浓度达到稳定时,转运即保持动态平衡。大多数药物采用此种转运方式。非载体转运包括滤过和简单扩散。

　　(1)滤过:指直径小于膜孔的水溶性的极性或非极性药物(分子量小于 100),借助于膜两侧的流体静压或渗透压而进行的跨膜转运,又称水溶扩散,如尿素、乙醇等。

　　(2)简单扩散:指脂溶性药物溶于脂质膜的跨膜转运,又称脂溶扩散。这是药物最常见的一种转运形式,大多数药物的转运属于此种。简单扩散的速度主要取决于药物的油水分配系数和膜两侧的药物浓度。油水分配系数越大(脂溶性越强),浓度越高,扩散就越快。

影响药物简单扩散的主要因素就是药物的溶解性和解离性。溶解性是指药物具有的脂溶性和水溶性。由于膜是由脂溶性物质组成的,所以脂溶性强的药物容易跨膜转运,而水溶性强的药物不容易跨膜转运。如强心苷类药物的脂溶性由强至弱的顺序依次为洋地黄毒苷＞地高辛＞毛花苷 C。前两者脂溶性强,口服给药可以吸收。毛花苷 C 水溶性强,口服给药不易吸收。

2.载体转运

载体转运指药物必须与细胞膜上的转运体结合后转运到膜的另一侧的跨膜转。药物转运体分为两类。一类转运体可转运药物由浓度低的一侧至浓度高的一侧,如有机阴离子转运多肽(organic anion-transportingpolypeptide,OATP)、有机阳离子转运体(organic cation transporter,OCT)、寡肽转运体(oligopeptide transporter,PEPT)等,多数情况下是将药物由细胞外转运至细胞内。另一类是依赖 ATP 分解释放的能量,将药物逆浓度梯度转运,又称主动转运。其特点为:①需要载体,载体对药物有特异选择性;②消耗能量;③受载体转运能力的限制,当载体转运能力达到最大时有饱和现象;④被同一载体转运的药物,有竞争性抑制现象发生;⑤当膜一侧的药物转运完毕后转运即停止。如 P-糖蛋白(P-glycoprotein,P-gp)、乳腺癌耐药蛋白(breast cancer resistance protein,BCRP)、肺耐药蛋白(lung resistance protein,LRP)、多药耐药相关蛋白(multidrug resistance protein,MRP)等,多数情况下是将药物由细胞内转运至细胞外。这些转运体都是相关基因表达的蛋白质产物,可分为许多亚型。如 P-gp 是 *MDR* 基因表达产物,在人类分两个基因亚型(*MDR1* 与 *MDR2*)。*MDR1* 基因表达的 P-gp 主要与多药耐药性有关;*MDR2* 基因表达的 P-gp 主要与物质转运有关。

3.膜动转运

通过膜的运动而转运大分子物质,称为膜动转运。包括胞饮和胞吐。

(1)胞饮:又称吞饮或入胞。大分子物质通过膜的内陷形成小泡而进入细胞。

(2)胞吐:又称胞裂外排或出胞。大分子物质从细胞内转运到细胞外。

(二)存在形式

药物进入体内,不论是在血液中还是在器官组织中,都以游离型和结合型两种形式存在。在体液中只有游离型药物可以被转运,结合型药物是药物的暂时储存形式。在作用部位只有和靶位结合的药物才能发挥药物效应。除原形药物外,一些药物的代谢物也有游离和结合两种形式。

在体内与药物或代谢物结合的物质大多数是蛋白质,也有非蛋白质物质。在血浆中药物主要与血浆清蛋白结合,其次是 β-球蛋白和酸性糖蛋白。在器官组织中药物可以与组织中的蛋白质结合,也有的药物与脂肪结合(如硫喷妥),还有的药物与无机物结合(如四环素在新生儿的牙齿和骨骼组织中与钙结合)。

绝大多数药物的结合是疏松的、可逆的,因此使药物的游离型和结合型保持动态平衡。但也有个别药物的结合牢固且不可逆,如四环素在新生儿的牙和骨骼组织中与钙的结合终生存在,并影响牙齿和骨骼的生长和发育。

药物与血浆蛋白的结合程度因药而异,程度不一,常以结合率(%)表示,其次还有解离常数(常用 KD 表示)、表观最大结合容积等。在血浆中药物的结合率通常指正常人在治疗量下的结合率。一般规律是脂溶性低的药物结合率低,如毛花苷 C 为 5%;脂溶性高的药物结合率高,如洋地黄毒苷为 97%。结合率高的药物在体内消除较慢,药效维持时间较长。

二、药物的吸收及其影响因素

(一)药物的吸收

药物由给药部位进入血液循环的过程称为吸收。除静脉注射和静脉滴注给药外,其他血管外给药途径都存在吸收过程。不同给药途径吸收快慢顺序依次为:吸入＞舌下＞直肠＞肌内注射＞皮下注射＞口服＞透皮。临床常用的血管外给药途径可分为消化道给药、注射给药、呼吸道给药及皮肤黏膜给药。

1.消化道吸收

(1)口腔吸收:药物经口腔黏膜吸收为被动吸收机制。唾液和咀嚼可以促进药物吸收。唾液流速一般为 0.6 mL/min,每天分泌 1～2 L,pH 为 6.2～7.2,能降低弱碱性药物的解离度和提高弱酸性药物的解离度,促进弱碱性药物吸收而不利于弱酸性药物的吸收。除了传统的舌下含片、滴丸外,现在新研制出的口腔速崩片、口腔速溶片、口腔分散片、口腔速释片、口腔膜剂等克服了口服固体制剂的某些缺陷,方便于临床用药。口腔吸收的优点是吸收迅速,作用快,无首过消除现象。如防治心绞痛急性发作的硝酸甘油舌下含片。

(2)胃吸收:胃液的 pH 对药物吸收影响较大。通常胃液的 pH 在 3 以下,弱酸性药物在此环境中多不解离,容易吸收。如水杨酸、丙磺舒等;相反,弱碱性药物如茶碱、地西泮、麻黄碱等在此环境中大部分解离而难以吸收。

(3)小肠吸收:小肠是消化道药物吸收的主要部位,由于小肠吸收面积大,血流量丰富,药物在肠道中的存留时间长。肠腔内的 pH 由十二指肠到回盲部越来越高,对弱酸性药物和弱碱性药物均适宜吸收。吸收方式除简单扩散外,还有易化扩散和主动转运。

由胃和小肠吸收的药物都要经过门静脉进入肝脏,再进入体循环。

(4)直肠吸收:栓剂或溶液剂经直肠给药后由直肠黏膜吸收。虽然吸收面积不大,但血流丰富,药物吸收较快,且 2/3 的药量不经过肝门静脉而直达体循环,可以减轻药物的首过消除现象。

2.注射部位的吸收

常用的肌内注射和皮下注射给药后,药物先沿结缔组织向周边扩散,然后通过毛细血管壁被吸收。毛细血管壁细胞间隙较宽大,药物分子常以简单扩散或滤过方式转运,吸收快且完全。

3.呼吸道吸收

某些脂溶性、挥发性的药物通过喷雾或气雾给药方式由呼吸道黏膜或肺泡上皮细胞吸收。粒径较大的颗粒(10 μm)大多滞留在支气管黏膜而发挥局部抗菌、消炎、止喘、祛痰作用;粒径较小的颗粒(2 μm)可直接通过肺泡吸收而发挥全身作用。

4.皮肤黏膜吸收

完整皮肤的吸收能力很差,皮肤薄的部位略强于皮肤厚的部位。可将药物和促皮吸收剂制成贴剂,称为经皮给药,通过皮肤吸收而产生局部或全身作用。黏膜的吸收能力强于皮肤。除了口腔黏膜、支气管黏膜外,还有鼻黏膜和阴道黏膜也可吸收药物。

(二)影响药物吸收的因素

1.药物的理化性质和剂型

既不溶于水也不溶于脂肪的药物极难吸收。甘露醇不能被吸收,静脉快速滴注可产生组织脱水作用,消化道给药可导泻。硫酸镁静脉滴注可治疗高血压和惊厥,口服不被吸收而有导泻作用。同是注射剂,水溶液吸收迅速,而混悬剂、油剂吸收缓慢,在局部形成药物储库,故作用持久。

2.首过消除

首过消除是指某些药物在首次通过肠黏膜和肝脏时,部分被代谢灭活而使进入体循环的药量减少,又称首过效应。如硝酸甘油的首过消除可为 90% 以上,因此口服疗效差,而采用舌下含服、静脉滴注、吸入和经皮给药。

3.吸收环境

吸收环境包括胃肠蠕动和排空、胃肠液酸碱度、胃肠内容物、血流量等。

三、药物的分布及其影响因素

(一)药物的分布

药物吸收后随血液循环分配到各组织中,称为分布,药物的分布有明显的规律性。

(1)药物先向血流量相对大的器官组织分布,然后向血流量相对小的器官组织转移,这种现象称为再分布。如静脉麻醉药硫喷妥先向血流量相对大的脑组织分布,迅速产生麻醉效应,然后向脂肪组织转移,效应又迅速消失。

(2)药物在体内的分布有明显的选择性,多数是不均匀分布,如碘集中分布在甲状腺组织中,甘露醇集中分布在血浆中,链霉素主要分布在细胞外液,还有的药物分布在脂肪、毛发、指甲、骨骼中。

(3)给药后经过一段时间的平衡,血液循环中和组织器官中的浓度达到相对稳定,这时血浆药物浓度水平可以间接反映靶器官的药物浓度水平,后者决定药效强弱,因此,测定血药浓度可以预测药效强弱。

(二)影响药物分布的因素

1.药物-血浆蛋白结合

血浆中与药物结合的蛋白主要有清蛋白、α_1-酸性蛋白和脂蛋白。其中:①清蛋白有 3 个结合位点,主要结合弱酸性药物;②α1-酸性糖蛋白有一个结合位点,主要结合弱碱性药物;③脂蛋白结合脂溶性强的药物。此外,还有 β 和 γ 球蛋白,主要结合内源性生物活性物质。

血浆中的蛋白含量相对稳定,与药物的结合部位和结合容量有限,随着药量增加,结合部位达到饱和后,增加药量就可使血中游离药物浓度剧增,导致药效增强或产生毒性反应。联合用药时,若两种药物出现蛋白结合竞争现象,尽管二药剂量为正常治疗量,但仍然使其中的一种药物游离浓度升高,向组织分布增加,出现药效增强或毒性反应。如服用血浆蛋白结合率为 99% 的双香豆素后,再服用结合率为 98% 的保泰松,可使血中双香豆素游离浓度成倍增加,其抗凝作用增强而导致渗血甚至出血不止。血浆蛋白含量降低(老年人或肝硬化、慢性肾炎者)或变质(尿毒症)均可改变血中游离药物浓度,使药效增强或出现不良反应。

2.体内特殊屏障

机体中有些组织对药物的通透性具有特殊的屏障作用,主要有血脑屏障、胎盘屏障和血眼屏障等。

(1)血脑屏障是血液与脑组织、血液与脑脊液、脑脊液与脑组织 3 种屏障的总称。其中前两者对药物的通过具有重要的屏障作用,因为脑毛细血管内皮细胞间连接紧密,间隙较小,同时基底膜外还有一层星状细胞包围,大多数药物较难通过,只有脂溶性强、分子量较小的水溶性药物可以通过血脑屏障进入脑组织。脑脊液是一种不含蛋白的滤液,即使有药物进入也会很快被重新带回静脉,因此,脑脊液中的药物浓度较血液中低。新生儿,以及在患脑内炎症时其通透性可增加。临床上由于治疗的需要,有时将一定容量的药液注入脑脊液,但在注射前应将等容脑脊液放出,避免颅内压增高引起头痛。

(2)胎盘屏障是胎盘绒毛与子宫血窦间的屏障,对胎儿是一种保护性屏障。所有药物均能通过胎盘进入胎儿体内,仅是程度、快慢不同。在妊娠期禁止使用对胎儿发育成长有影响的药物。

(3)血眼屏障是血液与视网膜、血液与房水、血液与玻璃体屏障的总称,可影响药物在眼内的浓度,脂溶性药物及分子量小于100的水溶性药物易于通过。全身给药时,药物在眼内难以达到有效浓度,可采取局部滴眼或眼周边给药,包括结膜下注射、球后注射及结膜囊给药等。

3.其他因素

其他因素包括局部器官血流量、组织亲和力、细胞内外液的 pH 等。

四、药物的代谢

药物作为外源性物质在体内发生化学结构的改变称为代谢或生物转化。体内能使药物发生转化的器官主要是肝脏,其次是肠、肾、肺及脑等组织。

(一)药物代谢的意义

药物经过转化后其药理活性发生改变。大多数药物失去活性(减弱或消失),称为灭活,少数药物可以被活化而出现药理活性,如可待因在肝脏去甲基后变成吗啡而生效。这种需经活化才能产生药理效应的药物称为前药。有些药物经过转化后生成的代谢产物,具有药理活性或毒性。如普萘洛尔的代谢物 4-OH 普萘洛尔仍然具有 β 受体阻断效应,但较原形药弱;非那西丁的代谢物对乙酰氨基酚具有较原形药强的药理活性;而异烟肼的代谢物乙酰异烟肼对肝脏有较强的毒性。因此,将药物的转化称为"解毒"并不确切。

(二)药物代谢的时相和类型

代谢过程分为 2 个时相 4 种类型,I 相包括氧化、还原、水解反应,使药物分子结构中引入或暴露出极性基团,如产生羟基、羧基、巯基、氨基等。II 相为结合反应,是药物分子结构中的极性基团与体内的化学成分如葡糖醛酸、硫酸、甘氨酸、谷胱甘肽等经共价键结合,生成极性大易溶于水的结合物排出体外。

1.氧化

微粒体酶参与的氧化有硫氧化、氮氧化、环氧化、烯氧化、嘌呤氧化、羟基化、脱烷基、脱硫、脱卤、脱氨等,如苯巴比妥羟基化后形成对羟基苯巴比妥。非微粒体酶参与的氧化有醇氧化、醛氧化、胺氧化。如乙醇的脱氢氧化。

2.还原

微粒体酶参与的还原有硝基还原、偶氮还原等。如氯硝西泮的硝基还原。非微粒体酶参与的还原有羰基还原、醛类还原等。如水合氯醛还原成三氯乙醇。

3.水解

微粒体酶参与的水解有酯键水解、酰胺键水解、糖苷水解等。如哌替啶的酯解、利多卡因的酰胺解。非微粒体酶参与的水解有酯键水解、酰胺键水解、肽解等。如阿托品被血浆中的酯酶水解,普鲁卡因胺被血浆中的酰胺酶水解。还有的药物可同时被两种酶水解,如普鲁卡因可被血浆中的假性胆碱酯酶和肝微粒体酯酶水解,分别生成对氨基苯甲酸和二乙氨基乙醇。

4.结合反应及其共同规律

必须由体内提供结合基团或结合物,多数结合基团或结合物需预先活化,结合反应时需要机体供给能量,参与的酶多数是非微粒体酶中的专一性酶。

(1)葡糖醛酸结合是体内最多见的结合反应。尿苷二磷酸葡糖醛酸是活化的结合物,在葡糖醛酸转移酶催化下与药物的各种暴露基团结合,可生成不同类型的葡糖醛酸苷。如 O-葡糖醛酸苷、S-葡糖醛酸苷、N-葡糖醛酸苷等。

(2)乙酰化在乙酰转移酶催化下将乙酰基结合到氨基、磺酰基和肼基上。值得注意的是:①乙酰化物的水溶性明显降低,易形成结晶;②乙酰转移酶的活性在人群中差异较大,药物代谢速率可分为快代谢型和慢代谢型两类。

(3)其他,如硫酸转移酶催化硫酸结合到含羟基的酚或醇类、含氨基的芳香胺类药物。谷胱甘肽-S-转移酶催化还原型谷胱甘肽与某些卤化有机物、环氧化物结合。甲基转移酶催化甲基结合到某些药物,形成 N-甲基化、O-甲基化、S-甲基化衍生物。此外,还有与甘氨酸、牛磺酸、谷氨酰胺等的结合。

(三)药物代谢酶

1.药物代谢酶的特性

药物代谢酶选择性低,能催化多种药物。变异性较大,常受遗传、年龄、营养状态、机体状态、疾病的影响而产生明显的个体差异,在种族、种群间出现酶活性差异,导致代谢速率不同,故将人群分为弱(慢)代谢者和强(快)代谢者。尚可见某些酶的缺乏,如血浆假性胆碱酯酶。这些都与基因突变或缺失有关。酶活性易受外界因素影响而出现增强或减弱现象。长期应用某些药物可使酶活性增强,这类药物称为酶诱导剂,而能够减弱酶活性的药物称为酶抑制剂。当合用药物时酶诱导剂可使药物的效应较单用时减弱,酶抑制剂可使药物效应较单用时增强。酶诱导剂和酶抑制剂还可增强或减弱自身的转化而导致效应强弱变化。如长期应用苯巴比妥后出现耐受性可能与此有关。保泰松对肝药酶活性的改变依药物种类不同而异,对于安替比林、可的松、地高辛等是酶诱导剂,而对甲苯磺丁脲、苯妥英则是酶抑制剂。常见的酶诱导剂和酶抑制剂列于中。

2.药物代谢酶的种类

药物的转化过程必须在酶的催化下才能进行,这些催化药物代谢的酶统称为药物代谢酶,简称药酶。由于肝脏药酶种类多及含量丰富而被认为是药物代谢的主要器官。肝外如胃肠道、肾、肺、脑、肾上腺及卵巢等组织中的酶也能不同程度地代谢药物。药酶绝大部分存在于细胞内,少数也存在于细胞膜或血浆中,如存在于红细胞膜的巯嘌呤甲基转移酶、血浆中的胆碱酯酶等。按照药酶在细胞内的存在部位分为微粒体酶系和非微粒体酶系,其中比较重要的是前者。肝药酶主要包括有细胞色素 P450 酶系(cytochrome P450,CYP)、含黄素单氧化酶系(flavin-containing-monooxygenases,FMO)、环氧化物水解酶系(epoxide hydrolases,EH)和结合酶系(conjugatin-genzymes,CE)、脱氢酶系(dehydrogenases,DH)。

(1)细胞色素 P450 酶系:CYP 因与一氧化碳结合后其吸收光谱主峰在 450 nm 处,故又称 P450,它是一个基因超家族,根据基因编码的蛋白质氨基酸序列的相似程度,可将其划分为家族、亚家族和酶个体。其命名是以英文字根 CYP 开头,后面的阿拉伯数字表示基因家族,如 CYP2,其后大写英文字母表示亚家族,如 CYP2D,最后的阿拉伯数字表示某个 CYP 酶的基因号码,如 CYP2D6。在人类至今发现 CYP 共 18 个家族,42 个亚家族,64 个酶,与药物代谢密切相关的 CYP 主要有 CYP1A1、1A2、1B1、2A6、2B6、2C8、2C9、2C19、2D6、2E1、3A4 和 3A5,占肝脏中 CYP 总含量的 75% 以上。每一个 CYP 均具有广谱的催化药物代谢的能力,了解每一个 CYP 所催化的药物,对临床合理用药以及阐明在生物转化环节发生的药物相互作用很有意义。

CYP 氧化药物的总反应可表示为：

$RH + NADPH + H^+ + O_2 ROH^+ H_2O + NADP$

反应式中需要供氢体 NADPH 和一分子氧参与。反应后一氧原子加入药物分子使其羟化，另一氧原子接受电子被还原为水。由于没有相应的还原产物生成，故又称 CYP 为细胞色素 P450 单加氧酶系。

CYP 在药物代谢过程中还可产生一些对机体有害的物质，如自由基、前致癌物的激活等。

(2)含黄素单氧化酶系：FMO 是参与 I 相药物氧化反应的另一个基因超家族，与 CYP 共同存在于肝脏内质网，主要参与水溶性药物代谢物的反应。该酶系包括 6 个家族，其中 FMO3 含量最丰，主要代谢烟碱、西咪替丁、雷尼替丁、氯氮平、依托必利等。此酶有遗传缺陷时则不能将海产品中的 N-氧化三甲胺代谢为三甲胺，使 N-氧化三甲胺在体内堆积，出现一种难闻的鱼腥味，称为鱼腥味综合征。与 CYP 不同的是，FMO 在药物代谢中处于次要地位，产生的代谢物基本无活性，也不被诱导或抑制，也未见药物相互作用。

(3)环氧化物水解酶系：EH 分为两类，一类是存在于细胞质中的可溶性环氧化物水解酶，另一类是存在于细胞内质网膜上的微粒体环氧化物水解酶。某些药物经 CYP 代谢后生成的环氧化物对细胞核中的蛋白质、DNA、RNA 有高度细胞毒作用。该酶系的作用是将此环氧化物进一步水解变成无毒或毒性很弱的代谢物。

(4)结合酶系：在 II 相药物结合反应中有许多 CE 参与，如葡糖醛酸转移酶、硫酸转移酶、乙酰转移酶、甲基转移酶、谷胱甘肽-S-转移酶等。除葡糖醛酸转移酶位于内质网外，其余的酶都位于细胞质中，以便快捷地将代谢物由尿液和胆汁排出。该酶系反应速度通常快于参与 I 相反应的酶系，故可迅速地终止代谢物的毒性。

(5)脱氢酶系：体内的 DH 包括有乙醇脱氢酶、乙醛脱氢酶、乳酸脱氢酶、二氢嘧啶脱氢酶、琥珀酸脱氢酶、葡萄糖-6-磷酸脱氢酶、11β-羟基类固醇脱氢酶等。主要存在于细胞质中，对许多药物和体内活性物质进行代谢。

五、药物的排泄

排泄是指药物及其代谢产物经机体的排泄器官或分泌器官排出体外的过程。机体的排泄或分泌器官主要是肾脏，其次是胆道、肠道、唾液腺、乳腺、汗腺、肺等。药物或代谢物经这些器官排泄时具有如下共同规律：①大多数药物和代谢物的排泄属于被动转运，少数药物属于主动转运（如青霉素）；②在排泄或分泌器官中，药物或代谢物浓度较高时既具有治疗价值，同时又会造成某种程度的不良反应（如氨基糖苷类抗生素、红霉素）；③各药的排泄速率不同，尤其是这些器官功能不良时可改变排泄速率，使大多数药物的排泄速率减慢，应根据其程度调整用药剂量或给药间隔。

（一）肾脏途径

药物及代谢物经肾脏排泄时有 3 种方式：肾小球滤过、肾小管主动分泌和肾小管被动重吸收。肾小球毛细血管网的基底膜通透性较大，对分子量小于 20 000 的物质可以滤过，因此，除了血细胞成分、较大分子的物质以及与血浆蛋白结合的药物外，绝大多数游离型药物和代谢物均可滤过，排入肾小管腔内。按照被动转运规律，脂溶性大、极性小、非解离型的药物和代谢产物经肾小管上皮细胞重吸收入血。此时改变尿液 pH 可以明显改变弱酸性或弱碱性药物的解离度，从而改变药物重吸收程度。如苯巴比妥、水杨酸中毒时，碱化尿液使药物解离度增大，重吸收减少，增加排泄。经肾小管分泌而排泄的药物遵循主动转运的规律。肾小管上皮细胞有两类转运系统（有机酸和有机碱转运系统）。前者转运弱酸性药物，后者转运弱碱性药物（见表5-1）。分泌机制相同的两类药物合用时，经同一载体转运可发生竞争性抑制。如丙磺舒可抑制青霉素主动分泌，依他尼酸可抑制尿酸的主动分泌等，对临床治疗产生有益或有害的影响。

表 5-1　一些由肾小管主动分泌排泄的弱酸性和弱碱性药物

弱酸性	弱碱性	弱酸性	弱碱性
乙酰唑胺	阿米洛利	甲氨蝶呤	哌替啶
阿司匹林	多巴胺	青霉素	季胺类药
头孢噻定	组胺	丙磺舒	奎宁
呋塞米	米帕林	水杨酸	妥拉苏林
吲哚美辛	吗啡	磺吡酮	氨苯蝶啶

肾脏排泄药物时主要受血浆蛋白结合率和肾血流量的影响。肾脏在排泄肾提取率低（<0.3）的药物时受血浆蛋白结合率影响较大；在排泄肾提取率高（>0.7）的药物时受肾血流量的影响较大。

（二）胆汁途径

部分药物经肝脏转化形成极性较强的水溶性代谢物，经胆汁排泄。不是所有的药物都能经胆汁排泄，只有具有一定特殊化学基团、分子量在300～5 000的药物才能经胆汁排泄。药物由肝细胞转运至胆汁有3种载体，分别为有机阳离子、有机阴离子和甾体类载体，均属于主动转运过程。前两者为非选择性载体，可以出现竞争性抑制现象。有的药物在肝细胞内与葡糖醛酸结合后分泌到胆汁中，随后排泄到小肠中被水解，游离药物可经肠黏膜上皮细胞吸收，经肝门静脉重新进入体循环，这种在小肠、肝、胆汁间的循环称为肝肠循环。洋地黄毒苷、地高辛、地西泮等药物因肝肠循环使血药浓度维持时间延长，还有些代谢产物在小肠重吸收，经肾排出体外。

（三）肠道途径

经肠道排泄的药物主要来源于口服后肠道中未吸收的部分、随胆汁排泄到肠道的部分和肠黏膜分泌排入肠道的部分。

（四）其他途径

许多药物可通过唾液、乳汁、汗液、泪液排出。非解离型的药物依赖于从腺上皮细胞扩散到分泌液中的量，解离型的药物则依赖于局部pH。唾液中的药物浓度与血浆中的浓度有良好的相关性，由于唾液容易采集、无创伤性等优点，现在临床常以此代替血液标本进行血药浓度监测。乳汁的pH略低于血浆，弱碱性药物较弱酸性药物更容易通过乳汁排泄，在婴儿体内产生药理作用。挥发性药物、全身麻醉药可通过肺排出体外。

（常　庭）

第三节　影响药物作用的因素

药物进入机体产生效应时往往要受到机体内外各方面因素的影响，从而使药效增强或减弱，甚至发生质的改变,产生不良反应。了解和掌握这些影响因素的规律,可以更好地发挥药物的效应,取得最佳治疗效果。现将各方面的因素列于图 5-9 中并分类予以说明。

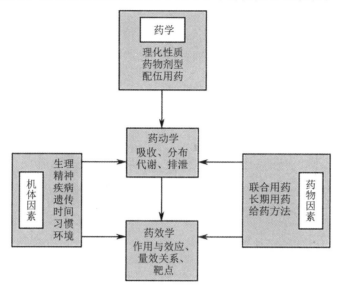

图 5-9　影响药物作用因素关系图

一、机体方面因素

机体对药物效应的影响既有机体自身方面的直接因素,又有机体适应外界变化而表现的间接因素。

(一)生理因素

1.年龄

国家药典规定,用药剂量在 14 岁以下为儿童剂量,14～60 岁间为成人剂量,60 岁以上为老人剂量。儿童和老人的剂量应以成人剂量为参考酌情减量。这主要是因为儿童和老人的生理功能与成人相比有较大差异所致。

(1)儿童:儿童的各个器官和组织正处于发育、生长时期,年龄越小,器官和组织的发育越不完全。药物使用不当会造成器官和组织发育障碍,甚至发生严重不良反应,造成后遗症。

(2)老人:老年人的组织器官及其功能随年龄增长伴有生理性衰退过程,对药效学和药动学产生影响。老年人体液相对减少,脂肪增多,蛋白合成减少。如丙戊酸钠在老年人血中游离药物浓度明显高于青年人。其原因与清蛋白含量减少、清蛋白对药物的亲和力明显降低及器官清除能力降低有关。肝肾功能随年龄增长而逐渐衰退,药物代谢和排泄速率相应减慢。老年人除了生理功能逐渐衰退外,多数还有不同程度的老年病,如心脑血管疾病、糖尿病、痴呆症、骨代谢疾病、前列腺肥大、胃肠疾病等,对中枢神经系统药物、心血管系统药物等比较敏感。如伴有心脑血管疾病的老年人在拔牙时禁用含肾上腺素的局麻药。

2.体重

体重除了在不同年龄有明显差别外,在同年龄段内也有一定的差别,这主要是体形对药物作用的影响。如果服药者的胖瘦差别不大而体重相差较大时,若给予同等剂量药物则轻体重者血药浓度明显高于重体重者;反之,当体重相近而胖瘦差别明显时,则水溶性和脂溶性药物二者在体内的分布就有差别。因此,科学的给药剂量应以体表面积为计算依据,既要考虑体重因素,又要考虑体形因素。

3.性别

虽然不同性别对药物的反应无明显差别,但女性在用药时应考虑"四期"即月经期、妊娠期、分娩期和哺乳期对药物的反应。在月经期子宫对泻药、刺激性较强的药物及能引起子宫收缩的药物较敏感,容易引起月经过多、痛经等。在妊娠期这些药物容易引起流产、早产等。有些药物能通过胎盘进入胎儿体内,对胎儿生长发育和活动造成影响,严重的可导致畸胎,故妊娠期用药应十分慎重。在分娩期用药更要注意其对产妇和胎儿或新生儿的双重影响。在分娩前用药应注意药物在母体内的维持时间,一旦胎儿离开母体,则新生儿体内药物无法被母体消除,引起药物滞留而产生药物反应。哺乳期的妇女服药后药物可通过乳汁进入哺乳儿体内引起药物反应。

(二)精神因素

1.精神状态

精神状态和思想情绪对药物的疗效具有很大的影响。如精神振奋和情绪激动时可影响降压药、镇静催眠药的效果,过度的精神振奋和情绪激动还会诱发心脑血管疾病的发作。相反,精神萎靡和情绪低落可影响抗肿瘤药、抗菌药的治疗效果,严重者甚至可引起机体内分泌失调,降低机体抵抗力,导致或加重疾病。

2.心理活动

心理活动对药物治疗效果有较大的影响,如护士的语言、表情、态度、被信任程度、技术操作熟练程度、暗示等影响药物的治疗效果,与患者的心理因素及承受能力有关。

3.安慰剂

鉴于上述特点,临床新药试验研究常采用安慰剂对照试验法以排除精神因素对药物效应的影响。所谓安慰剂是指不含药理活性成分而仅含赋形剂,在外观和口味上与有药理活性成分的药物完全相同。安慰剂产生的作用称为安慰作用,分为阳性安慰作用和阴性安慰作用。前者指安慰作用与药物产生的作用一致;后者指产生与药物作用完全相反的作用。安慰作用也存在生效、高峰、消失的变化规律,且与药物作用有着相似的变化规律。

4.其他因素

除了心理活动变化以外,患者对药物效应的反应能力、敏感程度、耐受程度也对药物治疗效果产生一定的影响,如对疼痛敏感者和不敏感者在应用镇痛药后所产生的效果有很大差异。

(三)疾病因素

1.心脏疾病

心衰时药物在胃肠道的吸收减少、分布容积减小、消除速率减慢。如普鲁卡因胺的达峰时间由正常时的 1 h 延长至 5 h,生物利用度减少,分布容积减小,血药浓度相对升高。清除率由正常时的 $400 \sim 600$ mL/min 降至 $50 \sim 100$ mL/min,半衰期由 3 h 延长至 $5 \sim 7$ h。

2.肝脏疾病

严重肝功能不良者选择肾上腺糖皮质激素,常使用氢化可的松而不宜使用可的松或泼尼松。原因在于后二药需在肝脏转化成前二药方能生效。某些不经肝脏转化的药物在肝功能不良时可不受影响。

3.肾脏疾病

氨基糖苷类抗生素主要经肾排泄。其中卡那霉素在正常人半衰期为 1.5 h,在肾衰患者延长数倍。若不调整给药剂量或给药间隔,将会造成药物在体内的蓄积,导致第八对脑神经的损害,引起听力减退,甚至可致药源性耳聋。

4.胃肠疾病

胃肠道 pH 改变可对弱酸性和弱碱性药物的吸收带来影响。胃排空时间延长或缩短也可使在小肠吸收的药物作用延长或缩短。腹泻时常使药物吸收减少,而便秘可使药物吸收增加。

5.营养不良

营养不良,如血浆蛋白含量下降可使血中游离药物浓度增加,而引起药物效应增加。

6.酸碱平衡失调

酸碱平衡失调主要影响药物在体内的分布。当呼吸性酸中毒时,血液 pH 下降,可使血中苯巴比妥(弱酸性药)解离度减少,易于进入细胞内液。

7.电解质紊乱

钠、钾、钙、氯是细胞内、外液中主要的电解质,当发生电解质紊乱时它们在细胞内、外液的浓度将发生改变,影响药物的效应。如当细胞内缺 K^+ 时,使用强心苷类药物易产生心律失常。Ca^{2+} 在心肌细胞内减少时,将降低强心苷类药物加强心肌收缩力的作用;Ca^{2+} 在心肌细胞内浓度过高时,该类药物易致心脏毒性。胰岛素降低血糖时也需要 K^+ 协助,使血中葡萄糖易于进入细胞内。

8.发热

解热镇痛药可使发热者体温下降,而对正常人则无降温作用;而氯丙嗪不但可使发热者体温下降,还可使正常人体温下降,这主要是药物作用机制不同。

(四)遗传因素

药物作用的差异有些是由遗传因素引起的,研究遗传因素对药物反应的影响的学科称为药物遗传学或遗传药理学,是药理学与遗传学相结合而发展起来的边缘学科。遗传因素对药物反应的影响比较复杂,因为体内的药物作用靶点、药物转运体和药物代谢酶等是在一定基因指导下合成的,基因的多态性使作用靶点、转运体和药酶呈现多态性,其性质和活性不同,影响了药物反应。所以,遗传基因的差异是构成药物反应差异的决定因素。这种差异主要表现为:种属差异、种族差异和个体差异。造成这些差异的因素既有先天因素,又有后天因素。

1.种属差异

人与动物之间和动物与动物之间的差异称为种属差异。这种差异既有质的差异,也有量的差异。如吗啡对人、犬、大鼠和小鼠作用表现为行为抑制,而对猫、马、虎作用表现为兴奋作用。量的差异表现更为普遍。因此,临床前药理实验既要考虑到种属选择问题,又要考虑到剂量换算问题,不要将动物实验剂量外推为人用剂量。

2.种族差异

不同种族的人群对药物的代谢和反应有着显著差别。乙酰化转移酶是许多药物(如磺胺类、异烟肼、对氨基水杨酸、普鲁卡因胺等)在体内的共同代谢酶。在人群中分为快代谢者和慢代谢者,因纽特人、日本人和中国人多数为快代谢者,而白种人多数为慢代谢者。这两类人群对药物消除的半衰期相差 2 倍以上。

3.个体差异

在人群中,即使是条件都相同,也有少数人对药物的反应有所不同,称为个体差异。个体差异在一卵双生个体间相差无几,而在双卵双生个体间却相差数倍之多。这种差异既有量反应差异,也有质反应差异。在量反应差异上,有些个体对药物剂量反应非常敏感,所需药量低于常用量,称为高敏性。反之,有些个体需使用高于常用量的药量方能出现药物效应,称为低敏性或耐受性。如正常人肝中维生素 K 环氧化酶能使氧化型维生素 K 还原成氢醌型维生素 K,参与凝血酶原的合成,华法林则通过抑制此酶而起抗凝作用,华法林耐受者由于此酶受体变异,与华法林的亲和力下降使药效降低。

在质反应差异,某些过敏体质的人用药后可发生变态反应,又称变态反应。是机体将药物视为一种外来物所发生的免疫反应。这种反应与剂量无关,且无法预知,仅发生于少数个体。轻者可引起发热、药疹、局部水肿,重者可发生剥脱性皮炎(如磺胺药)、过敏性休克(如青霉素)。这些个体用药前须做皮肤试敏,阳性者禁用,即使阴性者也应慎重用药。

4.特异体质

某些个体用药后出现与常人不同的异常反应,此类个体称为特异体质。其主要原因与某些基因缺失有关。例如,在红细胞的磷酸戊糖代谢通路中,葡萄糖-6-磷酸脱氢酶使葡萄糖-6-磷酸脱下的氢传递给谷胱甘肽使之成为还原型谷胱甘肽,发挥抗氧化作用。当葡萄糖-6-磷酸脱氢酶缺陷患者服用伯氨喹、阿司匹林、对乙酰氨基酚、磺胺、呋喃类、蚕豆等有氧化作用的药物或食物时可使还原型谷胱甘肽缺乏,造成血红蛋白被氧化,导致溶血。缺乏高铁血红蛋白还原酶者不能使用硝酸酯类和磺胺类药物,以免出现发绀。缺乏血浆假性胆碱酯酶者不能使用琥珀胆碱,否则易引起呼吸停止。

二、药物方面因素

(一)药物理化性质

药物的溶解性使药物在水和油溶液中的分配比例不同,有机酸、有机碱在水溶液中不溶,制成盐制剂后可溶于水。每种药物都有保存期限,超过期限的药物发生性质改变而失效,如青霉素 G 在干粉状态下有效期为 3 年,而在水溶液中极不稳定,需临用前现配。药物需在常温下干燥、密闭、避光保存,个别药物还需要在低温下保存,否则易挥发、潮解、氧化和光解。例如:乙醚易挥发、易燃;维生素 C、硝酸甘油易氧化;肾上腺素、去甲肾上腺素、硝普钠、硝苯地平易光解等。

(二)药物剂型

每种药物都有与其相适宜的剂型,采用不同途径给药可产生理想的药效。同种药物的不同剂型对药效的发挥也有影响,如片剂、胶囊、口服液等均可口服给药,但药物崩解、溶解速率不同,吸收快慢与量各异。注射剂中水剂、乳剂、油剂在注射部位释放速率不同,药物起效快慢、维持时间长短也不同。

(三)给药方法

1.给药剂量

剂量指用药量。随剂量的加大,效应逐渐增强,不但程度增强还能改变效应性质。如镇静催眠药在小剂量时出现镇静效应,随着剂量增加,可依次出现催眠、麻醉甚至导致死亡。

2.给药途径

选择不同给药途径可以影响药物的吸收和分布,从而影响药物效应的强弱,甚至出现效应性质的改变(如硫酸镁)。

(1)消化道给药:①口服,大多数药物最常用的给药方法。其优点为方便、经济,较注射给药相对安全。其缺点为许多药物易受胃肠内容物影响而延缓或减少吸收,有些可发生首过消除,甚至有些药物完全不吸收。另外,口服不适合用于昏迷、呕吐、抽搐和急重症患者。②口腔给药,口腔速崩片、口腔速溶片、口腔分散片、口腔速释片、口腔膜剂、滴丸和咀嚼片在咀嚼后均可通过口腔黏膜下丰富的毛细血管吸收,可避免胃肠道刺激、吸收不完全和首过消除。如硝酸甘油片舌下给药缓解心绞痛急性发作。③直肠给药,将药栓或药液导入直肠内由直肠黏膜血管吸收,可避免胃肠道刺激和药物被破坏。此法成年人使用很不方便,对小儿较适宜,可以避免小儿服药困难和胃肠道刺激。目前国内适于小儿直肠给药的药物栓剂很少,其使用受到了限制。

(2)注射给药:①肌内注射,药物在注射部位通过肌肉丰富的血管吸收入血,吸收较完全,起效迅速,其中水溶液＞混悬液＞油溶液。②皮下注射,药物经注射部位的毛细血管吸收,吸收较快且完全,但对注射容量有限制。另外,它仅适合水溶液药物,如肾上腺素皮下注射抢救青霉素过敏性休克。③静脉注射或静脉滴注,药物直接进入血液而迅速起效,适用于急重症的治疗。但静脉给药对剂量、配伍禁忌和给药速度有较严格的规定。④椎管内给药,将药物注入蛛网膜下腔的脑脊液中产生局部作用,如有些外科手术需要做椎管麻醉(腰麻)。也可将某些药物注入脑脊液中产生疗效,如抗生素等。

(3)呼吸道给药:某些挥发性或气雾性药物常采用此种给药方法,挥发性药物主要是通过肺泡扩散进入血液而迅速生效,如全身麻醉药用于外科手术。气雾性药物主要是通过微小的液滴附着在支气管和细支气管黏膜,发挥局部作用,如沙丁胺醇气雾剂治疗支气管哮喘急性发作等。吸入给药的缺点是对呼吸道有刺激性。

(4)皮肤黏膜用药:将药物置于皮肤、黏膜局部发挥局部疗效,如外用擦剂、滴眼剂、滴鼻剂等。另外,还有一些药物虽然应用局部却发挥全身疗效,如硝酸甘油贴膜剂贴敷于心前区,药物透皮缓慢吸收,从而达到预防心绞痛发作的作用。

3.用药时间

不同的药物有不同的用药时间规定。有的药物对胃刺激性强,应于餐后服用。催眠药应在临睡前服用。胰岛素应在餐前注射。有明显生物节律变化的药物应按其节律用药。

4.给药间隔

一般以药物的半衰期为参考依据,但有些药物例外,如青霉素的半衰期为 30 min。由于该药对人几无毒性,大剂量给药后经过数个半衰期后血药浓度仍在有效范围以内,加之大部分抗菌药物有抗生素后效应(postantibiotic effect,PAE),在此时间内细菌尚未恢复活力,因此给药间隔可适当延长。另外,肝、肾功能不良者可适当调整给药间隔时间。给药间隔时间短易致累积中毒,反之,给药间隔时间长则血药浓度波动大。

5.疗程

疗程指给药持续时间。对于一般疾病,症状消失后即可停止用药,对于某些慢性病和感染性疾病应按规定的时间持续用药,以避免旧病复发或加重。

6.停药

医师应根据治疗需要和患者对药物的反应停止用药。大致分为中止用药和终止用药。前者是治疗期间中途停药,后者是治疗结束停药。对如何停药有具体要求,临时用药和短期用药可以立即停药,而有些药物长期使用后立即停药会引起停药反应,称为撤药症状,又称停药症状。如长期应用肾上腺皮质激素突然停药,不但产生停药症状(肌痛、关节痛、疲乏无力、情绪消沉等),还可使疾病复发或加重,称为反跳现象。临床上应采取逐渐减量停药的方法避免发生撤药症状和反跳现象。

(四)用药时间

某些疾病需要长期用药,机体会相应产生一些反应。

1.耐受性

耐受性指连续用药后出现的药物反应性下降。若在很短时间内产生称为快速耐受性或急性耐受性,停药后可以恢复,如麻黄碱、硝酸甘油、垂体后叶激素等。反之,若在长期用药后产生,则称为慢速耐受性或慢性耐受性,如苯巴比妥。胰岛素既可产生急性耐受性,又可产生慢性耐受性。若按引起耐受性的机制可分为药效耐受性和代谢耐受性。前者主要指由于受体数目减少、酶活性饱和、作用底物耗竭等使药物反应性降低;后者主要是肝药酶活性被诱导增强所致。苯巴比妥产生的耐受性与这两种机制均有关。病原体和肿瘤细胞在长期用药后产生的耐受性称为耐药性。

2.依赖性

依赖性指长期用药后患者对药物产生精神性和生理性依赖需要连续用药的现象,旧称为成瘾性。若仅产生精神上的依赖性,停药后患者只表现为主观上的不适,无客观上的体征表现,称为精神依赖性。若患者对停药后有身体上的戒断症状,称为生理依赖性或躯体依赖性。

3.撤药症状

撤药症状指长期用药后突然停药出现的症状,又称停药综合征。如长期应用肾上腺皮质激素突然停药,不但产生停药症状(肌痛、关节痛、疲乏无力、情绪消沉等),还可使疾病复发或加重,称为反跳现象。可采取逐渐减量停药的方法避免发生撤药症状和反跳现象。

(五)药物相互作用

药物相互作用是指两种或两种以上药物不论给药途径是否相同,同时或先后应用所出现的原有药物效应增强或减弱的现象。

药物体外相互作用通常称为配伍禁忌,指将药物混合在一起发生的物理或化学反应,这种反应尤其容易发生在几种药物混合在一起静脉滴注时。如氨基糖苷类抗生素与β-内酰胺类抗生素合用时,二者不能放在同一针管或同一溶液中混合,因为β-内酰胺环可使氨基糖苷类失去抗菌活性。红霉素只能配制在葡萄糖溶液中行静脉滴注,若配制在生理盐水溶液中,易析出结晶和沉淀。

1.药物相互作用的分类

药物相互作用有体内和体外药物相互作用之分。通常所说的相互作用是指药物在体内的相互影响。

2.药物相互作用的结果

药物相互作用的结果有两种:使原有的效应增强,称为协同作用;使原有的效应减弱,称为拮抗作用。在协同作用中又分为相加作用、增强作用和增敏作用。相加作用指二药合用时的作用等于单用时的作用之和。增强作用指二药合用时的作用大于单用时的作用之和。增敏作用指某药可使组织或受体对另一药的敏感性增强。如钙增敏剂匹莫苯使钙离子与肌丝上钙结合作用部位亲和力增加,起到正性作用,可用于治疗心力衰竭。拮抗作用中又分为相减作用和抵消作用。相减作用指二药合用时的作用小于单用时的作用。抵消作用指二药合用时的作用完全消失。

三、合理用药

合理用药指在临床用药物治疗时,根据患者的具体情况正确选择药物类别、药物种类、药物剂型和药物配伍。临床由于不合理用药和盲目滥用药物给患者带来了严重后果和经济损失等。

(一)明确诊断

使用药物之前首先要明确诊断,再考虑选择用药。某些急症患者如高热、剧痛等,可适当降温、止痛到患者能够忍受的限度,但不可使症状消失,以免误诊。

(二)严格掌握药物的适应证和禁忌证

明确诊断后根据患者病情和药物适应证选择药物,同时还要考虑注意事项和禁忌证。如患者患感染性疾病而又适宜选用青霉素 G,倘若患者无变态反应可以选用,否则就要选择其他不过敏的适宜药物。

(三)根据药物的特性选择剂型和给药途径

不同的给药途径都有若干种剂型可供选择。可根据病情的轻重缓急、药物特性、患者的承受能力和经济状况选择。如某些急需应用起效快的注射剂型,某些慢性疼痛患者可选择长效或缓释剂型。

(四)确定剂量、疗程

根据病情和疗法确定用药剂量和疗程。如肾上腺皮质激素有不同的疗法,使用剂量和疗程均不相同。另外,治疗期间还应根据病情变化随时调整剂量和疗程。

(五)科学的药物配伍

对需要采用两种及以上药物联合治疗时,要考虑药物之间的配伍和相互作用。如在使用抗菌药治疗感染性疾病时,应明确致病菌对哪类抗菌药敏感,有针对性地使用,不要采用"撒网疗法",否则易造成患者严重不良反应和细菌抗药性的形成。

（常　庭）

第六章

心血管系统用药

第一节 降 血 压 药

一、雷米普利

(一)剂型规格

片剂:1.25 mg、2.5 mg、5 mg、10 mg。

(二)适应证

(1)用于原发性高血压,可单用或与其他降压药合用。

(2)用于充血性心力衰竭,可单用或与强心药、利尿药合用。

(3)急性心肌梗死(2~9 d)后出现的轻至中度心力衰竭。

(三)用法用量

1.成人常规剂量

(1)原发性高血压,开始剂量为一次 2.5 mg,每天 1 次晨服。根据患者的反应,如有必要,在间隔至少 3 周后将剂量增至 5 mg/d。维持量为 2.5~5 mg/d,最大用量为 20 mg。如本药5 mg的降压效果不理想,应考虑合用利尿药等。

(2)充血性心力衰竭,开始剂量为一次1.25 mg,每天 1 次,根据需要过 1~2 周剂量加倍,每天 1 次或分 2 次给药。每天最大用量不超过 10 mg。

(3)急性心肌梗死后(2~9 d)轻到中度心力衰竭患者,剂量调整只能在住院的情况下对血流动力学稳定的患者进行。必须非常严密监测合并应用抗高血压药的患者,以免血压过度降低。起始剂量常为一次 2.5 mg,早、晚各 1 次。如果该起始剂量的患者不能耐受(如血压过低),应采用一次 1.25 mg,早、晚各 1 次。随后根据患者的情况,间隔 1~2 d 剂量可加倍,至最大日剂量 10 mg,早、晚各 1 次。本药应在心肌梗死后 2~9 d 服用,建议用药时间至少15 个月。

2.肾功能不全时剂量

开始剂量为 1.25 mg/d,最大剂量为 5 mg/d。

3.肝功能不全时剂量

肝功能不全者对本药的反应可能升高或降低,在治疗初始阶段应密切监护。最大剂量为

2.5 mg/d。

4.老年人剂量

老年患者(>65岁)应考虑采用低起始剂量(1.25 mg/d),并根据血压控制的需要仔细调整用量。

5.其他疾病时剂量

有血压大幅度降低危险的患者(如冠状血管或者脑血供血管狭窄者)应考虑采用低起始剂量(1.25 mg/d)。

(四)注意事项

1.禁忌证

(1)对本药或其他血管紧张素转换酶抑制剂过敏者。

(2)血管神经性水肿:①使用其他血管紧张素转换酶抑制剂曾引起血管神经性水肿;②遗传性血管性水肿;③特发性血管性水肿。

(3)孕妇。

(4)哺乳期妇女。

(5)孤立肾、移植肾、双侧肾动脉狭窄而肾功能减退者。

(6)原发性醛固酮增多症患者。

(7)血流动力学相关的左心室流入流出障碍(如主动脉或二尖瓣狭窄)或肥厚型心肌病患者。

(8)急性心肌梗死后出现轻至中度心力衰竭,伴有以下情况时禁用本药:①持续的低血压[收缩压低于 12.0 kPa(90 mmHg)];②直立性低血压[坐位 1 min 后收缩压降低≥2.7 kPa(20 mmHg)];③严重心力衰竭;④不稳定型心绞痛;⑤威胁生命的室性心律失常;⑥肺源性心脏病。

(9)因缺乏治疗经验,本药还禁用于下列情况:①正接受甾体、非甾体抗炎药物,免疫调节剂和(或)细胞毒化合物治疗的肾病患者;②透析患者;③原发性肝脏疾病或肝功能损害患者;④未经治疗的、失代偿性心力衰竭患者;⑤儿童。

2.慎用人群

(1)多种原因引起的粒细胞减少(如中性粒细胞减少症、发热性疾病、骨髓抑制、使用免疫抑制药治疗、自身免疫性疾病)。

(2)高钾血症。

(3)脑或冠状动脉供血不足(血压降低可加重缺血,血压如大幅度下降可引起心肌梗死或脑血管意外)。

(4)肾功能障碍(可致血钾增高、白细胞减少,并使本药潴留)。

(5)严重心力衰竭或血容量不足。

(6)肝功能不全。

(7)严格饮食限制钠盐或进行透析治疗者(首剂可能出现突然而严重的低血压)。

(8)主动脉瓣狭窄或肥厚型心肌病。

(9)缺钠的患者(应用本药可能突然出现严重低血压与肾功能恶化)。

(10)外科手术和(或)麻醉。

3.药物对儿童的影响

未对本药进行儿童用药的研究,故本药禁用于儿童患者。

4.药物对老年人的影响

老年患者（＞65岁）对血管紧张素转换酶抑制剂的反应较年轻人明显,同时使用利尿药、有充血性心力衰竭或肝肾功能不全的老年患者,应慎用本药。

5.药物对妊娠的影响

孕妇（尤其是妊娠中晚期）可能导致胎儿损伤甚至死亡,故孕妇禁用本药。

6.药物对哺乳的影响

本药可通过乳汁分泌,哺乳期妇女禁用。

7.用药的检查与监测

（1）建议短期内检查血清电解质、肌酸酐浓度和血常规（尤其是白细胞计数）,尤其是在治疗开始时,以及处于危险期中的患者（肾功能损害和结缔组织疾病患者）,或者使用其他可能引起血常规变化的药物治疗的患者（如免疫抑制药、细胞抑制药、别嘌醇、普鲁卡因胺）。肾功能障碍或白细胞缺乏者,在最初3个月内应每2周检查白细胞计数和分类计数1次,此后定期检查。用药期间,如有发热、淋巴结肿大和（或）咽喉疼痛症状,应立即检查白细胞计数。

（2）尿蛋白检查,每月1次。

（3）用药前和用药期间,应定期检查肝功。

（4）在较高肾素-血管紧张素系统活性患者,由于血管紧张素转换酶的抑制,存在突然明显血压下降和肾功能损害的危险。在这种情况下,如果第一次使用本药或者增加剂量,应严密监测血压,直到预期不会出现进一步的急性血压下降。

（五）不良反应

在使用本药或其他血管紧张素转换酶抑制剂治疗期间,可能发生下列不良反应。

1.心血管系统

当本药和（或）利尿药增量时,偶可见血压过度降低（低血压、直立性低血压）,表现为头晕、注意力丧失、出汗、虚弱、视觉障碍等症状,尤其是在使用本药治疗的初始阶段和伴有盐和（或）体液流失的患者（如已采用利尿治疗）、心力衰竭患者（尤其是急性心肌梗死后）和严重高血压患者;罕见晕厥。可能与血压明显下降相关的不良反应还有心动过速、心悸、心绞痛、心肌梗死、短暂性脑缺血发作、缺血性脑卒中。可能出现心律失常或心律失常加重。血管狭窄引起的循环紊乱可以加重。还可能出现血管炎。

2.泌尿生殖系统

偶见肾损害或肾损害加重,个别病例可出现急性肾衰竭。罕见蛋白尿,以及蛋白尿伴肾功能恶化。有肾血管疾病（如肾动脉狭窄）、肾移植或伴有心力衰竭的患者容易出现这种情况。原来有蛋白尿的患者尿蛋白可能增加,但糖尿病肾病患者蛋白的排泄也可能减少。本药也有出现阳痿和性欲降低的报道。

3.代谢和（或）内分泌系统

偶见血钠降低及血钾升高,后者主要发生在肾功能不全者或使用保钾利尿药的患者。在糖尿病患者,可观察到血钾浓度的升高。本药极少引起男子乳腺发育。

4.呼吸系统

可出现刺激性干咳,夜间和平卧时加重,在妇女和非吸烟者中更常见。少见支气管痉挛、呼吸困难、支气管炎、鼻窦炎或鼻炎、血管神经性水肿所致喉、咽和（或）舌水肿（黑种人血管紧张素转换酶抑制剂治疗期间血管水肿的发生率较非黑种人高）。还可能出现支气管痉挛（特别是刺激性咳嗽的患者)。

5.消化系统

可见胃痛、恶心、呕吐、上腹部不适(某些病例胰酶升高)和消化功能紊乱。少见呕吐,腹泻,便秘,食欲丧失,口腔黏膜、舌或消化道炎症,口腔发干,口渴,肝功能异常(包括急性肝功能不全)、肝炎、胰腺炎和肠梗阻(不全梗阻)。罕见致命性肝坏死。如果出现黄疸或显著的肝功能升高,必须停药并进行监护治疗。

6.皮肤

可见皮疹(个别病例为斑丘疹或苔藓样疹或黏膜疹)、风疹、瘙痒症,或者累及唇、面部和(或)肢体的血管神经性水肿,此时需停药。也可能发生较轻微的非血管神经性的水肿,如踝关节周围水肿。少见多形性红斑或者中毒性表皮坏死溶解。罕见天疱疮、银屑病恶化、银屑病样或天疱疮样皮肤或者黏膜病损、皮肤对光过敏、颜面潮红、脱发、甲癣及加重或诱发雷诺现象。某些皮肤反应可能伴有发热、肌肉痉挛、肌痛、关节痛、关节炎、血管炎、嗜酸性粒细胞增多和(或)抗核抗体滴度增加。若发生严重的皮肤反应,则应立即停药。

7.精神神经系统

少见头痛和疲劳,罕见困倦和嗜睡、抑郁、睡眠障碍、性欲减退、感觉异常、平衡失调、意识模糊、焦虑、神经质、疲乏、颤抖、听力障碍(如耳鸣)、视物模糊和味觉紊乱或者短暂丧失。

8.血液

可出现红细胞计数和血红蛋白浓度或血小板计数偶有下降,尤其是在肾功能损害,结缔组织病或同时服用别嘌醇、普鲁卡因胺或一些抑制免疫反应的药物的患者。罕见贫血、血小板减少、中性粒细胞减少、嗜酸性粒细胞增多,个别患者出现粒细胞减少症或全血细胞减少(可能为骨髓抑制所致)、葡萄糖-6-磷酸脱氢酶缺乏症 H 缺乏相关的溶血及溶血性贫血。

9.其他

尚未发现本药有致突变或致癌作用。

(六)药物相关的相互作用

1.药物-药物相互作用

(1)与其他降压药合用时降压作用加强。其中,与引起肾素释放或影响交感活性的药物同用,较二者的相加作用大;与β受体阻滞剂合用,较二者的相加作用小。

(2)与催眠药、镇静药、麻醉药合用血压明显下降。

(3)与其他扩血管药合用可能导致低血压,如合用,应从小剂量开始。

(4)与钾盐或保钾利尿药(如螺内酯、氨苯蝶啶、阿米洛利)合用可能引起血钾过高,合用时须严密监测血钾浓度。

(5)本药能增强口服降糖药(如双胍类)和胰岛素的降糖效果,应注意有可能引起血糖过度降低。

(6)与锂盐合用可降低锂盐的排泄,由此增强锂的心脏和神经毒性,故应密切监测血锂浓度。

(7)非甾体抗炎药物、镇痛药(如吲哚美辛、阿司匹林);可能减弱本药的降压效果,还可能增加肾功能损害和血清钾浓度升高的危险。

(8)麻黄含麻黄碱和伪麻黄碱,可降低抗高血压药的疗效。使用本药治疗的高血压患者应避免使用含麻黄的制剂。

(9)本药与地高辛、醋硝香豆素无明显相互作用。

(10)氯化钠可减弱本药的降压作用和缓解心力衰竭症状的效果。

(11)拟交感类血管升压药(如肾上腺素):可能减弱本药的降压效果(推荐严密监测血压)。

(12)与别嘌醇、普鲁卡因胺、细胞生长抑制药、免疫抑制药(如硫唑嘌呤)、有全身作用的皮质醇类和其他能引起血常规变化的药物合用,增加血液学反应的可能性,尤其血液白细胞计数下降,白细胞减少。

(13)与环孢素合用可使肾功能下降。

(14)与别嘌醇合用可引起超敏反应。

(15)与肝素合用,可能升高血清钾浓度。

(16)服用本药同时使用昆虫毒素脱敏治疗,存在严重过敏样反应的危险(如威胁生命的休克)。

2.药物-酒精-尼古丁相互作用

酒精可提高本药的降压能力,本药可加强酒精的效应。

3.药物-食物相互作用

从饮食中摄取过量的盐可能会减弱本药的降压效果。

二、缬沙坦

(一)剂型规格

胶囊:40 mg、80 mg、160 mg。

(二)适应证

用于治疗各类轻至中度高血压,尤其适用于对血管紧张素转换酶抑制剂不耐受的患者。可单独或与其他抗高血压药物(如利尿药)联合应用。

(三)用法用量

1.成人常规剂量

口服给药:推荐剂量为一次 80 mg,每天 1 次,可以在进餐时或空腹时服用,建议每天在同一时间用药(如早晨)。降压作用通常在服药 2 周内出现,4 周时达到最大疗效。对血压控制不满意的患者,过2~4周可增至一次 160 mg,每天 1 次,也可加用利尿药。维持量为一次 80~160 mg,每天 1 次。

2.肾功能不全时剂量

轻至中度肾功能不全患者无须调整剂量。

3.肝功能不全时剂量

非胆管源性及胆汁淤积性肝功能不全患者无须调整剂量。轻至中度肝功能不全患者本药剂量每天不应超过 80 mg。

(四)注意事项

(1)禁忌证:①对本药或其他血管紧张素受体阻滞药过敏者;②孕妇;③对严重肾衰竭(肌酐清除率<10 mL/min)患者(尚无用药经验)。

(2)慎用:①肝、肾功能不全者;②单侧或双侧肾动脉狭窄者;③低血钠或血容量者;④胆汁淤积或胆管阻塞者;⑤主动脉瓣或左房室瓣狭窄患者;⑥血管神经性水肿患者;⑦冠状动脉疾病患者;⑧肥厚型心肌病患者;⑨需要全身麻醉的外科手术患者。

(3)药物对儿童的影响:本药在小儿中的用药安全性和疗效尚不明确。尚无儿童用药的经验。

（4）药物对老年人的影响：尽管本药对老年人的全身性影响多于年轻人，但并无任何临床意义。

（5）药物对妊娠的影响：动物试验本药可致胎仔发育损害和死亡。尽管目前尚无人类用药经验，鉴于血管紧张素转换酶抑制剂的作用机制，不能排除对胎儿的危害；胎儿从妊娠中期开始出现肾灌注，后者依赖于肾素-血管紧张素-醛固酮系统的发育，妊娠中、晚期应用本药，风险增高。因此，同任何直接作用于肾素-血管紧张素-醛固酮系统的药物一样，本药不能用于孕妇。

（6）药物对哺乳的影响：动物试验本药可经乳汁排泌，但尚不明确在人体是否如此，故哺乳期妇女不宜用药。

（7）用药前后及用药时应当检查或监测血压、肾功能。

（五）不良反应

患者对本药耐受良好，不良反应较少且短暂、轻微，一般不需中断治疗。与血管紧张素转换酶抑制剂比较，本药很少引起咳嗽。

（1）发生率＞1％的不良反应：头痛、头晕、病毒感染、上呼吸道感染、疲乏、眩晕、腹泻、腹痛、恶心、关节痛等。

（2）发生率＜1％的不良反应：水肿、虚弱无力、失眠、皮疹、性欲减退，尚不知这些反应是否与本药治疗有因果关系。

（3）罕见血管神经性水肿、皮疹、瘙痒及其他超敏反应（如血清病、血管炎等过敏性反应）。

（4）实验室检查发现，极个别患者发生血红蛋白和血细胞比容降低、中性粒细胞减少，偶见血清肌酐、血钾、总胆素和肝功能指标升高。

（5）尚未观察到本药有致突变、致畸或致癌作用。

在临床试验中，极少数患者可出现关节炎、乏力、肌肉痛性痉挛、肌肉痛。

（6）其他：少数患者可导致病毒感染。

（六）药物相互作用

（1）与利尿药合用可增强降压作用。

（2）与保钾利尿药（如螺内酯、氨苯蝶啶、阿米洛利）、补钾药或含钾盐代用品合用时，可使血钾升高。

（3）本药可增加锂剂的毒性反应，可能是增加锂剂在肾脏近曲小管的重吸收所致。

（4）麻黄含有麻黄碱和伪麻黄碱，可降低抗高血压药的疗效。使用本药治疗的高血压患者应避免使用含麻黄的制剂。

（5）尽管本药有较高血浆蛋白结合率，但体外实验表明，本药与其他血浆蛋白结合率高的药物（如双氯芬酸、呋塞米和华法林）之间无血浆蛋白结合方面的相互作用。

（6）与地高辛、西咪替丁、阿替洛尔、氨氯地平、吲哚美辛、氢氯噻嗪、格列本脲等联合用药时，未发现有临床意义的相互作用。

（7）由于本药基本不被代谢，所以它与细胞色素 P450 酶系统的诱导剂或抑制药通常不会发生有临床意义的相互作用。

（韩　龙）

第二节 抗心律失常药

在正常情况下,心脏的冲动来自窦房结,依次经心房、房室结、房室束及普氏纤维,最后传至心室肌,引起心脏节律性收缩。在病理状态时或在药物的影响下,冲动形成失常,或传导发生障碍或二者兼有,就产生心律失常。

一、电生理作用

该类药物的基本电生理作用是影响心肌细胞膜的离子通道,改变离子流而改变细胞的电生理特性。针对心律失常发生的机制,可将药物的基本电生理作用概括为以下 2 项:①药物抑制快反应细胞 4 相 Na^+ 内流或抑制慢反应细胞 4 相 Ca^{2+} 内流,从而降低自律性;②药物通过促进 K^+ 外流而增大最大舒张电位,使其远离阈电位降低自律性。

(一)降低自律性

后除极是在一个动作电位中继 0 相除极后所发生的除极,其频率较快,振幅较小,呈振荡性波动,膜电位不稳定,容易引起异常冲动的发放,这称为触发活动。后除极分早后除极与迟后除极两种,前者发生在完全复极之前的 2 或 3 相中,主要由 Ca^{2+} 内流增多所引起;后者发生在完全复极之后的 4 相中,是细胞内 Ca^{2+} 过多诱发 Na^+ 短暂内流所引起。因此,钙通道阻滞剂和钠通道抑制药对减少后除极和触发活动有效。

(二)减少后除极与触发活动

膜反应性是指膜电位水平与其所激发的 0 相上升最大速率之间的关系,一般膜电位高,0 相上升速率快,振幅大,传导速度也快;反之,则传导减慢。增强膜反应性改善传导或减弱膜反应性而减慢传导都能取消折返激动,前者因改善传导而取消单向阻滞,因此停止折返激动,某些促 K^+ 外流加大最大舒张电位的药(如苯妥英钠)有此作用;后者因减慢传导而使单向传导阻滞发展成双向阻滞,从而停止折返激动,某些抑制 Na^+ 内流的药(如奎尼丁)有此作用。

(三)改变有效不应期与动作电位时间

通过改变有效不应期与动作电位时间而减少折返。心肌细胞的静息膜电位,膜内负于膜外约 90 mV,处于极化状态。心肌细胞受刺激而兴奋时,发生除极和复极,形成动作电位,它分为以下几个时相:0 相为除极期,是 Na^+ 经快通道迅速进入细胞所致;1 相为快速复极初期,由 K^+ 短暂外流所致;2 相为缓慢复极期,由 Ca^{2+} 及少量 Na^+ 经慢通道进入细胞所致;3 相为快速复极末期,由 K^+ 外流所致。0 相至 3 相的时程合称为动作电位时间。在复极过程中,当膜电位恢复到 $-60\sim-50$ mV 时,细胞才对刺激发生可扩布的动作电位,从除极开始到这以前的一段时间即为有效不应期,它反映快通道恢复有效开放所需的最短时间,其时间长短一般与动作电位时间的长短变化相应,但程度可有不同,一个动作电位时间中,有效不应期比值大,就意味着心肌不起反应的时间延长,不易发生快速性心律失常。药物对有效不应期和动作电位时间主要有以下 3 种影响。

(1)延长动作电位时间和有效不应期:但延长有效不应期更为显著,奎尼丁类药物能抑制 Na^+ 通道,使其恢复重新开放的时间延长,即延长有效不应期,这称绝对延长有效不应期。有效不应期与动作电位时间的比值较正常为大,即说明在一个动作电位时间中有效不应期占时增多,冲动将有更多机会落入有效不应期中,折返易被取消。

(2)缩短动作电位时间和有效不应期:但缩短动作电位时间更显著,利多卡因类药物有此作用。因缩短动作电位时间更明显,故有效不应期与动作电位时间的比值仍较正常大,这称相对延长有效不应期,同样能取消折返。

(3)促使邻近细胞有效不应期的不均一(长短不一)趋向均一,也可防止折返的发生。一般延长有效不应期的药物,使有效不应期较长的细胞延长较少,有效不应期较短者延长较多,从而使长短不一的有效不应期较为接近。反之亦然,缩短有效不应期的药物,使有效不应期短者,缩短少些;有效不应期长者,缩短多些。故在不同条件下,这些药物都能发挥促使有效不应期均一的效应。

应根据药物的作用机制及针对心律失常的心电生理改变和发生机制选用合适的药物。

二、基本作用机制

心律失常发生的原因是冲动形成异常或冲动传导异常或二者兼有,因此,心律失常的治疗目的是减少异位起搏活动(异常自律性增高或后除极)、调节折返环路的传导性或有效不应期以消除折返。目前能够达到以上目的而治疗心律失常的手段主要有阻滞 I_{Na};拮抗心脏的交感效应;阻滞 I_K;阻滞 I_{Ca}。因此,目前抗心律失常药主要分为 4 类:① Ⅰ 类 I_{Na} 阻滞剂;② Ⅱ 类 β 肾上腺素受体阻滞剂;③ Ⅲ 类延长动作电位时程药(I_K 阻滞剂);④ Ⅳ 类 I_{Ca} 阻滞剂。抗心律失常药通过直接或间接影响心脏的多种离子通道而发挥抗心律失常作用,同时,这些药物也具有潜在的致心律失常作用。当酸中毒、高血钾、心肌缺血或心动过速时,即使是治疗浓度的抗心律失常药,也可能诱发心律失常。抗心律失常药物的基本作用机制如下所述。

(一)降低自律性

抗心律失常药物可通过降低动作电位 4 相斜率、提高动作电位的发生阈值、增加静息膜电位绝对值、延长动作电位时程等方式降低异常自律性。

1.降低动作电位 4 相斜率

自律细胞 4 相自动去极斜率主要由 I_f 决定, I_f 受细胞内 cAMP 水平的影响。cAMP 水平升高, I_f 增大,自动去极速度加快。β 肾上腺素受体阻滞剂通过拮抗 β 受体,降低细胞内 cAMP 水平而减小 I_f,从而降低动作电位 4 相斜率。

2.提高动作电位的发生阈值

I_{Na} 阻滞剂通过阻滞 I_{Na} 提高快反应细胞动作电位的发生阈值; I_{Ca} 阻滞剂通过阻滞 I_{Ca} 提高慢反应细胞动作电位的发生阈值。

3.增加静息膜电位绝对值

腺苷和乙酰胆碱通过 G 蛋白耦联的腺苷受体和乙酰胆碱受体,激活 I_{KACh},促进钾外流,增加静息膜电位绝对值。

4.延长动作电位时程

由于动作电位平台期主要由钾外流介导, I_K 阻滞剂通过阻滞钾外流而延长动作电位时程。

(二)减少后除极

1.减少早后除极

早后除极的发生与动作电位时程过度延长有关,缩短动作电位时程的药物可减少早后除极。

2.减少迟后除极

迟后除极的发生与细胞内 Ca^{2+} 超载有关, I_{Ca} 阻滞剂通过抑制细胞内 Ca^{2+} 超载而减少迟后除极, I_{Na} 阻滞剂可抑制迟后除极的 0 相去极化。

(三)消除折返

抗心律失常药物主要通过抑制传导或延长有效不应期消除折返。

1.抑制传导

I_{Ca} 阻滞剂和 β 肾上腺素受体阻滞剂可减慢房室结的传导性,消除房室结折返所致的室上性心动过速。

2.延长有效不应期

I_{Na} 阻滞剂和 I_K 阻滞剂可延长快反应细胞的有效不应期, I_{Ca} 阻滞剂(维拉帕米)和 I_K 阻滞剂可延长慢反应细胞的有效不应期。

三、抗快速性心律失常药的分类

(一)Ⅰ类-钠通道阻滞剂

1.奎尼丁

(1)药理作用:奎尼丁为金鸡纳树的提取物,能够阻滞 I_{Na} 和多种 I_K。奎尼丁低浓度(约 1 $\mu mol/L$)时即可阻滞 I_{Na}、I_{kr},较高浓度尚具有阻滞 I_{ks}、I_{k1}、I_{to} 及 $I_{Ca(L)}$ 作用。表现:奎尼丁阻滞激活状态的 I_{Na},并使通道复活减慢,因此显著抑制异位起搏活动和除极化组织的传导性、兴奋性,并延长除极化组织的不应期,同时也使大部分心肌组织的不应期延长;奎尼丁能阻滞多种 I_k,延长心房、心室和浦肯野细胞的动作电位时程。在心率减慢和细胞外低钾时,奎尼丁的这种作用容易诱发早后除极;奎尼丁可减少 Ca^{2+} 内流,具有负性肌力作用;奎尼丁还具有明显的抗胆碱作用和阻断外周血管 α 受体作用。

(2)体内过程:口服后,药物几乎全部被胃肠道吸收,经 1～2 h 血药浓度达高峰,生物利用度为 70％～80％。血浆蛋白结合率约 80％,组织中药物浓度较血药浓度高 10～20 倍,心肌浓度尤高。半衰期为 5～7 h。主要经过 CYP450 氧化代谢,其羟化代谢物仍有药理活性,20％以原形随尿液排出。

(3)临床应用:奎尼丁为广谱抗心律失常药,适用于心房纤颤、心房扑动、室上性和室性心动过速的转复和预防,以及频发室上性和室性期前收缩的治疗。对心房纤颤、心房扑动目前虽多采用电转律法,但奎尼丁仍有应用价值,用于转律后防止复发。

(4)不良反应:①腹泻是奎尼丁的最常见不良反应,30％～50％的患者使用后发生腹泻。腹泻引起的低血钾可加重奎尼丁的尖端扭转型心动过速的不良反应;②奎尼丁可引起"金鸡纳反应",表现为头痛、头晕、耳鸣、腹泻、恶心和视力模糊等症状。"金鸡纳反应"的发生与血浆奎尼丁水平过高有关,可通过降低剂量减少发生;③奎尼丁心脏毒性较为严重,中毒浓度可致房室及室内传导阻滞。应用奎尼丁的患者 2％～8％可出现 Q-T 间期延长和尖端扭转型心动过速;④奎尼丁的 α 受体阻滞作用使血管扩张、心肌收缩力减弱、血压下降;⑤奎尼丁抗胆碱作用可增加窦性频率,加快房室传导,治疗心房扑动时能加快心室率,因此应先给予钙通道阻滞剂、β 肾上腺素受体阻滞剂或地高辛以减慢房室传导,降低心室率。

(5)药物合用:奎尼丁与地高辛合用,使后者肾清除率降低而增加其血药浓度;与双香豆素、华法林合用,可竞争与血浆蛋白的结合,使后者抗凝血作用增强;肝药酶诱导剂苯巴比妥能加速奎尼丁在肝中的代谢。

2.普鲁卡因胺

(1)药理作用:普鲁卡因胺的心脏电生理作用与奎尼丁相似,但无明显阻断胆碱或 α 肾上腺素受体作用。普鲁卡因胺阻滞开放状态的 I_{Na},降低自律性,减慢传导,延长大部分心脏组织的动作电位时程和有效不应期。

(2)体内过程:口服吸收迅速而完全,1 h 左右血药浓度达高峰。肌内注射 0.5～1 h,静脉注射 5 min 血药浓度即达峰值。生物利用度约为 80%,半衰期为 3～4 h。本药在肝代谢为仍具活性的 N-乙酰普鲁卡因胺。N-乙酰普鲁卡因胺也具有抗心律失常作用,但其药理学特性与母药不同,几乎没有 I_{Na} 阻滞作用,但延长动作电位时程的作用与普鲁卡因胺相当。

(3)临床应用:应用及禁忌证与奎尼丁相同,对房性、室性心律失常均有效。静脉注射或静脉滴注用于室上性和室性心律失常的急性治疗,但对于急性心肌梗死所致的持续性室性心律失常,普鲁卡因胺不作为首选。

(4)不良反应:①口服可有胃肠道反应;②静脉给药(血药浓度>10 μg/mL)可引起低血压和传导减慢,N-乙酰普鲁卡因胺的血浆药物浓度>30 μg/mL 时可发生尖端扭转型心动过速;③变态反应较常见,如出现皮疹、药热、白细胞减少、肌痛等;④中枢不良反应为幻觉、精神失常等;⑤长期应用,少数患者出现红斑狼疮综合征。

3.利多卡因

(1)药理作用:利多卡因药理作用表现如下。①对激活和失活状态的 I_{Na} 都有阻滞作用,当通道恢复至静息态时,阻滞作用迅速解除,因此利多卡因对除极化组织(如缺血区)作用强;心房肌细胞动作电位时程短,I_{Na} 处于失活状态的时间短,利多卡因的阻滞作用也弱,因此对房性心律失常疗效差;利多卡因对正常心肌组织的电生理特性影响小,对除极化组织的 I_{Na}(处于失活态)阻滞作用强,因此对于缺血或洋地黄中毒所致的除极化型心律失常有较强抑制作用。②利多卡因抑制参与动作电位复极 2 相的少量钠内流,缩短或不影响浦肯野纤维和心室肌的动作电位时程。③利多卡因能减小动作电位 4 相去极斜率,提高兴奋阈值,降低自律性。

(2)体内过程:首过消除明显,生物利用度低,只能非肠道用药。本药在血液中有约 70% 与血浆蛋白结合,体内分布广泛。本药几乎全部在肝中代谢,半衰期为 2 h。

(3)临床应用:利多卡因的心脏毒性低,主要用于室性心律失常,如心脏手术、心导管术、急性心肌梗死或洋地黄中毒所致的室性心动过速或心室纤颤。

(4)不良反应及注意事项:肝功不良患者静脉注射过快,可出现头昏、嗜睡或激动不安、感觉异常等;剂量过大可引起心率减慢、房室传导阻滞和低血压;二、三度房室传导阻滞患者禁用。眼球震颤是利多卡因毒性的早期信号。心力衰竭、肝功不全者长期滴注后可产生药物蓄积,儿童或老年人应适当减量。

4.普罗帕酮

(1)药理作用:①普罗帕酮能明显阻滞 I_{Na},对开放状态和失活状态都有作用;②减慢心房、心室和浦肯野纤维的传导;③抑制 I_K,延长心肌细胞动作电位时程和有效不应期,但对复极过程的影响弱于奎尼丁;④化学结构与普萘洛尔相似,具有弱的 β 肾上腺素受体拮抗作用。

(2)体内过程:普罗帕酮口服吸收良好,经肝脏和肾脏消除,经肝脏首过消除后的代谢产物 5-羟基普罗帕酮的 I_{Na} 阻滞作用与普罗帕酮相近,但 β 受体阻滞作用减弱。

(3)临床应用:普罗帕酮长期口服用于维持室上性心动过速(包括心房颤动)的窦性心律,也用于室性心律失常。

(4)不良反应及注意事项:①心血管系统常见的不良反应为加重折返性室性心动过速,加重充血性心力衰竭;②其β肾上腺素受体拮抗作用可导致窦性心动过缓和支气管痉挛;③肝肾功能不全时应减量;④心电图 QRS 延长 20% 以上或 Q-T 间期明显延长者,宜减量或停药;⑤本药一般不宜与其他抗心律失常药合用,以避免心脏抑制;⑥消化道不良反应常见恶心、呕吐、味觉改变等。

(二)Ⅱ类-β肾上腺素受体阻滞剂

用于抗心律失常的主要有普萘洛尔、美托洛尔、阿替洛尔、纳多洛尔、醋丁洛尔、噻吗洛尔、阿普洛尔、艾司洛尔等。这些药物的药理作用及药代动力学特征不尽相同,但β肾上腺素受体拮抗作用和直接细胞膜作用是其抗心律失常的基本机制。

β肾上腺素受体激动可增加 $I_{Ca(L)}$ 和 I_f,病理条件下可触发早后除极和迟后除极诱导的心律失常。因此,β肾上腺素受体阻滞剂可通过减慢心率、减少细胞内钙超载、抑制后除极诱发的自律性增高等发挥抗心律失常作用。常用药物为普萘洛尔。

1.药理作用

(1)普萘洛尔能降低窦房结、心房和浦肯野纤维自律性,在运动及情绪激动时作用明显。

(2)能减少儿茶酚胺所致的迟后除极发生,减慢房室结传导,延长房室结有效不应期。

2.体内过程

口服吸收完全,首过效应强,生物利用度为 30%,口服后 2 h 血药浓度达峰值,但个体差异大。血浆蛋白结合率达 93%。本药主要在肝脏代谢,半衰期为 3~4 h,肝功受损时明显延长。90% 以上经肾排泄,尿中原形药不到 1%。

3.临床应用

(1)主要用于室上性心律失常,对于交感神经兴奋性过高、甲状腺功能亢进及嗜铬细胞瘤等引起的窦性心动过速效果良好。

(2)与强心苷或地尔硫合用,控制心房扑动、心房颤动及阵发性室上性心动过速时的室性频率过快效果较好。

(3)心肌梗死患者应用本品,可减少心律失常的发生,缩小心肌梗死范围,降低病死率。

(4)普萘洛尔还可用于运动或情绪变动所引发的室性心律失常,减少肥厚型心肌病所致的心律失常。

4.不良反应

(1)本药可致窦性心动过缓、房室传导阻滞,并可诱发心力衰竭和哮喘、低血压、精神压抑、记忆力减退等。

(2)长期应用对脂质代谢和糖代谢有不良影响,故血脂异常、糖尿病患者应慎用。

(3)突然停药可产生反跳现象。

(三)Ⅲ类-延长动作电位时程药

1.胺碘酮

(1)药理作用:胺碘酮对心脏多种离子通道均有抑制作用,如 I_{Na}、I_{Ca}(L)、I_k、I_{k1}、I_{to} 等,降低窦房结、浦肯野纤维的自律性和传导性,明显延长动作电位时程和有效不应期,延长 Q-T 间期和QRS 波,且胺碘酮延长动作电位时程的作用不依赖于心率的快慢,无翻转使用依赖性。翻转使用依赖性是指心率快时,药物延长动作电位时程的作用不明显,而当心率慢时,却使动作电位时程明显延长,此作用易诱发尖端扭转型室性心动过速;胺碘酮尚有非竞争性拮抗 α、β 肾上腺素能受体作用和扩张血管平滑肌作用,能扩张冠状动脉,增加冠状动脉流量,减少心肌耗氧量。

(2)体内过程:胺碘酮脂溶性高,口服、静脉注射给药均可。生物利用度为 35%～65%,本药在肝脏代谢,主要代谢物去乙胺碘酮仍具有生物活性。本药的消除半衰期较为复杂,快速消除相为 3～10 d(消除 50% 药物),缓慢消除相要数周。停药后作用可维持 1～3 个月。

(3)临床应用:胺碘酮为广谱抗心律失常药,对心房扑动、心房颤动、室上性心动过速和室性心动过速都有效。

(4)不良反应:静脉给药常见低血压。窦房结和房室结病变患者会产生明显的心动过缓和传导阻滞。常见心血管反应为窦性心动过缓、房室传导阻滞及 Q-T 间期延长,偶见尖端扭转型室性心动过速。有房室传导阻滞及 Q-T 间期延长者禁用。

(5)注意事项:①本品长期应用可见角膜褐色微粒沉着,不影响视力,停药后微粒可逐渐消失。②少数患者发生甲状腺功能亢进或减退及肝坏死。③胺碘酮由于具有类似甲状腺素作用而抑制外周 T_4 向 T_3 转化。④个别患者出现间质性肺炎或肺纤维化,长期应用必须定期监测肺功能、进行肺部 X 线检查和监测血清 T_3、T_4。⑤胺碘酮为肝药酶 CYP3A4 的代谢底物,西咪替丁抑制 CYP3A4,增加胺碘酮的血药水平;利福平诱导 CYP3A4,降低胺碘酮的血药水平;胺碘酮本身也抑制其他的肝脏代谢酶,因此能够增加这些酶的底物(如地高辛、华法林)血药浓度。

2.索他洛尔

索他洛尔是非选择性 β 肾上腺素受体阻滞剂,并通过阻断 I_K 延长心房、心室及浦肯野纤维的动作电位时程和有效不应期,降低自律性,减慢房室结传导。索他洛尔口服吸收快,无首过消除,生物利用度为 90%～100%。本药与血浆蛋白结合少,在心、肝、肾浓度高。在体内不被代谢,几乎全部以原形经肾排出,半衰期为 12～15 h,老年人、肾功能不全者半衰期明显延长。临床上用于各种严重室性心律失常,维持心房颤动患者的窦性心律。对小儿室上性和室性心律失常也有效。不良反应较少,少数 Q-T 间期延长者偶可出现尖端扭转型室性心动过速。

(四)Ⅳ类-钙通道阻滞剂

常见用药为维拉帕米。

1.药理作用

维拉帕米对激活态和失活态的 $I_{Ca(L)}$ 均有抑制作用,对 I_k 也有抑制作用,主要表现如下。

(1)降低窦房结自律性,降低缺血时心房、心室和浦肯野纤维的异常自律性,减少或取消后除极所引发的触发活动。

(2)减慢房室结传导性,此作用除可终止房室结折返,尚能防止心房扑动、心房颤动引起的心室率加快。

(3)延长窦房结、房室结的有效不应期。

2.体内过程

口服吸收迅速而完全,2～3 h 血药浓度达峰值。由于首过效应,生物利用度仅为 10%～30%,因此肝脏功能异常患者应慎用。维拉帕米在肝脏代谢,其代谢物去甲维拉帕米仍有活性,半衰期为 3～7 h。

3.临床应用

治疗室上性和房室结折返引起的心律失常效果好,为阵发性室上性心动过速首选药。

4.不良反应

口服可出现便秘、腹胀、腹泻、头痛、瘙痒等。静脉给药可引起血压降低、暂时窦性停搏。

5.注意事项

Ⅱ、Ⅲ度房室传导阻滞、心功能不全、心源性休克患者禁用此药,老年人、肾功能低下者慎用。

(五)其他类

此处以腺苷为例。

1.药理作用

腺苷为内源性嘌呤核苷酸,其作用如下。

(1)作用于 G 蛋白耦联的腺苷受体,激活心房、窦房结、房室结的结构,导致动作电位时程缩短、超极化和自律性降低。

(2)抑制 $I_{Ca(L)}$,此作用可延长房室结有效不应期,抑制交感神经兴奋所致的迟后除极,静脉注射后迅速减慢窦性频率和房室结传导,延长房室结有效不应期。

2.体内过程

腺苷可被体内大多数组织细胞所摄取,并被腺苷脱氨酶灭活,半衰期仅为数秒,使用时需静脉快速注射给药,否则在药物到达心脏前即被灭活。

3.临床应用

临床主要用于迅速终止折返性室上性心律失常。

4.不良反应

静脉注射速度过快可致短暂心脏停搏。多数患者会出现胸闷、呼吸困难。

(李晓楠)

第三节 强 心 药

一、概述

强心苷主要包括洋地黄类制剂,以及从其他植物提取的强心苷,如毒毛花苷 K、羊角拗苷、羚羊毒苷、黄夹苷和福寿草总苷等,是一类具有选择性作用于心脏的强心苷,在临床上已经使用了200 多年,积累了丰富的经验。虽然仍有许多问题有待进一步研究,但临床实践和研究表明,洋地黄类制剂仍是目前治疗心力衰竭的最常用、最有效的药物之一。尽管新的增强心肌收缩力的药物不断问世,但没有任何一种强心药物能取代强心苷的位置。洋地黄类强心苷不仅能减轻心力衰竭患者的症状,改善患者的生活质量,而且能降低心力衰竭患者的再住院率,对死亡率的影响是中性的,这是儿茶酚胺类和磷酸二酯酶类强心剂所不能比拟的。

洋地黄类制剂现已有 300 余种,但临床上经常使用的只有 5～6 种。在临床实践中,如果能掌握好一种口服制剂和一种静脉制剂,就能较好地处理充血性心力衰竭。为此,应掌握好强心苷的负荷量、维持量、给药方法、适应证、特殊情况下的临床应用、中毒的临床表现及处理方法。

洋地黄类制剂是通过增强心肌收缩力的药理作用而发挥其治疗心力衰竭作用的,因此,它不能治疗那些只有心力衰竭症状和体征却并非因心肌收缩力减低所致病状的患者;它也不能用于治疗因舒张功能障碍所致心力衰竭的患者,特别是那些心腔大小和射血分数正常的患者。也就是说,使用洋地黄类制剂治疗心力衰竭只适用于那些心腔增大和射血分数降低的心力衰竭患者。使用洋地黄类制剂治疗室上性心动过速、心房扑动和心房颤动时,必须除外预激综合征和室性心动过速,否则可能招致致命性后果。

二、药理作用

(一)正性肌力作用

强心苷的正性肌力作用是由其抑制心肌细胞膜上的 Na^+-K^+-ATP 酶,阻抑 Na^+ 和 K^+ 的主动转运,结果使心肌细胞内 K^+ 减少,Na^+ 增加。细胞内 Na^+ 增加能刺激 Na^+,Ca^{2+} 交换增加。结果,进入细胞的 Ca^{2+} 增加,Ca^{2+} 具有促进心肌细胞兴奋-收缩偶联的作用,故心肌收缩力增强。已知心肌耗氧量主要取决心肌收缩力、心率和室壁张力这 3 个因素。虽然强心苷使心肌收缩力增强可导致心肌耗氧量增加,但同时又使衰竭的心脏排空充分,室腔内残余的血量减少,心脏容积随之缩小,室壁张力下降,这又降低了心肌耗氧量。而且,心肌收缩力增强,心排血量增加,又能反射性地使心率下降和降低外周血管阻力,使心排血量进一步增加,这都有利于进一步降低心肌耗氧量。因此,对于心力衰竭来说,使用强心苷后心肌总的耗氧量不是增加而是减少,心脏工作效率提高。

(二)电生理作用

治疗剂量的强心苷略降低窦房结的自律性、减慢房室传导、降低心房肌的应激性及缩短心房肌的不应期而延长房室结的不应期。中毒剂量的强心苷使窦房结的自律性明显降低、下级起搏点的自律性增强、浦肯野纤维的舒张期除极坡度变陡,形成后电位震荡幅度增大,窦房、房室间及心房内传导减慢,心房肌、房室结和心肌不应期延长。中毒剂量的强心苷所引起的电生理改变,为冲动形成或传导异常所致的心律失常创造了条件。

(三)自主神经系统效应

强心苷可通过自主神经系统作用于心肌,具有拟迷走和拟交感作用。其拟迷走神经系统作用使窦性心律减慢、房室传导减慢、心房异位起搏点自律性降低,心房不应期缩短。强心苷的拟交感作用使心肌收缩力增强。大剂量的强心苷还能兴奋中枢神经系统,并可因交感神经冲动增强而诱发异位性心律失常。

鉴于不同的强心苷制剂的拟迷走和拟交感神经作用不同,故提出了极性和非极性强心苷的概念。极性强心苷的拟迷走作用较强,如毒毛花苷 K、毛花苷 C、地高辛等。非极性强心苷的拟交感作用较强,具有较强的正性肌力作用,但易诱发或加重异位激动形成,如洋地黄叶、洋地黄毒苷等。

(四)外周血管作用

强心苷本身具有增加外周阻力的作用。但心力衰竭患者使用强心苷后心肌收缩力增强,心排血量增加,故反射性地使交感神经活性降低,小动脉和小静脉扩张,外周阻力反较使用强心苷前下降,因而有助于使心排血量进一步增加。

(五)对肾脏的作用

心力衰竭患者使用强心苷后尿量增加。强心苷对肾脏的作用可能是通过:①心排血量增加而使肾血流量增加,肾小球滤过率增加。②肾血流量增加后,肾素-血管紧张素-醛固酮系统活性下降,这既可以使外周阻力进一步下降,又可使尿量增加;尿量增加可能不是强心苷对肾脏直接作用的结果。

(六)对心率的影响

治疗剂量的强心苷可使心力衰竭患者的心率下降,其主要机制:强心苷的拟迷走神经作用使窦房结的自律性降低;在心肌收缩力增加的同时,心排血量增加,通过颈动脉窦、主动脉弓的压力感受器的反射机制,使交感神经紧张性下降;心排血量增加使肾血流量增加,因而肾素-血管紧张素-醛固酮系统的活性降低。

三、临床应用

临床上经常使用的强心苷有 5 种,分别是洋地黄叶、洋地黄毒苷、地高辛、毛花苷 C 和毒毛花苷 K。使用上述任何一种强心苷制剂,都需熟练掌握其剂量、负荷量、给药方法及维持量的补充方法,及时判断强心苷的体存量是否不足或过量;这就要求用药医师随时观察心脏病患者用药后的治疗反应,必要时测定血液中强心苷的浓度,以供用药时参考。

(一)基本概念

近年来药代动力学研究表明,任何一种药物,只要用药剂量和时间间隔不变,那么经过该药的 5~6 个半衰期之后,该药在体内的血药浓度就会达到一个稳态水平,称之为"坪值"水平,即坪值浓度。此后,即使继续用药,体内的总药量也不会再改变。"坪值"是一个随着用药剂量和时间间隔变化的量。例如,每天用药剂量较大或用药间隔较短,坪值就高;反之则低。以地高辛为例,其半衰期为 36 h,每天服用0.25 mg,经过 7 d 就会达到坪值水平,此时地高辛的血清浓度为 1.0~1.5 ng/mL,是发挥强心作用的最佳水平。但是,药物的吸收、代谢、排泄受体内多种因素的影响;因此,药物的血浓度或坪值也不是绝对不变的。因此,在定时定量服用地高辛一段时间后,有可能发生地高辛用量不足或过量中毒的情况。这就要求用药过程中密切观察患者的治疗反应,监测地高辛的血药浓度。

以往过分强调在短时间内给患者较大剂量的强心苷,以达到最大疗效而不出现中毒反应,此时体内蓄积的强心苷的量称之为"化量""饱和量"或"全效量"。近年来研究表明,强心苷的作用与其血浓度的关系并非"全和无"的关系,而是小剂量(低浓度)小作用,大剂量(较高浓度)大作用,即二者呈线性关系。为此,又提出"负荷量"的概念和"每天维持量"疗法,以达到有效血浓度的给药方法。

(1)体存量:指患者体内强心苷的蓄积量。

(2)化量、饱和量、全效量:三者含义基本相似,指达到最大或最好疗效时强心苷的体存量。

(3)有效治疗量、负荷量:二者含义相近,指发挥较好疗效时最小的强心苷体存量,相当于强心苷总量的 1/2~2/3。临床上采用负荷量的概念后,大大减少了洋地黄中毒的发生率,而治疗心力衰竭的疗效并未降低。负荷量概念及用药方法尤其适用于慢性充血性心力衰竭的患者。

(4)维持量及维持量疗法:维持量是指每天必须给适当剂量的强心苷,以补充药物每天在体内代谢及排泄的量,从而保持强心苷的有效血浓度相对稳定。

强心苷的维持量疗法是指每天给予维持量的强心苷剂量,经过该药的 5 个半衰期后,其体内的强心苷浓度便达到有效治疗水平。然后继续给予维持量,以补充每天的代谢和排泄量。显而易见,每天维持量疗法只适用于半衰期较短(如地高辛)的强心苷制剂,而不适用于半衰期较长(如洋地黄叶)的强心苷制剂;因为若采用地高辛每天维持量疗法,达到有效治疗浓度 7 d,而洋地黄毒苷则需要 28 d。每天维持量疗法只适用于那些轻、中度慢性充血性心力衰竭的患者。

(二)给药方法

1.速给法

在 24 h 内达到负荷量,以静脉注射为好,也可采用口服途径。适用于急危重患者,如急性左心衰竭,阵发性室上性心功过速和快速性心房颤动等。

2.缓给法

在 2～3 d 达到负荷量,以口服为好,适用于轻症和慢性患者。

3.每天维持量疗法

每天服用维持量的强心苷,经过该药的 5 个半衰期后,即可达到该药的有效治疗浓度。地高辛的半衰期短,所以口服 0.25 mg/d,5～7 d 即可达到负荷量的要求;而洋地黄毒苷的半衰期长,需经 1 个月才能达到负荷量的要求;故每天维持量疗法只适用于地高辛,而不适用于洋地黄毒苷。慢性或轻度心功能不全患者用这种方法较好。

4.补充维持量

每一例患者每天补充多少及维持给药多长时间,应根据患者的治疗反应来决定。例如,地高辛的维持量,有的患者只需要 0.125 mg,而个别患者可达 0.5 mg。

(三)制剂的选择

1.根据病情轻重缓急选

病情紧急或危重者,易选用起效快,经静脉给药的制剂,如毛花苷 C、毒毛花苷 K;反之,可选用地高辛或洋地黄毒苷口服。

2.根据强心苷的极性非极性特点选

极性强心苷包括毒毛花苷 K、毛花苷 C 和地高辛,其拟迷走神经作用较强,容易引窦性心动过缓,房室传导阻滞及恶心呕吐等反应,因而适用于阵发性室上性心动过速、快速性心房颤动或心房扑动等。非极性强心苷包括洋地黄毒苷、洋地黄叶,其拟交感作用较强,很少引起恶心、呕吐;发生窦性心动过缓或房室传导阻滞也较少,能更充分地发挥正性肌力作用,使心力衰竭症状得到更好的改善。

(四)适应证和禁忌证

1.适应证

(1)各种原因引起的急、慢性心功能不全。

(2)室上性心动过速。

(3)快速心室率的心房颤动或心房扑动。

强心苷是治疗收缩功能障碍所致心功能不全最好的强心药,大系列临床试验研究表明,强心苷不仅能显著改善心力衰竭的症状和体征,改善患者生活质量,而且能减少住院率,对死亡率的影响为中性的。这是任何其他类别的强心剂所不能比拟的。目前认为,只要患者有心力衰竭的症状和体征,就应长期使用强心苷治疗。

2.禁忌证

(1)预激综合征合并室上性心动过速、快速性心房颤动或心房扑动(QRS 波群宽大畸形者)。

(2)室性心动过速。

(3)肥厚性梗阻型心肌病。

(4)房室传导阻滞。

(5)单纯二尖瓣狭窄、窦性心律时发生的肺淤血症状。

(6)电复律或奎尼丁复律时。

(五)特殊情况下强心苷的临床应用

(1)高输出量心力衰竭患者,强心苷的疗效较差,纠正原有的基础病变更为重要。高输出量心脏病常见于甲状腺功能亢进、脚气性心脏病、贫血性心脏病、动静脉瘘、慢性肺心病、急性肾小球肾炎、妊娠、类癌综合征和高动力性心血管综合征。

(2)肺心患者由于慢性缺氧及感染,对强心苷的耐受性很低,疗效较差,且易发生心律失常,故与处理一般心力衰竭有所不同。强心剂的剂量宜小,一般为常规剂量的 $1/2\sim2/3$,同时宜选用作用快、排泄快的强心剂,如毒毛花苷 K 或毛花苷 C。低氧血症和感染均可使心律增快,故不宜以心率作为衡量强心药疗效的指标。用药期间应注意纠正缺氧,防治低钾血症。应用强心苷的指征:①感染已控制,呼吸功能已改善,利尿药不能取得良好疗效而反复水肿的心力衰竭患者;②以右心衰竭为主要表现而无明显急性感染的诱因者;③出现急性左心衰竭者。

(3)预激综合征合并心房颤动或扑动时,由于大部分激动经旁路下传心室,故可引起极快的心室率。若此时使用强心苷,则可使旁路不应期进一步缩短,使房室传导进一步减慢,心房激动大部分经旁路传到心室,可引起极快的心室率,使 R-R 间期有可能缩小到 $0.20\sim0.25$ s,此时室上性激动很容易落在心室易损期上,从而引起心室颤动。故凡有条件的医院在使用强心苷以前应常规描记心电图,以排除心房颤动合并预激的可能。

(4)预激综合征合并室上性心动过速、QRS 波群宽大畸形者,不宜使用强心苷治疗;因为患者有可能转变为预激合并心房颤动,进而引起心室颤动。

(5)治疗室性期前收缩一般不选用强心苷治疗,但若室性期前收缩是由于心力衰竭引起且的确与强心苷无关时,则使用强心苷治疗不但无害,反而有利于消除室性期前收缩。由洋地黄中毒引起的室性期前收缩应立即停用强心苷。

(6)急性心肌梗死合并心房颤动或室上性心动过速者,一般不首选强心苷治疗,因强心苷增加心肌耗氧量和心肌应激性,不仅可能引起梗死面积扩大,而且还可能引起室性心律失常或猝死。但急性心肌梗死合并心房颤动及充血性心力衰竭时,仍可慎用强心苷制剂。

(7)急性心肌梗死合并充血性心力衰竭时,若无快速性心房颤动或阵发性室上性心动过速,头 24 h 内不主张使用强心苷。还有的学者认为,急性心肌梗死前 6 h 内为使用强心苷的绝对禁忌证,12 h 内为相对禁忌证,24 h 后在其他治疗无效的情况下才考虑使用强心苷。还有的学者认为,心肌梗死 1 周内使用强心苷也不能发挥有益作用。急性心肌梗死后早期使用强心苷治疗其合并的心力衰竭,疗效不佳的主要原因:心室尚未充分重塑,心室腔尚未扩大,此时心力衰竭的主要原因是由心室舒张功能障碍所致,因此,使用强心苷治疗无效,反而有害。

(8)室性心动过速是使用强心苷的禁忌证,但若室性心动过速确是由心力衰竭引起的,并且与洋地黄中毒无关,使用多种抗心律失常药物无效者,仍可使用强心苷治疗。

(9)二尖瓣狭窄患者在窦性心律情况下发生心力衰竭,由二尖瓣口过小,导致肺淤血所致。此时使用强心苷对二尖瓣口的大小无影响,却使右心室心肌收缩力增强,右心室排血量增多,故肺淤血更为严重。二尖瓣狭窄合并快速性心房颤动时使用强心苷,是为了控制心室率、延长心室充盈期,故心排血量增加。

(10)病态窦房结综合征合并心功能不全的患者是否使用强心苷治疗仍有争议。近年来的研究表明,强心苷并不抑制窦房传导,反而促进其传导,缩短窦房结恢复时间,并可防治心力衰竭;特别是对慢快综合征的防治有重大作用。一般来说,病态窦房结综合征患者发作快速性心律失常时,可使用强心苷,但剂量宜偏小;如果是病态窦房结综合征合并心力衰竭,应慎用强心苷,对这种患者可选用非强心苷类正性肌力药物,如多巴胺或多巴酚丁胺,必要时应安置人工心脏起搏器。

(11)房室传导阻滞合并充血性心力衰竭是否可使用强心苷仍有争议。一般认为一度房室传导阻滞的心力衰竭患者可以慎用强心苷,二度房室传导阻滞的心力衰竭患者最好不用强心苷,以防发展为三度房室传导阻滞;三度房室传导阻滞的心力衰竭患者不应使用强心苷。二度、三度房室传导阻滞的心力衰竭患者,可使用多巴胺或多巴酚丁胺治疗;如果必需使用强心苷治疗,应先安置人工心脏起搏器。

(12)室内传导阻滞常指左或右束支阻滞,或双束支阻滞。治疗剂量的强心苷不抑制室内传导。因此,室内传导阻滞不是使用强心苷的反指征。强心苷不增加室内传导阻滞发展为三度房室传导阻滞的发生率。

(13)肥厚性梗阻型心肌病患者一般禁忌使用强心苷,因为强心苷增强心肌收缩力,加重梗阻症状。但肥厚型心肌病合并快速性心房颤动或心力衰竭时,可使用强心苷,因此时心排血量下降,梗阻症状已不突出,故可使用强心苷治疗,但剂量应减少。

(14)心内膜弹力纤维增生症合并心力衰竭时,强调长期使用强心苷维持治疗,一直到症状、X线、心电图恢复正常2年后才逐渐停药。不应突然停药,以防死亡。但患者对强心苷的耐受性较低,易发生洋地黄中毒,故强心苷的用量应偏小,并应密切观察治疗反应。

(15)法洛四联症患者应慎重使用强心苷,因强心苷可以加重右心室漏斗部的肌肉痉挛,使右心室进入肺动脉的血流进一步减少,加重缺血症状。

(16)心绞痛患者一般不使用强心苷缓解症状。但夜间心绞痛患者发作前常有血流动力学改变,如肺毛细血管楔压和肺动脉压升高,外周血管阻力增加,心脏指数下降,提示夜间心绞痛可能与夜间心功能不全有关;故夜间心绞痛可试用强心苷治疗。卧位心绞痛可能与卧位时迷走神经张力增高致冠状动脉痉挛有关;也可能与卧位时回心血量增多致心功能不全有关,故卧位心绞痛仍可试用强心苷治疗。此外,伴有心脏肥大及左心室功能不全的患者,在发生心肌梗死前使用强心苷能减少心肌缺血程度和减少心肌梗死面积。

(17)高血压病患者发作急性左心衰竭或伴有充血性心力衰竭时,不应首选强心苷治疗。对这种患者应首先使用血管扩张剂和利尿药,迅速降低心脏前后负荷。若患者血压降为正常水平以后仍有心力衰竭症状存在时,才考虑使用强心苷制剂。

(18)电复律及奎尼丁复律前必需停用地高辛1d以上,停用洋地黄毒苷3d以上,以防转复心律过程中发生严重室性心律失常或心室颤动。

(19)缩窄性心包炎患者使用强心苷不能缓解症状,但在心包剥离术前使用强心苷可防止术后发生严重心力衰竭和心源性休克。

(20)无心力衰竭的心脏病患者是否需要使用强心苷应具体情况具体分析。一般认为,心脏病患者处于分娩、输血输液、并发肺炎时,可预防性给予强心苷。感染性休克患者经补液、纠正酸中毒、合用抗生素和激素后,休克仍未满意纠正时,可给予强心苷。有的学者认为,心脏增大的幼儿,特别是心胸比例>65%者,应预防性给予强心苷。

(21)快速性心房颤动合并或不合并心力衰竭的患者,使用强心苷控制心室率时,应将心室率控制在休息时70～80次/分钟,活动后不超过100次/分钟。单独使用强心苷控制心室率疗效不好时,可用维拉帕米或普萘洛尔。近年来有的学者提出,维拉帕米与强心苷合用可引起致命性房室传导阻滞,且维拉帕米有诱发洋地黄中毒的危险,故不主张二药合用;而普萘洛尔与强心苷合用,有诱发或加重心力衰竭的危险,故提出硫氮䓬酮与强心苷合用疗效较好。使用强心苷控制快速性心房颤动患者的心室率时,强心苷的用量可以稍大一些,如未使用过强心苷的患者在头 24 h 内可分次静脉注射毛花苷 C 总量达 1.2 mg。此外,个别患者在静脉注射毛花苷 C 0.2～0.4 mg 后,心室率反而较用药前增快,此时应做心电图检查。若除外预激综合征后,再静脉注射毛花苷 C 0.2～0.4 mg,可使心率有明显下降。

(22)窦性心律的心力衰竭患者使用强心苷时,不应单纯以心率的快慢来指导用药;若在使用比较足量的强心苷以后心率仍减慢不明显时,应注意寻找有无使心率加快的其他诱因,如贫血、感染、缺氧、甲状腺功能亢进、血容量不足、风湿活动、心肌炎、发热等。心力衰竭患者达到强心苷化的指标应是综合性的。下列指标可供用药时参考:窦性心律者,心率减少到 70～80 次/分钟,活动后为 80～90 次/分钟。心房颤动者,心率应减少到 70～90 次/分钟。尿量增多,水肿消退,体重减轻;呼吸困难减轻,发绀减轻;肺水肿减轻,肺部啰音减退;肿大的肝脏缩小;患者的一般状况改善,如精神好转、体力增加、食欲增进等。

(23)妊娠心脏病患者,在妊娠期间应避免过劳、保证休息、限盐、避免并治疗心力衰竭的其他诱因。一般认为,风湿性心脏病心功能Ⅱ～Ⅳ级,过去有心力衰竭史、心脏中度扩大或严重二尖瓣狭窄、心房颤动或心率经常在 110 次/分钟以上者,应给予适当剂量的强心苷。在分娩期,若心率＞110 次/分钟,呼吸＞20 次/分钟,有心力衰竭先兆者,为防止发生心力衰竭,应快速强心苷化。孕妇已出现心力衰竭时,如心力衰竭严重,应选择作用快速制剂。使用快速制剂使症状改善后,可改用口服制剂。

(24)甲状腺功能亢进引起的心脏病,绝大多数合并快速性心房颤动,在使用洋地黄类制剂控制心室率的同时,应特别注意甲亢的治疗。这种患者对强心苷的耐受性大,如果使用了足量的强心苷以后,心室率控制仍不满意者,加用β受体阻滞剂可收到良好疗效。如果甲亢合并心房颤动的患者无心力衰竭,单独使用β受体阻滞剂控制心室率就可获得良效。

四、洋地黄中毒

强心苷的治疗量是洋地黄中毒量的 60%,强心苷的中毒量是强心苷致死量的 60%。心力衰竭患者洋地黄中毒的发生率可达 20%,并且是患者的死亡原因之一。洋地黄中毒的诱发因素很多,但最重要的是心功能状态和心肌损害的严重程度。有学者报告,正常人一次口服地高辛 100 片,经治疗后好转,治疗过程中未出现或仅出现一度房室传导阻滞等心脏表现;换言之,在常规使用强心苷的过程中,若患者出现洋地黄中毒的心脏表现,常提示其心肌损害严重。

(一)诱发因素

1.洋地黄过量

常见于较长期使用强心苷而剂量未做适当调整的患者。只要剂量及用药间隔不变,其"坪值"应稳定在某一水平上。但强心苷的吸收、代谢及排泄受许多因素的影响,特别是受肝、肾功能状态的影响,故长期服用固定剂量的强心苷者,可发生洋地黄不足或中毒。也有个别患者在短期内使用过多的强心苷而引起中毒。

2.严重心肌损害

严重心肌炎、心肌病、大面积心肌梗死及顽固性心力衰竭等严重心肌损害的患者,对强心苷的耐受性降低,其中毒量与治疗量十分接近,有的患者甚至中毒量小于治疗量,故很容易发生洋地黄中毒,并且其中毒表现几乎都是心脏方面的。健康人对强心苷的耐受性很强,即使一次误服十几倍常用量的强心苷(如地高辛),也很少发生心脏方面的毒性表现。

3.肝、肾功能损害

洋地黄毒苷、毛花苷C等主要经肝脏代谢;如地高辛、毒毛花苷K等主要经肾脏代谢。故肝肾功能不全的患者仍按常规剂量使用强心苷时,易发生中毒。肝脏病变时使用地高辛,肾脏病变时使用洋地黄毒苷,可减少中毒的发生率。

4.老年人和瘦弱者

老年人和瘦弱者,身体肌肉总量减少,而肌肉可以结合大量强心苷,故肌肉瘦弱者易发生洋地黄中毒。肥胖者和瘦弱者,只要他们的肌肉净重相似,则他们的强心苷治疗量和中毒水平也相似。老年人不仅肌肉瘦弱,而且常有不同程度的肝、肾功能减退,故易发生洋地黄中毒。此外,老年人易患病窦综合征,也是容易发生中毒的原因之一。许多学者建议,老年心力衰竭患者服用强心苷的剂量应减半,如地高辛口服0.125 mg/d。

5.甲状腺功能减退

甲状腺功能减退的患者,对强心苷的敏感性增高,故易发生中毒。使用强心苷治疗甲状腺功能减退合并心力衰竭的患者时,应使用1/2～2/3的常规剂量;并且同时加用甲状腺素。甲状腺素应从小剂量开始服用,若剂量过大,反而会诱发或加重心力衰竭。

6.电解质紊乱

低钾、低镁、高钙时易发生洋地黄中毒。故使用强心苷过程中应避免低钾、低镁和高钙血症。使用排钾性利尿药时,应注意补钾。只要不是高镁血症,常规静脉补镁还有助纠正心力衰竭。长期使用糖皮质激素的心力衰竭患者,容易发生低钾血症;故这种患者使用强心苷过程中,一般不易补钙,以防诱发洋地黄中毒,甚至发生心室颤动。但若患者发生明显的低钙症状,如低钙抽搐,则可以补钙。低钙患者经补钙后还可以提高强心苷的疗效。补钙途径可经口服、静脉滴注或静脉注射,但应避免同时静脉注射强心苷和钙剂,如果需要静脉注射这两种药物,则二药间隔应为6 h以上,最好在8 h以上。

7.缺氧

缺氧可使心肌对强心苷的敏感性增高,从而诱发洋地黄中毒。肺心病患者强心苷的治疗量应较一般患者减少1/2。

8.严重心力衰竭

严重心力衰竭提示心肌损害严重,故易发生洋地黄中毒。心力衰竭的程度越重,使用强心苷越要小心谨慎。

9.风湿活动

有风湿活动的患者常合并风湿性心肌炎,使心肌损害进一步加重,故易发生洋地黄中毒。风湿性心脏病合并风湿活动常不易诊断。下列各项指标提示合并风湿活动:常患感冒、咽炎并伴有心悸、气短;出现不明原因的肺水肿;红细胞沉降率增快或右心衰竭时红细胞沉降率正常,心力衰竭好转时红细胞沉降率反而增快;有关节不适感;常出现心律失常,如期前收缩、阵发性心动过速、心房颤动等;低热或体温正常但伴有明显出汗;无任何其他原因的心功能恶化;出现新的杂音或心音改变(需除外感染性心内膜炎);强心苷的耐受性低,疗效差,容易中毒。

(二)中毒表现

1.胃肠道反应

厌食、恶心、呕吐,有的患者表现为腹泻,极少表现为呃逆。上述症状若发生在心力衰竭一度好转后或发生在增加强心苷剂量后,排除其他药物的影响,应考虑为洋地黄中毒。

2.心律失常

在服用强心苷过程中,心律突然转变,如由规则转变为不规则、由不规则转变为规则、突然加速或显著减慢,都是诊断洋地黄中毒的重要线索。洋地黄中毒可表现为各种心律失常,其中房室传导阻滞的发生率为42%。但具有代表性的心律失常是房性心动过速伴房室传导阻滞及非阵发性交界性心动过速伴房室分离。房室传导阻滞伴异位心律提示与洋地黄中毒有关。心房颤动患者若出现成对室性期前收缩,应视为洋地黄中毒的特征性表现。多源性室性期前收缩呈二联律及双向性或双重性心动过速也具有诊断意义。

3.心功能再度恶化

经强心苷治疗后心力衰竭一度好转,但在继续使用强心苷的过程中,无明显原因的心功能再度恶化,应怀疑是洋地黄中毒。

4.神经系统表现

头痛、失眠、忧郁、眩晕、乏力甚至精神错乱。

5.视觉改变

黄视、绿视及视觉改变。

在服用强心苷的过程中,心电图可出现鱼钩形的 ST-T 变化,这并不表示为洋地黄中毒的毒性作用,只表示患者已使用过强心苷。而且,在洋地黄中毒引起心律失常时,心电图上一般不出现这种特征性的 ST-T 改变。

应用强心苷制剂治疗心力衰竭时,测定其血清浓度,对诊断洋地黄中毒有一定参考价值。一般地高辛治疗浓度在 0.5~2.0 ng/mL。如地高辛浓度 1.5 ng/mL,多表示无中毒。但患者的病情各异,心肌对强心苷的敏感性和耐受性差异很大。因此,不能单凭测定其血清浓度作出有无中毒的结论,必须结合临床表现进行全面分析。

(三)中毒处理

1.停用强心苷

如有低钾、低镁等电解质紊乱,应停用利尿药。胃肠道反应常于停药后 2~3 d 消失。

2.补钾

洋地黄中毒常伴有低钾,但血清钾正常并不代表细胞内不缺钾,故低钾和血钾正常者都应补钾。心电图上明显 u 波与低钾有关,但低钾并不一定都出现高大 u 波;心电图上 u 波高大者一般提示低钾,故 u 波高大者可以补钾。补钾可采用口服或静脉滴注,静脉补钾的浓度不宜超过 5‰,最好不超过 3‰。补钾量应视病情及治疗反应而定。补钾时切忌静脉注射,以防发生严重心律失常而死亡。但有学者报告 2 例患者因低钾(血清钾分别为 2.0 mmol/L 及 2.2 mmol/L)发生心室颤动,各种治疗措施(包括反复电除颤)均不能终止室颤发作,最后将 10%氯化钾 1~2 mL加入 5%葡萄糖注射液 20 mL 中静脉注射而终止了心室颤动发作。

3.补镁

镁是 ATP 酶的激动剂,缺镁时钾不易进入细胞内,故顽固性低钾经补钾治疗仍无效时,常表明患者缺镁,此时应予补镁。有的学者认为洋地黄中毒时,不论血镁水平如何,也不论心律失常的性质如何,只要不是高镁血症,均可补镁。补镁后洋地黄中毒症状常很快消失。补镁还有助于纠正心力衰竭、增进食欲。肾功能不全、神志不清和呼吸功能抑制者应慎重补镁,以防加重昏迷及诱发呼吸停止。补镁方法为 25%硫酸镁 10 mL 稀释后静脉注射或静脉滴注,但以静脉滴注较安全,每天 1 次,7～10 d 为 1 个疗程。

4.苯妥英钠

为治疗洋地黄中毒引起的各种期前收缩和快速性心律失常最安全最有效的药物,治疗室速更为适用。服用强心苷患者必需紧急电复律时,也常在复律前给予苯妥英钠,以防引起更为严重的心律失常。给药方法:首次剂量 100～200 mg 溶于注射用水 20 mL 静脉注射,50 mg/min。必要时每隔 10 min 静脉注射 100 mg,但总量不能超过 250～300 mg。继之口服,每次 50～100 mg,每 6 h 一次,维持 2～3 d。

5.利多卡因

适用于室性心律失常。常用方法:首次剂量为 50～100 mg 溶于 10％葡萄糖注射液 20 mL 静脉注入;必要时每隔 10～15 min 重复注射一次,但总量不超过 250～300 mg。继之以 1～4 mg 静脉滴注。

洋地黄中毒引起的快速性心律失常也可以选用美西律、普萘洛尔、维拉帕米、普鲁卡因胺、奎尼丁、溴苄胺、阿普林定等治疗。有学者报告使用酚妥拉明、胰高血糖素及氯氮等治疗也有效。

6.治疗缓慢型心律失常

一般停用强心苷即可,若心律＜50 次/分钟,可皮下、肌内或静脉注射阿托品 0.5～1.0 mg 或 654-2 10 mg,或口服心宝等。一般不首选异丙肾上腺素,以防引起或增加室性异位搏动。

7.考来烯胺

在肠道内络合强心苷,打断强心苷的肝肠循环,从而减少强心苷的吸收和血液浓度。用药方法:4～5 克/次,每天 4 次。

8.特异性地高辛抗体

用于治疗严重的地高辛中毒,它可使心肌地高辛迅速转移到抗体上,形成失去活性的地高辛片段复合物。虽然解毒效应迅速而可靠,但可致心力衰竭的恶化。

9.电复律和心脏起搏

洋地黄中毒引起的快速性心律失常一般不采用电复律治疗,因为电复律常引起致命性心室颤动。只有在各种治疗措施均无效时,电复律才作为最后一种治疗手段。在电复律前应静脉注射利多卡因或苯妥英钠,复律应从低能量开始,无效时逐渐增加除颤能量。洋地黄中毒引起的严重心动过缓(心室率＜40 次/分钟),伴有明显的脑缺血症状或发生晕厥等症状、药物治疗无效时,可考虑安置人工心脏起搏器。为预防心室起搏时诱发严重心律失常,易同时使用利多卡因或苯妥英钠。

五、药物的相互作用

(一)抗心律失常药物

1.奎尼丁

地高辛与奎尼丁合用,可使 90％以上患者的血清地高辛浓度升高,有的甚至升高 2～3 倍,并可由此引起洋地黄中毒的症状及有关心电图表现。奎尼丁引起血清地高辛浓度升高的机制:竞争组织结合部,使地高辛进入血液;减少地高辛经肾脏及肾外的排除;可能增加胃肠道对地高辛的吸收速度。二药合用时,为避免发生地高辛中毒,应将地高辛的剂量减半,或采用替代疗法,即将地高辛改为非糖苷类强心剂,或将奎尼丁改为普鲁卡因胺或丙吡胺等。

2.普鲁卡因胺

二药合用时,血清地高辛浓度无明显改变。普鲁卡因胺可用于治疗洋地黄中毒引起的快速性心律失常。但普鲁卡因胺为负性肌力、负性频率及负性传导药物,与地高辛合用仍应慎重,特别是静脉注射时更应注意。

3.利多卡因

强心苷与利多卡因合用,无不良相互作用。利多卡因常用于洋地黄中毒引起的快速性室性心律失常。

4.胺碘酮

胺碘酮与强心苷合用,血清地高辛浓度升高 69%,最高可达 100%。血清地高辛浓度升高值与胺碘酮的剂量及血药浓度呈线性关系,停用胺碘酮两周,血清地高辛浓度才逐渐降低。胺碘酮使血清地高辛浓度升高的机制:减少肾小管对地高辛的分泌;减少地高辛的肾外排泄;将组织中的地高辛置换出来,减少了地高辛的分布容积。二药合用时,地高辛用量应减少 1/3,并密切观察治疗反应 1~2 周。

5.美西律

美西律对地高辛的血清浓度无明显影响,故美西律常用于治疗已使用地高辛患者发生的室性心律失常。

6.普萘洛尔

地高辛与普萘洛尔合用治疗快速性心房颤动时有协同作用,但二药合用时可发生缓美西律失常;对心功能不全者可能会加重心力衰竭,二药合用时,普萘洛尔的剂量要小,逐渐增加剂量,并应密切观察治疗反应。

7.苯妥英钠

苯妥英钠是目前治疗地高辛中毒引起的各种快速性心律失常的首选药物。苯妥英钠为肝药酶诱导剂,与洋地黄毒苷合用时可促进洋地黄毒苷的代谢,因地高辛主要经肾脏代谢,故苯妥英钠对其代谢影响较小。

8.丙吡胺

丙吡胺属ⅠA类抗心律失常药物,药理作用与普鲁卡因胺相似,对房室交界区有阿托品样作用,可使不应期缩短。因此,二药合用治疗快速性心房颤动时,有可能使地高辛失去对心室律的保护作用和使心室律增加的潜在危险,故二药不宜合用,更不适用于老年患者。丙吡胺对地高辛的血清浓度并无明显影响。

9.普罗帕酮

普罗帕酮与地高辛合用,可使地高辛的血清浓度增加 31.6%,这是由于普罗帕酮可减低地高辛的肾清除率。

10.溴苄胺

溴苄胺具有阻滞交感神经、提高心肌兴奋阈值的作用,可用于消除地高辛所致的各种快速性心律失常,如室性期前收缩二联律、多源性室性期前收缩、室性心动过速、心室颤动等。但也有报告,二药合用引起新的心律失常。

11.阿义马林

地高辛与阿义马林合用,血清地高辛浓度无明显改变。

12.哌甲酯

地高辛与哌甲酯合用,血清地高辛浓度无明显改变。

13.西苯唑林

西苯唑林的药理作用与奎尼丁相似,但西苯唑林与地高辛合用时,血清地高辛浓度改变不明显,二药合用时不必调整剂量。

(二)抗心肌缺血药物

1.硫氮草酮

硫氮草酮与地高辛合用后,地高辛血清浓度增高 22%～30%。这是由于硫氮草酮可使地高辛的体内总清除率减低,半衰期延长所致。

2.硝苯地平

硝苯地平与地高辛合用,地高辛的肾清除率减少 29%,血清地高辛浓度增加 43%。但有人认为硝苯地平对血清地高辛浓度无明显影响。

3.维拉帕米

动物实验和临床观察表明,维拉帕米与地高辛合用 7～14 d,地高辛的血清浓度增加 70%以上,因而可诱发洋地黄中毒。中毒的主要表现是房室传导阻滞和非阵发性结性心动过速。临床上二药合用的主要适应证是单用地高辛仍不能较好控制快速性心房颤动的心室率时。为防止二药合用时发生洋地黄中毒,应将这两种药物适当减量。由于维拉帕米抑制肾脏对地高辛的清除率,肾功能不全时二药合用后更易致地高辛浓度显著而持久的升高。维拉帕米和洋地黄毒苷合用,也可使洋地黄毒苷的血药浓度升高,但不如与地高辛合用时那样显著,因洋地黄毒苷主要经肝脏代谢。

4.硝酸甘油

硝酸甘油与地高辛合用后,肾脏对地高辛的清除率增加 50%,血清地高辛浓度下降。故二药合用时应适当增加地高辛的剂量。

5.普尼拉明(心可定)

心可定属钙通道阻滞剂,具有扩血管作用,与地高辛合用未见不良反应,并且普尼拉明可抵消地高辛对室壁动脉血管的收缩作用。

6.潘生丁

潘生丁能改善微循环,扩张冠状动脉,有利于改善心功能,增强地高辛治疗心力衰竭的效果。但潘生丁有冠脉窃血作用,故二药合用时应注意心电图变化。

7.马导敏

马导敏又称马多明,具有扩张冠状动脉和舒张血管平滑肌的作用,故能减轻心脏前后负荷;与地高辛合用适用于缺血性心肌病合并心力衰竭的治疗。

(三)抗高血压药物

1.利血平

利血平具有对抗交感神经、相对增强迷走神经兴奋性、减美西律和传导的作用;与地高辛合用时可引起严重心动过缓及传导阻滞,有时还能诱发异位节律。但在单用地高辛控制快速性心房颤动的心室率不够满意时,加用适量利血平可获得一定疗效。

2.肼屈嗪

肼屈嗪具有扩张小动脉、减轻系统血管阻力和心脏后负荷的作用,与地高辛合用治疗心力衰竭有协同作用。肼屈嗪可增加肾小管对地高辛的总排泄,二药合用后地高辛的总清除率增加50％。但二药长期合用是否需要增加地高辛的剂量尚无定论。

3.利尿药

氢氯噻嗪不改变地高辛的药代动力学,但非保钾性利尿药与地高辛合用后,可因利尿药致低钾血症而增加地高辛的毒性。低钾能降低地高辛的清除率,使其半衰期延长,当血钾低至 $2\sim3$ mmol/L 时,肾小管几乎停止排泄地高辛。故二药合用时应注意补钾。螺内酯能抑制肾小管分泌地高辛,口服 100 mg 螺内酯,可使血清地高辛浓度平均增高 20％,但个体差异很大。

4.卡托普利

卡托普利与地高辛合用治疗充血性心力衰竭具有协同作用,但二药合用两周后血清地高辛浓度增加 1.5 倍,使地高辛中毒的发生率明显增加。这是由于卡托普利抑制地高辛的经肾排泄,并且能把地高辛从组织中置换到血液中。二药合用时应尽量调整地高辛的剂量。

5.胍乙啶

胍乙啶能增强颈动脉窦压力感受器对地高辛的敏感性,二药合用后易发生房室传导阻滞。

(四)血管活性药物

1.儿茶酚胺类

肾上腺素、去甲肾上腺素、异丙肾上腺素与地高辛合用,易引起心律失常。若使用强心苷的患者发生病态窦房结综合征或房室传导阻滞时,静脉滴注异丙肾上腺素可收到一定疗效,但应密切观察治疗反应。

2.非糖苷类强心剂

多巴胺、多巴酚丁胺与地高辛合用治疗充血性心力衰竭,可取得协同强心作用。低剂量的多巴胺[≤2 μg/(kg·min)]还具有减低外周阻力、增加肾血流量的作用。但二药合用易诱发心律失常。强心苷与磷酸二酯酶抑制剂(如氨力农、米力农)合用可取得协同强心作用,且氨力农还具有扩张外周血管、减轻心脏负荷作用。胰高血糖素与地高辛合用,不仅可取得治疗心力衰竭的协同作用,还可抑制地高辛中毒所致的心律失常。

3.酚妥拉明

酚妥拉明与地高辛合用治疗心力衰竭可取得协同疗效,并且患者心律改变也不明显。但有时可引起快速性心律失常。

4.硝普钠

硝普钠与地高辛合用,可使肾小管排泄地高辛增多,血清地高辛浓度下降。但二药合用是否需补充地高辛的剂量,尚有不同看法。

5.抗胆碱能药物

阿托品、山莨菪碱、东莨菪碱、溴丙胺太林、胃疡平等抗胆碱能药物与地高辛同服,由于前者抑制胃肠蠕动,延长地高辛在肠道内的停留时间,致使肠道吸收地高辛增多,血清地高辛浓度增高。抗胆碱能药物与地高辛合用,治疗急性肺水肿可能有协同作用,但应注意不能使患者心率过于加速。该类药物还用于治疗洋地黄中毒诱发的缓慢心律失常。由于该类药物能阻断地高辛的胆碱能反应,故有进一步加强心肌收缩力和增加心排血量的作用。

6.糖皮质激素

糖皮质激素与地高辛合用治疗顽固性心力衰竭所致水肿有一定疗效。这是由于糖皮质激素能反馈性抑制垂体分泌抗利尿激素,从而产生利尿作用;抑制心肌炎性反应,改善心肌对强心苷的治疗反应。糖皮质激素具有保钠排钾倾向,长期使用可引起低钾血症,增加对强心苷的敏感性,故二药合用时应注意补钾。

7.氯丙嗪

氯丙嗪能阻断肾上腺素能受体和 M 胆碱能受体,具有利尿和减轻心脏负荷的作用,与强心苷合用,可加强心力衰竭治疗效果。但氯丙嗪可引起血压下降,老年人尤应注意。氯丙嗪可增加肠道对地高辛的吸收,致使血清地高辛浓度升高,以致诱发洋地黄中毒。有人认为二药不宜合用;必须合用强心苷时,可选用毒毛花苷 K。

(五)钾、镁、钙盐

1.钾盐

钾离子与强心苷竞争强心苷受体,减弱强心苷的作用。低钾时,心肌对强心苷的敏感性增加,易发生洋地黄中毒,长期使用利尿药和强心苷的患者,应注意补钾。已发生洋地黄中毒的患者,只要不是高钾血症或伴有严重肾衰竭者,均应补钾。

2.镁盐

长期心力衰竭患者,易发生缺镁。缺镁是低钾血症不易纠正、强心苷效果不佳和易发生洋地黄中毒的重要原因之一。洋地黄中毒患者,只要不是高镁血症,无昏迷及严重肾功能障碍者,均可补镁治疗。

3.钙盐

强心苷的正性肌力作用是通过钙而实现的,低钙可致强心苷疗效不佳,高钙又能诱发洋地黄中毒。使用强心苷的患者发生低钙抽搐时应予补钙。补钙时应注意:首先测定血钙,明确为低钙血症时再予补钙;补钙以口服最为安全。但口服起效慢,故紧急情况下仍以静脉补钙为好,一般先予静脉注射,继之给以静脉滴注;静脉注射强心苷和钙剂绝不能同时进行,可于静脉注射强心苷制剂后 4～6 h 再注射钙制剂,或在静脉注射钙剂 2 h 后再使用强心苷。

(六)强心苷自身

不同的洋地黄类制剂的用药剂量、用药途径及半衰期不同,但治疗心力衰竭的机制无本质区别。临床上选用强心苷制剂的种类,主要依据病情的轻重缓急和医师本人的经验。心力衰竭患者对一种强心苷制剂的治疗反应不佳时,换用另一种制剂或加用另一种制剂并不能提高疗效,反而使问题复杂化。下列情况可出现先后使用两种强心苷制剂的情况。

(1)长期口服一定剂量的地高辛,但心力衰竭在近期内恶化,估计为地高辛用量不足时,慎重静脉注射毛花苷 C 0.2 mg 或毒毛花苷 K 0.125 mg。若心力衰竭症状好转,则证实为地高辛用量不足,可继续口服地高辛并相应增加剂量。但如果能测定血清地高辛浓度,则应先测定之,证实为地高辛浓度未达到治疗浓度时,再注射上述药物,则更为安全可靠。

(2)两周内未使用过强心苷的急性心力衰竭患者,可先予静脉注射毛花苷 C 等快效制剂,待心力衰竭控制后,再给予口服地高辛维持治疗效果。

(3)长期使用地高辛控制快速性心房颤动的心室率,心室率突然加速,估计地高辛剂量不足者,可静脉注射毛花苷 C 0.2～0.4 mg,常可使心室率满意控制。

(七)其他药物

1.甲巯咪唑

顽固性心力衰竭,经常规治疗效果不佳时可加用甲巯咪唑联合治疗。联合用药时,地高辛的剂量维持不变,甲巯咪唑的用法为每次 10 mg 口服,每天 3 次,连用 2 周。

2.抗凝剂

在使用地高辛治疗心力衰竭的基础上,每天静脉滴注肝素 50～100 mg,对心力衰竭治疗有一定疗效。有人报告,强心苷与口服抗凝剂或肝素合用时,可减弱抗凝剂的作用。故二药合用时应注意监测凝血指标的变化。

3.抗生素

地高辛与青霉素、四环素、红霉素、氯霉素等同服时,由于肠道内菌丛的变化,使地高辛在肠道内破坏减少,吸收增加,生物利用度增高,使血清地高辛浓度升高 1 倍以上。地高辛与新霉素同服,因新霉素损伤肠黏膜,减少肠道对地高辛的吸收,使地高辛的血清浓度下降 25%。

4.甲氧氯普胺

地高辛与甲氧氯普胺等促进胃肠道蠕动的药物合用,因肠蠕动加快,地高辛在肠道内停留时间缩短,减少了地高辛在肠道内的吸收率,故血清地高辛浓度下降,其疗效也随之减弱。

5.考来烯胺

洋地黄毒苷参与肠肝循环,考来烯胺在肠道内与强心苷结合,干扰其肝肠循环,影响洋地黄毒苷的吸收,使其血药浓度下降,疗效减弱。考来烯胺也可与地高辛发生络合反应,减少其吸收,降低其生物利用度。二药如需口服,应间隔 2～3 h。

6.琥珀胆碱

琥珀胆碱能释放儿茶酚胺并引起组织缺氧,与强心苷制剂合用易发生室性期前收缩。

7.苯巴比妥、保泰松、苯妥英钠

上述三药均为肝药酶诱导剂,与强心苷制剂合用时血药浓度降低。由于洋地黄毒苷主要经肝脏代谢,地高辛主要经肾脏排泄,故上述三药对洋地黄毒苷的影响远大于对地高辛的影响。

8.抗结核药物

利福平为肝药酶诱导剂,与强心苷制剂合用后,可加速强心苷制剂的代谢,使其血药浓度下降,异烟肼和乙胺丁醇也可使洋地黄毒苷的血药浓度下降,但它们对地高辛的影响较小。

9.抗酸剂

氢氧化铝、三硅酸镁、碳酸钙、碳酸铋等抗酸剂与地高辛同服时,均能减少肠道对地高辛的吸收。为避免这种不良的相互影响,二药服用的间隔应在 2 h 以上。

10.西咪替丁

西咪替丁与地高辛合用,对地高辛的血药浓度无明显影响。西咪替丁与洋地黄毒苷合用因前者延缓洋地黄毒苷的经肝代谢,致使洋地黄毒苷的血药浓度升高。故二药合用应减少洋地黄毒苷的剂量。

（钱玉珠）

第四节 调血脂与抗动脉粥样硬化药

一、概述

动脉粥样硬化的发生和发展是一个复杂的动态过程,其始动步骤可能与动脉内皮功能障碍有关,涉及因素有血脂异常、高血压、吸烟及糖尿病等。其中,血脂异常最为重要。流行病学调查研究表明,不同国家或地区人群中的血清总胆固醇(total cholesterol,TC)水平与冠心病的发病率和死亡率呈正相关。若芬兰 TC 水平最高,则冠心病发病率也最高;而日本 TC 水平最低,则冠心病发病率也最低。大系列临床研究和长时间随访观察表明,高胆固醇血症在动脉粥样硬化发生和发展过程中,所起的危害性作用,明显大于高血压和糖尿病。如果高胆固醇血症合并高血压和(或)糖尿病,则其危害性增加数倍。动脉内皮功能障碍导致其分泌一氧化氮、选择性通透、抗白细胞黏附、抑制平滑肌细胞增殖及抗凝与纤溶等功能受损,致使血浆中脂质与单核细胞积聚于内皮下间隙,低密度脂蛋白胆固醇氧化为 OX-LDL,单核细胞变为巨细胞,经清道夫受体成为泡沫细胞,形成脂质核心,而血管平滑肌细胞迁移到内膜而增殖形成纤维帽。脂质核心有很强的致血栓作用,纤维帽含致密的细胞外基质,它能使质核与循环血液分隔,从而保持斑块的稳定。

粥样斑块可分为两类:一类为稳定斑块,其特点是纤维帽厚、血管平滑肌细胞含量多,脂质核心小,炎症细胞少,不易破裂;另一类为脂质含量多(占斑块总体积的 40% 以上)、纤维薄、胶原与血管平滑肌细胞少,炎症细胞多,故易于破裂。有研究分析表明,急性冠脉综合征(包括心肌梗死、不稳定型心绞痛)的主要原因是粥样斑块破裂或糜烂引起血栓形成,并最终导致冠脉血流阻断所致。在急性冠脉综合征的患者中。其血管犯罪病变狭窄<50% 者占 68%,而狭窄>70% 者仅占 14%。这说明,稳定斑块可以减少心血管病事件。此外,多项临床试验证明,调脂治疗可使一部分冠状动脉粥样斑块进展减慢或回缩。因此,调脂治疗是防治动脉粥样硬化的最重要措施之一。

血脂是指血浆或血清中的中性脂肪或类脂。中性脂肪主要是甘油三酯,而类脂主要是磷脂、非酯化胆固醇、胆固醇酯及酯化脂肪酸。

脂质必须与蛋白质结合成脂蛋白才能在血液循环中运转,脂蛋白是由蛋白质、胆固醇、甘油三酯和磷脂组成的复合体。脂蛋白中的球蛋白称为载脂蛋白(apolipoprotein,Apo)。正常血浆利用超速离心法可分出 4 种主要脂蛋白,即乳糜微粒、极低密度脂蛋白(very low-density lipoprotein,VLDL),低密度脂蛋白(low-density lipoprotein,LDL)和高密度脂蛋白(high-density lipoprotein,HDL),载脂蛋白的组成分为 ApoA、B、C、D、E。每一型又可分若干亚型,如 ApoA 可分 A I、A II、A VI;ApoB 可分 B48、B100;ApoC 可分 C I、C II、C III;ApoE 可分 E I、E III 等。用区带电泳法可将脂蛋白分为乳糜微粒、前 β(pre-β)、β 及 α 脂蛋白 4 种。

脂蛋白代谢需要酶的参与,主要的酶有脂蛋白脂酶和卵磷脂胆固醇酰基转移酶。如果这些酶缺乏,就会产生脂代谢紊乱。血脂过高是由于血浆脂蛋白移除障碍或内源性产生过多,或二者同时存在而引起。

血脂异常一般是指血中总胆固醇、低密度脂蛋白-胆固醇、甘油三酯(triglyceride,TG)超过正常范围和(或)高密度脂蛋白-胆固醇降低,也常称高脂血症,主要是指 TC 和(或)LDL-C 和(或)TG 增高及 HDL-C 降低。

血脂异常是脂蛋白代谢异常的结果。研究表明,高胆固醇血症、低密度脂蛋白血症、ApoB 水平增高和高密度脂蛋白水平降低 TG 升高是冠心病的重要危险因素。血脂水平长期异常,冠心病事件的发生率增加。长期控制血脂于合适的水平,可以预防动脉粥样硬化,而控制血脂水平可以减轻动脉粥样硬化斑块,减少心血管病事件。有研究表明,心肌梗死后和心绞痛患者,接受为期 6 年的辛伐他汀治疗,与安慰组相比较,治疗组主要冠状动脉性事件发作的危险性降低 34%,死亡危险性降低 30%,使需要接受冠脉搭桥手术的患者减少 37%。有学者分析他汀类使

LDL-C 下降 30%，非致死性和致死性冠心病下降 33%，脑卒中下降 29%，心血管疾病死亡率下降 28%，总死亡率下降 22%。有研究分析，出现 TC 下降 10%，冠心病死亡危险性下降 15%，各种原因死亡危险下降 11%。

近年来对高甘油三酯血症在动脉粥样硬化中的意义的认识正在加深。目前认为，单纯高脂血症也是心血管病的独立危险因素，降低血甘油三酯水平，可降低心血管病临床事件及死亡率。但当高脂血症伴有高胆固醇血症或低高密度脂蛋白血症时，则冠心病事件和死亡率显著增加。研究发现，富含 TG 的脂蛋白与富含胆固醇的脂蛋白之间通过脂质交换机制取得平衡，每一种脂蛋白都有很大的变异。LDL-C 为致动脉粥样硬化最强的脂蛋白，但其危害性因其颗粒大小而不同。LDL-C 可分为三个亚型，$LDL-C_3$ 即为小而密 LDL，对 LDL 受体亲和力低于大而松的 $LDL-C_1$ 和 $LDL-C_2$，在血浆中停留时间长，不易从血液中清除，半衰期较其他亚型长，且易进入动脉内膜，易被氧化，被巨噬细胞吞噬形成泡沫细胞，成为动脉粥样硬化的脂肪，有高度的致动脉粥样硬化作用。而通过脂质交换机制，LDL-C 大小及分型比例受 TG 水平的控制。当 TG 增高时，LDL-C 亚型分布有变化，小而密 LDL 增加而 HDL-C 减少，形成高 TG、HDL-C 低及小而密 LDL 升高三联症。这种三联症有极强的致动脉粥样硬化作用。目前已普遍认为甘油三酯水平升高是独立的心血管疾病危险因素。人们在以往使用他汀类或贝特类调血脂药物治疗血脂异常及冠心病一、二级预防中所获得的益处，很可能也是得益于这些药物在降低 TC 的同时，也降低了 TG。

我们已经认识到 HDL-C 是种"好的胆固醇"，这是因为 HDL-C 具有逆转运胆固醇的作用，它可以将动脉壁中多余的胆固醇直接或间接地转运给肝脏，经相应受体途径进行分解代谢。因此升高 HDL-C 水平不仅有降低 TC 水平的作用，而且具有防治动脉粥样硬化的作用。相关试验表明，吉非贝齐可使 HDL-C 上升，TG 水平下降，使冠心病及心肌梗死的死亡率下降 22%。

二、血脂异常的分型

血脂异常可分为原发性和继发性两大类。继发性血脂异常的基础疾病：主要有甲状腺功能过低、糖尿病、慢性肾病和肾病综合征、阻塞性肝胆疾病、肝糖原贮存疾病、胰腺炎、酒精中毒、特发性高血钙、退行球蛋白血症（多发性骨髓瘤、巨球蛋白血症及红斑狼疮）、神经性厌食症等。另外，还有一些药物如噻嗪类利尿药、含女性激素的口服避孕药、甲状腺素、促进合成代谢的类固醇激素、黄体内分泌素及某些 β 受体阻滞剂等，也能引起继发性脂质代谢异常。妊娠血脂代谢的变化属生理性。

（一）常规分型

将高脂蛋白血症分为以下五型，各型的实验室检查、特点及其与临床的联系见表 6-1。

表 6-1　高脂蛋白血症分型

表型	试管内血清 4 ℃冰箱过夜	区带脂蛋白电泳谱	血脂	备注
Ⅰ	血清透明，顶端有"奶油层"	乳糜微粒↑	TC↑，TG↑	不发或少发冠心病，易发胰腺炎
Ⅱa	血清透明，顶端无"奶油层"	LDL-C↑	TC↑↑	易发冠心病
Ⅱb	血清透明，顶端无"奶油层"	LDL-C↑，VLDL-C↑	TC↑↑，TG↑	易发冠心病
Ⅲ	血清透明，顶端有"奶油层"	介于 LDL-C 与 VLDL-C 间的 β-VLDL-C↑	TC↑↑，TG↑	易发冠心病，需超速离心后才能确诊

续表

表型	试管内血清4℃冰箱过夜	区带脂蛋白电泳谱	血脂	备注
Ⅳ	血清透明,顶端无"奶油层"	VLDL-C↑	TC↑,TG↑↑	易发生冠心病
Ⅴ	血清透明,顶端有"奶油层"	乳糜微粒↑,VLDL-C↑	TC↑,TG↑↑	少发冠心病

(二)血脂异常简易分型

惯用的高脂蛋白血症分型并不是病因学诊断,它常可因膳食、药物或其他环境因素的改变而变化。同时,它所需检测的项目繁多,个别类型的确诊,还需复杂的技术和昂贵的设备。因此,除少数特别难治性顽固性血脂异常患者外,为一般性临床治疗,可不必进行高脂蛋白血症的分型,也无须烦琐地进行其他分类,仅做血脂异常简易分型即可。实际上,血脂异常简易分型已包括了常见的与冠心病发病关系较大的高脂蛋白血症类型。血脂异常简易分型的主要目的在于指导临床医师有针对性地选用各种血脂调节药物。

三、血脂异常的治疗

高脂血症的治疗包括非药物治疗和药物治疗。非药物治疗包括饮食和其他生活方式的调节,如保持合适的体重;降低脂肪,尤其是胆固醇和饱和脂肪酸的摄入量,适当增加蛋白质和碳水化合物的比例,控制总热量;减少饮酒和戒烈性酒,运动锻炼和戒烟;注意抗高血压药物对血脂的影响。此外,血液净化也用于高脂血症治疗。

高脂血症的药物治疗包括一级预防和二级预防,以及已有动脉硬化疾病患者的血脂水平控制。

继发性血脂异常的治疗应以治疗基础疾病为主,当这些疾病被治愈或控制后,或停用某些有关药物后,血脂异常未改善或不满意时,应按原发性血脂异常做进一步处理。另外,当血脂异常继发于某种一时难以治愈或控制的疾病,可在治疗基础疾病的同时,进行调脂治疗。

(一)常规治疗

1.病因治疗

凡是能找到高脂血症病因的患者,均应积极对病因进行治疗。高血压病者、吸烟者由于血管内皮受损,致使 LDL-C 更容易进入血管壁内;而糖尿病患者由于 LDL-C 被糖化,故容易黏附于血管壁上而进入血管壁内;肥胖和缺乏体力活动也是高脂血症的重要促发因素。

2.饮食治疗

饮食治疗是治疗高脂血症的首选措施,目前是降低已升高的血清胆固醇,同时维持营养上的合理要求。饮食治疗的方案:脂肪酸的热量<总热量的30%,饱和脂肪酸占总热量的7%以下,每天胆固醇<200 mg。应减少食谱中的全脂奶、奶油、动物脂肪、动物内脏、饱和植物油和棕榈油及椰子油,少吃或不吃蛋黄。限制食盐、减少饮酒和戒烈性酒。超重或肥胖病患者的饮食应按"肥胖病"的要求进行。

3.戒烟

吸烟可损伤血管内皮的天然屏障作用,降低血浆 HDL-C 水平,降低其自然抗氧化能力。

4.增加体力活动

体力活动可增加能量物质的消耗,促使血浆 LDL-C 及甘油三酯水平降低,同时升高 HDL-C水平。每周步行13千米,可提高 HDL-C 水平10%。

5.减轻体重

对于体重超过标准的患者,应减轻体重。减轻体重可降低 LDL-C 水平和提高 HDL-C 水平,降低高血压、糖尿病和冠心病的发病率。

(二)药物治疗

调血脂和抗动脉硬化药物可分为五大类,分别是胆酸螯合剂、贝特类、他汀类、烟酸类及其他。

药物治疗适用于不能进行饮食调节及非药物治疗后疗效不满意的患者。对于冠心病二级预防尤其是急性冠脉综合征的患者,应以他汀类调脂药物治疗,应越早开始治疗越好。原发性血脂异常常常与遗传因素及环境因素有关,治疗应该是长期的,尤其是冠心病二级预防,应根据患者的经济情况选择用药的种类、剂量及时间,首要目标要达到靶目标。达到靶目标后,有条件者减量长期服用,无条件者应监测血脂水平,血脂水平异常后重新开始治疗。

两种或三种调血脂药物联合应用,较单一药物疗效更佳,而且,由于联合用药时剂量减少而使不良反应减轻。故目前主张,对于较为明显的血脂异常,应尽早联合用药。下列联合用药方式可供参考。

(1)胆酸螯合剂与烟酸类合用:适用于 LDL-C 增高伴或不伴有 TG 增高者。

(2)贝特类与胆酸螯合剂合用:适用于 LDL-C 增高、HDL-C 降低伴或不伴有 TG 增高者。

(3)胆酸螯合剂与他汀类合用:适用于 LDL-C 增高者。

(4)胆酸螯合剂、烟酸类、他汀类联合应用:适用于严重家族性高胆固醇血症,可使 LDL-C 水平降低,HDL-C 水平显著升高。

(5)诺衡与美调脂合用:有增加发生肌炎的危险,故应慎用。

某些抗高血压药物可使血脂成分发生异常改变,故使用抗高血压药物过程中应注意其对脂代谢的不良影响。

四、调血脂药的临床应用

(一)胆酸螯合剂

该类药物包括考来烯胺、考来替泊和地维烯胺。

1.作用机制

该类药物为胆汁酸结合树脂,通过阻断胆酸肝肠循环,干扰胆汁重吸收,降低胆汁酸重返肝脏,刺激肝细胞内的胆固醇降解合成新的胆汁酸,从而降低肝细胞中胆固醇浓度。而肠道内的胆酸与药物结合后由大便排出,使血中胆酸量减少,促使肝细胞表面 LDL 受体从血液中摄取胆固醇以合成胆酸,因而降低血浆 LDL 水平,一般下降 $15\% \sim 30\%$,同时升高 HDL-C 水平(升高 5%)。

2.临床应用

该类药物主要用于治疗单独 LDL-C 水平升高者(Ⅱa 型),以 LDL-C 轻、中度升高疗效较好;严重升高者需与其他类调血脂药物合用。该类药物还可与其他类调血脂药物合用治疗混合型高脂血症。

3.不良反应与注意事项

不良反应可有异味、恶心、腹胀、食欲缺乏及便秘。多进食纤维素可缓解便秘。罕见的不良反应有腹泻、脂肪泻、严重腹痛及肠梗阻、高氯性酸中毒等。还有升高甘油三酯的作用,严重高脂血症禁用此类药物,因此时有诱发急性胰腺炎的可能。

4.药物相互作用

(1)可减少地高辛、噻嗪类利尿药、四环素、甲状腺素、普萘洛尔及华法林的吸收。上述药物应在服用胆酸螯合剂前1~4 h或服用胆酸螯合剂后4 h服用。

(2)可干扰普罗布考、贝特类调血脂药物的吸收,两类药物同服应有4 h间隔。

(3)影响叶酸的吸收,故处于生长期的患者服用该类药物时,应补充叶酸5 mg/d。孕妇及哺乳期妇女需补充更多一些;应于服前1~2 h服叶酸。

(4)减少脂溶性维生素的吸收,长期服用该类药物者,应适当补充维生素 A、维生素 D、维生素 K 及钙剂。

(二)他汀类调血脂药物

该类药物包括洛伐他汀、辛伐他汀、普伐他汀、氟伐他汀、阿托伐他汀、西伐他汀等。

1.作用机制

通过对胆固醇生物合成早期限速酶 HMG-CoA(β-羟 β-甲基戊二酰辅酶 A)还原酶的抑制作用而起作用,在 HMG-CoA 还原酶的作用下,HMG-CoA 转变为甲基二羟戊酸,此为胆固醇生物合成的重要中间环节,从而减少了内源性胆固醇合成,使血浆总胆固醇下降,刺激 LDL 的肝摄取,降低 LDL-C 及 VLDL 的浓度。一般可降低 LDL 30%~40%,是目前已知最强的降低胆固醇药物;还可轻度升高 HDL-C 2%~10%。此外,某些他汀类药物显示抑制巨噬细胞中胆固醇的积聚。现已明确,他汀类药物有多向性效应。他汀类药物的非调脂作用主要包括改善血管内皮功能和细胞功能(平滑肌细胞的迁移、增生、分化),抗氧化过程,加强斑块纤维帽,缩小富含脂质的核心,减轻炎症反应、抑制促凝活性、抑制血小板功能;从而防止斑块破裂、出血及血栓形成,终使斑块稳定,减少冠状动脉事件和减少心血管病死亡率。

2.临床应用

本品可用于治疗严重的原发性高胆固醇血症、有冠心病或其他心血管病危险因素的中等度高胆固醇血症者。还可有胃胀气、胃灼热感、便秘、腹泻、眩晕、头痛、视物模糊、肾衰竭。禁用于活动性肝病、妊娠及哺乳期妇女、对本药过敏者。

3.不良反应

不良反应主要为肝脏损害和横纹肌溶解,后者随拜尔公司宣布在全球范围内暂停销售西立伐他汀钠(拜斯停),再度引起人们重视。近年来已多有报道指出他汀类药物(β-羟基-β-甲基戊二酰辅酶 A 还原酶,简称 HMG-CoA 还原酶抑制剂)中的洛伐他汀、辛伐他汀、普伐他汀及西立伐他汀单用或与烟酸、贝特类降脂药(如吉非贝齐)大环内酯类抗生素(如红霉素、克拉霉素)、环孢菌素 A、左甲状腺素、米贝地尔等合用时均引起危及生命的横纹肌溶解症。尤其是他汀类药物与贝特类药物联用,可使横纹肌溶解的危险性增加已是公认的事实,故在美国已禁止此两类药物合用。据报道,全球有 600 万人服用过拜斯停,其中有 34 人怀疑因剂量过大或与吉非贝齐合用导致横纹肌溶解而死亡。一旦怀疑由他汀类药物引起的横纹肌溶解症应立即停药,停药后肌痛等症状多在 3 d 至 3 个月后消失,CK 多在短期内恢复正常,肌无力可持续至1年后消失。有人给辅酶 Q_{10} 每天 250 mg 口服,可较快减缓症状。国内有西立伐他汀引起肝功能损害的报道,但未见引起横纹肌溶解症的报道,可能与国内上市晚,使用例数少,剂量小有关。影响细胞存活的潜在试验表明,同等剂量的他汀类药物中,普伐他汀毒性最小,其次为辛伐他汀,而洛伐他汀肌毒性最大。当使用此类药物时,应尽量不与其他药物合用,并嘱患者注意乏力、肌无力、肌痛等症状,并应定期监测血清 CK,一旦有横纹肌溶解症状或血清 CK 明显升高(横纹肌溶解症,血清 CK 可升高至正常值 10 倍以上),应即停药,预后多较好。

4.药物相互作用

(1)与免疫抑制剂(如环孢霉素)、吉非贝齐、烟酸合用,可引起肌病。

(2)与红霉素合用可致肾损害。

(3)可中度提高香豆素类药物的抗凝效果,故二药合用时应适当降低香豆素类药物的用量。

(三)贝特类调血脂药物

该类药物包括氯贝丁酯、苯扎贝特、益多酯、非诺贝特、吉非贝齐等。

1.作用机制

(1)增强肌肉、脂肪、肝脏的脂蛋白脂酶活性,加速 VLDL 中 TG 的分解代谢,使 VLDL 形成减少,降低血浆 TG 浓度。

(2)降低脂肪组织释放游离脂肪酸数量,并抑制 HMG-CoA 还原酶,减少细胞内胆固醇合成。

(3)增加肝细胞膜上 LDL 受体数量,加速 LDL 由血液中转移到肝细胞内,从而促进血液中胆固醇的清除。

(4)改善葡萄糖耐量。

(5)诱导 HDL-C 产生,使胆固醇进入 HDL-C。

(6)降低血浆纤维蛋白原含量和血小板黏附性。

临床试验表明,诺衡能明显降低血浆甘油三酯(降低 40%~50%)、总胆固醇及 LDL-C,并可升高 HDL-C(升高 20%)水平,使冠心病发病率减少 34%,死亡率减少 26%,对癌症的发生没有影响。力平脂口服吸收良好,若与胆酸螯合剂合用,对降低总胆固醇及 LDL-C 比他汀类的辛伐他汀强,降低 VLDL 和甘油三酯更突出。

2.临床应用

降低 TG 作用较降低 TC 作用强。临床上主要用于降低 TG,如严重高脂血症(如Ⅲ、Ⅳ、Ⅴ型高脂血症)及复合性高脂血症患者。此外,本品还能减少血小板聚积,抑制血小板源生长因子,预防和延缓动脉粥样硬化进程。

3.不良反应及注意事项

患者可有恶心、呕吐、食欲缺乏、一过性肝功能异常、肌炎、阳痿、中性粒细胞减少、皮疹等不良反应发生。本品可使胆石症的发病率增加;可通过胎盘,故孕妇禁用。有报道指出,氯贝丁酯可使非冠心病的各种疾病的死亡率明显增加,故氯贝丁酯已不适用于临床应用,一些国家已禁用该药。

4.药物相互作用

本品有降低凝血作用,与抗凝剂合用时要调整后者的剂量;与他汀类合用可发生横纹肌溶解,甚至死亡,美国禁止两类药合用。

(四)烟酸类调血脂药物

该类药物包括烟酸、烟酸肌醇和阿昔莫司。

1.作用机制

其主要作用是增加脂肪细胞磷酸二酯酶活性,使 cAMP 减少,脂酶活性降低,脂肪分解减少,血浆游离脂肪酸浓度下降,肝脏合成及释放 VLDL 随之减少。同时,抑制肝脏酶活性,减少

HDL 异化作用,提高血 HDL 浓度。本品对 VLDL、IDL 及 LDL 过高的患者均有效。此外,烟酸还有较强的外周血管扩张作用。乐脂平调脂作用平缓,还有抑制血小板聚集及改善葡萄糖代谢等功能,故适用于糖尿病性血脂异常。常用剂量的烟酸类药物可使 LDL 降低 $15\%\sim30\%$,TG下降 20%,HDL-C 升高 30%。

2.临床应用

该类药物可用于大多数类型的血脂异常,如Ⅱa、Ⅱb、Ⅲ、Ⅳ、Ⅴ型高脂血症,既可降低LDL-C及 TG,又能升高 HDL-C。与其他调脂药物合用,效果更明显。

3.不良反应

该类药物中以烟酸的不良反应较多见。

(1)皮肤潮红、皮疹、瘙痒及胃肠道反应,如呕吐、腹泻及消化不良。

(2)心悸、肝功能减退、视觉异常。

(3)可能刺激溃疡病发作,溃疡病患者禁用。

(4)可升高血糖及引起糖耐量异常,肝病、糖尿病及痛风患者慎用。

(5)长期治疗可出现色素过度沉着,黑色棘皮症及皮肤干燥。

(6)可能加强降压药引起的血管扩张作用,有可能引起直立性低血压。

(7)肾功能不全者慎用阿昔莫司。

(韩　龙)

第五节　钙通道阻滞剂

钙通道阻滞剂是一类选择性作用于慢通道、抑制 Ca^{2+} 跨膜内流,进而影响 Ca^{2+} 在细胞内作用而使整个细胞功能发生改变的药物。该类药物自 20 世纪 60 年代问世以来,其作用机制、药理及临床应用取得了重大进展,现钙通道阻滞剂已广泛用于高血压、冠心病、心绞痛、心律失常及肥厚型心肌病等心血管疾病的治疗。此外,人们在临床实践中还发现钙通道阻滞剂对多种器官均可产生效应,提示钙通道阻滞剂具有潜在广泛的治疗作用。尽管近年来某些临床资料提出了一些不利于钙通道阻滞剂的观点和证据,从而引发了对钙通道阻滞剂临床应用的争议和再评价,但此类药物仍是心血管疾病治疗中最为常用的药物之一。

一、分类

钙通道阻滞剂物繁多,由于具有共同的钙拮抗作用而被归列在一起,但其化学结构、与慢通道结合程度、相对选择性及对组织器官的药理效应等方面均有所不同甚或差异极大,因而目前尚缺乏令人满意的分类方法。现较常用的分类法如下。

(一)按化学结构分类

1.苯烷胺类

苯烷胺类如维拉帕米、盖洛帕米、泰尔帕米、Devapamil、Anipamil、Empoamil、Falipamil 和Ronipamil。

2.二氢吡啶类

二氢吡啶类如硝苯地平、尼伐地平、尼卡地平、非洛地平、伊拉地平、达罗地平、尼鲁地平、尼莫地平、尼索地平、马尼地平、贝尼地平、拉西地平、巴尼地平等。

3.苯噻氮唑类

苯噻氮唑类如地尔硫草、Fostedil。

4.其他

如氟桂利嗪、桂利嗪、Lidoflazine、哌克昔林、卡普地尔、普尼拉明、特罗地林、芬地林、Caronerine、匹莫齐特、五氟利多和氟斯匹灵。

(二)按有无电生理作用分类

按有无电生理作用分类分为有电生理作用与无电生理作用两大类。前者具有负性变时、负性变力及负性变传导作用,可减轻心肌收缩力和降低氧耗量,主要药物有维拉帕米、盖洛帕米、硫氮草酮和卡普地尔等,常用于快速性心律失常及伴有心率增快的高血压或冠心病患者;后者无或有轻微电生理作用,对心脏传导系统和心肌收缩力无明显影响,其中某些药物可因扩血管作用而反射性地引起心率增快,主要药物有硝苯地平及其二氢吡啶类药物、氟桂利嗪和哌克昔林等,可用于高血压及血管痉挛性疾病的治疗。此种分类法虽然过于笼统和简单,但对于临床选择用药尚有一定指导意义。

(三)按作用部位与用途分类

(1)主要作用于心肌细胞:如维拉帕米。

(2)主要作用于窦房结和房室结:如维拉帕米、硫氮草酮。

(3)主要作用于血管平滑肌:①主要作用于冠状动脉,如硝苯地平、硫氮草酮;②主要作用于脑血管,如尼卡地平、尼莫地平;③主要作用于周围血管,如利多氟嗪、氟桂利嗪。

(四)按生化与电生理特点分类

A 类:药效及特异性高,对电压依赖性通道选择性强,可抑制 90% Ca^{2+} 内流而不影响 Na^{+} 及 Mg^{2+} 内流,包括维拉帕米、甲氧帕米、硫氮草酮、硝苯地平及其他二氢吡啶类衍生物。

B 类:选择性稍差,可抑制 $50\%\sim70\%$ 的 Ca^{2+} 内流,同时可抑制 Na^{+}、Mg^{2+} 内流,包括普尼拉明、哌克昔林、异搏静、芬地林、氟桂利嗪、桂利嗪、特罗地林、双苯丁胺及卡罗维林。

C 类:有轻度钙拮抗作用的某些局麻、除颤及抗心律失常药物,如氯丙嗪及某些 β 受体阻滞剂。

(五)其他分类法

Ⅰ类:选择性作用于 L 型通道上明确位点的药物,又细分为以下几种。①1,4-二氢吡啶类结合点(受体):硝苯地平、尼群地平和尼卡地平等。②苯噻氮唑类结合位点:硫氮草酮等。③苯烷胺类结合位点:维拉帕米、盖洛帕米和泰尔帕米等。

Ⅱ类:作用于 L 型通道上未知位点的化合物。

Ⅲ类:选择性作用于其他亚型电压依赖性通道的药物(迄今未发现对此类通道具有高选择性的药物)。①T 型通道:氟桂利嗪、粉防己碱等;②N 型通道;③P 型通道。

Ⅳ类:非选择性通道调节药物,如芬地林、普尼拉明和苄普地尔等。

Ⅴ类:作用于其他类型钙离子通道的药物如下。①肌浆网 Ca^{2+} 释放通道:兰诺丁。②受体操纵性钙通道,可被相应受体阻滞剂阻断:兴奋性氨基酸通道;α 受体偶联通道;血管紧张素偶联通道;核苷酸/核苷酸偶联通道。

二、作用机制与药理效应

(一)作用机制

钙通道阻滞剂作用的精确部位及机制尚不十分清楚,但它们的化学结构各不相同、立体构型也不一样,提示钙通道阻滞剂之间不可能以任何相同机制或简单的构效关系作用于单一受体部位。钙通道阻滞剂可能对 Ca^{2+} 转运与结合的所有环节与调控机制均有抑制和影响。目前已知细胞内外 Ca^{2+} 的平衡与调节(离子转运)有以下几种方式。

(1)经慢通道发生慢内向离子流。慢通道对 Ca^{2+} 的通透性除受 Ca^{2+} 浓度的控制外,还受神经介质的调控,因而慢通道又分为电压依赖性钙通道和受体操纵性钙通道。电压依赖性钙通道有两个闸门,外闸门受电位控制,内闸门则受环磷酸腺苷(cAMP)的调节。当细胞膜去极到一定水平(如在心肌为 $-40\sim+10$ mV)时此通道即被激活开放,产生慢内向离子流形成动作电位平台,激活后由于内向 Ca^{2+} 电流的增加与膜电位降低,随即开始较激活速率更慢的失活过程,即该通道存在"开""关"和"静息"3 种状态。电压依赖性钙通道至少存在 4 个亚型:L、T、N、P,它们的电生理与药理学特征有所不同,其中 L 亚型最受重视,因为该通道是主要对 Ca^{2+} 兴奋或阻滞剂敏感的钙离子通道亚型,其活化阈值高(-10 mV)、灭活慢,与心血管系统、平滑肌、内分泌细胞及某些神经元的兴奋,与收缩偶联有关,L 亚型通道又有 α_1、α_2、β、γ 和 δ 5 个亚单位组成,α_1 亚单位具有钙离子通道及受体结合功能,α_2 及 β 亚单位具通道阻滞作用;受体操纵性钙通道存在于多种细胞尤其是血管平滑肌的胞质膜上,能对去甲肾上腺素、组胺和 5-羟色胺等发生反应,产生 Ca^{2+} 内流及细胞内贮存 Ca^{2+} 的释放,受体操纵性钙通道激活后对后者作用更大。

(2) Ca^{2+} 渗入:当胞外 Ca^{2+} 浓度低时,可使胞质膜通透性改变,发生"渗漏",增加 Ca^{2+} 流入,此可能与某些血清 Ca^{2+} 不足所并发的高血压有关。

(3) Na^+/Ca^{2+} 交换:具双向性,取决于细胞内外两种离子浓度梯度,当胞内 Na^+ 浓度高而胞外 Ca^{2+} 浓度高时两者可发生交换,此机制与心肌糖苷的正性肌力作用有关。

(4)胞质膜上 Ca^{2+}-ATPase,可利用 ATP 分解的能量将 Ca^{2+} 逆离子梯度由胞内泵出胞外。

(5)肌浆网系膜上的 Ca^{2+},Mg^{2+}-ATPase 将 Ca^{2+} 泵入肌浆网,而跨膜 Ca^{2+} 内流可触发肌浆网按离子浓度释放 Ca^{2+}(肌浆网内 Ca^{2+} 10^{-4} M,胞质内为 10^{-7} M),这一过程与心肌纤维的兴奋-收缩偶联有关。

(6)线粒体可吸收胞质内 Ca^{2+},而通过 Na^+、Ca^{2+} 交换释放 Ca^{2+}。

以上为 Ca^{2+} 的平衡与调控机制,其中(1)、(2)、(3)、(4)为 Ca^{2+} 细胞内外的跨膜转运,(5)、(6)为细胞内转运过程;不同类型的组织,这些机制有不同的重要性。心肌和内脏平滑肌肌浆内 Ca^{2+} 的浓度正是基于上述转运系统的精确调控,才得以发挥正常的心脏血管效应。钙通道阻滞剂也正是通过对 Ca^{2+} 运转的影响,使细胞内 Ca^{2+} 减少,可兴奋细胞电位发生改变或钙与心肌内收缩蛋白、血管平滑肌内钙调蛋白等钙敏蛋白的结合受抑或 Ca^{2+}-蛋白复合物的调节作用减弱,从而发挥一系列的药理学效应。

尽管理论上推测钙通道阻滞剂的作用部位绝非一处,但绝大部分钙通道阻滞剂是通过阻滞慢钙离子通道和慢钙-钠通道而减少 Ca^{2+} 进入胞内的,事实上,只有对钙离子通道有阻滞作用的药物也才真正具有治疗价值。现已有足够的证据表明,钙通道阻滞剂实际上具有药理学与治疗学的抑制部位仅是电压依赖性钙通道中的 L 通道。不同钙通道阻滞剂对通道蛋白的结合位点可能不同,有学者认为硝苯地平等二氢吡啶类衍生物作用于通道外侧的膜孔蛋白,维拉帕米类药物作用于通道内侧的膜孔蛋白而与外侧膜孔蛋白受体的亲和力极低,硫氮草酮则主司通道的变构部位,从而改变钙离子通道的构象等。当然这一学说有待于更进一步证实。

各种不同组织及相同组织的不同部位(如心肌、冠状动脉、脑血管及外周血管)Ca^{2+}转运途径不同、钙离子通道被活化的途径不一、活化机制迥异(有的以Ca^{2+}内流为主、有的以胞内贮存Ca^{2+}释放为主)、膜稳定性不同(钙离子通道存在"静息""开放"和"灭活"3种状态)及与药物的亲和力、离散度的差异,构成了钙通道阻滞剂对不同组织敏感性及临床适应证不同的基础,也是钙通道阻滞剂理效应不一的重要原因。

(二)药理效应

钙不仅为人体生理功能所必需,而且也参与或介导许多病理过程。细胞内Ca^{2+}过多(也称钙"超载"),在高血压起病、心律失常形成、动脉粥样硬化发病及血管与心肌的脂氧化损伤等病理过程中起着重要作用。钙通道阻滞剂虽然作用不尽相同、作用机制未完全明了,但多种钙通道阻滞剂在不同程度上具有下述作用。

(1)抑制心肌Ca^{2+}跨膜慢内向离子流,使胞质内游离Ca^{2+}浓度下降、心肌收缩力减弱呈负性肌力作用,降低心肌耗能及耗氧。应当指出,不同的钙通道阻滞剂在整体动物实验中表现出来的负性肌力作用差异甚大,如硝苯地平由于舒张血管作用较强甚至出现反射性增强心肌收缩力。

(2)抑制窦房结自律性及减慢房室传导,呈现负性变时及负性变传导作用。

(3)防止心肌细胞内Ca^{2+}"超负荷"、保护心肌免遭脂氧化损伤,对缺血心肌有保护作用。

(4)扩张冠状动脉、脑血管及肾动脉,促进冠状动脉侧支循环形成,改善心、脑和肾等重要脏器供血。

(5)扩张肺及周围血管、降低总外周阻力,使血压、肺动脉压降低及心脏前、后负荷减轻;总体来讲,钙通道阻滞剂舒张动脉血管作用强于舒张静脉血管。

(6)在某种程度上可减轻血管及心脏的重塑作用,使管壁顺应性增加、靶器官结构改变及功能损害减小。

(7)抑制支气管、肠道及泌尿生殖道平滑肌、缓解平滑肌痉挛。

(8)抑制血小板聚集,改进低氧血症时血流变异常,改善红细胞开变性。

(9)对血脂代谢无不良影响,某些钙通道阻滞剂可升高高密度脂蛋白胆固醇或降低低密度脂蛋白胆固醇。

(10)改善胰岛素抵抗、增加组织对胰岛素的敏感性。

(11)可抑制血管平滑肌细胞增殖及向内膜下迁移,此与抑制动脉粥样硬化有关,二氢吡啶类药物有抑制和延缓粥样硬化进程的作用。

(12)抑制兴奋-分泌偶联,影响多种腺体的分泌。

(13)抑制内皮素分泌、减少前嘌呤物质丧失,维持细胞Ca^{2+}、Na^+和K^+平衡,减轻血管切应力损伤。

(14)逆转心室肥厚及有轻度利钠、利尿作用。

(15)硝苯地平、硫氮草酮、氨氯地平和维拉帕米对高血压患者的肾功能有短期良好作用。硫氮草酮对胰岛素依赖型和非依赖型糖尿病、肾病患者有减少尿蛋白分泌的作用。

需要指出的是,钙通道阻滞剂的上述作用除因药物不同而表现各异外,其在体内的净效应还取决于各种作用的相对强度及用药途径、剂量、体内反射机制等影响因素。

三、临床应用

近年来,随着临床与基础研究的不断深入,钙通道阻滞剂的应用范围越来越广,已由最初单纯治疗心血管疾病发展到应用于多个系统的多种疾病。

(一)高血压病

目前,钙通道阻滞剂已广泛用于高血压病的治疗,尤其是二氢吡啶类药物,由于其显效快、效果明显,血压下降平稳,长期使用有效,且对血脂、血糖、尿酸、肌酐及电解质等无不良影响,已被列为高血压治疗的一线药物。与其他降压药相比,钙通道阻滞剂更适合于年龄大、基础血压高、低肾素型及外周血管阻力高者,一般单用钙通道阻滞剂 50%~70%患者即可获得满意效果。钙通道阻滞剂与β受体阻滞剂、血管紧张素转换酶抑制剂及利尿药配伍应用时其降压效果更好,可根据病情酌予选用。对高血压合并冠心病、心绞痛、心律失常、脑血管疾病及外周血管病者,选用相应的钙通道阻滞剂不仅能降低血压,而且对其并发症治疗也十分有效。但钙通道阻滞剂远期应用能否降低心血管并发症的发生,国际上尚未取得一致意见,仍有待于前瞻性大规模长效钙通道阻滞剂抗高血压临床试验加以验证。国内近期已结束的一项临床多中心研究观察了尼群地平对老年单纯收缩期高血压的影响,初步表明钙通道阻滞剂对高血压病脑血管并发症有降低发生率作用,但对心血管并发症的发生似乎影响不明显。

近来,有人认为在预防高血压患者主要心血管事件中,钙通道阻滞剂的作用不及β受体阻滞剂或小剂量噻嗪类利尿药。美国一权威性荟萃资料分析了 9 个临床试验,共 27 743 例患者,结果发现在降低血压方面,钙通道阻滞剂与β受体阻滞剂、血管紧张素转换酶抑制剂及噻嗪类利尿药没有明显差异;但服用钙通道阻滞剂组的患者中,急性心肌梗死和心力衰竭发生的危险性分别增加了 26%,主要心血管事件危险增加了 11%。因此,有学者认为,β受体阻滞剂、血管紧张素转换酶抑制剂及小剂量噻嗪类利尿药仍然是治疗高血压的首选药物,只有在这些药物治疗失败或患者不能耐受时,才考虑换用钙通道阻滞剂。然而,NORDIL 试验证实,硫氮䓬酮在治疗高血压时与利尿药、β受体阻滞剂比较,不仅同样具有显著减少心血管事件发生和死亡的效果,而且比利尿药、β受体阻滞剂减少了 20%的脑卒中发生率。硫氮䓬酮的良好疗效,可能与其逆转左心室肥厚、交感神经激活作用小及抑制心律失常等发生有关。针对伴有至少一项心血管高危因素的高血压患者进行治疗的相关试验更进一步证实,拜新同(一种长效的硝苯地平制剂)组和利尿药(氢氯噻嗪和米吡嗪联用)组的终点事件(包括心肌梗死、中风、心血管病死亡和心力衰竭等)发生率没有差别,总的事件的发生率均为 12%,且拜新同单药治疗即可有效控制血压,长期用药无增加癌症和严重出血的危险性,从而确立了钙通道阻滞剂用药的安全性。上述资料充分说明,钙通道阻滞剂仍是可供选用的一线抗高血压药物,特别是其价格低廉、疗效可靠,更适合于国内治疗高血压病的应用。

目前,钙通道阻滞剂降压应用的新趋势:①第 3 代二氢吡啶类药物如氨氯地平、非洛地平等,降压有效而作用时间长;②非二氢吡啶类药物如维拉帕米,尤其是其缓释型制剂,虽然对心脏的选择性强,但能降低血浆去甲肾上腺素,因此,对应激状态及扩张周围血管,降压有独特作用;③短效的硝苯地平在降压治疗中对无明显并发症的老年人疗效较好,由于其交感激活作用,对大多数中青年患者不适用,已有两项前瞻性的临床试验对短效硝苯地平及利尿药与血管紧张素转换酶抑制剂的降压效果进行比较,发现三类药物的降压作用相同,但前者防止心血管事件的发生明显较后两者减少。此外,人们在临床实践中还发现,若二氢吡啶类药物降压无效时通常加服利尿药不能增强其疗效;相反,高 Na^+ 饮食可加强其疗效,可能与钙通道阻滞剂有内源性钠利尿作用有关,当摄取 Na^+ 增加、体内 Na^+ 增高时也可调节钙通道阻滞剂受体的结合率。

(二)快速型心律失常

目前,用于治疗心律失常的钙通道阻滞剂均为有电生理效应的药物,如维拉帕米、盖洛帕米、硫氮䓬酮及哌克昔林等。其中,维拉帕米可抑制慢反应细胞的 V_{max},延缓房室结慢径路的传导,从而终止房室结双径路的折返激动,已成为目前治疗房室结内折返性心动过速的首选药物。对于房性心动过速、心房扑动和心房颤动患者,钙通道阻滞剂可通过抑制房室传导而减慢其心室率,一部分患者可转复为窦性心律。此外,钙通道阻滞剂尚可减轻延迟后除极的细胞内 Ca^{2+} 超负荷,阻断早期后除极的除极电流,抑制触发活动性心律失常,对部分室性心律失常有效。近年来,屡有报道,维拉帕米或硫氮䓬酮对缺血性再灌注心律失常有预防作用,对左心室肥厚所合并的恶性室性心律失常也有潜在的治疗价值,可防止患者猝死。

(三)缺血性心绞痛与动脉粥样硬化

大多数钙通道阻滞剂具有扩张冠状动脉、解除冠状动脉痉挛、增加冠脉血流作用,并能降低心脏前、后负荷及减弱心肌收缩力,从而减少心肌氧耗量、恢复氧供需平衡,因此可用于各种类型的心绞痛治疗,尤其是对变异性心绞痛效果较好。目前,多数学者更趋向于选择维拉帕米、硫氮䓬酮及长效二氢吡啶类制剂,短效的硝苯地平已较少应用,因有报道部分患者用硝苯地平后心绞痛症状加重,这可能与用药后血压下降太大、冠状动脉血流灌注减少或反射性心率加快、不利于氧供求平衡有关,也可能系冠状动脉侧支循环再分布产生"窃血现象"所致。近年来,某些实验及临床研究提示,钙通道阻滞剂有"心血管保护作用",可抑制氧自由基所致的脂质过氧化作用,减轻缺血与再灌注损伤。已有资料证实,钙通道阻滞剂用于经皮冠脉腔内血管成形术及溶栓后的缺血再灌注治疗取得较好效果。

自首次报道硝苯地平对实验性动脉粥样硬化的抑制作用以来,钙通道阻滞剂的抗动脉粥样硬化作用日益受到关注。动脉粥样硬化是一缓慢的发病过程,其病理改变主要为动脉管壁的 Ca^{2+} 沉积(钙化)及由 Ca^{2+} 作为信息物质所介导的内皮细胞损害、脂质沉积、动脉中层平滑肌细胞增殖及迁移、血小板聚集,甚至血栓形成为其特征。钙通道阻滞剂通过减少 Ca^{2+} 沉积及细胞内 Ca^{2+} 超负荷,可有效地保护血管内皮细胞、维持胞膜的完整性与通透性,抑制血栓烷素 A_2 及内皮素形成、刺激前列环素的释放,以此延缓或削弱动脉粥样硬化的发病。维拉帕米、硫氮䓬酮及大多数二氢吡啶类钙通道阻滞剂的抗动脉粥样硬化作用均曾有过报道。有研究发现,与安慰剂组比较,治疗 3 年时冠状动脉粥样硬化新生病灶的危险性降低 28%,继续治疗 3 年则新生病灶的危险性进一步减少 78%,证实硝苯地平可有效抑制冠状动脉粥样硬化的进程。

(四)心肌肥厚

钙通道阻滞剂应用于高血压性心脏病或肥厚型心肌病,不但能增加心肌活动的顺应性、改善心脏舒张功能,而且可减轻甚或逆转心肌肥厚,目前已证实对心肌纤维增殖有抑制作用的药物中,钙通道阻滞剂较大多数药物作用强而仅次于血管紧张素转换酶抑制剂类。对于肥厚性梗阻型心肌病,钙通道阻滞剂治疗时并不增加其收缩期流出道的压力阶差。

(五)脑血管与中枢神经系统疾病

正常情况下大脑具有稳定的较高的氧代谢,维持人体中枢功能必须有充足的脑血流,否则,脑灌注不足经一定时间可迅速产生乳酸,酸中毒又使脑血流调节功能丧失,进而引起脑细胞代谢衰竭甚至导致坏死。已知,休息时神经元细胞内 Ca^{2+} 较胞外低 10^4 倍,胞内 Ca^{2+} 浓度常在脑缺血损伤时增加,而胞内 Ca^{2+} 超负荷则又加剧脑细胞损伤死亡,从而形成恶性循环。近年来大量研究证实,钙通道阻滞剂可抑制这一过程,并通过脑血管扩张作用改善脑血流供应,因而用于脑缺血、蛛网膜下腔出血、脑复苏及偏头痛取得一定效果,几组大型临床试验已就尼莫地平对缺血性脑卒中的作用得出肯定结论。

(六)肺与肺动脉疾病

许多呼吸道疾病、肺循环障碍及急性微血管性肺损伤的病理生理均与 Ca^{2+} 有关,如过敏性哮喘时 IgE 介导的肥大细胞释放化学物质及炎症介质、气管平滑肌痉挛与收缩(兴奋-收缩偶联)、某些血管活性介质的合成及神经冲动的传导等均受细胞内外 Ca^{2+} 的调节,Ca^{2+} 还影响某些趋化作用物质(如白细胞介素)的合成与释放,因而,钙通道阻滞剂对呼吸系统疾病的治疗及预防价值受到广泛重视。实验研究及临床观察发现,钙通道阻滞剂可抑制化学递质及气管平滑肌组胺的释放、血栓烷素 A_2 等所诱发的气道平滑肌痉挛,并能抑制冷空气及运动诱导的支气管痉挛,从而减轻支气管哮喘发作。但总的说来,钙通道阻滞剂对呼吸道平滑肌的舒张效应较小,现今仍不能作为一线药物应用。不过,其新一代制剂尤其是气雾剂可能有更大作用。

目前,钙通道阻滞剂对原发性或继发性肺动脉高压的作用虽然报告不多,对病程及预后的影响尚缺乏长期对照研究,但钙通道阻滞剂尤其是硝苯地平对慢性阻塞性肺病的肺动脉高压可降低肺血管阻力,在选择性病例确可改善症状及血流动力学效应,其次研究较多的药物为硫氮䓬酮,但药物的选用剂量及投药方式各家报道不一,尚有待于进一步探讨。

(七)其他

钙通道阻滞剂对肾脏的保护作用、在胃肠道及泌尿生殖系统疾病中的应用等也受到广泛重视并取得重大进展,但仍需不断完善资料及进行长期的对照观察。

四、药物应用的争议与评价

(一)心肌梗死

钙通道阻滞剂能否用于急性心肌梗死,目前意见不一。部分学者认为,钙通道阻滞剂用于急性心肌梗死早期可限制或缩小梗死面积。对于心电图显示的无 Q 波性心肌梗死,早期(24~72 h)应用硫氮䓬酮可显著减少再次心肌梗死及梗死后难治性心绞痛的发生率,目前已引起临床广泛注意。有人观察了维拉帕米与非洛地平对急性心肌梗死后心率变异性的影响,提示维拉帕米能增加副交感神经活性、恢复交感与副交感神经的平衡,对急性心肌梗死早期心率变异性有较好影响,而非洛地平则无此作用,这可能是维拉帕米改善急性心肌梗死患者预后的重要原因之一。但也有相反报道认为,钙通道阻滞剂非但不能减少心肌梗死患者死亡与再梗死危险,反而能增加其死亡率。有学者提出,使用硝苯地平者与用利尿药、β 受体阻滞剂比较,心肌梗死危险增加 60%。多数学者认为,急性心肌梗死早期除非有适应证,否则不应常规使用钙通道阻滞剂;若需选用时,应当充分估计所选药物的负性肌力及对心率、血压及传导系统的影响。

(二)心功能不全

维拉帕米、硫氮䓬酮等有负性肌力的药物一般应避免应用于收缩功能障碍的充血性心力衰竭患者,此早已成为人们的共识。已有研究证实,维拉帕米可使充血性心力衰竭恶化,相关试验也表明硫氮䓬酮可增加心肌梗死后伴有左心室功能不全患者的病死率。然而,二氢吡啶类钙通道阻滞剂能否应用于充血性心力衰竭仍存有较大争议。起先人们认为,钙通道阻滞剂可使血管扩张、降低心脏前、后负荷以利于心脏做功,且可改善心肌缺血、防止心肌病变时的心肌细胞内

Ca^{2+} 积聚及局部微血管痉挛而出现的心肌局灶性坏死,因而钙通道阻滞剂可能有助于充血性心力衰竭的治疗,钙通道阻滞剂曾被推荐为治疗轻、中度充血性心力衰竭的首选药物,寄希望于充血性心力衰竭早期应用能阻止原发病的进一步发展恶化,在晚期则可降低心脏后负荷、改善心脏作功能力使充血性心力衰竭缓解,有学者观察到氨氯地平、非洛地平等可改善充血性心力衰竭患者的血流动力学效应;不过,随后的进一步观察却发现硝苯地平及某些二氢吡啶类药物使心功能恶化,究其原因,许多学者把钙通道阻滞剂对充血性心力衰竭的不利影响归咎于其负性肌力作用及反射性兴奋交感神经和激活肾素-血管紧张素系统的作用。目前尚无大规模的临床试验评价硝苯地平对充血性心力衰竭的远期影响。初步研究表明,新一代的血管选择性钙通道阻滞剂可缓解症状、提高运动耐量,其神经内分泌激活不明显。前瞻性随机氨氯地平存活评价分别对氨氯地平在严重充血性心力衰竭中的作用及氨氯地平用于治疗心力衰竭患者的高血压或心绞痛的安全性进行了评价,试验结果提示人们:①尽管氨氯地平未加重患者的心力衰竭及增加心肌梗死、致命性心律失常或因严重心血管事件的住院率,但该药也未能进一步改善心力衰竭患者预后,因而,在充分使用心力衰竭现代药物治疗的基础上,不宜将氨氯地平作为针对心力衰竭的常规治疗药物。②心力衰竭患者常合并控制不满意的高血压或心绞痛,此时,应首选利尿药、β受体阻滞剂等进行治疗。如果这些药物仍不能控制心力衰竭患者的高血压或心绞痛,或患者不能耐受这些药物时,使用长效钙通道阻滞剂氨氯地平是安全的,它与传统的短效钙通道阻滞剂不同,该药并不恶化心力衰竭患者的心功能或预后。

近年来,随着对心脏功能研究的不断深入,对心功能不全的认识也有了较大提高,心脏舒张功能障碍及无症状心功能不全逐渐受到重视。肥厚型心肌病或高血压、冠心病的早期,心脏收缩功能可能正常,而心脏舒张功能已有损害,此时强心苷等正性肌力药物的应用受到限制,越来越多的研究表明,维拉帕米、硫氮䓬酮及氨氯地平等可改善患者的舒张功能,显示了钙通道阻滞剂在改善心脏舒张功能方面的良好应用前景。

五、临床常用药物

(一)维拉帕米及其同系物

本品为人工合成的罂粟碱衍化物,是最早被研究应用的钙通道阻滞剂。

1.化学结构

维拉帕米的化学结构见图 6-1。

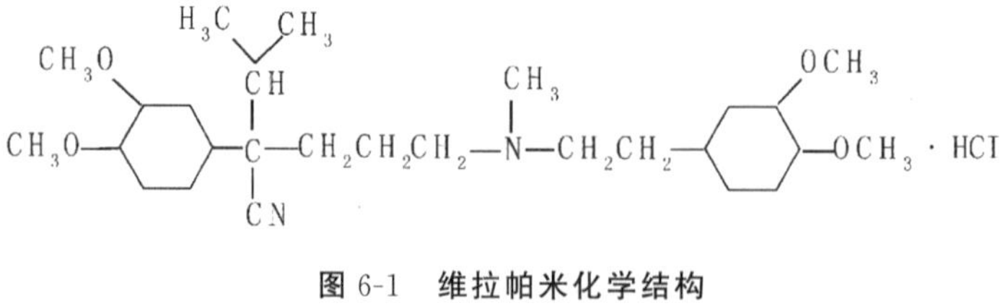

图 6-1　维拉帕米化学结构

2.理化性质

本品为白色或类白色结晶性粉末,无臭、味苦,熔点为 141 ℃～145 ℃,溶于水、乙醇或丙酮,易溶于甲醇、氯仿,不溶于乙醚。5%水溶液 pH 为 4.5～6.5。

3.药动学

静脉给予维拉帕米后 1～2 min 即可测出血流动力学效应(血压降低)和电生理效应(P-R 间

期延长),但前者效应时间短暂,5 min 时低血压效应即达高峰,10～20 min 作用消失;后者作用时间较长,其负性传导作用 10～20 min 为顶峰,6 h 仍可测出,提示房室结组织对该药有明显的亲和力。维拉帕米血浆浓度>75 ng/mL 时,阵发性室上性心动过速即可转复为窦性心律,一次静脉给药 0.10～0.15 mg/kg 即可达此浓度,继后按每分钟 0.005 mg/kg 静脉滴注,能较长时间地维持血浆治疗浓度。

口服维拉帕米几乎从胃肠道完全吸收,但由于通过肝脏时的首过效应,其生物利用度已降至 10%～35%。因此,欲得到与静脉注射给药相等的药理效果,口服剂量与静脉注射剂量应有明显差别,即口服剂量要比静脉注射大 8～10 倍才能达到相应的血液浓度。血清中 90% 的维拉帕米与蛋白结合,半衰期为 3～7 h 不等。口服或静脉注射药物 70% 以代谢产物的形式由肾脏排泄,15% 经胃肠道排出,只有 3%～4% 以原形在尿中出现。维拉帕米经肝脏通过 N-脱甲基作用和 N-脱羟基作用产生多种代谢产物,其主要代谢物去甲基维拉帕米的血流动力学效应和冠状动脉扩张作用强度较弱,活性仅为母体成分的 20%。此外,服用相同剂量的维拉帕米时,患者之间血浆中的浓度可有差异,但血浆浓度>100 ng/mL 时,血浆浓度与疗效之间的相关性已甚小。

4.治疗学

(1)室上性快速型心律失常:维拉帕米阻抑心肌细胞膜钙慢通道,使钙内流受阻,可抑制窦房结和房室结慢反应细胞动作电位 4 位相自动除极化速率,降低其自律性并抑制动作电位 0 相除极速度和振幅,减慢冲动传导、延长房室传导时间,尤其使房室结有效不应期显著延长,使单向阻滞变为双向阻滞,从而消除折返,临床上用于阵发性室上性心动过速,能有效地使其转复为窦性心律(有效率达 80%～90%),尤其是对房室结折返性阵发性室上性心动过速更为有效,是紧急治疗阵发性室上性心动过速患者的首选药物。对心房扑动或心房颤动患者,可减慢其心室率,个别患者可转复为窦性心律(心房颤动转复率仅 2%～3%)。

用法及用量:一般于阵发性室上性心动过速发作时,首次静脉给予维拉帕米 3～5 mg(小儿)和 5～10 mg(成人),稀释于 10～20 mL 葡萄糖注射液中缓慢静脉推注,如无效过 20～30 min 可重复注射,总量不宜超过 20 mg。频繁发作阵发性室上性心动过速的患者,继后以 320～480 mg/d 口服,可有效地预防复发;心房颤动或心房扑动患者,于初始注射 5～10 mg 后通常能减慢心室率至 80～110 次/分钟,此后可继续静脉滴注或口服维持此心率。

有学者曾观察过 18 例心房扑动患者静脉注射维拉帕米 10 mg 的治疗效果,发现用药后 15 例心室率减慢(其中 4 例转为窦性心律),有效率为 83.3%,心房扑动转复率为 22.2%(4/18)。注意静脉注射给药期间应严密监测血压与心电图。对预激综合征合并的快速心律失常应根据电生理检查结果决定是否选用,本药对预激综合征并发阵发性室上性心动过速而 QRS 波群不增宽者(心房激动经房室结正向传入心室),则疗效较好,可中止发作,否则应避免使用;对心房颤动或心房扑动合并预激综合征时,由于本药可使更多的心房激动经旁路传入心室,以致心室率增快甚或诱发心室颤动,故应忌用。本药对房性期前收缩有一定效果,对室性心律失常则效果较差。

(2)缺血性心脏病:维拉帕米通过 Ca^{2+} 拮抗作用松弛血管平滑肌,能有效地降低血管阻力、减轻心脏射血负荷及预防冠状动脉痉挛。另外,该药的负性变时及负性变力作用有利于降低心肌氧耗及增加舒张期冠状动脉血流灌注,对缺血性心脏病治疗有效,临床可用于劳力性心绞痛、变异性心绞痛及不稳定型心绞痛。劳力性心绞痛患者,一般剂量为 240～480 mg/d,可有效地缓解劳力性心绞痛,其用量 320～480 mg/d 的疗效类似或优于 β 受体阻滞剂,对变异性心绞痛(平均口服剂量 450 mg/d)及不稳定型心绞痛(口服剂量 320～480 mg/d)也收到良好效果,其心绞痛发作次数和硝酸甘油用量减少,暂时性 ST 段偏移得以改善。一般应用方法:维拉帕米开始口服 40～80 mg,每 8 h 一次,以后递增至 240～360 mg/d 或更大耐受剂量。

(3)肥厚型心肌病:临床研究证实,维拉帕米不仅降低心脏后负荷、左心室与流出道间压力阶差及直接抑制心肌收缩力,而且能减轻甚或逆转心肌肥厚。一项研究观察了 7 例肥厚型心肌病患者每天口服维拉帕米 360 mg,连服 1 年、1 年半及 2 年时的治疗效果,发现患者不但临床症状(心前区疼痛、劳力性呼吸困难、晕厥)减轻,左心室顺应性改善,而且经电镜检查显示治疗后心肌细胞结构较前清晰、肌束走向紊乱变轻、肌原纤维排列仅轻度异常。还有研究报告,维拉帕米在减轻左心室肥厚的同时可减少 74% 室性心律失常,并降低其严重性。

(4)轻、中度高血压:尤其适合于老年高血压患者的治疗。一般治疗剂量为 80～320 mg/d。治疗初期可口服维拉帕米 40 mg,每天 3 次,若 1 周后无效渐增至 80 mg,每天 4 次,一般于用药 4 周后血压趋于稳定在正常水平,其总有效率可达 92.5%,心率由治疗前平均 86 次/分钟降至 72 次/分钟。血压稳定 4 周后可逐渐减至最小有效剂量维持治疗。

(5)应激状态或窦性心动过速:心率增加是处于应激状态的重要指标之一,心率增快常与高血压、TC 及 TG 升高、体重指数升高、胰岛素抵抗、血糖升高及 HDL-ch 降低等密切相关,故心率增快是心血管病和死亡的一个独立危险因素。人心率的快慢与寿命的长短呈反比,故控制心率、祛除应激状态十分必要。目前认为,使用维拉帕米控制心率较使用 β 受体阻滞剂可能更好,因维拉帕米不会引起继发性血儿茶酚胺或去甲肾上腺素水平升高。用药方法:口服维拉帕米,使心率控制在 50～60 次/分钟。

(6)特发性室性心动过速:特发性室性心动过速主要指无器质性心脏病基础的分支性室性心动过速,室速发作时常表现为左束支阻滞合并电轴左偏或右偏。该类室速有时对其他抗心律失常药物反应不佳,而对维拉帕米的治疗反应良好,故有人又称之为"维拉帕米敏感性室速"。

5.药物相互作用

(1)与地高辛合用:维拉帕米可使地高辛的肾脏和非肾脏清除减少,它虽不影响肾小球滤过率,但可使地高辛的肾小管分泌明显下降,二药合用时,地高辛总清除率平均降低 35%,血药浓度增加 40%。有人指出,地高辛血药浓度增加发生在二药合用的 7～14 d 之后。血清地高辛浓度的增加易导致洋地黄中毒,故有人主张二药应避免联合用药。若必须合用时应彼此减少各自的用量,或地高辛减少 35%。

(2)与普萘洛尔合用:维拉帕米和普萘洛尔均有 Ca^{2+} 拮抗作用,前者可阻碍 Ca^{2+} 通过细胞膜,后者能抑制 Ca^{2+} 在肌浆网内摄取和释放,故二药合用时可产生相加的负性肌力、负性频率及负性传导作用,易诱发低血压、呼吸困难、心动过缓、心力衰竭甚或心脏停搏。一般应于维拉帕米停药 2 周后方可应用普萘洛尔。

(3)与硝酸酯类合用:维拉帕米与硝酸甘油合用,后者增加心率的不良反应可为前者所抵消,而治疗作用相加,故两者合用对治疗难治性心绞痛效果较好,但合并用药可引起血压轻度下降,应用时宜注意。

(4)与某些抗心律失常药合用:维拉帕米和奎尼丁合用时可发生直立性低血压,二者合用治疗肥厚型心肌病时更是如此,这种不良反应可能是奎尼丁、α 肾上腺素的阻滞效应和维拉帕米周围血管扩张的联合作用结果;同理丙吡胺与维拉帕米合用时也应小心;维拉帕米与胺碘酮合用,由于二者均可抑制窦房结自律性、房室传导和心肌收缩力,故可诱发心率减慢、房室传导阻滞、低血压和心力衰竭。

（5）与其他药物合用：维拉帕米增加血清卡马西平浓度,对血清卡马西平浓度稳态患者应避免长期使用;长期口服锂剂治疗者应用维拉帕米后血清锂浓度常可降低;维拉帕米还可增加异烷的心肌抑制作用及神经肌肉阻滞剂的作用,亦增加茶碱的血浓度;转氨酶诱导剂(如利福平、巴比妥类、苯妥英钠、扑痫酮和卡马西平)可使维拉帕米血浓度降低;磺吡酮明显增加维拉帕米的清除率,口服维拉帕米的生物利用度可从 27％降低至 10％;某些抗癌药物或化疗方案与维拉帕米合用时,维拉帕米的浓度-时间曲线下面积(AUC)降低 35％。

6.不良反应与防治

不良反应发生率为 9％～10％,严重反应需停药者仅占 1％。口服维拉帕米耐受良好,不良反应轻微,较常见的主要为胃部不适、便秘、眩晕、面部潮红、头痛、神经过敏和瘙痒,其中便秘和无症状的一度房室传导阻滞常超过半数,两种不良反应无须改变其用药,便秘可用缓泻剂(如麻仁丸)加以控制,其余不良反应大多较轻,可稍减量或加用其他药物。个别患者可伴发踝部水肿,通常并非充血性心力衰竭的表现,可用缓和的利尿药治疗。

静脉注射维拉帕米时,血压常有一过性轻度下降,偶可发生严重的低血压和房室传导障碍。有窦房结功能不良、传导系统疾病或已给予β受体阻滞剂的患者,静脉注射给药可引起严重的窦性心动过缓、心脏传导阻滞甚或心脏停搏。此外,充血性心力衰竭患者,维拉帕米可引起血流动力学恶化。上述情况一旦发生,应立即进行抢救。在大多数情况下,静脉注射阿托品(1 mg)可改善房室传导,葡萄糖酸钙 1～2 g 静脉注射(以等量 25％葡萄糖注射液稀释至 10～20 mL,以小于 2 mL/min 速度注射)然后以 5 mmol/h 静脉滴注维持,有助于改善心力衰竭。血压低者可静脉滴注多巴胺,发生严重心动过缓时可肌内注射或静脉滴注异丙肾上腺素。药物治疗无效时应采用胸外心脏按压及心脏起搏暂时维持,直到维拉帕米短时间的作用消失为止。

充血性心力衰竭、病态窦房结综合征、二度至三度房室传导阻滞、洋地黄中毒和低血压患者应忌用。曾有维拉帕米引起肝脏毒性的报道,因此肝功能不良者应慎用。

7.制剂

（1）片剂:40 mg。

（2）注射剂（粉）:5 mg。

（二）硝苯地平与其他二氢吡啶衍生物

1.化学结构

硝苯地平的化学结构见图 6-2。

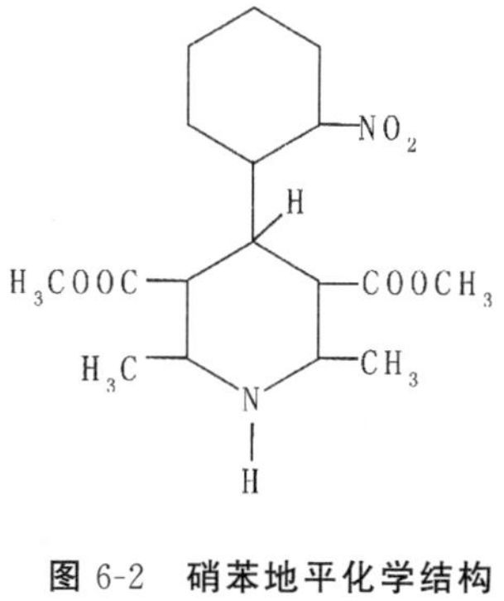

图 6-2 硝苯地平化学结构

◎ 临床药学与合理用药

2.理化性质

本品为黄色针状结晶或结晶粉末,无臭、无味,熔点 171.5 ℃～173.5 ℃。不溶于水,微溶于甲醇、乙醇和乙醚,易溶于丙酮、氯仿和醋酸乙酯。遇光不稳定。

3.药动学

口服或舌下含服硝苯地平后几乎完全被吸收(＞90％),仅有 20％～30％经门静脉为肝脏所摄取代谢,生物可用度为 65％以上。口服给药 15 min 起效,1.0～1.5 h 血药浓度达高峰,作用时间可持续 4～8 h;舌下给药 2～3 min 起效,15～20 min 达高峰。硝苯地平大部分与蛋白结合,转变为无活性的极性形式,其中绝大部分经氧化而成为一种"游离酸",小部分被转变为内环酯。代谢产物几乎 80％经肾排泄(其中 90％在 24 h 内排出);也有一部分经肠肝循环而被吸收,经胃肠道排泄的代谢产物占 15％;只有微量的原形硝苯地平在尿中出现。生物半衰期为 4～5 h,需多次给药始能达到有效血浓度。长期服用期间该药或其代谢产物无蓄积作用,对其他药物血浆浓度也不构成明显影响,故可与硝酸盐、β受体阻滞剂、地高辛、呋塞米、抗凝剂、抗高血压药及降血糖药合用。

拜新同控释片具有推拉渗透泵系统,可使药物恒定释放 16～18 h,口服吸收好,一次给药后 6 h 达血药峰值并可使血药浓度平稳地维持 24 h,生物利用度为 75％～85％。由于药物缓慢释放,血药浓度恒定而无普通制剂给药后的波峰效应,因而更适于临床应用。

4.治疗学

(1)药理作用:与维拉帕米不同,硝苯地平对心肌电生理特别是对传导系统没有明显的抑制作用,所以缺乏抗心律失常作用。它在整体条件下也不抑制心脏,其直接负性肌力作用可为交感神经系统反射性兴奋所完全抵消甚或表现为正性肌力作用。硝苯地平的突出效应在于松弛血管平滑肌、降低周围血管阻力,使动脉压下降,减轻左心室工作负荷及心室壁张力,从而降低心肌氧耗;同时使冠状动脉扩张、增加冠状动脉血流和改善对心肌的供氧。此外,硝苯地平尚有促进冠状动脉侧支循环及抗血小板聚集作用。

(2)临床应用如下。

轻、中度高血压及急症高血压:降压作用强大、迅速而完全,一般在给药后 30～60 min 见效,维持时间达 3 h。一般高血压患者,20～60 mg/d,分 3～4 次口服,控释片 30～60 mg,每天 1 次;高血压危象或高血压伴有急性左心衰竭者,可立即舌下含服 10～20 mg,待血压下降并平稳后改为口服维持。

各种类型的心绞痛:硝苯地平广泛应用于变异型心绞痛,疗效高,能显著减少心绞痛的发作次数和硝酸甘油用量,长期口服治疗可控制 50％心绞痛患者的发作,90％的患者症状得以减轻;对慢性稳定型心绞痛效果亦佳,可使 70％患者心绞痛改善,运动耐量增加 30％;不稳定型心绞痛(冠状动脉阻塞兼痉挛)患者,当住院用 β受体阻滞剂或静脉滴注硝酸甘油无效时,选用硝苯地平通常可收到良好效果。此外,伴有窦房结功能不良、房室传导障碍的心绞痛患者,这些不适于维拉帕米治疗者仍可选用硝苯地平。剂量与用法:舌下、口服及静脉给药均可。舌下含服每次 10 mg,10 min 即可起效;口服每次 10～20 mg,每天 3 次;静脉注射每次 1 mg。控释片每天 1 次给药 30～90 mg。

肺动脉高压:适于伴左至右分流的先心病肺动脉高压及原发性肺动脉高压,患者舌下含服硝苯地平 1 h 后,肺动脉压、肺总阻力指数及肺血管阻力指数明显下降,心排血量、心排血指数及氧输送量明显增加,血流动力学指标有所改善。推荐用药剂量:体重＜30 kg 者一次 10 mg,30～60

kg者一次 20 mg,＞60 kg 者一次 30 mg,碾碎舌下含化或口服。若耐受良好,可长期服用,
120～240 mg/d,分次口服。

5.不良反应与防治

不良反应主要由其扩张周围动脉所致。长期用药的患者有 5％出现头痛,其他不良反应尚
有头晕、面色潮红、低血压、肢端麻木、恶心、呕吐、乏力、精神不振、牙龈肿胀及踝部水肿,因反应
轻微,一般无须停药。硝苯地平所致的钠潴留,加服利尿药大多可以防止。长期用药只有 4.7％
的患者因不良反应严重而停药。少数患者服用硝苯地平 30 min 后心绞痛或心肌缺血加重,可能
是由严重的冠状动脉固定性狭窄再加上血压下降或心率加快,使冠状动脉灌注不足致心肌氧供
求失衡,也可能是冠状动脉"窃血"所致。偶有硝苯地平可引起红斑性肢痛和粒细胞缺乏症的报
道。硝苯地平唯一的绝对禁忌证是低血压。

6.药物相互作用

(1)与β受体阻滞剂合用:二药合用时,由于β受体阻滞剂减弱了硝苯地平的反射性心动过
速作用,常有良好效果且不良反应减少,适用于高血压或缺血性心脏病的治疗。

(2)与硝酸酯类合用:二药均可引起头痛、面红、心率加快及血压下降,当合用治疗心绞痛时
虽正性作用相加,但同时不良反应加重,故一般不提倡二药合用。

(3)与阿司匹林合用:与阿司匹林并用能明显增强阿司匹林的抗血小板聚集和抗血栓形成作
用,并减少其用量和不良反应。二者并用的体内效果优于体外,此可能与硝苯地平促使前列环素
生成、抑制 Ca^{2+} 内流及扩张血管作用有关,但也应注意,二者合用易诱发出血倾向。

(4)与其他药物:可使血清奎尼丁浓度明显降低,从而减弱奎尼丁的抗心律失常作用,但停用
硝苯地平后,血清奎尼丁浓度会反跳性增加;动物试验中,硝苯地平与氟烷对离体大鼠心肌有相
加的负性变力作用;西咪替丁可降低肝血流量,是肝细胞微粒体药物代谢氧化酶的强力抑制剂,
与硝苯地平联用时可降低硝苯地平的清除率,合用时硝苯地平剂量应减少 40％。

7.制剂

片剂:10 mg。控释片:20 mg、30 mg。胶囊剂:5 mg。

(胡玉青)

第六节　β受体阻滞剂

肾上腺素β受体阻滞剂的出现是近代药理学的一项重大进展,是药理学发展的典范。自第
一代β受体阻滞剂普萘洛尔问世以来,新的β受体阻滞剂不断涌现,加速了受体学说的深入发
展,目前β受体阻滞剂治疗指征已扩大到多种脏器系统疾病,近年来又有重要进展。

β受体阻滞剂属抗肾上腺素药,能选择性地与肾上腺素受体中的β受体相结合,从而妨碍
去甲肾上腺素能神经递质或外源性拟肾上腺素药与β受体结合,产生抗肾上腺素作用。根据
β受体的药理特征可将其分为选择性和非选择性两类,部分β受体阻滞剂具有内源性拟交感
活性。

一、药理作用与临床应用

(一)药理作用

1.受体选择性

受体选择性也称心脏选择性作用。β受体分布于全身脏器血管系统,中枢β受体兴奋时,心率加快,肾交感神经冲动增加,尿钠减少;突触前膜β受体兴奋时,可使血压升高。突触后膜β受体包括心脏β受体和血管β受体。肠道、心房和心室以β_1受体为主,左心室的β_2受体占全部β受体的1/4;心脏β受体兴奋时,使心率加快,心肌收缩力增强;肠道β_1受体兴奋时,肠道松弛。血管床、支气管、子宫和胰岛等部位的β受体,以β_2受体为主,当β_2受体兴奋时,支气管和血管床扩张,子宫松弛,胰岛素分泌增加。β受体经典地被分为心肌内的β_1受体和支气管及血管平滑肌上的β_2受体,目前对某些β受体尚难分类。研究表明,β_2受体与腺苷酸环化酶的偶联效率高于β_1受体,但由于β_1在数目上比β_2高4倍,且最重要的心脏神经递质-去甲肾上腺素与β_1的亲和力是β_2受体的30～50倍,因此调节正常心肌收缩力的主要受体是β_1受体。位于细胞膜上的β受体是腺苷酸环化酶系统的一部分。它们与鸟苷酸调节蛋白(G),共同组成腺苷酸环化酶系统。动物离体心房和离体气管试验表明普拉洛尔、阿替洛尔、美托洛尔等对心房肌的效应比对气管平滑肌的效应强10～100倍,故它们为选择性β_1受体阻滞剂。非选择性β受体阻滞剂如普萘洛尔对不同部位的β_1、β_2受体的作用无选择性,故称之为非选择性β受体阻滞剂。它还可以增强胰岛素的降血糖和延缓血糖的恢复,并可致外周血管痉挛。这些不良反应都与β_2受体阻断有关;而β_1受体选择性阻断却不同,例如,阿替洛尔没有增强胰岛素降血糖和延缓血糖恢复的作用,普拉洛尔的肢端动脉痉挛反应较普萘洛尔为少。

2.内源性拟交感活性

内源性拟交感活性指其部分激动肾上腺素能受体的能力。在交感神经张力很低的情况下,某些β受体阻滞剂,如氧烯洛尔、吲哚洛尔、醋丁洛尔等具有部分内源性交感激动活性。其激动过程缓慢而弱,远低于纯激动剂,如吲哚洛尔的部分激动作用足以抗衡静息时阻断交感神经冲动所引起的心脏抑制作用,而在运动时交感神经活动增加,β阻断作用表现得较强,于是内源性拟交感活性就显示不出来。

3.膜稳定作用

一些β受体阻滞剂具有局部麻醉作用。如普萘洛尔、醋丁洛尔等,在电生理研究中表现为奎尼丁样稳定心肌细胞电位作用,即膜稳定效应;表现为抑制细胞膜上钠离子运转,降低O相上升速度,而对静息电位和动作电位时间无影响。膜稳定作用与β受体阻滞剂作用及治疗作用无关,其主要临床意义仅在于局部滴眼用以治疗青光眼时,局部麻醉作用成为不良反应。因此,不具膜稳定作用β受体阻断较强的噻吗洛尔就成为适宜的治疗青光眼的滴眼剂。

β受体阻滞剂的分类方法很多,国内多采用杨藻宸的受体亚型的选择性和内源性拟交感活性为纲的分类方法。近年来许多学者根据药物对受体的阻断部位而分为3代β受体阻滞剂,例如,β受体无选择性为第一代,β_1受体选择阻滞剂为第二代,β_1受体＋α_1或α_2受体阻滞剂为第三代。这种分类方法已被广大临床医师所接受。

(二)临床应用

各种β受体阻滞剂的药效学和药代动力学彼此不同,作用机制大致相似。目前对β受体阻滞剂的研究旨在寻找不良反应少,特别是对脂质代谢无不良影响的高效品种,寻找对心脏有选择性、兼有 α 受体阻断活性和直接扩张血管作用的 β 受体阻滞剂,以及半衰期短的超短效品种。

β 受体阻滞剂可用于治疗下列疾病。

1.心律失常

β 受体阻滞剂抗心律失常机制,主要是通过阻断儿茶酚胺对心脏 β 受体介导的肾上腺素能作用,从而延长房室结不应期;其次是阻断细胞钙离子内流,此与 β 受体阻断效应无关。β 受体阻滞剂既有轻度镇静作用,又可阻断儿茶酚胺的心脏效应。具有膜稳定作用的 β 受体阻滞剂,比具有内源性拟交感活性者更有优越性,因为后者对 β 受体的内在轻度兴奋作用不利于室性心律失常的控制。现已证明,β 受体阻滞剂对于因运动而增加的或由运动引起的室性期前收缩,具有显著的抑制作用。长程普萘洛尔或美托洛尔治疗,可预防急性心肌梗死后 3 个月内室性期前收缩次数及复杂心律失常的发生率,并可抑制短阵室性心动过速复发,使梗死后 1 年内死亡率降低 25%。而 β 受体阻滞剂对溶栓再灌注早期心律失常未见明显效果,但不排除降低再通后心室颤动发生的可能性。β 受体阻滞剂还可用于治疗窦性心动过速、快速性室上性心动过速(包括心房颤动、心房扑动)。

2.心绞痛

β 受体阻滞剂在治疗心绞痛时欲达到临床满意的效果,用量必须足以产生明显的 β 受体阻断效应。一般而论,β 受体阻滞剂抗心绞痛作用是通过减慢心率、降低血压及抑制心肌收缩力,从而降低心肌需氧量而实现的。所有 β 受体阻滞剂治疗心绞痛的疗效可能是同等的,因此对没有其他疾病的患者选用何种药物也不重要。理论上,β 受体阻滞剂对变异型心绞痛不利,这是因为它使 α 受体的生物活性不受拮抗,导致血管收缩。心外膜大的冠脉内 α 受体数量多于 β 受体,用药后由于 β 受体抑制,而 α 受体相对活跃,使得冠状动脉痉挛。

3.心肌梗死

目前,临床越来越趋向将 β 受体阻滞剂用于急性心肌梗死的早期;特别是采用静脉给药的方法,β 受体阻滞剂可能降低心室颤动的危险性,也可能使梗死面积不同程度地缩小,长程治疗可明显减少猝死,降低死亡率。β 受体阻滞剂通过降低心率、心肌收缩力和血压而减少心肌耗氧量,还通过降低缺血心脏儿茶酚胺水平,促使冠脉血流发生有利的再分布。据文献报道,早期(胸痛开始 4～12 h)静脉注射,继以改口服,可降低磷酸激酶峰值。普萘洛尔、普拉洛尔和美托洛尔可改善心肌细胞的缺血损伤、减轻 ST 段抬高,阿替洛尔可保护 R 波,普萘洛尔和噻吗洛尔可减少 Q 波的发生,缩小梗死面积。

4.高血压

β 受体阻滞剂被广泛用作降压药,单独应用时降压效果同利尿药,但降压的确切机制至今仍然不是十分明确,可能是早期抑制肾素释放及其活性,以减少心排血量。对于高肾素型高血压,特别是 β 受体功能较强的年轻高肾素型患者,疗效较佳。有血管扩张作用的 β 受体阻滞剂可降低全身血管阻力,如具有内源性拟交感活性效应的 β 受体阻滞剂。无血管扩张作用的常规 β 受体阻滞剂后期使血管阻力下降,其作用部位可能是抑制突触前膜的 β 受体。对心动过缓、肢体血管病变或老年人更为适宜。另一方面,在高血压合并心绞痛时,减慢心率者似乎更为可取。此外,长期使用 β 受体阻滞剂治疗高血压病可降低高血压患者的心血管病事件的发生率。

研究显示,高血压病患者外周血淋巴细胞 β 受体密度较正常人明显增加,但受体亲和力不变(外周淋巴细胞 β 受体密度与心肌细胞 β 受体密度呈显著正相关,两者均受内源性儿茶酚胺的动态调节)。

研究观察到，Ⅰ、Ⅱ期高血压病患者β受体密度明显上调（30.8%与56.7%），对羟甲叔丁肾上腺素的敏感性显著增加（较对照组分别下降20.7%与37.9%），其中并发左心室肥厚者上述二项指标均明显高于无左心室肥厚者。提示心肌β受体密度及功能的变化可能与高血压及其并发左心室肥厚有关。在高血压适应性初期阶段，循环内分泌系统（交感-儿茶酚胺系统与肾素-血管紧张素系统）的活化启动了一系列临床型病理生理过程。Lands报道，原发性高血压患者心血管系统代偿阶段心肌β受体密度的上调与血浆肾上腺素及去甲肾上腺素浓度增加有关。心肌肥厚的实验显示血管紧张素转化酶抑制剂的mRNA转录，加速血管紧张素Ⅱ合成，通过三磷酸肌醇和二酯酰甘油激活蛋白激酶C，促使转录因子蛋白磷酸化并与DNA相互作用。导致心肌蛋白与受体合成增加；心肌受体数目增加，循环内分泌中靶激素的心血管细胞生物活化作用随之增强，通过增加细胞内cAMP与蛋白激酶A含量，激活转录因子蛋白而参与心肌肥厚的病理过程。

Ⅲ期原发性高血压患者β受体密度明显下调，敏感性显著降低。有学者发现，随着循环内分泌的持续激活，心肌β受体可能对靶激素或对cAMP及蛋白激酶A发生同源或异源脱敏，导致其数目减少，敏感性降低。有学者提出，超负荷状态下心肌蛋白基因表达异常，也可引起心肌细胞寿命缩短，质量降低。有学者则认为，心肌细胞生化异常与能量耗竭是导致心肌受体数目减少、功能减退的主要原因。

这些研究结果为临床上使用β受体阻滞剂治疗高血压病提供了理论依据。β受体阻滞剂降压机制如下。

（1）心排血量降低：服用非内源性拟交感的β受体阻滞剂后，心排血量降低15%，周围血管自行调节使末梢血管阻力降低，血压下降。使用内源性拟交感作用的β受体阻滞剂后，心排血量仅轻度降低，但长期服药治疗可使末梢血管阻力明显降低，血压下降。

（2）肾素分泌受抑制：β受体阻滞剂可使肾素释放减少60%，血管紧张素Ⅱ及醛固酮分泌减少，去甲肾上腺素分泌受抑制。其中，醛固酮的分泌受抑制可能是主要降压机制。

（3）中枢性降压作用：脂溶性β受体阻滞剂容易通过血脑屏障，刺激中枢α肾上腺素能受体，局部释放去甲肾上腺素，使交感神经张力降低，血压下降。

（4）拮抗突触前膜β受体：突触前膜$β_2$受体被阻滞后，去甲肾上腺素释放受抑制；但选择性$β_1$受体阻滞剂无此作用。

（5）其他：普萘洛尔的降压效果能被吲哚美辛所抑制，故其降压作用可能与前列腺素分泌有关。

5.心肌病

（1）肥厚型心肌病：β受体阻滞剂可减轻肥厚心肌的收缩，改善左心室功能，减轻流出道梗阻程度，减慢心率，从而增加心排血量，改善呼吸困难、心悸和心绞痛症状。目前，普萘洛尔仍为标准治疗药物，大剂量普萘洛尔（平均为462 mg/d）被认为可减少室性心律失常。较低剂量的β受体阻滞剂（平均为280 mg/d的普萘洛尔或相当剂量的其他β受体阻滞剂），对心律失常无效。对可能发生猝死的患者，可能需用其他抗心律失常药物。

（2）扩张型心肌病：近年来研究表明，长期服用β受体阻滞剂对某些扩张型心肌病患者有效，能够逆转心力衰竭及提高远期生存率。有研究讨论了扩张型心肌病β受体阻滞剂应用的经验，认为传统的强心苷和利尿药治疗基础上加用β受体阻滞剂可以改善扩张型心肌病患者的临床症状，提高心肌功能和改善预后。详细机制不明，这可能与其心肌保护作用有关。而有学者认为，心肌纤维化的程度和类型可能是判断β受体阻滞剂治疗扩张型心肌病是否有效的重要预测指标。

6.慢性心力衰竭

20 世纪以来,心力衰竭的治疗决策经历了 4 个不同的阶段,尤其是 20 世纪 80 年代以来,β受体阻滞剂用于治疗心力衰竭,提高了心力衰竭患者远期生存率,降低了病死率。研究证明,心力衰竭不仅是血流动力学的紊乱,而且是神经介质系统的紊乱,心脏和血管的多种激素系统被激活,如交感神经系统、肾素-血管紧张素-醛固酮系统、心钠素及血管升压素,故用正性肌力药物有时会有害无利,加重心肌缺氧缺血而使心力衰竭恶化。

在心力衰竭病理状态下,β_1 受体减少,这时 β_2 受体密度不变或变化不明显。此时,β_2 受体可能发挥重要的代偿作用。使用 RT-PCR 技术研究证明,心力衰竭时,左心室 β_2 受体 mRNA 水平无变化,β_1 受体 mRNA 水平下降,且下降程度和心力衰竭的严重程度呈正相关。研究还证明,β_1 受体 RNA 水平的下降和受体蛋白的下降密切相关,说明 β 受体改变主要是其 mRNA 水平变化引起的 β 受体的改变,通过 G 蛋白下降,腺苷酸环化酶活性下降的道路,使水解蛋白激酶不激活或少激活,从而减弱正性肌力作用。

激动剂与受体结合引起信号传导与产生生物效应的同时,往往会发生对激动剂敏感性下降。这种负反馈机制在精确调节受体及自我保护中具有重要意义。β 受体对激动剂的反应敏感性降低,心肌收缩力减弱,这种改变叫 β 受体减敏。β 受体对儿茶酚胺的减敏,可维持应激情况下心肌细胞活力,减轻高浓度去甲肾上腺素引起钙超载后对心肌的损伤。但心力储备能力因此下降,使心力衰竭进一步恶化。导致 β 受体敏感性下调的原因有两种:①受体数量下调;②受体功能受损。

受体数量下降发生较慢,常发生在激动剂刺激数小时到数天,一般 24 h 后才能达到高峰。引起 β 受体数量下降的主要原因如下:①受体生成减少减慢,是因基因转录成 mRNA 减少,且受体 mRNA 的半衰期也缩短,导致合成减少;②受体降解增多增快。至于为什么只有 β_1 受体 mRNA 水平下降,而 β_2 受体改变不明显,这主要是由于在对内源性激动剂的亲和力方面,β_1 受体对肾上腺素的亲和力远远小于对去甲肾上腺素的亲和力,而 β_2 受体则相反。心力衰竭时,交感神经兴奋,β_1 受体受到交感神经末梢释放的去甲肾上腺素的强烈刺激,使 β_1 受体数目显著减少,而 β_2 受体仅受到血循环中肾上腺素的轻微刺激,数目减少不明显,故仅表现为轻微功能受损。β 受体功能受损主要因为与 G 蛋白分离,使受体快速减敏,通过这种机制可使受体功能下降70%。另一种途径是通过蛋白激酶 A 使受体磷酸化,从而直接引起受体脱联与减敏。在受体快速减敏中上述二种酶的活性作用各占 60% 和 40%。

β_1 受体数量下降和功能抑制,导致 β 受体反应性下降,尽管这种下降会保护心肌避免过度刺激,但同时会使心脏对活动的耐受性降低,使心力衰竭进一步恶化。

据此提出心力衰竭用 β 受体阻滞剂治疗的理论:①上调心肌细胞膜的 β 受体数目,增加对儿茶酚胺的敏感性。有研究报告 14 例原发性心肌病并重度心力衰竭患者,使用美托洛尔治疗6 个月后 β 受体上调到 105%,对 β 受体激动剂的反应性明显提高,使心肌收缩力加强。②降低肾素、血管紧张素 Ⅱ 和儿茶酚胺的水平。③增加心肌修复中的能量,防止心肌细胞内 Ca^{2+} 超负荷。④改善心肌舒张期弛张、充盈和顺应性。⑤抗缺血和抗心律失常作用。还可能有通过部分交感神经作用调节免疫功能。近年来许多学者认为,β 受体阻滞剂,特别是具有额外心脏作用的第三代 β 受体阻滞剂,如卡维地洛、拉贝洛尔等,可能使心力衰竭的患者血流动力学和左心室功能改善。卡维地洛治疗心力衰竭的机制除了与 β 受体阻滞剂应有关以外,还与其 α 阻滞剂效应及抗氧化作用和保护心肌作用有关。目前,至少已有多个较大系列临床试验证明,β受体阻滞剂治疗慢性充血性心力衰竭可降低病死率、延长患者寿命、改善患者生活质量、减少住院率。临床上经常使用的β受体阻滞剂有美托洛尔和卡维地洛等。β受体阻滞剂适用于缺血性和非缺血性心力衰竭患者,但 NYHA Ⅳ级严重心力衰竭患者暂不适用于本品,应待心功能达Ⅱ级、Ⅲ级后再加用本品。使用时,应自小剂量开始(如康可 1.25 mg/d,倍他乐克每次 6.25 mg),逐渐增加剂量(每 1～2 周增加 1 次剂量),发挥最好疗效时需 3 个月,故短期内无效者不宜轻易停药。若用药过程中病情恶化则可减量或暂停β受体阻滞剂,待心功能好转后,再恢复用药。现主张,慢性心力衰竭患者应坚持长期甚至终身服用β受体阻滞剂,强心苷、利尿药、血管紧张素转换酶抑制剂及β受体阻滞剂是目前治疗慢性充血性心力衰竭的常规四联疗法。

β受体阻滞剂治疗心力衰竭的作用机制:①减慢心室率;②减少心肌耗氧和左心室做功;③使循环中儿茶酚胺浓度不致过度升高,并能对抗其毒性作用;④有一定抗心律失常作用;⑤膜稳定作用;⑥上调心肌β肾上腺素能受体,使受体密度及反应性增加。

β受体阻滞剂治疗收缩性和舒张性心力衰竭均有一定疗效,可试用于下列疾病:①瓣膜性心脏病,特别是合并心室率明显增快者;②冠心病或急、慢性心肌梗死合并轻中度心功能不全者;③原发性心肌病,包括扩张型、肥厚型和限制型;④高血压性心脏病;⑤甲状腺功能亢进性心脏病等。合并下列疾病者不宜使用:支气管哮喘;明显的心动过缓;慢性阻塞性肺疾病;周围血管疾病;心功能Ⅳ级症状极严重者。

7.其他心脏病

(1)二尖瓣狭窄并心动过速:β受体阻滞剂在休息及活动时都使心率减慢,从而使舒张期充盈时间延长,改善工作耐量。但合并心房颤动的患者,有时需加用地高辛来控制心室率。

(2)二尖瓣脱垂综合征:β受体阻滞剂已成为治疗此病伴随的室性心律失常的特效药。

(3)夹层动脉瘤:夹层动脉瘤高度紧急状态时,静脉注射β受体阻滞剂,可降低高儿茶酚胺状态、降低血压、减慢心率,阻止夹层扩展,减少临床死亡率。

(4)法洛四联症:应用普萘洛尔,每天 2 次,每次 2 mg/kg,往往可有效地控制发绀的发作,可能是抑制了右心室的收缩力。

(5)Q-T 间期延长综合征:神经节间失调是 Q-T 间期延长的重要原因,而普萘洛尔预防性治疗可使病死率由 71% 降至 6%,通常应从小剂量开始,无效时逐渐加量,直至有效或不能耐受。

8.非心脏作用

(1)甲状腺毒症:β受体阻滞剂与抗甲状腺药物或放射性碘合用或单独应用,可作为手术前的重要用药。β受体阻滞剂已成为手术前治疗甲状腺毒症的常用药物。因它能控制心动过速、心悸、震颤和神经紧张,减轻甲状腺内的多血管性,故有利于手术治疗。

(2)偏头痛:偏头痛的机制目前尚不清楚,原发性血小板、5-HT 异常学说在偏头痛理论中占据重要位置,广谱的β受体阻滞剂普萘洛尔作为偏头痛防治的一代药已使用多年。而血小板膜表面是β_2受体,故近年又有学者提出用β_2受体阻滞剂和美托洛尔 β_1受体阻滞剂治疗偏头痛同样收到良好的临床效果。

(3)门静脉高压及食道静脉曲张出血:肝硬化患者的重要死亡原因之一,死亡率为28%～80%。既往曾应用普萘洛尔治疗以降低门静脉压力,减少食道静脉曲张再次破裂出血的危险性,但有一定的不良反应,如可使血氨增高,诱发或加重肝性脑病。近年来临床使用纳多洛尔治疗效果较普萘洛尔好,不良反应少。

9.抗精神病作用

β受体阻滞剂能与去甲肾上腺素或拟交感药物竞争β受体,可抑制交感神经兴奋引起的脂肪和糖原分解,从而能促进胰岛素降血糖的作用。普萘洛尔脂溶性高,故易通过血脑屏障,因而在中枢能发挥β受体阻断作用,它不仅作用于突触后膜,也可作用于突触前膜的β受体,故可减少中枢神经系统去甲肾上腺素的释放。

(1)配合胰岛素治疗精神病:可减少精神患者的心动过速、多汗、焦虑、躁动不安、震颤和癫痫样发作等症状。

(2)躁狂性精神病的冲动行为:普萘洛尔可使行为障碍明显减轻,因而可试用于难治性精神分裂症的患者,与氯丙嗪有协同作用。

(3)慢性焦虑症:患者不但伴有自主神经功能紊乱的精神症状,而且往往伴有明显的躯体症状,二者可相互促进构成恶性循环。普萘洛尔对缓解躯体症状如肌紧张、心律失常、震颤及精神症状,如易怒、伤感和恐惧等均有一定效果。

(4)震颤综合征:普萘洛尔对各种震颤均有治疗效果,包括药源性震颤(尤其是锂盐和异丙肾上腺素所致的震颤)、静止性震颤、老年性及家族性震颤,脑外伤及酒精中毒戒断后震颤。

(5)可卡因吸收过量:可卡因是表面麻醉剂,吸收过量主要表现为心血管及精神方面的症状,普萘洛尔可起到挽救患者生命的作用。

10.蛛网膜下腔出血

在蛛网膜下腔出血早期,经普萘洛尔治疗长期随访显示有益的疗效,近几年钙通道阻滞剂有取代β受体阻滞剂的趋势。

11.青光眼

青光眼表现为眼内压增高,视神经萎缩,视盘变化及视野丧失。对原发性开角型青光眼及高眼压症,静脉注射β受体阻滞剂或滴眼可降低眼内压,但滴眼作用更明显。目前临床常用药物有噻吗洛尔、倍他洛尔和左布洛尔等。

二、不良反应

(一)心功能不全

心功能不全初期,交感神经兴奋以维持心排血量,但与此同时,也开始了神经内分泌激素等对心肌的损害过程。因此,当心功能不全时,须首先用正性肌力的药物或利尿药、扩血管药初步纠正心功能不全后尽早使用β受体阻滞剂。若心功能不全严重,则慎用β受体阻滞剂;当心功能为NYHAⅡ~Ⅲ级时,可自小剂量开始使用β受体阻滞剂,以后逐渐加量,达到最大耐受量或靶剂量后,继续维持治疗。严重心脏反应常在治疗开始时发生,这可能由于维持心脏正常功能的β受体机制突然被阻断的缘故,即使开始用小剂量β受体阻滞剂,有时也会发生。但近年来新的阻滞剂,如具有β受体和α受体双重阻断作用的第三代β受体阻滞剂,如卡维地洛,更适用于心功能不全的患者。其特点如下:①选择性β受体阻断;②通过阻断α_1肾上腺素能作用,扩张血管平滑肌;③抗氧化和保护心肌作用。

(二)哮喘

无选择性β受体阻滞剂禁用于哮喘患者,即使应用β_1选择性药和具有内源性拟交感活性的吲哚洛尔,也应慎用。正在发作和近期发作的哮喘患者,禁用任何β受体阻滞剂。

(三)停药反应

长期应用β受体阻滞剂,突然停药,可使心绞痛加剧,甚至诱发心肌梗死。其发病机制可能有各种因素:①心绞痛患者长期应用β受体阻滞剂特别是无选择性的药物,突然停药所致运动耐受量降低,由于心血管交感神经阻断作用的终止,引起心肌需氧量的急剧增加所致;②长期应用β受体阻滞剂可增加β受体数量,突然停药,β效应升高。因此,心脏缺血患者,长期应用β受体阻滞剂停药必须逐渐减量。减药过程以2周为宜。

(四)外周血管痉挛

外周血管痉挛主要表现为四肢冰冷,脉细弱或不能触及,雷诺氏现象等,可能是由于心排血量减少和外周血管收缩所致。应用选择性作用于β_1受体和具有内源性拟交感活性或第三代β受体阻滞剂可能会好一些。

(五)低血糖

人的肌糖原分解主要经β_2受体调节,而肝糖原分解除β受体外,尚有α受体参与,β受体阻滞剂可使非糖尿病和糖尿病患者的糖耐量降低,使餐后血糖水平增高$20\sim30$ mg/L,诱发高渗性高血糖昏迷。停用β受体阻滞剂后,其对血糖的影响可持续达6个月之久。β受体阻滞剂影响糖代谢的主要机制是直接抑制胰岛B细胞分泌胰岛素,其可能的原因是β受体阻滞剂影响微循环血流,从而干扰了B细胞的去微粒过程;也可能是由于β受体阻滞剂改变了机体细胞膜的稳定性,使其对胰岛素的敏感性降低。β受体阻滞剂还可以使低血糖持续的时间延长,甚至加重低血糖;这是由于β受体阻滞剂可掩盖患者震颤和心动过速症状。在使用β受体阻滞剂过程中若发生低血糖,由于α刺激效应缺乏β刺激效应的拮抗,患者可发生严重高血压危象。健康人用普萘洛尔对血糖无影响,只有运动所致血糖升高,才可被普萘洛尔抑制。对于胰岛素所致低血糖及饥饿或疾病等原因引起的肝糖原降低时,普萘洛尔可延缓血糖恢复正常。选择性β_1受体和具有内源性拟交感活性的阻滞剂,影响血糖作用可能较轻。

(六)影响血脂水平

β受体阻滞剂影响脂代谢的机制,多数学者认为是肾上腺素能机制起的作用。脂蛋白代谢时有几种主要酶参加,其中脂蛋白酯酶和卵磷脂-胆固醇酰基转移酶剂被抑制,使脂蛋白代谢产生不利的影响,脂蛋白酯酶能促进血浆蛋白的甘油三酯分解,卵磷脂-胆固醇酰基转移酶剂能够使卵磷脂β位的脂酰基转移到胆固醇的分子并分别生成溶血卵磷脂和胆固醇。激活人体内α受体时将抑制脂蛋白酯酶和卵磷脂-胆固醇酰基转移酶剂的活性。使用β受体阻滞剂尤其使用部分激动活性的β受体阻滞剂较大剂量时,将使β受体明显抑制,而α受体的活性相对增强,继而抑制了脂蛋白酯酶和卵磷脂-胆固醇酰基转移酶剂的活性,产生对脂代谢的不利影响。有学者对β受体阻滞剂影响脂代谢的解释是,组织中脂蛋白酯酶被抑制也许就是α受体相对兴奋的结果,因而延长了TG的清除时间,使血浆TG水平升高,同时降低肝脏产生高密度脂蛋白。使用β受体阻滞剂还降低胰岛素的分泌使糖代谢紊乱,间接使脂代谢发生变化。而兼有α、β阻断作用的拉贝洛尔对脂代谢无影响,这进一步提示肾上腺素能机制。

(七)中枢神经系统反应

脂溶性高的β受体阻滞剂如普萘洛尔、丙烯洛尔等可引起神经系统反应,是因为它们较易透过血脑屏障。长期应用大剂量普萘洛尔可致严重的抑郁症、多梦、幻觉和失眠等。

(八)消化道反应

用β受体阻滞剂可致腹泻、恶心、胃痛、便秘和腹胀等不良反应。

(九)骨骼肌反应

普萘洛尔具有神经肌肉阻滞作用,发生长时间的箭毒样反应,可能与阻断骨骼肌 β_2 受体有关。此外,吲哚洛尔、普萘洛尔和普拉洛尔都可致肌痛性痉挛,其机制不明。

(十)眼、皮肤综合征

此征主要表现为干眼症、结膜炎和角膜溃疡伴有皮肤病变,如牛皮癣样皮疹,少数尚有硬化性腹膜炎。

(十一)心动过缓和房室传导阻滞

β 受体阻滞剂降低窦房结和房室结细胞的自律性,引起窦性心动过缓和心脏传导阻滞。所以心脏传导阻滞,如二度以上传导阻滞、病窦或双结病变患者,应禁忌使用。

(十二)β 受体阻滞剂停药综合征

β 受体阻滞剂停药综合征是指服用 β 受体阻滞剂的患者,突然停服药物后出现的一组临床症状和体征。

1.产生机制

可能与下列因素有关:①使用 β 受体阻滞剂后,体内 β 受体数目增加,即向上调节;一旦停用 β 受体阻滞剂后,则数目增多的 β 受体对儿茶酚胺的总反应增加、敏感性增高。②突然停用 β 受体阻滞剂后,心肌耗氧量增加、血小板的黏着性和聚积性增加、血液循环中的儿茶酚胺和甲状腺素水平升高、氧离解曲线移位,血红蛋白向组织内释放氧减少、肾素-血管紧张素-醛固酮系统活性增强。

2.临床表现

患者可表现为焦虑、不安、神经质、失眠、头痛、心悸、心动过速、乏力、震颤、出汗、厌食、恶心、呕吐和腹痛,有的患者还可出现严重的高血压、脑疝、脑血管意外、甲状腺功能亢进、快速性心律失常、急性冠状动脉供血不足和原有的冠心病恶化,如心绞痛由稳定型转变为不稳定型,甚至发生急性心肌梗死及猝死等。本征可发生在停药后 $1\sim2$ d 或延迟到数周。

3.防治方法

(1)避免突然中断使用的 β 受体阻滞剂。需要停药者,应在 2 周内逐渐减量,最后完全停药。

(2)在减量及停药期间应限制患者活动,避免各种精神刺激。

(3)一旦发生停药综合征,要立即给予原先使用过的 β 受体阻滞剂,剂量可比停药前的剂量要小一些,并根据临床表现给予相应处理。

(十三)中毒

服用过量的 β 受体阻滞剂可引起心动过缓、血压下降、室性心律失常、眩晕、思睡及意识丧失等。中毒症状一般是在服药后 0.5 h 开始出现,12 h 最为严重,可持续 72 h。

(十四)其他

少数患者出现乏力、血液 C 反应蛋白升高、谷草转氨酶升高、白细胞总数下降、感觉异常、皮疹和尿素氮增高等。妊娠期使用 β 受体阻滞剂,可使胎儿生长迟缓、呼吸窘迫、心动过缓和低血糖。

三、药物的相互作用

(一)强心苷

强心苷为正性肌力药物,β 受体阻滞剂为负性肌力药物,二药合用对心肌收缩力有拮抗作用。地高辛与艾司洛尔合用可使地高辛血清浓度增加 9.6%,因此合并用药时应慎重,以防洋地黄中毒。阿替洛尔与地高辛合用治疗慢性心房颤动,可以控制快速的心室率,使患者静息及运动心室率平均减少 24%,心功能改善,不良反应轻微。

(二)酸酯类

1.异山梨酯

β受体阻滞剂与异山梨酯合用适用于治疗心绞痛。普萘洛尔较大剂量时可减少心绞痛的发作及异山梨酯用量,并能增加运动耐受量,能对抗异山梨酯引起的反射性心动过速,而异山梨酯能对抗普萘洛尔引起的心室容积增加及心室收缩时间延长。二药作用时间相似,合用可提高抗心绞痛的疗效。但二药合用剂量不宜过大,否则会使压力感受器的反应、心率和心排血量调节发生障碍,导致血压过度下降,冠脉血流反而减少,从而加剧心绞痛。

2.硝酸甘油

使用β受体阻滞剂的心绞痛患者仍发作心绞痛时,可舌下含化或静脉滴注硝酸甘油,一般可取得满意疗效。二药合用应注意发生直立性低血压(初次试用时宜取坐位)。近年来有研究报告,艾司洛尔与硝酸甘油合用治疗心绞痛疗效好,不良反应少。

硝酸甘油不宜与具有内源性拟交感活性的β受体阻滞剂合用,以防出现心率明显加速的不良反应。

(三)钙通道阻滞剂

1.硝苯地平

许多临床研究证实,普萘洛尔与硝苯地平是治疗心绞痛的有效药物,β受体阻滞剂与硝苯地平合用为心绞痛患者的有效联合。普萘洛尔可抵消硝苯地平反射性增快心率的作用,硝苯地平可抵消普萘洛尔增加的外周阻力,二药合用特别对劳力型心绞痛;尤其为单用疗效较差时,合用疗效更佳。

2.维拉帕米

有报道β受体阻滞剂与维拉帕米合用,可引起低血压、心动过缓和房室传导阻滞,甚至导致不可逆性房室传导阻滞和猝死,故二药禁忌合用。但有的学者仍认为,合用对高血压病、心绞痛有效,且具有安全性,但只限于服用普萘洛尔未引起严重左心功能不全、临界低血压、缓慢心律失常或传导阻滞者。

3.硫氮䓬酮

β受体阻滞剂与硫氮䓬酮均具有负性肌力和负性传导作用,二药合用可诱发心力衰竭、窦性心动过缓、窦性静止、房室传导阻滞和低血压等。对已有心功能不全、双结病变者不宜合用这两种药物,以防引起严重后果。

(四)抗心律失常药物

1.美西律

普萘洛尔与美西律合用治疗心律失常有明显的协同作用。美西律治疗无效的室性期前收缩、室性心动过速和二药合用有协同效果。有研究报道,单用美西律治疗室性期前收缩,其有效率为 14%,合用普萘洛尔有效率为 30%。

2.利多卡因

β受体阻滞剂可降低心排血量及肝血流,β受体阻滞剂对肝微粒体药物代谢酶有抑制作用,特别是拉贝洛尔、氧烯洛尔、噻吗洛尔和美托洛尔等的抑制作用更为明显;而阿替洛尔、索他洛尔的抑制作用较小。故 β 受体阻滞剂与利多卡因合用后,利多卡因经肝脏代谢减弱,半衰期延长,血药浓度升高,甚至出现毒性反应。两者合用时,应减少利多卡因的剂量。此外,利多卡因又能使 β 受体阻滞剂减弱心肌收缩力的作用进一步加重,二药合用时,应注意心功能变化。

3.奎尼丁

普萘洛尔与奎尼丁合用常用于心房颤动的复律治疗。普萘洛尔对心肌细胞的电生理作用与奎尼丁有相似之处,故二药合用可减少奎尼丁的用量,并增加其安全性。普萘洛尔可加快心肌复极、缩短动作电位时程及 Q-T 间期,故可抵消奎尼丁所致的 Q-T 间期延长。普萘洛尔可抑制房室结、减慢房室传导,并延长房室结的不应期,因而可避免单用奎尼丁在复律前由心房颤动变为心房扑动时出现的心室率加快现象。二药合用治疗预激综合征伴室上性心动过速有明显疗效;治疗室性心动过速亦有协同作用。但二药均有负性肌力作用,心功能不全者禁用。

4.普鲁卡因胺

临床上普鲁卡因胺与普萘洛尔合用较少。使用奎尼丁转复心房颤动时,如出现奎尼丁引起的金鸡纳反应(耳鸣、恶心、呕吐和头晕等),可使用普鲁卡因胺代替奎尼丁。有关普鲁卡因胺与普萘洛尔相互作用可参阅奎尼丁与普萘洛尔的相互作用。

5.丙吡胺

普萘洛尔和丙吡胺合用,对心肌的抑制作用增强,可使心率明显减慢,有发生心搏骤停和死亡的危险。有学者报道,使用普萘洛尔 10 mg 和丙吡胺 80 mg 静脉注射治疗心动过速,1 例恶化,1 例死亡。故二药合用应慎重。

6.胺碘酮

普萘洛尔与胺碘酮合用可引起心动过缓、传导阻滞,甚至心脏停搏。有研究报告,1 例心房扑动用胺碘酮+强心苷后心室率仍快,服用 1 次剂量普萘洛尔后,引起心搏骤停。另 1 例急性心肌梗死静脉注射胺碘酮后口服普萘洛尔,2 次发生严重心动过缓迅即转为心室颤动。

7.氟卡尼

索他洛尔为新型 β 受体阻滞剂。单用氟卡尼疗效不佳的复杂性室早,用索他洛尔后室性期前收缩减少 85%。普萘洛尔与氟卡尼合用,二药血浆浓度均有增加(<30%),半衰期无改变,患者 P-R 间期延长,心率无明显改变,血压有所下降。

8.普罗帕酮

普罗帕酮属Ⅰ类抗心律失常药物,能抑制动作电位 O 相上升速度,延长动作电位时程,延长 P-R、QRS 和 Q-T 间期,与美托洛尔合用可防止Ⅰ类药物提高儿茶酚胺的水平和由此而产生不利影响。因此,美托洛尔能增强普罗帕酮抗心律失常作用。

9.妥卡尼

普萘洛尔与妥卡尼合用,治疗室速的疗效满意。有研究报告,二药合用治疗 6 例室性心动过速,5 例急性期得到控制,其中 4 例远期疗效满意。

(五)利尿药

普萘洛尔与氢氯噻嗪合用治疗高血压病有良好疗效。二药作用方式不同,普萘洛尔为弱碱性药物,氢氯噻嗪为弱酸性药物。二药的药动学及药效学互不相干,从不同的组织部位产生协同降压作用。苄氟噻嗪与普萘洛尔合用治疗高血压病,可互相克服各自限制降压的代偿机制。利尿药可拮抗普萘洛尔引起的体液潴留,普萘洛尔又可减弱利尿药引起的血浆肾素水平升高及低血钾症;二药合用后甚至不必补钾。

噻嗪类利尿药有使血脂和血糖升高的不良反应,与普萘洛尔合用后可使血脂升高更为明显,二药合用可促进动脉硬化,近年新型 β 受体阻滞剂问世克服了这方面的不良反应。例如,波吲洛尔、美托洛尔、醋丁洛尔和西利洛尔等药对血脂、血糖均无影响,甚至西利洛尔还有降低低密度脂蛋白和轻度升高高密度脂蛋白的作用。

(六)调节血压药物

1.甲基多巴

有报道普萘洛尔与甲基多巴合用治疗高血压病,可取得满意疗效。但有人观察,服用甲基多巴的高血压患者静脉注射普萘洛尔后血压升高,并出现脑血管意外。动物实验证明,普萘洛尔能增强甲基多巴的代谢产物 α-甲基去甲肾上腺素的升压作用;故二药合用应慎重。必须合用时,应适当调整剂量。

2.α-肾上腺素阻滞剂

妥拉苏林、酚苄明可分别与普萘洛尔合用治疗嗜铬细胞瘤,以防血压急剧上升。普萘洛尔能减弱妥拉苏林解除外周动脉痉挛的作用,这可能是由于普萘洛尔阻滞了可使外周血管舒张的 β_2 受体所致。

哌唑嗪是一种高度选择性突触后膜 α_1-肾上腺素能受体阻滞剂,具有良好的降压作用。由于它降低血胆固醇和甘油三酯浓度,使高密度脂蛋白/低密度脂蛋白比例上升,故目前认为是治疗高血压的理想药物。哌唑嗪与普萘洛尔合用降压效果增强,前者可改变后者对血胆固醇和甘油三酯水平的不良影响。但普萘洛尔可加重哌唑嗪的首剂效应,即引起急性直立性低血压和心动过速等。相互作用的发生机制可能是普萘洛尔抑制哌唑嗪的代谢所致,故二药合用时应调整哌唑嗪的首次量。

3.利血平

利血平可使儿茶酚胺耗竭,导致普萘洛尔的 β 阻断作用增加,于是可发生广泛的交感神经阻滞,故二药合用时应密切注意患者的反应。

4.可乐定

普萘洛尔主要阻断心脏和肾脏的 β 受体,降低心脏泵血速率和肾素水平,因而发挥降压作用。可乐定主要通过兴奋中枢 α 受体、阻断交感胺的释放而降压。二药合用具有协同降压作用。但一旦停用可乐定可出现血压反跳现象,有时血压可超过治疗前水平。血压反跳的主要原因是普萘洛尔阻断了外周 β 受体扩血管作用,使 α 受体缩血管作用占优势。基于上述理由,目前临床上不主张二药合用。

5.肼屈嗪

普萘洛尔对抗肼屈嗪增快心率的不良反应。由于肼屈嗪减少肝血流量,故可减少普萘洛尔的经肝代谢,增加其生物利用度。二药合用时,可先用普萘洛尔,再加用肼屈嗪,以提高抗高血压的疗效。

6.肾上腺素

普萘洛尔能增强肾上腺素的升压作用,引起反射性迟脉和房室传导阻滞。这是由于普萘洛尔阻断 β 受体的扩血管作用后,再注射肾上腺素可兴奋 α 受体,引起血压上升、血流量减少、血管阻力增加,因而出现反射性心动过缓,有致命的危险。已使用普萘洛尔的非选择性 β 受体阻滞剂的患者,再使用肾上腺素时,必须注意血压的变化。

7.二氮嗪

二氮嗪是治疗高血压危象的有效和安全药物,但本品可引起心率加快,导致心肌缺血,使血浆肾素活性增高。加用普萘洛尔可使心率减慢、血浆肾素活性下降,减少心肌耗氧量及减轻心肌缺血。二药合用不会引起严重低血压,并能有效地控制心率,对伴有心绞痛或心肌梗死的患者尤为有利。

8.氯丙嗪

普萘洛尔与氯丙嗪合用可同时阻断 α 和 β 受体,故降压作用增强。二药合用后对彼此的药物代谢均有抑制作用,故二药合用时,剂量都要相应减少。有报道普萘洛尔可逆转氯丙嗪所致的心电图异常。

9.卡托普利

卡托普利治疗高血压的机制是通过抑制血管紧张素 Ⅰ 转变为血管紧张素 Ⅱ,从而使外周血管的 α 受体兴奋性降低而实现的。普萘洛尔为非选择性 β 受体阻滞剂,在阻滞心脏 $β_1$ 受体而使心肌收缩力降低的同时,又阻断外周血管的 $β_2$ 受体,这样就会使 α 受体兴奋占相对优势。因此,卡托普利与普萘洛尔合用治疗高血压疗效不佳。已使用卡托普利治疗高血压病过程中,若加用普萘洛尔后,有时可使降低的血压反见升高。而与选择性 β 受体阻滞剂合用,则可使降压效果增强。这是由于选择性 β 受体阻滞剂对外周血管的 $β_2$ 受体阻断作用很轻微。

10.异丙肾上腺素

异丙肾上腺素为 β 受体兴奋剂,β 受体阻滞剂可抑制异丙肾上腺素的作用,故二药不宜同时使用。对需要使用 β 受体阻滞剂的支气管哮喘患者,可选用选择性 $β_1$ 受体阻滞剂。

（七）内分泌有关的药物

1.胰高血糖素

β 受体阻滞剂有抑制胰高血糖素分泌和对抗胰高血糖素升高血糖的作用,故二药合用对低血糖者恢复正常血糖不利。

胰高血糖素具有促进心肌收缩力和提高心率的作用,能对抗普萘洛尔的抑制心肌作用,故对普萘洛尔引起的心力衰竭具有良好治疗效果。

2.口服降糖药

普萘洛尔能增加低血糖的发生率和严重程度;并且,由于 β 受体阻滞剂的作用,使低血糖的有关症状如心悸、焦虑等表现不明显,从而使低血糖恢复时间延长、血压增高和心率减慢。故有人建议,正在使用磺胺类降糖药的患者,不应再使用非选择性 β 受体阻滞剂;必须使用 β 受体阻滞剂时,可考虑使用选择性 β 受体阻滞剂。

3.胰岛素

糖尿病患者使用胰岛素过量可发生低血糖反应,严重者可危及生命。低血糖时,反射性肾上腺素释放增多,从而使血糖升高、血压增高及心率增快。非选择性 β 受体阻滞剂可抑制肾上腺素的升高血糖作用,阻断 $β_2$ 受体作用及减弱 $β_1$ 受体对心脏的兴奋,因而可掩盖低血糖症状和延缓低血糖的恢复。长期服用普萘洛尔,特别是与噻嗪类利尿药合用时,可致糖耐量降低,加重糖尿病的病情,使胰岛素的治疗效果不佳。β 受体阻滞剂可抑制胰岛素分泌,不仅使血糖升高,还可加重糖尿病患者的外周循环障碍,偶可引起肢体坏疽。对于必须使用 β 受体阻滞剂的糖尿病患者,可选用 $β_1$ 受体阻滞剂,因其对胰腺分泌和外周血管的不良影响减小。

4.抗甲状腺药物

普萘洛尔与甲巯咪唑等抗甲状腺药物合用治疗原发性甲亢和甲状腺毒症时疗效增强,不仅可使心悸多汗、神经过敏等症状改善、震颤和心动过速得到控制,而且血清 T_3 和 T_4 水平下降较快而明显。甲状腺毒症患者进行甲状腺部分切除时,普萘洛尔可与卢戈液合用以做术前准备。

(八)中枢性药物

1.二氮䓬类

普萘洛尔减少肝血流量,抑制肝微粒体药物氧化酶的活性,从而降低地西泮等苯二氮䓬类的代谢清除率,延长其半衰期,普萘洛尔对劳拉西泮和阿普唑仑的药动学过程影响较小,只是减慢其胃肠道的吸收率。普萘洛尔与地西泮合用治疗焦虑症的疗效优于单用地西泮。

2.三环类抗抑郁药及氯丙嗪

普萘洛尔与三环类抗抑郁药合用,抗焦虑作用增强。普萘洛尔与氯丙嗪合用,互相促进血药浓度升高,引起低血压。

3.左旋多巴

普萘洛尔可对抗多巴胺β肾上腺素能作用,从而产生左旋多巴样作用。对伴有震颤的帕金森氏综合征,普萘洛尔可提高左旋多巴的疗效。普萘洛尔还可使左旋多巴诱导的生长激素分泌增多,长期合用者应定期监测血浆生长激素水平。

4.吗啡

吗啡与艾司洛尔合用,特别当心肌梗死时并发心律失常时联合用药,吗啡可增强艾司洛尔的稳态血浆浓度。所以艾司洛尔的静脉输注速度应当减慢。因艾司洛尔的半衰期极短,安全性可以得到保证。

普萘洛尔能增强吗啡对中枢神经系统的抑制作用,甚至引起死亡。

5.奋乃静

普萘洛尔与奋乃静合用,普萘洛尔的代谢受到损失。

6.苯妥英钠

普萘洛尔与苯妥英钠合用,心脏抑制作用增强。如需合用,特别是静脉注射苯妥英钠时,应特别慎重。

7.巴比妥类

巴比妥类可使β受体阻滞剂代谢加快。已服用普萘洛尔的患者,开始或停用巴比妥类药物时,应注意其对β受体阻滞剂经肝代谢的影响,而相应调整β受体阻滞剂的用量。巴比妥类对于以原形经肾脏排泄的β受体阻滞剂如索他洛尔等的影响不大,故可以合用。

8.麻醉剂

β受体阻滞剂与箭毒碱合用,神经肌肉阻断作用增强;特别是应用较大剂量的普萘洛尔时,应注意临床反应。

(九)非甾体抗炎药

1.阿司匹林

有报道,普萘洛尔每次 20 mg,阿司匹林每次 0.5~1.0 g,均每天 3 次口服治疗偏头痛,有效率达 100%。二药合用治疗偏头痛有协同作用。方法安全有效,服用时间越长,效果越好,连服 6 个月疗效更显著。心率低于 60 次/分钟者,应停药。

2.吲哚美辛

β受体阻滞剂的抗高血压作用与前列腺素有关,吲哚美辛是前列腺素抑制剂。所以,二药合用时,在开始使用或停用吲哚美辛时,应注意β受体阻滞剂降压作用的改变,并相应调整β受体阻滞剂的用量。

3.其他抗炎药

普萘洛尔能使氨基比林、水杨酸类、保泰松和肾上腺皮质激素等的抗炎作用减弱或消失。

(十)胃肠道药物

1.H₂受体阻滞剂

西咪替丁可使肝微粒体酶系对普萘洛尔等β受体阻滞剂的代谢减慢,减弱肝脏对普萘洛尔的首过效应。故二药合用时普萘洛尔的半衰期延长,血药浓度升高2~3倍。西咪替丁还能增加β受体阻滞剂降低心率的作用,结果产生严重的心动过缓、低血压等。因此,使用普萘洛尔、拉贝洛尔等β受体阻滞剂者,使用及停用西咪替丁时,应注意患者的反应。

雷尼替丁与普萘洛尔合用,雷尼替丁对普萘洛尔的代谢和药物影响很小。故普萘洛尔必须与H₂受体阻滞剂合用时,为减少药物相互作用,可选用雷尼替丁。

2.氢氧化铝凝胶

氢氧化铝凝胶与β受体阻滞剂合用,可使β受体阻滞剂吸收减少,从而影响β受体阻滞剂的疗效,故二药不宜同时服用。

(十一)其他药物

1.氨茶碱

β受体阻滞剂可抑制肝微粒体药物代谢酶系,故氨茶碱与普萘洛尔或美托洛尔合用时,氨茶碱的清除率下降。但氨茶碱的药理作用为抑制磷酸二酯酶、影响环磷酸腺苷的灭活、兴奋β肾上腺素能受体,故可对抗普萘洛尔的作用。同时,普萘洛尔可因阻滞β受体而引起支气管平滑肌痉挛,加剧哮喘,二药合用发生药理拮抗。若氨茶碱类药必须与β受体阻滞剂合用,可选用β₁受体阻滞剂。

2.抗组胺药

普萘洛尔与抗组胺药有拮抗作用。氯苯那敏对抗普萘洛尔有阻断作用,这是因为氯苯那敏可阻断肾上腺素神经摄取递质。但氯苯那敏可加强普萘洛尔的奎尼丁样作用,二药合用对心肌的抑制作用增强。

3.呋喃唑酮

呋喃唑酮与普萘洛尔不宜同时服用,应在停服呋喃唑酮2周后再服用普萘洛尔。

4.麦角生物碱

麦角生物碱具有动脉收缩的作用,临床上经常用于治疗偏头痛,而β受体阻滞剂亦用于预防和治疗偏头痛,不良反应是抑制血管扩张,引起肢体寒冷。二药合用时可致协同效应,故这类药物合用应谨慎。

5.降脂酰胺

降脂酰胺与普萘洛尔合用后,普萘洛尔的β阻断作用减弱;而停用普萘洛尔时,又易发生普萘洛尔停药综合征,表现为心绞痛加重,患者可发生心肌梗死。

6.利福平

利福平可促进美托洛尔的经肝代谢,已使用美托洛尔的患者,再使用或停用利福平时,应注意其对美托洛尔的影响,并适当调整美托洛尔的剂量。

四、剂量与疗程

(一)剂量

使用任何一种β受体阻滞剂均应从小剂量开始,然后逐渐增加剂量,直到取得满意疗效或出现较明显的不良反应。每一种β受体阻滞剂的常规剂量至今仍无统一的规定,而且每例患者的个体反应不同,也不可能规定统一的用药剂量。例如,国内报道普萘洛尔的用药剂量范围为30～240 mg/d,国外有报告为 400～800 mg/d。使用阿替洛尔治疗心绞痛的剂量为37.5～75.0 mg/d时,有的患者即可出现心动过缓;而治疗肥厚型心肌病时,用药剂量达 300 mg/d 时,患者未出现不适表现。无论使用多大剂量,都要密切观察治疗反应。逐渐加量和逐渐减量停药是使用β受体阻滞剂的一个重要原则。

(二)疗程

疗程应视治疗目的而定,如治疗心肌梗死的疗程为数月至数年,而治疗肥厚型心肌病和原发性 Q-T 间期延长综合征则可能需终生服药。

(钱玉珠)

第七节　血管紧张素转换酶抑制剂

血管紧张素转换酶抑制剂(angiotensin converting enzyme inhibitor,ACEI)的问世是过去20多年中心血管疾病治疗学最重要的进展之一。其适应证包括高血压、心力衰竭、左室功能异常、心肌梗死(急性心肌梗死及梗死后的二级预防)、糖尿病肾病以及冠心病高危患者,能显著降低病残率和病死率。

一、药理机制

(一)肾素-血管紧张素系统

肾素-血管紧张素系统在人体中发挥调节各种生理功能和病理反应的重要作用,其关键组分是血管紧张素。血管紧张素是一个肽类家族,其前体蛋白是血管紧张素原。循环中的血管紧张素原主要来自肝细胞,也可在中枢神经系统、心脏、血管、肾脏和脂肪细胞中合成。血管紧张素原在肾素作用下经过蛋白酶解反应,降解成为 10 个肽的血管紧张素Ⅰ(angiotensinⅠ,AngⅠ)。血管紧张素Ⅰ没有很大的生物学活性,但可在不同蛋白酶的作用下进一步降解,成为有活性的 8 个肽的血管紧张素Ⅱ(angiotensinⅡ,AngⅡ)或 7 个肽的血管紧张素 1-7(angiotensin1-7,Ang1-7)。

血管紧张素Ⅱ是靶器官最多、作用最强大的血管紧张素多肽。在血管内容量急骤减少时,血管紧张素Ⅱ可引起一系列急性反应。例如:①直接作用于血管平滑肌、强力收缩血管以减小血管腔容积;②增强口渴感、刺激醛固酮分泌和抗利尿激素的释放以保留水分和钠盐;③增强心肌收缩力以维持心排血量;④与交感神经系统相互作用、刺激去甲肾上腺素释放,进一步强化血管收缩和心肌正变力性作用。这些急性反应帮助机体维持正常或接近正常的循环功能。但是在慢性心血管疾病时,肾素-血管紧张素系统持续异常地激活,AngⅡ生成过多或活性过强,除引起上述反应外,还会导致各种有害的生物学后果。例如:在心力衰竭时,AngⅡ可促进蛋白合成,从而引发或加速心室肥厚;AngⅡ可促进心脏成纤维细胞的增生,从而引起或加速心肌纤维化;AngⅡ还可诱导心肌细胞凋亡;加上血管收缩和容量负荷增加所导致的心室壁张力持续增高和心肌氧耗量的不断增加,最终引起心肌功能异常。心肌功能异常又进一步刺激肾素-血管紧张素系统和交感神经系统,形成恶性循环。

(二)血管紧张素转换酶

在 AngⅠ降解为 AngⅡ的过程中,血管紧张素转换酶是最重要的限速酶。血管紧张素转换酶又称激肽酶Ⅱ,除少量循环于血浆之中外,90%以上位于不同的组织和器官中,以内皮细胞中最多,称为组织型血管紧张素转换酶。已经发现,在容量负荷过重、心肌梗死和心力衰竭等多种心脏损伤模型中,血管紧张素转换酶的表达都明显增高。高血压、糖尿病、高胆固醇血症以及吸烟等危险因素和损伤因素都可造成内皮细胞功能异常,后者伴随着组织型血管紧张素转换酶的激活,导致整体及局部血管收缩与血管舒张机制的平衡失调、血管平滑肌细胞生长的平衡失调以及血管壁炎症及氧化状态的平衡失调。组织型血管紧张素转换酶在动脉粥样硬化斑块中的表达增加、在炎症细胞集聚的区域和易损斑块的肩部区域中浓度特别高,可能与斑块的不稳定性增加有关。此外,肾脏局部 AngⅡ浓度增高可引起入球小动脉和出球小动脉舒缩功能的平衡失调、肾小球压力增高和肥厚、肾脏组织纤维化和肾功能的丧失。

血管紧张素转换酶是一种非特异的酶,除可使 AngⅠ转化为 AngⅡ外,还能催化缓激肽、P物质等肽类物质的降解。缓激肽有重要的生理功能。在特定的组织或器官中,缓激肽可引起平滑肌收缩(如尿道和回肠)、增加血管壁渗透性和增加黏膜分泌等。更重要的是,缓激肽能通过在血管内皮中刺激花生四烯酸代谢产物、一氧化氮和内皮源性超极化因子的生成,引起血管扩张。在肾内,缓激肽通过直接肾小管作用引起尿钠排泄。缓激肽的这些效应正好与 AngⅡ相拮抗。血管紧张素转换酶通过切除缓激肽 C 端的二肽,使缓激肽降解为无活性的碎片。

因此,血管紧张素转换酶通过催化 AngⅡ的生成和缓激肽的降解,同时影响肾素-血管紧张素系统与激肽释放酶-激肽系统(图 6-3)。血管紧张素转换酶活性增强不仅增加循环及组织中的AngⅡ浓度,加重其对心血管系统的损害,而且减低缓激肽的水平,取消了缓激肽的保护作用,使心血管系统受到双重打击。

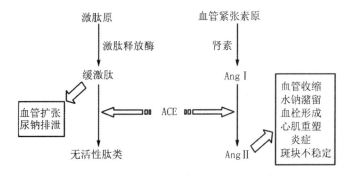

图 6-3 血管紧张素转换酶催化 AngⅡ的生成与缓激肽的降解

AngⅡ可引起血管收缩等病理后果,缓激肽则有血管扩张等保护效益

(三)血管紧张素转换酶抑制剂

血管紧张素转换酶抑制剂通过抑制血管紧张素转换酶而减弱肾素-血管紧张素系统的作用。

例如,有学者对 7 例缺血性心脏病患者用培哚普利治疗 5 周后,血浆血管紧张素转换酶活性降低 70%($P<0.01$),血管内皮和外膜的血管紧张素转换酶活性降低约 35%($P<0.01$)。因此,血管紧张素转换酶抑制剂能抑制循环和组织中的血管紧张素转换酶,从而减少 AngⅡ 生成、消除或减轻 AngⅡ 的心血管不利作用。

血管紧张素转换酶抑制剂通过抑制血管紧张素转换酶还能提高循环中的缓激肽水平,发挥保护心血管系统的效益。例如,有报道称在自发高血压大鼠中,血管紧张素转换酶抑制剂治疗改善心功能、冠状动脉血流以及多种心肌代谢指标的效益,都可被缓激肽受体阻滞剂所取消。有学者对 12 例接受长期血管紧张素转换酶抑制剂治疗的心力衰竭患者静脉滴注缓激肽受体阻滞剂 B 9340,并用静脉血管容积变化描计术测定前臂血流。结果显示,滴注 B 9340 引起前臂血管收缩,且收缩程度呈剂量依赖性;停止血管紧张素转换酶抑制剂治疗 1 周后,滴注 B 9340 不能引起前臂血管收缩;恢复血管紧张素转换酶抑制剂治疗 4 周后,滴注 B 9340 又能引起前臂血管收缩。因此,缓激肽对于血管紧张素转换酶抑制剂的治疗效益有重要贡献。

血管紧张素转换酶抑制剂的第三项作用机制是增加循环及组织中的 Ang1-7 的水平。如前所述,AngⅠ 可在不同蛋白酶的作用下降解生成 AngⅡ 或 Ang1-7。血管紧张素转换酶抑制剂抑制血管紧张素转换酶后 AngⅡ 的生成减少,AngⅠ 就会更多地在内肽酶作用下生成 Ang1-7。此外,Ang1-7 需在血管紧张素转换酶的作用下降解而失活,血管紧张素转换酶抑制剂抑制血管紧张素转换酶后这一降解过程被阻断。因此,血管紧张素转换酶抑制剂在两个环节上抑制血管紧张素转换酶的作用,可使 Ang1-7 的水平成倍增高。Ang1-7 的多种生物学效应与 AngⅡ 相拮抗,可发挥利尿、扩张血管、抑制平滑肌细胞增生等有益作用,还能增强缓激肽的作用。

血管紧张素转换酶抑制剂的其他作用机制包括增加组织型纤溶酶原激活物(t-PA)的产生和减少病理性纤溶酶原激活物抑制剂(PAI-1)的形成,从而具有抗血栓-栓塞效益。研究显示,血管紧张素受体 1 或血管紧张素受体 2 的特异性阻滞剂都不能阻止 AngⅡ 诱导的内皮细胞 PAI-1 表达,提示血管紧张素转换酶抑制剂减少 PAI-1 的作用可能是通过血管紧张素受体 4 来调节。血管紧张素转换酶抑制剂能显著改善左室收缩功能异常及心力衰竭患者的血流动力学状况,包括降低心脏前负荷(肺毛细血管楔压)、降低后负荷(体循环血管阻力及血压)、降低收缩期室壁张力和增加心排血量,减轻心力衰竭或左室收缩功能异常时常常伴发的功能性二尖瓣反流。至于对肾脏的影响,血管紧张素转换酶抑制剂能增加肾血流量、促进钠排泄,但通常不改变肾小球的过滤作用,因此滤过分数降低。

二、分类

第一个问世的血管紧张素转换酶抑制剂替普罗肽有降压作用,但只能静脉注射,临床价值有限。后来研发出的口服有效的卡托普利,其临床效益很快得到证实,带动了该类药物的研发。迄今为止,美国食品药物管理局已经批准临床使用的血管紧张素转换酶抑制剂有卡托普利、贝那普利、依那普利、福辛普利、赖诺普利等 10 种;在欧洲和日本使用的还有西拉普利和咪达普利。除莫昔普利和喹那普利外,其他 9 种血管紧张素转换酶抑制剂都已经在国内上市。

各种血管紧张素转换酶抑制剂制剂的不同,在于它们的活性部分化学结构、效力、生物利用度、血浆半衰期、排泄途径、分布和与组织血管紧张素转换酶亲和度的不同,以及是否作为前体药物给药。例如,卡托普利的半衰期相对最短。除福辛普利和螺普利外,多数血管紧张素转换酶抑制剂主要经肾脏清除,因此在肾功能异常时需减少剂量。大多数血管紧张素转换酶抑制剂作为前体药物给药,这些前体药物无活性或活性很低,在肝内酯化后转变为活性药物发挥作用。

从理论上来说,血管紧张素转换酶抑制剂能否起作用主要取决于其是否能够抑制组织中的血管紧张素转换酶,因此有人提出,组织血管紧张素转换酶亲和力较强的血管紧张素转换酶抑制剂疗效较好。但是,目前缺乏能准确定量评估组织血管紧张素转换酶结合力的方法,也无临床试验表明各种血管紧张素转换酶抑制剂的临床疗效与其组织亲和力相关。因此,对血管紧张素转换酶抑制剂制剂的选择应当以临床试验结果为基础。

血管紧张素转换酶抑制剂可根据其活性部分的化学结构或其药代动力学特点进行分类。

(一)根据活性部分化学结构分类

血管紧张素转换酶的活性催化部位包含有锌离子(Zn^{2+}),而一种有效的血管紧张素转换酶抑制剂需要在其 N-终端结构上含有一个能与 Zn^{2+} 结合的巯基、羧基或膦酸基团,才能与血管紧张素转换酶的活性部位发生特异性的结合而发挥作用。因此,血管紧张素转换酶抑制剂可以根据其活性部分所含的特殊基团分成以下三类。

1.巯基类血管紧张素转换酶抑制剂

代表药物是卡托普利,其他还有芬替普利、匹瓦普利、佐芬普利和阿拉普利。早年曾认为,巯基是血管紧张素转换酶抑制剂引起咳嗽的原因,但随后的研究显示,其他血管紧张素转换酶抑制剂同样存在这一不良反应。反之,巯基可能具有清除自由基和影响前列腺素代谢等有益的作用。

2.羧基类血管紧张素转换酶抑制剂

包括大多数常用的血管紧张素转换酶抑制剂,代表药物是依那普利,其他有贝那普利、西拉普利、咪达普利、赖诺普利、培哚普利、喹那普利、雷米普利、螺普利和地拉普利等。

3.膦酸基类血管紧张素转换酶抑制剂

代表药物是福辛普利,其他有西拉普利。

(二)根据药代动力学特点分类

1.卡托普利类血管紧张素转换酶抑制剂

代表药物是卡托普利,其他有芬替普利和匹瓦普利等。该类药物本身具有活性,进入人体后又经历进一步代谢。这种代谢转变产生有药理学活性的二硫化物,母体药物和二硫化物都经肾脏排泄。

2.前体药类血管紧张素转换酶抑制剂

代表药物是依那普利,其他有贝那普利、西拉普利、地拉普利、福辛普利、咪达普利、培哚普利、喹那普利、雷米普利和螺普利等。例如,依那普利必须在肝脏内转变成二酸化合物依那普利拉后才具有活性。

3.不经历代谢的水溶性血管紧张素转换酶抑制剂

代表药物是赖诺普利,其他有西拉普利。它们不须经过代谢即有活性,循环时不与血浆蛋白结合,以原形经肾脏排泄。

三、不良反应和禁忌证

(一)不良反应

总的来说,血管紧张素转换酶抑制剂的安全性良好,长期使用时可能发生的不良反应包括咳嗽、低血压、高钾血症、肾功能恶化和血管性水肿。

1.咳嗽

咳嗽是血管紧张素转换酶抑制剂的最常见的不良反应,文献中报道的发生率为1％～44％,女性较易发生,可能与用药后缓激肽或 P 物质浓度增高,以及迷走神经 C 纤维受刺激有关。血管紧张素转换酶抑制剂引起的咳嗽多为无痰的阵发性干咳,伴咽后壁发痒感,无特效治疗药物,停药后咳嗽消失,无长期不良后果,但再次给予同一种或另一种血管紧张素转换酶抑制剂后咳嗽常常复发。诊断时首先应尽可能排除其他原因引起的咳嗽。咳嗽程度较轻时,可鼓励患者坚持服药,部分患者的咳嗽会逐渐减轻甚至消失。对于慢性心力衰竭患者特别有必要进行这种尝试,因为血管紧张素转换酶抑制剂长期治疗能够显著降低死亡危险。咳嗽严重者应停用血管紧张素转换酶抑制剂,改用血管紧张素Ⅱ受体阻滞剂或其他降压药物。

2.低血压

很常见,多数无症状。在低盐饮食、大量使用利尿药或腹泻等导致低钠和血容量不足时,以及在高龄老人和严重心力衰竭患者中,有症状的低血压、特别是首剂低血压反应的发生率较高。在这些情况下建议使用较小剂量的血管紧张素转换酶抑制剂,并在严密观察病情变化的基础上逐步上调剂量。

3.高钾血症

血管紧张素转换酶抑制剂减少 Ang Ⅱ 的生成,进而抑制醛固酮释放,因此有增高血钾的倾向。但是在肾功能正常的患者,血钾增高的幅度通常并不很大。但是,同时摄入钾盐(包括低钠饮食时的某些钾盐替代品)、补钾治疗或使用保钾利尿药时,有可能发生高钾血症,特别是合并有肾功能异常的患者。因此,应注意避免上述联合治疗。例如,在治疗高血压时,血管紧张素转换酶抑制剂通常不能与保钾利尿药氨苯蝶啶或复方阿米洛利合用,除非患者有低钾血症的证据。但是,严重心力衰竭和急性心肌梗死后心力衰竭的患者在使用血管紧张素转换酶抑制剂等药物的基础上,加用醛固酮受体阻滞剂螺内酯或依普利酮能进一步降低病死率和病残率,临床得益远超过引起高钾血症的危险。因此在有适应证的心力衰竭患者中,如果基线血钾不超过5.0 mmol/L,可联合使用血管紧张素转换酶抑制剂和小剂量醛固酮受体阻滞剂,同时密切随访观察血钾水平。

4.肾功能恶化

血管紧张素转换酶抑制剂对肾功能的影响是临床医师经常感到困惑的一个问题。一方面,血管紧张素转换酶抑制剂有显著的肾功能保护作用;另一方面,血管紧张素转换酶抑制剂会引起暂时性肾功能恶化,特别是在最初使用阶段。血管紧张素转换酶抑制剂引起暂时性肾功能恶化的机制是,肾小球滤过率与入球小动脉和出球小动脉的收缩状态有关。当肾小球的灌注压或入球小动脉的压力降低时,肾小球毛细血管压力以及肾小球滤过率的维持主要依赖由 Ang Ⅱ 介导的出球小动脉的收缩;血管紧张素转换酶抑制剂减少 Ang Ⅱ 的生成后,出球小动脉扩张、阻力降低,导致肾小球滤过率下降。

在大多数心力衰竭患者中,血管紧张素转换酶抑制剂用药最初 2 个月内可能出现血清肌酐水平轻度、非进行性的、暂时的升高(增幅通常＜30％),实际上反映了血管紧张素转换酶抑制剂对肾脏血流动力学的有益的影响。但是,如果肾功能急剧恶化,表现为肌酐水平突然增高≥0.5 mg/dL(原先＜2.0 mg/dL 的患者)或≥1.0 mg/dL(原先≥2.0 mg/dL 的患者),应高度警惕急性肾衰竭的可能。美国心脏协会曾提出以下建议:①在大多数心力衰竭患者中,血管紧张素转换酶抑制剂能改善肾血流和稳定肾小球滤过率;②血清肌酐水平增高本身并不构成使用血管紧张素转换酶抑制剂的禁忌证,较明显的肌酐水平增高多见于原先有慢性肾功能不全的患者;③发生急性肾衰竭时应积极寻找诱发原因,特别是低血压[平均动脉压<8.7 kPa(65 mmHg)]、循环容量不足、严重肾动脉疾病或同时使用缩血管药物(如非甾体抗炎药和环孢霉素),并尽可能予以纠正;④发生急性肾衰竭而诱发原因尚未纠正之前,应停止使用血管紧张素转换酶抑制剂,也不能用血管紧张素Ⅱ受体阻滞剂来代替;⑤如果急性肾衰竭缓解且诱发原因也得到纠正,可以恢复使用血管紧张素转换酶抑制剂。

5.血管性水肿

血管性水肿罕见,但有致命危险。其临床表现为面、唇、舌、咽和声门等部位的皮下或黏膜下水肿,见于首次用药或治疗最初 48 h 内,偶然也可在治疗数月甚至数年后发生。局限于面部、唇或肢体部位的肿胀通常在停药后消退,但仍应加强医学监护。对喉头水肿的患者,应皮下注射肾上腺素,并采取一切措施保持呼吸道通畅。疑为严重血管性水肿的患者,应终身避免使用任何一种血管紧张素转换酶抑制剂。

6.其他不良反应

早年使用大剂量卡托普利时,曾报道皮疹、味觉异常和中性粒细胞减少症等有较高的发生率。近年来使用常规剂量的卡托普利,这些不良反应已罕见。

(二)禁忌证

1.绝对禁忌证

(1)妊娠妇女:动物试验和临床观察均显示,在妊娠中晚期使用血管紧张素转换酶抑制剂可引起多种胎儿畸形。因此,育龄期妇女使用血管紧张素转换酶抑制剂应小心,如打算怀孕或发现怀孕,应立即停药。

(2)使用血管紧张素转换酶抑制剂曾发生致命性不良反应的患者:既往使用任何一种血管紧张素转换酶抑制剂曾引起血管性水肿、急性无尿性肾衰竭或其他严重变态反应的患者,终生禁用所有的血管紧张素转换酶抑制剂。

2.相对禁忌证

以下情况须慎用血管紧张素转换酶抑制剂:①双侧肾动脉狭窄;②血清肌酐水平著增高(>3.0 mg/dL或265.2 μmol/L);③低血压[收缩压<12.0 kPa(90 mmHg)];④高钾血症(>5.5 mmol/L);⑤主动脉瓣狭窄或梗阻性肥厚型心肌病,此类患者使用血管紧张素转换酶抑制剂后有可能因为增加跨主动脉瓣(或左室流出道)的压力阶差而诱发晕厥。上述情况经处理后得到纠正。例如,肾动脉狭窄经手术或介入治疗得到解除、低血压或高血钾症经治疗改善后,应重新评估是否使用血管紧张素转换酶抑制剂。

四、应用范围与选用原则

(一)应用范围

1.高血压

血管紧张素转换酶抑制剂是抗高血压治疗的一线药物之一,其疗效已经得到充分肯定。汇总分析显示,与安慰剂对照组相比较,血管紧张素转换酶抑制剂治疗可使高血压患者的脑卒中发生率降低 28%、冠心病事件减少 20%、心力衰竭减少 18%、主要心血管病事件减少 22%、心血管病病死率降低 20%、总病死率降低 18%,差别均有显著的统计学意义。汇总分析还显示,血管紧张素转换酶抑制剂降低主要心血管病事件的效益与利尿药、β 受体阻滞剂或钙通道阻滞剂相似。

美国高血压指南推荐,合并以下六种临床情况的患者可优先考虑选用血管紧张素转换酶抑制剂:①心力衰竭;②心肌梗死后;③高危冠心病;④糖尿病;⑤慢性肾脏疾病;⑥需要预防再发脑卒中的患者。

2.心力衰竭

血管紧张素转换酶抑制剂治疗慢性心力衰竭的临床试验至少有 30 多项,结果几乎完全一致。汇总分析显示,与安慰剂组相比,血管紧张素转换酶抑制剂治疗使总病死率降低 20%($P<0.000\ 1$),再发心肌梗死减少 21%($P=0.000\ 1$),心力衰竭住院减少 33%($P<0.000\ 1$)。血管紧张素转换酶抑制剂的效益与患者的年龄、性别、是否使用利尿药、阿司匹林或 β 受体阻滞剂等均无关。无症状的左心室收缩功能异常患者(左室射血分数<40%),同样能够从血管紧张素转换酶抑制剂治疗中显著获益。因此,血管紧张素转换酶抑制剂是慢性收缩性心力衰竭治疗的基石和首选药物,全部慢性收缩性心力衰竭患者都必须使用血管紧张素转换酶抑制剂,包括无症状者,除非有禁忌证或者不能耐受。血管紧张素转换酶抑制剂须终身使用。

3.心肌梗死后

有研究汇总分析 15 项急性心肌梗死早期进行短期治疗的试验,血管紧张素转换酶抑制剂治疗组和对照组的病死率分别为 7.27% 和 7.73%($P=0.006$)。有研究汇总分析 3 项急性心肌梗死早期开始使用血管紧张素转换酶抑制剂、并继续治疗至少 12 个月的大型临床试验,血管紧张素转换酶抑制剂使总病死率降低 26%($P<0.000\ 1$),再发心肌梗死减少 20%($P=0.005\ 7$),心力衰竭住院减少 27%($P<0.000\ 1$)。因此,急性心肌梗死后患者应尽早开始并长期使用血管紧张素转换酶抑制剂。

4.冠心病高危患者

血管紧张素转换酶抑制剂能显著降低左室收缩功能异常、慢性心力衰竭和心肌梗死后患者的病残率和病死率,也是高血压和糖尿病患者的一线治疗用药。合并有这些疾病或危险因素的慢性冠心病患者,应长期采用血管紧张素转换酶抑制剂进行二级预防。不合并心力衰竭的冠心病或其他心血管病患者,也能得益于血管紧张素转换酶抑制剂长期治疗。左室射血分数正常、各种危险因素得到良好控制并已接受最佳的药物及血管重建治疗的低危患者,使用血管紧张素转换酶抑制剂可作为一种选择。

5.糖尿病肾病

在一项前瞻性研究中,409 例尿蛋白≥500 mg/d、血清肌酐≤2.5 mg/dL 的 1 型糖尿病患者随机分组接受卡托普利或安慰剂治疗 3 年,卡托普利组患者的主要终点事件(血清肌酐浓度增倍)发生率降低 48%($P=0.007$),死亡、需要透析或肾移植的危险降低 50%($P=0.006$)。心脏结果预防评价研究(HOPE)中,3 577 例糖尿病患者(其中 98% 为 2 型糖尿病)随机分入雷米普利组和安慰剂组,平均治疗 4.5 年。雷米普利治疗使主要终点事件(心肌梗死、脑卒中或心血管病死亡)降低 25%($P=0.000\ 4$),心肌梗死减少 22%($P=0.01$),脑卒中减少 33%($P=0.007\ 4$),心血管病病死率降低 37%($P=0.000\ 1$),总病死率降低 24%($P=0.004$),临床肾病发生率降低 24%($P=0.027$)。

上述两项试验都认为,血管紧张素转换酶抑制剂降低心血管病事件的效益不能完全用降压效果来解释,在糖尿病患者中血管紧张素转换酶抑制剂很可能具有降压之外的心血管保护和肾脏保护作用。

(二)选用原则

如上所述,血管紧张素转换酶抑制剂常用于治疗高血压、心力衰竭、无症状左心室功能异常、心肌梗死、糖尿病肾病和冠心病高危者。获得这些适应证的依据是随机临床试验的结果,但是,并非每一种血管紧张素转换酶抑制剂都经历过大规模临床试验。在临床实践中,应尽量选用有循证医学证据的药物。但是在一些国家的心力衰竭指南中,各种血管紧张素转换酶抑制剂包括贝那普利、培哚普利和西拉普利等,都可用于治疗慢性心力衰竭。临床实践中,多种血管紧张素转换酶抑制剂被用于糖尿病肾病患者。

在获得高血压、心力衰竭或心肌梗死治疗适应证的各种血管紧张素转换酶抑制剂制剂中,目前并不清楚它们的临床疗效是否存在差异。在这种情况下选药时,应综合考虑药物的药理特点、安全性和价格,以及患者的具体情况。例如,治疗高血压时,为了提高患者长期服药的依从性,宜采用每天 1 次给药的长效血管紧张素转换酶抑制剂。而在处理高血压危象时,起效快而作用时间短的卡托普利就更为合适。大多数血管紧张素转换酶抑制剂主要经肾排泄,因此对于中度以上肾功能异常的患者,经肝、肾双通道排泄的制剂如福辛普利具有一定的优势。

五、药物的相互作用

血管紧张素转换酶抑制剂与其他药物之间的药代动力学相互作用问题目前还了解不多,与大多数常用的心血管疾病治疗药物之间,似乎很少有持续的、有临床意义的相互作用。血管紧张素转换酶抑制剂可增加肾小管对锂的重吸收,因此可以升高血锂浓度。丙磺舒可减少卡托普利等多种血管紧张素转换酶抑制剂的经肾排泄,导致后者的血浓度增高,福辛普利和佐芬普利则不受影响。此外,曾有报道称卡托普利可使血清地高辛浓度增高约 1/4,但以后的研究未证实这种相互作用。

以下讨论血管紧张素转换酶抑制剂与几种常用心血管疾病治疗药物之间的药效学相互作用问题。

(一)保钾利尿药

血管紧张素转换酶抑制剂减少醛固酮释放,有增高血钾的倾向,通常不应与钾盐或保钾利尿药同用。但是,严重心力衰竭和急性心肌梗死后心力衰竭的患者在使用血管紧张素转换酶抑制剂等标准药物的基础上,加用螺内酯或依普利酮能进一步显著降低病死率和病残率。因此,这类患者如果血钾不超过 5.0 mmol/L,可联合使用血管紧张素转换酶抑制剂和小剂量醛固酮受体阻滞剂。

(二)利尿药

血管紧张素转换酶抑制剂和利尿药联用是最有效的抗高血压药物组合方案之一,常用复方制剂为一种血管紧张素转换酶抑制剂加上氢氯噻嗪 12.5 mg/d。利尿药如氢氯噻嗪的抗高血压机制主要针对水钠潴留环节,但使用利尿药后可激活神经体液及激素机制,刺激肾素释放,引起血管收缩,从而减弱了利尿药的降压作用。加用血管紧张素转换酶抑制剂后,后者拮抗神经激素活性、缓解血管收缩的作用,能增强利尿药的疗效,在肾素水平正常或增高的患者中效果可能更为显著。反之,在低肾素水平高血压如黑人患者中,血管紧张素转换酶抑制剂的降压效果可能较差,此时利尿药可提高肾素水平,增强血管紧张素转换酶抑制剂的疗效。另外,血管紧张素转换酶抑制剂能拮抗利尿药的多种代谢性不良反应如低钾血症。因此,两类药物有互补的药理学作用、有相加或协同的降压效果。

慢性心力衰竭患者通常需同时使用血管紧张素转换酶抑制剂和利尿药。血管紧张素转换酶抑制剂主要着眼于降低病残率和病死率,利尿药则能迅速减轻水钠潴留和缓解症状。但是,两类药物合用也有不利的相互作用。严重心力衰竭患者使用较大剂量利尿药可引起明显的高肾素血症,导致患者对血管紧张素转换酶抑制剂特别敏感,尤其容易发生比较严重的首剂低血压反应。预防措施是首剂使用很小剂量的血管紧张素转换酶抑制剂,如卡托普利 6.25 mg。其次,血管紧张素转换酶抑制剂和利尿药合用可导致肾功能暂时恶化,需监测血清肌酐水平。最后,在大多数情况下,血管紧张素转换酶抑制剂不应与保钾利尿药合用。

(三)钙通道阻滞剂

血管紧张素转换酶抑制剂和钙通道阻滞剂联合也是非常有效的抗高血压药物组合。钙通道阻滞剂的不依赖血管紧张素 II 的血管扩张作用,以及促尿钠排泄的作用,与血管紧张素转换酶抑制剂的降压机制互补。钙通道阻滞剂有增高血浆肾素的倾向,可增强血管紧张素转换酶抑制剂的降压作用。血管紧张素转换酶抑制剂则能减轻二氢吡啶类钙通道阻滞剂的心动过速和踝部水肿不良反应。

在收缩期高血压患者联合降压治疗避免心血管事件试验中,11 506 例高危高血压患者随机分组接受贝那普利-氨氯地平或贝那普利-氢氯噻嗪治疗平均 36 个月,贝那普利-氨氯地平组的心血管病终点事件发生率降低 20%($P<0.001$)。这一结果提示,血管紧张素转换酶抑制剂和钙通道阻滞剂组合的临床疗效可能优于血管紧张素转换酶抑制剂与噻嗪类利尿药组合。

(四)β 受体阻滞剂

血管紧张素转换酶抑制剂和 β 受体阻滞剂联用不是理想的降压药物组合,因为血管紧张素转换酶抑制剂通过抑制肾素-血管紧张素系统发挥作用,β 受体阻滞剂也通过抑制肾素释放而影响这一系统,二者的作用机制部分重叠,合用后降压效果增强不多。但是某些患者,如已使用血管紧张素转换酶抑制剂、利尿药和(或)钙通道阻滞剂而高血压仍然没有得到控制,特别是心率偏快者,可加用 β 受体阻滞剂。

β 受体阻滞剂是冠心病患者长期二级预防的主要药物之一。多项试验表明,冠心病患者不论是否使用 β 受体阻滞剂,血管紧张素转换酶抑制剂都有降低病残率和病死率的效益,在已经使用 β 受体阻滞剂的患者中效益更好。在已经使用血管紧张素转换酶抑制剂的心力衰竭患者中,长期使用 β 受体阻滞剂能使总病死率进一步降低 34%~35%。因此只要没有禁忌证,所有收缩功能异常的慢性心力衰竭患者都必须联合使用血管紧张素转换酶抑制剂和 β 受体阻滞剂。

(五)非甾体抗炎药

非甾体抗炎药包括阿司匹林可减弱血管紧张素转换酶抑制剂的降压效果,机制可能是通过抑制环氧酶而减少花生四烯酸的降解,导致扩血管的前列腺素生成减少。例如,有研究显示,吲哚美辛可使血管紧张素转换酶抑制剂的降压效果降低 3%~34%。

阿司匹林是急性心肌梗死治疗和冠心病二级预防的重要药物之一。在血管紧张素转换酶抑制剂用于急性心肌梗死的临床试验中,绝大多数患者同时使用阿司匹林,因此,血管紧张素转换酶抑制剂的效益是在使用阿司匹林的基础上取得的。相关试验显示,不论患者是否使用阿司匹林(或其他抗血小板药物),雷米普利都能显著降低主要心血管病终点事件的发生率。因此,阿司匹林不会显著削弱血管紧张素转换酶抑制剂在冠心病患者中的治疗效益。甚至有队列研究显示,与单用血管紧张素转换酶抑制剂相比,同时服用血管紧张素转换酶抑制剂和阿司匹林可显著降低冠心病患者的 5 年病死率($P<0.001$)。

也有人提出,心力衰竭患者使用阿司匹林会减弱血管紧张素转换酶抑制剂的疗效。但是对6项临床试验22 060例患者资料的汇总分析显示,血管紧张素转换酶抑制剂治疗使主要心血管病事件减少22%(P<0.000 1),其中服用阿司匹林的患者减少20%(12%～27%),不服用阿司匹林者减少29%(19%～38%),两组间差别并不显著(P=0.07)。一项对5 701例心力衰竭住院患者的随访研究显示,无论是缺血性还是非缺血性心力衰竭患者,血管紧张素转换酶抑制剂降低病死率的疗效均不会因使用阿司匹林而降低。因此,确有必要使用抗血小板药物的心力衰竭患者,可同时使用血管紧张素转换酶抑制剂和小剂量阿司匹林。

(六)血管紧张素Ⅱ受体阻滞剂

临床上经常见到血管紧张素转换酶抑制剂和血管紧张素Ⅱ受体阻滞剂(angiotensin Ⅱ receptor blocker,ARB)联合使用。由于ARB在受体水平上阻断AngⅡ的不利作用,而血管紧张素转换酶抑制剂可通过增高缓激肽水平获取部分效益,因此两类药物在作用机制上存在互补性,联合用药有其理论基础。但是,这种做法缺乏循证医学依据,不宜提倡。

1.高血压

在几项小样本试验中,血管紧张素转换酶抑制剂和ARB合用的降压幅度大于单用其中一种药物。但是这些试验采用小剂量血管紧张素转换酶抑制剂或短效血管紧张素转换酶抑制剂每天1次给药,而且加用ARB后平均仅能降低血压3.8/2.7 mHg,效果远不如血管紧张素转换酶抑制剂加上钙通道阻滞剂或利尿药。因此,血管紧张素转换酶抑制剂和ARB不是一种合理的降压组合。

2.慢性心力衰竭

在缬沙坦心力衰竭试验中,将5 010例患者(93%服用血管紧张素转换酶抑制剂)随机分入缬沙坦组或安慰剂组,平均随访23个月,缬沙坦组的死亡和病残联合终点事件发生率降低13%(P=0.009)。坎地沙坦降低心力衰竭病死率病残率评估研究纳入2 548例服用血管紧张素转换酶抑制剂的心力衰竭患者,平均治疗41个月,坎地沙坦组的主要终点事件(心血管病死亡或心力衰竭住院)比安慰剂组降低15%(P=0.011)。这两项试验结果提示,在血管紧张素转换酶抑制剂基础上加用ARB能降低病残率。

3.心肌梗死后

缬沙坦心肌梗死试验纳入14 703例心肌梗死后患者,随机分入缬沙坦组、卡托普利组或缬沙坦与卡托普利合用组,平均随访24.7个月。结果显示,二药合用组的病死率及心血管病事件发生率和单用卡托普利组相同,但低血压、肾功能异常和总的不良反应发生率均显著增高。

4.肾病

血管紧张素转换酶抑制剂和ARB合用治疗肾病的研究不少,但质量不高,其中最有影响力的是非糖尿病肾病ARB和血管紧张素转换酶抑制剂联合治疗试验。该试验将263例患者随机分组接受氯沙坦、培哚普利或二药联合治疗,平均随访2.9年。结果显示,二药合用组主要终点事件(血清肌酐浓度增倍或终末期肾病)发生率为11%,显著低于氯沙坦组(23%,P=0.016)或培哚普利组(23%,P=0.018)。现已查明,上述试验的数据涉嫌造假。

5.心血管病高危患者

替米沙坦单用或与雷米普利合用全球终点试验纳入25 620例无心力衰竭的高危患者,随机分入替米沙坦、雷米普利、替米沙坦加雷米普利组,平均随访56个月。联合用药组的主要心血管病事件发生率与雷米普利组相同,但低血压、晕厥、腹泻、肾功能异常等不良反应均显著增高。特别值得指出的是,与单用雷米普利相比,替米沙坦加雷米普利治疗虽能减少蛋白尿,但却显著增加了肾脏主要终点事件(透析、肌酐翻倍或死亡)和肾脏二级终点事件(透析或肌酐翻倍),总体上弊大于利。

(七)其他药物

血管紧张素转换酶抑制剂与其他降压药或扩血管药物合用时降压作用增强,应注意避免低血压。

(张　慧)

第八节　血管紧张素Ⅱ受体阻滞剂

血管紧张素Ⅱ受体阻滞剂是一类重要的抗高血压药物,疗效肯定而不良反应较少。ARB也常用于心力衰竭、糖尿病肾病、心肌梗死后以及心血管病高危患者。

一、作用机制

(一)血管紧张素Ⅱ

肾素-血管紧张素-醛固酮系统在人体血管生物学和心血管系统的病理生理调节中发挥极为重要的作用,AngⅡ则是RAA系统中最主要的效应器。由于AngⅡ水平的异常持续增高与高血压、动脉疾病、心脏肥厚以及心力衰竭等的发生发展直接有关,因此,阻断AngⅡ对人体组织的病理性刺激活动能够治疗上述多种心血管疾病。阻断AngⅡ病理性刺激作用的方法之一是采用血管紧张素转换酶抑制剂。已知AngⅡ的前体物质是血管紧张素Ⅰ(AngⅠ),AngⅠ在血管紧张素转换酶的作用下降解为AngⅡ。这一经典的转换过程可在血浆和肾、脑、肾上腺等组织中发生。血管紧张素转换酶抑制剂通过抑制血管紧张素转换酶的催化作用能显著减少AngⅡ的生成,其降低心血管病病死率和病残率的效益已经在诸多随机临床试验中得到证实。然而,血管紧张素转换酶抑制剂的治疗有其不足之处。首先,血管紧张素转换酶的特异性不高,除转化AngⅠ为AngⅡ外,还能降解缓激肽等物质;使用血管紧张素转换酶抑制剂后缓激肽的降解受阻、循环中的浓度增高,可引起咳嗽等不良反应,部分患者由于不能耐受而被迫停药。另外,许多患者在长期接受血管紧张素转换酶抑制剂治疗后,曾经降低的AngⅡ水平又会渐渐增高,甚至恢复到治疗前水平。这种所谓AngⅡ"逃逸现象"的确切机制及临床意义尚不完全清楚,很可能是因为一些非血管紧张素转换酶途径(如胃促胰酶或组织蛋白酶G)也可使AngⅠ转化为AngⅡ。显然,血管紧张素转换酶抑制剂不能完全阻断AngⅡ的生成,人们开始研发在受体水平上阻断AngⅡ作用的ARB。

AngⅡ必须通过与受体结合才能发挥作用。已经发现AngⅡ受体有4种亚型,分别被命名为 AT_1 受体、AT_2 受体、AT_3 受体和 AT_4 受体。其中,AT_3 受体和 AT_4 受体还缺乏研究。

AT_1 受体和 AT_2 受体都是含有大约360个氨基酸的多肽,七次跨越细胞膜。这两种受体与AngⅡ的亲和力相似,但功能不同,序列同源性仅为30%。目前已知的AngⅡ的不利的生物学作用几乎都通过 AT_1 受体调节,包括收缩血管、释放醛固酮、激活交感神经和促进细胞生长等。AngⅡ和 AT_1 受体的结合有以下特点:①高度的结构特异性;②有限的结合容量(饱和度);③亲和力高;④ AT_1 受体和AngⅡ的相互作用可转化为细胞反应(信号转导);⑤结合过程受其生物合成以及再循环的调节（上调和下调）。Ang Ⅱ 和 AT_1 受体的特异性、高亲和力结合，是由受体的位于细胞膜外表面的氨基酸及跨膜结构域中的顺序决定的。

AT_2 受体在胎儿组织中高度表达，出生后迅速减少，因此人们认为其在胎儿的发育过程中起重要作用。但是最近的研究发现，敲除 AT_2 受体的小鼠能够正常地发育和生长，提示 AT_2 受体对于胎儿发育可能并非不可缺少。在成人中，脑、心、肾、肾上腺髓质以及生殖组织中存在较低密度的 AT_2 受体。但是在多种病理情况下，如心力衰竭、肾衰竭、心肌梗死、脑损伤、血管损伤和伤口愈合时，AT_2 受体的表达会上调。AT_2 受体的生理效应尚不完全清楚，可能具有抗增生、扩张血管和促进凋亡的作用。

（二）血管紧张素Ⅱ受体阻滞剂

目前临床上使用的 ARB 均为选择性的 AT_1 受体阻滞剂，以氯沙坦为代表。氯沙坦与 AT_1 受体跨膜结构域中的氨基酸相互作用，占据了 7 条螺旋线之间的空间，从而阻止 Ang Ⅱ 和 AT_1 受体的结合，阻断了经 AT_1 受体介导的 Ang Ⅱ 的病理生理及生物学作用。

氯沙坦对其他 Ang Ⅱ 受体亚型几乎没有任何作用。但是在 AT_1 受体被阻断后，循环中 Ang Ⅱ 的浓度增高、会更多地作用于 AT_2 受体。AT_2 受体的生物学效应大多与 AT_1 受体相拮抗，因此 ARB 的治疗效益可能部分来自 Ang Ⅱ 对 AT_2 受体的刺激。但也有研究认为，长期持续刺激 AT_2 受体也可能带来刺激生长、促进炎症和动脉粥样硬化等不良后果。显然，在这一领域中，还需要更多的研究。

与血管紧张素转换酶抑制剂不同，ARB 治疗不增高缓激肽水平，因此很少引起咳嗽，血管性水肿的发生率也更低。但是这一好处是有代价的，因为缓激肽具有血管扩张等心血管保护效益。

二、分类与特点

ARB 可以分为肽类和非肽类。肽类 Ang Ⅱ 受体阻滞剂最早问世，代表药物为沙拉新。沙拉新非选择性地阻断所有 Ang Ⅱ 受体，口服效果差，需静脉给药，且维持时间短（半衰期仅几分钟），只能用于高血压急症。该类药物还有内源性 Ang Ⅱ 受体激动作用，给药后部分患者血压反而升高。以后人们致力于研究非肽类 ARB。氯沙坦高度特异地选择性拮抗 AT_1 受体的作用，口服有效，没有 AT_1 受体激动作用，立即成为"沙坦类"药物的模板，十多年来已合成的该类药物达 190 多种。其中，经美国食品药物监督管理局批准使用的有氯沙坦、缬沙坦、坎地沙坦、厄贝沙坦、替米沙坦、奥美沙坦和伊普沙坦。之后，美国食品药物监督管理局又批准了阿奇沙坦的高血压治疗适应证，使临床使用的 ARB 类药物达到 8 种。除伊普沙坦和阿奇沙坦外，其他六种 ARB 已经在我国上市。

ARB 也可根据其对受体的作用分为非选择性和选择性两类。非选择性药物如沙拉新能阻断所有各型 Ang Ⅱ 受体；选择性药物又可分为选择性 AT_1 受体阻滞剂和 AT_2 受体阻滞剂等。如前所述，目前临床使用的 ARB 均为选择性 AT_1 受体阻滞剂。

在药代动力学方面，氯沙坦、坎地沙坦西酯和奥美沙坦酯为前体药物，在肝内分别代谢为活性物质 E3174、坎地沙坦和奥美沙坦。氯沙坦的特点是母药和代谢产物都有活性，E3174 的活性比氯沙坦强 10～40 倍；坎地沙坦和奥美沙坦的母药无活性。有研究称，坎地沙坦、厄贝沙坦、缬沙坦和替米沙坦抑制 AT_1 受体的作用是不可逆的，而氯沙坦和伊普沙坦则是竞争性可逆的 AT_1 受体阻滞剂。然而，这一特征与研究所采用的药理模型有关，不同实验室的结果也不尽相同。

三、不良反应和禁忌证

(一)不良反应

ARB 不良反应较少见。例如在高血压患者的随机双盲研究中,氯沙坦治疗组的不良反应停药率为2.3%,与安慰剂组(3.7%)没有显著差别。ARB 的咳嗽发生率显著低于血管紧张素转换酶抑制剂,使之成为许多需要血管紧张素转换酶抑制剂治疗、但又不能很好耐受的患者的替代药物。近年来在头对头的比较研究中,ARB 的低血压、血钾增高和肾功能恶化等不良反应不比血管紧张素转换酶抑制剂少见。

1.咳嗽

ARB 很少引起咳嗽。

2.低血压

ARB 可引起低血压,包括首剂低血压反应。在伴有左室肥厚的高血压患者中,缬沙坦长期治疗的低血压发生率为 3%。心力衰竭患者使用 ARB,应从小剂量开始,根据临床情况逐步上调剂量。

3.高钾血症

ARB 影响醛固酮的释放,有增高血钾的倾向,因此不宜与保钾利尿药同用。肾功能异常的患者使用 ARB 时,应注意发生高钾血症。

4.肾功能恶化

ARB 有可能引起肾功能恶化,其机制与血管紧张素转换酶抑制剂相似。严重心力衰竭、双侧肾动脉狭窄或大剂量利尿药引起血容量不足的患者须特别注意。

5.血管性水肿

ARB 偶可引起血管性水肿,机制尚不清楚,发生率低于血管紧张素转换酶抑制剂。有研究表明,在 39 例血管紧张素转换酶抑制剂引起过敏或血管性水肿的心力衰竭患者中,改用坎地沙坦后仅 3 例发生血管性水肿、其中 1 例需停药。因此,血管紧张素转换酶抑制剂引起血管性水肿的患者,或可考虑用 ARB 来替代,但是这种做法必须十分慎重。

(二)禁忌证

1.绝对禁忌证

(1)妊娠妇女:孕妇使用直接作用于肾素-血管紧张素系统的药物(包括血管紧张素转换酶抑制剂和 ARB),有可能引起胎儿和新生儿病残或死亡。因此,妇女一旦怀孕,应立即停用 ARB。

(2)使用 ARB 曾发生致命性不良反应:既往使用 ARB 引起血管性水肿、急性无尿性肾衰竭或其他严重变态反应的患者,终生禁用所有的 ARB。

2.相对禁忌证

(1)双侧肾动脉狭窄或孤立肾伴肾动脉狭窄。

(2)血清肌酐水平显著增高(>2.5 mg/dL)。

(3)低血压:基线收缩压<12.0 kPa(90 mmHg)的患者,ARB 应慎用。

(4)高血钾症:基线血钾>5.5 mmol/L 的患者,不应使用 ARB。

(5)主动脉瓣狭窄或严重的肥厚性梗阻型心肌病。

四、应用范围与选用原则

(一)应用范围

1.高血压

ARB是抗高血压治疗的一线药物之一。美国高血压指南提出,ARB的强适应证为合并有心力衰竭、糖尿病或慢性肾病的患者。在43项评价氯沙坦、缬沙坦、厄贝沙坦或坎地沙坦降压疗效的随机临床试验中,与安慰剂相比,ARB单药治疗可使收缩压和舒张压分别平均降低1.3~1.6 kPa(10.4~11.8 mmHg)和1.1~1.2 kPa(8.2~8.9 mmHg);ARB与氢氯噻嗪合用可使收缩压和舒张压分别降低2.1~2.8 kPa(16.1~20.6 mmHg)和1.3~1.9 kPa(9.9~13.6 mmHg)。

2.预防脑卒中

在氯沙坦降低高血压终点事件研究中,与阿替洛尔相比,氯沙坦治疗使主要终点事件(死亡、心肌梗死或脑卒中)的发生率降低13%($P=0.021$),脑卒中发生率降低25%($P=0.001$)。在老年认知预后研究中,4 964例老年高血压患者随机分组接受坎地沙坦或安慰剂治疗。坎地沙坦组非致死性脑卒中发生率降低27.8%($P=0.04$),但主要终点事件(心血管病死亡、脑卒中或心肌梗死)未显著减少。

3.心力衰竭

ARB治疗心力衰竭有效,但不优于血管紧张素转换酶抑制剂。在直接比较两类药物疗效的氯沙坦心力衰竭生存研究中,氯沙坦组(50 mg,每天1次)和卡托普利组(50 mg,每天3次)的总病死率分别为17.7%和15.9%,氯沙坦组危险比为1.13($P=0.16$);心脏猝死发生率分别为9.0%和7.3%,氯沙坦组危险比为1.25($P=0.08$)。有人提出,氯沙坦疗效相对较差是因为其剂量偏小。为验证这一说法而设计的氯沙坦心力衰竭终点评估试验纳入3 846例不能耐受血管紧张素转换酶抑制剂的收缩性心力衰竭患者,随机分入大剂量(150 mg/d)或小剂量(50 mg/d)氯沙坦治疗组,平均随访4.7年。与小剂量组相比,大剂量组主要终点事件(死亡或心力衰竭住院)减少10%($P=0.027$),病死率降低6%($P=0.24$),但高血钾症、低血压和肾损害的发生率均显著增高。看来,增加氯沙坦剂量能减少心血管病事件,但也增加不良反应。此外,上述试验并未直接比较ARB与血管紧张素转换酶抑制剂治疗心力衰竭时的相对疗效。

在缬沙坦心力衰竭试验中,缬沙坦组患者的总病死率和安慰剂组相同,但死亡和病残联合终点事件减少13%($P=0.009$)。坎地沙坦降低心力衰竭病死率病残率研究纳入不能耐受血管紧张素转换酶抑制剂的心力衰竭患者,坎地沙坦治疗平均33.7个月使主要终点事件(心血管病死亡或心力衰竭住院)的发生率降低23%($P=0.000\ 4$)。根据以上试验结果,缬沙坦和坎地沙坦适用于不能耐受血管紧张素转换酶抑制剂的慢性收缩性心力衰竭患者。

4.急性心肌梗死后

心肌梗死后氯沙坦最佳治疗是一项直接比较ARB和血管紧张素转换酶抑制剂疗效的临床试验,5 477例急性心肌梗死后患者随机分组接受氯沙坦或卡托普利治疗平均2.7年。结果显示,两组的总病死率分别为18.2%和16.4%,氯沙坦组的死亡危险比为1.13($P=0.069$)。在缬沙坦急性心肌梗死试验中,缬沙坦组和卡托普利组的病死率分别为19.9%和19.5%($P=0.98$)。因此,不能耐受血管紧张素转换酶抑制剂的急性心肌梗死后患者可采用缬沙坦作为替代药物。

5.糖尿病肾病

在厄贝沙坦糖尿病肾病试验中,将1 715例2型糖尿病肾病的患者随机分组,接受厄贝沙坦、氨氯地平或安慰剂治疗平均 2.6 年。厄贝沙坦组的主要终点事件发生率(血清肌酐增倍、发生终末期肾病或死亡)比安慰剂组低 20%($P=0.02$)、比氨氯地平组低 23%($P=0.006$),主要获益是降低血清肌酐浓度增倍的危险。氯沙坦减少非胰岛素依赖型糖尿病终点事件研究纳入 1 513 例 2 型糖尿病肾病患者,随机分组接受氯沙坦或安慰剂治疗平均 3.4 年。氯沙坦组的主要终点事件(血清肌酐浓度增倍、发生终末期肾病或死亡)发生率降低 16%($P=0.02$)。在有微量蛋白尿的 2 型糖尿病患者中,厄贝沙坦 300 mg/d 治疗 2 年能显著降低糖尿病肾病的发生率,但 150 mg/d 治疗效果较差。上述试验表明,ARB 对 2 型糖尿病患者有肾脏保护作用,长期治疗(特别是采用较大剂量时)能显著减慢糖尿病肾病的进展。

6.心血管病高危患者

替米沙坦单用或与雷米普利合用全球终点试验纳入 25 620 例有冠心病、脑血管病、外周血管疾病或糖尿病伴靶器官损害、但无心力衰竭的高危患者,随机分入替米沙坦、雷米普利或替米沙坦-雷米普利合用组,平均随访 56 个月。结果显示,3 组的主要终点事件(心血管病死亡、心肌梗死、脑卒中或心力衰竭住院)的发生率无显著差异,分别为 16.7%、16.5% 和 16.3%,替米沙坦疗效不次于雷米普利。

(二)选用原则

已经上市的 ARB 制剂都可治疗高血压。但是美国食品药物监督管理局仅批准氯沙坦和厄贝沙坦用于 2 型糖尿病肾病、缬沙坦和坎地沙坦用于心力衰竭、氯沙坦用于预防脑卒中、缬沙坦用于心肌梗死后、替米沙坦用于心血管病高危患者。

关于各种 ARB 制剂的抗高血压效益有无差异,有两种观点。有人认为,在校正安慰剂效应之后,单用氯沙坦、缬沙坦、坎地沙坦、厄贝沙坦或替米沙坦的收缩压和舒张压降低幅度非常相似。也有人指出,厄贝沙坦和坎地沙坦的降压作用有较明显的剂量依赖性,氯沙坦、缬沙坦和替米沙坦的剂量-反应曲线则比较平坦。例如:氯沙坦 50 mg(每天 1 次)降压效果不明显时,增加剂量为 100 mg(每天 1 次)的效果可能不如改成 50 mg(每天 2 次);氯沙坦 50~100 mg(每天 1 次)的降压效果可能不如大剂量厄贝沙坦[300 mg(每天 1 次)]或中等剂量坎地沙坦[16 mg(每天 1 次)]。

五、药物的相互作用

大多数 ARB 制剂的生物利用度不受食物明显影响,故可空腹服药、也可在进食时服药。ARB 可增加肾小管对锂的重吸收,与锂盐同时使用时有可能增加锂的药理学及毒性作用。ARB 与非甾体抗炎药合用时降压作用可能减弱。在老年、血容量不足或肾功能损害的患者中,ARB 与非甾体抗炎药合用可能增加肾脏损害的危险。

氯沙坦在肝内需经细胞色素 P450(CYP)2C9 和 3A4 同工酶转化成有活性和无活性的代谢产物,是最有可能与其他药物发生药代动力学相互作用的 ARB。例如,氟康唑或西咪替丁可增强氯沙坦的作用,而苯巴比妥和利福平减弱氯沙坦的作用。厄贝沙坦通过 CYP 2C9 进行代谢,故可能存在与氯沙坦相似的药代动力学相互作用问题。替米沙坦与地高辛合用时,可使后者的血浆峰值及谷值浓度分别增高 49% 和 20%。

(一)保钾利尿药

ARB 降低循环中的醛固酮水平,有增高血钾的倾向,因此通常不宜与保钾利尿药同用。在老年人、高钾饮食、肾功能损害或糖尿病的患者中,ARB 与保钾利尿药合用时更容易发生高钾血症。

（二）噻嗪类利尿药

ARB 和噻嗪类利尿药合用有相加的降压效果。

（三）钙通道阻滞剂

ARB 和钙通道阻滞剂合用也是有效的抗高血压药物组合。

（四）血管紧张素转换酶抑制剂

ARB 和血管紧张素转换酶抑制剂联合使用的方案，在大多数临床情况下缺乏明确的效益或可能增加不良反应，故不宜推荐。唯一的例外是，经过血管紧张素转换酶抑制剂、β 受体阻滞剂等标准药物治疗而仍未能控制症状的慢性心力衰竭患者，可考虑加用 ARB 来帮助改善症状和降低病残率。但若患者已使用血管紧张素转换酶抑制剂和醛固酮阻滞剂，则不能再加用 ARB，以免增加肾脏损害和高钾血症的危险。

（五）β 受体阻滞剂

ARB 与 β 受体阻滞剂不是一种合理的降压药物组合。因不能耐受血管紧张素转换酶抑制剂而改用 ARB 的心力衰竭患者，应合用 β 受体阻滞剂。慢性心力衰竭患者能否同时使用血管紧张素转换酶抑制剂、ARB 和 β 受体阻滞剂的问题还需要进一步研究。在相关试验分析中，接受血管紧张素转换酶抑制剂和 β 受体阻滞剂治疗的患者，在加用氯沙坦或缬沙坦治疗后反而增高总病死率；但是在评价坎地沙坦疗效的试验中，这三类药物合用未导致不利后果。

（钱玉珠）

第七章

消化系统用药

第一节　胃黏膜保护药

一、胶体铋剂

(一)胶体果胶铋

1.理化性质

胶体果胶铋是一种果胶与铋生成的组成不定的复合物。其为三价铋的复合物,无固定结构。分子式:$[KBiC_{12}H_{10}O_8(OH)_6]_n$。黄色粉末或颗粒。

2.药理作用

(1)药效学:本品是一种新型的胶体铋制剂,通过应用生物大分子果胶酸代替现有铋制剂中的小分子酸根(如碳酸根、硝酸根及枸橼酸根等),从而增强了本品的胶体特性,使其在酸性介质中能形成高黏度溶胶。该溶胶对溃疡面和炎症表面有强的亲和力,可在胃黏膜表面形成一层牢固的保护膜,增强胃黏膜的屏障作用,故对消化性溃疡和慢性胃炎有较好的治疗作用。有研究表明,与其他胶体铋制剂比较,本品的胶体特性好,特性黏数为胶体碱式枸橼酸铋钾的7.4倍。此外,本品对受损黏膜具有高度选择性,胶体碱式枸橼酸铋钾在受损组织中的铋浓度为正常组织中的3.1倍,而本品为4.34倍。

本品可沉积于幽门螺杆菌的细胞壁,使菌体内出现不同程度的空泡,导致细胞壁破裂,并抑制细菌酶的活性,干扰细菌的代谢,使细菌对人体的正常防御功能变得更敏感,从而起到杀灭幽门螺杆菌、提高消化性溃疡的愈合率和降低复发率的作用。

此外,本品还可刺激胃肠黏膜上皮细胞分泌黏液,促进上皮细胞的自身修复,以及直接刺激前列腺素和表皮生长因子的产生,使溃疡面和糜烂面快速愈合而止血。另有文献报道,果胶本身也有止血作用。

(2)药动学:本品口服后在肠道内吸收甚微,血药浓度和尿中药物浓度极低,绝大部分药物随粪便排出体外。

3.临床应用

(1)用于消化性溃疡(特别是幽门螺杆菌相关性溃疡)。

（2）治疗慢性浅表性胃炎、慢性萎缩性胃炎及消化道出血。

4.用法与用量

（1）消化性溃疡和慢性胃炎：一次 150 mg，每天 4 次，分别于 3 餐前 1 h 和临睡时服用。疗程一般为 4 周。

（2）并发消化道出血：将日服剂量 1 次服用。方法为将胶囊内药物取出，用水冲开搅匀后服用。

5.不良反应

按常规剂量服用本品无肝、肾、神经系统等不良反应，偶见恶心、便秘等消化道症状。

6.注意事项

（1）服药期间若出现黑褐色、无光泽大便，但无其他不适，为正常现象。停药后 1～2 d 粪便色泽可转为正常。

（2）服用本品期间不得服用其他铋制剂，且本品不宜大剂量长期服用。

（3）若大剂量长期服用本品，会出现铋中毒现象，表现为皮肤变为黑褐色，此时需立即停药并作适当处理。

（4）孕妇禁用，哺乳期妇女应用本品时应暂停哺乳。

（5）对本品过敏者及严重肾功能不全者禁用。

7.药物相互作用

（1）与强力制酸药及 H_2 受体拮抗剂同时服用，会降低本品疗效。

（2）饮用牛奶时服用本品，会降低本品疗效。

（二）复方铝酸铋

1.理化性质

复方铝酸铋是一种复方制剂，其主要成分包括铝酸铋、重质碳酸镁、碳酸氢钠等，各成分有其独特的理化性质且相互配合发挥药效。铝酸铋为白色或类白色粉末，无臭无味，不溶于水，微溶于乙醇，在酸性溶液中能缓慢溶解并产生铝离子和铋离子，可在胃及十二指肠黏膜上形成保护膜，促进黏膜再生和溃疡愈合；重质碳酸镁为白色单斜结晶性粉末，无臭，有引湿性，在水中缓慢溶解，能与胃酸作用产生二氧化碳和水，可中和胃酸；碳酸氢钠为白色结晶性粉末，无臭，易溶于水，在潮湿空气中缓慢分解，产生二氧化碳，同样能快速中和胃酸。此外，制剂中还含有甘草浸膏粉、弗朗鼠李皮、茴香粉等成分，这些成分共同作用，使得复方铝酸铋整体在水中能部分溶解，形成具有一定黏性和碱性的混悬液，口服后在胃内可迅速中和胃酸，并在溃疡表面形成保护膜，缓解胃酸过多引起的胃痛、胃灼热感(烧心)、反酸等症状。

2.药理作用

（1）药效学：本品为抗消化性溃疡药，内含的主要成分为铝酸铋，口服后可在溃疡表面形成一层保护性的铋钛复合物膜，碳酸氢钠和碳酸镁可中和部分胃酸，从而防止胃酸和胃蛋白酶对胃黏膜的侵蚀和破坏，促进黏膜再生和溃疡的愈合。甘草浸膏、弗朗鼠李皮、茴香果实分别具有消炎、解痉、止痛和祛风等作用，可以消除便秘和缓解胃肠胀气，增强胃及十二指肠黏膜屏障的保护作用。

动物试验表明，本品能显著减轻大鼠试验性胃炎的发生，对大鼠应激性和幽门结扎性胃溃疡有明显的防治作用，但对调节胃液分泌没有明显影响。

（2）药动学：本品口服后在胃黏膜及溃疡表面形成保护膜，不被胃肠道吸收，通过肠道排出体外。

3.临床应用

(1)用于胃十二指肠溃疡。

(2)治疗慢性浅表性胃炎、十二指肠球部炎。

(3)缓解胃酸过多引起的胃痛、胃灼热感、反酸及功能性消化不良等症状。

4.用法与用量

(1)片剂。一次1~2片,每天3次,饭后嚼碎服用或将药片压碎后用温开水送服,疗程为1~3月。以后可以减量维持,防止复发。

(2)颗粒。一次1~2袋,每天3次,饭后用温开水送服,疗程为1~2个月。

(3)胶囊。一次3~6片,每天3次,饭后用温开水送服。

5.不良反应

本品不良反应较少,偶见便秘、稀便、口干、失眠、恶心、腹泻等症状,停药后可自行消失。

6.注意事项

(1)用药不可间断,服药后10 d左右,自觉症状可见减轻或消失,但这只说明病情的好转,并不表示已经痊愈,仍应按上述继续用药,直到完成1个疗程。病愈后,为避免复发,可将剂量减至每天1~2片,在主餐后服用。

(2)服用本品时,一般不需禁忌任何食品,但如有严重胃病者,应禁忌饮酒,少食煎炸油腻食品。

(3)服药期间,粪便呈黑色属正常现象;如呈稀便时,可减量服用。

(4)不宜长期服用,以防发生铋性脑病。

(5)孕妇、哺乳期妇女、对本品过敏者及肾功能不全者禁用。

7.药物相互作用

(1)本品能干扰四环素类药物的吸收,二者应避免合用。

(2)本品不能与抗酸药同时服用,如需合用,应至少间隔0.5 h。

(3)本品与能较强络合多价金属离子的喹诺酮类药物(如诺氟沙星、环丙沙星等)合用时,二者的活性均可降低,故应间隔2~3 h使用。

(4)本品治疗期间,应避免饮酒。

(5)本品不能与牛奶同服,如需合用,应至少间隔0.5 h。

(三)枸橼酸铋钾

1.理化性质

枸橼酸铋钾为白色粉末,味咸且有引湿性,在水、乙醇或乙醚中不溶,但可溶于稀盐酸、稀硝酸等强酸溶液,其铋离子在酸性条件下能与溃疡面蛋白质结合形成保护膜,化学性质在酸碱环境中表现各异,在酸性环境稳定,强碱性环境中可能发生变化,氧化还原状态下相对稳定,熔点约为210 ℃(分解)。

2.药理作用

(1)药效学:本品为抗溃疡药,作用方式独特,既不中和胃酸,也不抑制胃酸分泌,而通过以下几个方面起作用。①在胃液pH条件下,本品可在溃疡表面或溃疡基底肉芽组织形成一种坚固的氧化铋胶体沉淀,形成保护性薄膜,从而隔绝胃酸、酶及食物对溃疡黏膜的侵蚀作用,促进溃疡组织的修复和愈合。体外试验证明,本品在酸性条件下能与蛋白质及氨基酸发生络合作用而凝结,而溃疡部位的氨基酸残基较正常黏膜丰富得多,因此本品更易沉积在溃疡黏膜上。②抗胃蛋白酶作用,本品能与胃蛋白酶发生络合而使其失活。③改变胃黏液成分,促进碳酸氢盐和黏液分泌,防止黏液糖蛋白被分解,增强胃黏膜屏障功能。④防止氢离子逆弥散。⑤刺激内源性前列腺素的释放,提高胃及十二指肠黏膜中前列腺素 E2 浓度,并使唾液腺分泌的上皮生长因子富集于溃疡部位并保护其不受胃酸灭活,从而起到保护胃黏膜、促进溃疡组织修复和愈合的作用。⑥改善胃黏膜血流,杀灭幽门螺杆菌,延缓幽门螺杆菌对抗菌药耐药性的产生,这对治疗消化性溃疡和胃炎均有益。

临床研究和应用证明本品对治疗胃十二指肠溃疡,促进溃疡的愈合有较好的效果;对西咪替丁耐药的患者,使用本品治疗仍有 80% 以上的愈合率。

(2)药动学:本品在胃中形成不溶性的胶体沉淀,很难被消化道吸收,仅有少量铋可被吸收。吸收入体内的铋约 4 周后达稳态浓度。本品血药浓度与给药剂量有关,动物试验证明,以常规剂量给药,稳态血铋浓度在 5~14 μg/L。痕量的铋吸收后主要分布在肝、肾及其他组织中,以肾脏分布居多,且主要经肾脏排泄,清除率约为 50 mL/min。血液和尿液中铋的排泄过程符合三室模型。本品未吸收部分经粪便排出体外,半衰期为 5~11 d。

3.临床应用

(1)用于胃十二指肠溃疡及慢性胃炎。

(2)缓解胃酸过多引起的胃痛、胃灼热感及反酸等。

4.用法与用量

口服,一次 0.3 g,每天 4 次。餐前 0.5 h 与睡前服用。用于胃十二指肠溃疡及慢性胃炎时,4~8 周为 1 个疗程,然后停药 4~8 周;若有必要可再继续服用 4~8 周。

5.不良反应

(1)神经系统:少数患者可有轻微头痛、头晕、失眠等,但可耐受。当血铋浓度大于0.1 μg/mL时,有发生神经毒性危险,可能导致铋性脑病,但目前尚未发现服用本品的患者血铋浓度超过 0.05 μg/mL者。

(2)消化系统:服用本品期间,口中可能带有氨味,且舌、粪便可被染成黑色,易与黑粪症相混淆;个别患者服用时可出现恶心、呕吐、便秘、食欲减退、腹泻等消化道症状。以上表现停药后均可消失。

(3)泌尿系统:本品长期大剂量服用可能引起肾脏毒性,导致可逆性肾衰竭。

(4)骨骼肌肉:骨骼的不良反应常发生在不同的部位,与骨内铋的浓度过高有关。较常见的是与铋性脑病相关的骨性关节炎,常以单侧或双侧肩疼痛为先兆症状。

(5)其他:个别患者可出现皮疹。

6.注意事项

(1)服药期间不得服用其他含铋制剂。

(2)正处于急性胃黏膜病变时的患者,不推荐使用本品。

(3)服药前后 0.5 h 需禁食,不得饮用牛奶、服用其他饮料和药物,否则会干扰本品治疗溃疡的作用。

(4)本品与阿莫西林或甲硝唑或奥美拉唑联合应用时,可增加对幽门螺杆菌根除率。

(5)不宜大剂量长期服用,连续用药不宜超过 2 个月,以防发生铋性脑病。

(6)孕妇、哺乳期妇女、对本品过敏者及肾功能不全者禁用。

7.药物相互作用

(1)本品能干扰四环素类药物的吸收,二者应避免合用。

(2)制酸药可干扰本品的作用,不宜同时进服。

(四)枸橼酸铋钾-克拉霉素-替硝唑

1.理化性质

枸橼酸铋钾-克拉霉素-替硝唑联合用药涉及三种不同成分,各自具有独特的理化性质。克拉霉素是一种半合成的大环内酯类抗生素,为白色或类白色结晶性粉末,无臭、味苦,在甲醇、乙醇、丙酮、氯仿等有机溶剂中易溶,在水中极微溶解,其化学结构相对稳定,但在强酸、强碱条件下可能会发生水解等反应;替硝唑为白色至淡黄色结晶或结晶性粉末,味微苦,易溶于氯仿,溶于水和乙醇,在空气中稳定,遇光易变质,其分子结构中的硝基在一定条件下可发生还原等反应。这三种成分组合在一起时,各自的理化性质相互影响又各自发挥作用,共同构成了枸橼酸铋钾-克拉霉素-替硝唑这一具有特定药理作用的药物组合。

2.药理作用

本品中的枸橼酸铋钾在胃酸作用下迅速崩解而形成微小的胶态物质,与溃疡面的蛋白质密切结合并形成致密、均匀的保护膜,阻止胃酸和胃蛋白酶对溃疡面的侵蚀,促进内源性前列腺素的生成、上皮细胞的再生,加速溃疡组织的自身修复。此外还有较强的杀灭幽门螺杆菌的作用。替硝唑为 5-硝基咪唑类抗菌药,对厌氧菌和幽门螺杆菌都有杀灭作用。克拉霉素是大环内酯类抗生素,对幽门螺杆菌也有较强的杀灭作用。

3.临床应用

(1)用于十二指肠溃疡、胃溃疡(伴幽门螺杆菌感染者),尤其是复发性和难治性溃疡。

(2)用于慢性胃炎(伴幽门螺杆菌感染者),尤其是其他药物治疗无效且症状较重者。

4.用法与用量

口服,枸橼酸铋钾片(白片):每天 2 次,一次 2 片,早、晚餐前半小时空腹服用;克拉霉素片(黄片):每天 2 次,一次 1 片,早、晚餐后服用;替硝唑片(绿片):每天 2 次,一次 1 片,早、晚餐后服用。疗程为 1 周,根据病情,必要时可加服 1 个疗程。

5.不良反应

本品不良反应症状轻微,停药后可自行消失。

(1)消化系统:主要有口内金属味、恶心、呕吐、便秘、腹泻等。

(2)中枢神经系统:可出现头晕、头痛、失眠、乏力。

(3)泌尿系统:可出现尿色变深。

(4)皮肤:可出现皮疹等变态反应症状。

6.注意事项

(1)服药期间,粪便呈黑色属正常现象;如呈稀便时,可减量服用。

(2)孕妇、哺乳期妇女、对本品过敏者及肝、肾功能不全者禁用。

7.药物相互作用

(1)本品中的克拉霉素可增加卡马西平的血药浓度,联用时应调整后者的用量。

(2)曾有报道,克拉霉素可能改变特非那定的代谢,使其浓度增加而偶致心律失常。

(3)本品治疗期间,应避免饮酒,以免影响疗效。

(4)本品不能与牛奶或碳酸类饮料同服,如需合用,应至少间隔 0.5 h。

（五）碱式碳酸铋

1.理化性质

本品为一种组成不定的碱式盐。按干燥品计算，含铋应为 $80.0\%\sim82.5\%$。分子式：CBi_2O_5。本品为白色或微带淡黄色的粉末，无臭，无味，遇光即缓慢变质。

2.药理作用

（1）药效学：本品为中和胃酸及收敛药，有中和胃酸及收敛止、泻作用。可通过吸附肠道内毒素、细菌、梅毒，并在胃肠黏膜创面形成一层薄的保护膜，在毒素与黏膜细胞结合之前将其阻止在肠腔内，从而起到保护胃肠黏膜及收敛作用。同时，本品可与肠腔内异常发酵所产生的 H_2S 相结合，抑制肠蠕动，起到止泻作用。此外，本品渗透入胃黏液还能杀灭居于其中的幽门螺杆菌。

（2）药动学：本品口服仅微量吸收，随粪便排出。

3.临床应用

（1）用于缓解胃肠功能不全及吸收不良引起的腹泻、腹胀等症状。

（2）缓解胃酸过多引起的胃痛、胃灼热感、反酸等症状，也可用于慢性胃炎。

（3）与抗生素合用可治疗与幽门螺杆菌感染有关的消化性溃疡。

（4）本品糊剂可用于轻度烧伤、溃疡及湿疹等。

4.用法与用量

口服：一次 $0.3\sim0.6$ g，饭前服用；外用：涂患处。

5.不良反应

（1）用药期间舌苔和大便可呈黑色。

（2）中和胃酸时所产生的二氧化碳可能引起嗳气和继发性胃酸分泌增加，以及引起严重胃溃疡者的溃疡穿孔。

（3）偶可引起可逆性精神失常。

（4）大量与长期服用可致便秘和碱血症。

6.注意事项

（1）一般应用本品不宜超过 2 d。

（2）由细菌感染所致的肠炎，宜先控制感染后再用本品。

（3）孕妇、对本品过敏者及肾功能不全者禁用，3 岁以下儿童禁用或慎用。

7.药物相互作用

（1）本品可减低乳酸杆菌活力，减低乳酶生的疗效，二者应避免合用。

（2）本品可使地高辛的口服吸收减少。

（3）与四环素、土霉素、环丙沙星、诺氟沙星等口服抗生素合用，可因螯合作用而减少后者的吸收，并减少其抗菌活性，应避免同时服用。

（4）本品不能与牛奶同服，如需合用，应至少间隔 0.5 h。

（5）抗酸剂可减弱本品疗效，不能同时服用。

（六）碱式硝酸铋

1.理化性质

本品为一种组成不定的碱式盐。按干燥品计算，含氧化铋不得少于 79%。分子式：$Bi_5O(OH)_9(NO_3)_4$。本品为白色片状。

2.药理作用

(1)药效学:本品为不定的碱式盐,作用与碱式碳酸铋相似,有中和胃酸和收敛止泻的作用,其收敛作用较其他铋盐强,而抗酸及黏膜保护作用较弱。其中,铋盐能与肠内异常发酵所产生的硫化氢结合,在肠黏膜上形成不溶性硫化铋,使肠蠕动减慢;同时,本品不溶于水,可在胃黏膜创面形成一层保护膜,减轻食物等对胃肠黏膜的刺激。此外,铋盐尚有抑菌作用。临床试验表明,本品治疗胃肠炎时效力较碱式碳酸铋弱,治疗阿米巴痢疾时用量较大,效果较好。

(2)药动学:本品口服在肠道内分解,在尿液中及内脏中均有微量铋的分布。

3.临床应用

用于消化性溃疡,治疗腹泻和肠炎等。

4.用法与用量

口服,一次 0.3～2 g,每天 3 次,饭前服用。

5.不良反应

(1)可出现胃肠功能障碍及食欲减退。

(2)大量服用易致亚硝酸盐中毒,出现高铁血红蛋白血症。

6.注意事项

(1)本品不可与碳酸盐、碘化物及有机酸盐配伍应用。

(2)由细菌感染所致的肠炎,宜先控制感染后再用本品。

(3)用药期间若出现便秘,须防止发生亚硝酸盐中毒。

(4)用药期间可能出现黑便,为正常现象。

7.药物相互作用

尚不明确。

(七)次水杨酸铋

1.理化性质

分子式:$C_7H_5BiO_4$。本品为白色或类白色颗粒或粉末。干混悬剂:1.5 g:151.2 mg(以铋计);片剂:262 mg;胶囊剂:262 mg;口服混悬液:262 mg：15 mL,525 mg：30 mL;注射液:2 mL：200 g。

2.药理作用

(1)药效学:本品为三价铋化合物。具有止泻和抗溃疡作用。①其止泻作用与抗分泌及抗微生物作用有关。本品对沙门菌、艰难梭菌及志贺菌及厌氧菌也有抑制作用。另外,本品还可直接吸附细菌毒素。②本品可破坏幽门螺杆菌的完整性,防止菌体与胃上皮粘连。还可通过抑制蛋白分解及尿素酶和磷脂酶的活性而抑制幽门螺杆菌,故对幽门螺杆菌相关性消化性溃疡有一定疗效。另外,本品还可覆盖于胃黏膜表面保护胃黏膜,缓解消化不良症状。

(2)药动学:口服本品 1.8～5 h 达血药浓度峰值。其中,铋剂的生物利用度不足 1%,水杨酸的生物利用度超过 80%。口服后 4 h 发挥止泻作用,4 周起抗溃疡作用。分布半衰期为 5～11 d,分布容积为 170 mg/kg。代谢产物有氯氧化铋、碱式碳酸铋、水杨酸等,已知水杨酸为活性代谢产物,其他代谢物活性尚不明确。消除半衰期为 33 h。其中水杨酸可分泌入乳汁中。95%的水杨酸经肾脏从尿液排出,铋剂主要从粪便排出。

3.临床应用

(1)用于急、慢性腹泻。

（2）用于缓解上腹隐痛不适、餐后饱胀、嗳气、恶心、反酸等消化不良症状。

（3）联合应用甲硝唑、四环素治疗与幽门螺杆菌相关性十二指肠溃疡。

（4）用于梅毒的配合治疗，也可用于治疗扁平疣。

4.用法与用量

口服：干混悬剂，一次 3 g，每天 3 次，用温开水冲服。如腹泻症状在 24 h 内控制不满意，可增加服药次数，服药间隔时间可为 0.5～1 h，但 24 h 内服药不应超过 8 次，连续用药不能超过 8 周。肌内注射：用于梅毒的配合治疗，一次 0.2 g，一周 1 次。

5.不良反应

常见轻度便秘，停药后可自行消失。

6.注意事项

（1）如与阿司匹林合用发生耳鸣者应停药。

（2）正在使用抗凝药、降糖药和抗痛风药者慎用。

（3）腹泻伴有高热超过 2 d 者，请遵医嘱。

（4）由感冒引起恶心、呕吐者慎用。

（5）肝、肾功能不全者慎用。

（6）本品可能引起一过性舌苔和大便变黑，对人体无害。

7.药物相互作用

（1）罗望子可降低胃肠道 pH，从而促进水杨酸自胃肠道吸收，使水杨酸血药浓度增加而导致水杨酸中毒，二者应避免合用。

（2）与甲氨蝶呤联用，可降低肾脏对甲氨蝶呤的清除，使其血药浓度增加而致中毒，故两者不宜联用。

（3）本品可降低多西环素、地美环素、美他环素、米诺环素、土霉素、罗利环素、四环素等药物的吸收，减弱这些药物的疗效，应避免同时服用。

（4）本品可拮抗丙磺舒的促尿酸尿作用，故两者不宜合用。

（5）与华法林之间有潜在相互作用，使华法林从蛋白结合部位移出，导致出血的危险性增加。

（八）胶体酒石酸铋

1.组成成分

胶体酒石酸铋。

2.药理作用

（1）药效学：本品为胃肠黏膜保护药。口服后在胃液内形成胶体性能甚佳的溶胶，与溃疡面和炎症表面有很强的亲和力，能形成有效的保护膜，隔离胃酸，保护受损的黏膜，并刺激胃肠黏膜上皮细胞分泌黏液，促进上皮细胞自身修复。本品对受损黏膜的黏附性甚佳而且具有止血作用。本品尚能杀灭胃幽门螺杆菌。动物试验显示，本品可使试验性溃疡性结肠炎家兔溃疡个数减少，溃疡直径缩小，使试验性溃疡性结肠炎家兔和大鼠排便次数和稀便减少。

（2）药动学：本品口服后在肠道内吸收甚微，血药浓度和尿液药浓度极低，绝大部分随粪便排出体外。铋吸收后主要分布于肝、肾等组织中，以肾脏居多，主要通过肾脏排泄。

3.临床应用

（1）用于消化性溃疡，特别是幽门螺杆菌相关性溃疡。

（2）用于慢性结肠炎、溃疡性结肠炎所致腹泻。

(3)用于慢性浅表性和萎缩性胃炎。

4.用法与用量

口服，一次 165 mg，每天 4 次，分别于三餐前 1 h 和临睡时服用。

5.不良反应

偶可出现恶心、便秘等消化道症状。

6.注意事项

(1)服药期间若出现黑褐色、无光泽大便但无其他不适，为正常现象。停药后 1～2 d 粪便色泽可转为正常。

(2)不宜大剂量长期服用，若大剂量长期服用，会出现铋中毒现象，表现为皮肤变为黑褐色，应立即停药并做适当处理。

(3)孕妇、对本品过敏者及肾功能不全者禁用。

7.药物相互作用

(1)本品不能与牛奶同服，如需合用，应至少间隔 0.5 h。

(2)抗酸剂和 H_2 受体拮抗剂可减弱本品疗效，不能同时服用。

二、前列腺素及其衍生物

(一)概述

前列腺素及其衍生物，对胃黏膜及其屏障有加强和修复作用。该类药物作为一种黏膜保护剂，用于治疗消化性溃疡已有二十余年的历史。随着对溃疡及酸相关疾病认识的不断深化，其在临床上的应用越来越受到重视。

消化性溃疡是一种全球性的多发病，随着社会的发展、医疗科技的进步，其疾病谱也不断地发生变化。19 世纪本病少见，且胃溃疡的发病多于十二指肠溃疡。20 世纪开始溃疡的发病逐渐增多，其中 50 年代达到发病高峰，以十二指肠溃疡更为多见。当时的治疗以抑酸剂和抗胆碱能药物为主。随着 H_2 受体拮抗剂的问世(被称为治疗史上的第一次革命)，至 70 年代，发病率已开始下降。此后质子泵抑制剂的出现，更增强了治疗效果，溃疡治愈已不困难，但复发率仍居高不下。到 80 年代，幽门螺杆菌的发现被视为现代消化疾病研究领域划时代的大事件(也被称为第二次革命)，幽门螺杆菌及其在胃炎和消化性溃疡中作用的阐明，使此后溃疡的治疗进入了"幽门螺杆菌时代"，溃疡不再是一个慢性且经常复发的顽症，愈后大大改善，并发症及手术治疗大大减少。但是，尽管医学上取得了如此多的进展，消化性溃疡作为一种多病因所致的异质性疾病，仍在世界范围内流行。比如：现代社会高节奏、高竞争、高压力的社会生活方式容易导致消化性溃疡的发生；人口老龄化，慢性心血管疾病、风湿性疾病，以及遗传或自身免疫性疾病患者预防性使用阿司匹林、糖皮质激素及其他选择性或非选择性非甾体抗炎药(nonsteroidal anti-inflammatory drug，NSAID)的使用，以及吸烟、乙醇、免疫抑制剂及其他药物等，都可引起溃疡性疾病的发生。所以，对这类疾病的治疗不仅仅是传统的抑酸、抗幽门螺杆菌、胃黏膜保护作为一种新的治疗策略，其临床意义越来越受到重视。其中前列腺素及其衍生物由于其广泛的全身及局部效应，以及特异性针对前列腺素这一机体炎症反应中重要的炎性递质，在消化性溃疡的治疗中有着广阔的应用前景。

(二)作用原理

1.胃黏膜的防御机制

正常情况下,胃容纳食物、药物及其他理化性质各异的物质,同时受到各种情绪的影响。在中枢神经系统和胃肠道神经系统的调控下,胃黏膜能有效抵抗各种侵袭因子,维持正常的结构与功能。其关键在于胃黏膜具有很好的保护屏障,提供了一系列的防御和修复作用。

(1)黏液-碳酸氢盐屏障:黏膜上皮细胞表面附着一层厚度约为黏膜上皮 10 倍以上的黏液,主要成分为糖蛋白、黏液与上皮细胞分泌的碳酸氢盐,以及免疫球蛋白、表面活性磷脂等其他物质,共同构成了的黏液-碳酸氢盐屏障。一方面减轻外来物质对胃黏膜的机械摩擦损伤,另一方面形成了由胃腔到黏膜上皮的 pH 梯度,至上皮细胞表面时已接近电中性,减少了胃酸对上皮的侵袭,同时与黏液内免疫活性物质一起构成胃黏膜的第一道防线。

(2)黏膜屏障:包括三部分内容,组成了胃黏膜的第二道防线。一是胃黏膜上皮细胞间的紧密连接,为一层致密脂蛋白结构,外层含疏水侧链,构成黏膜屏障的结构基础。一方面能显著抵抗 H^+ 的逆向扩散,利于保护黏膜上皮;另一方面对 Na^+ 通透性低,利于膜内外离子梯度的形成,对正常泌酸功能的维持也非常重要。二是清除自由基功能。黏膜上皮细胞能合成高浓度还原型谷胱甘肽,可以清除各种炎性刺激产生的自由基,发挥细胞保护作用。三是更新旺盛,上皮细胞移行、增生迅速,每 $4\sim6$ d 就可完成一次更新,利于维持上皮结构和功能的完整。

(3)黏膜血流:包括体液、血液、神经递质及黏膜的微循环。对于黏膜与血液的物质交换、HCO_3^- 及其他代谢产物和有害物质的转运,及维持正常黏膜上皮结构和功能具有重要的意义。黏膜血流占全胃血流的 70% 以上,应激时减少到 30% 以下,故应激性溃疡皆发生在胃体部,而胃溃疡好发于血流最少的胃角、胃窦部,都说明了胃血流的黏膜保护作用。此外,老年人由于胃血流明显减少,易患消化性溃疡,同时也容易迁延。

2.前列腺素的合成与功能

前列腺素(prostaglandin,PG)是一类含 20 个碳原子的不饱和脂肪酸组成的活性物质,广泛分布于全身多组织器官中。PG 可由多种细胞合成,但由于其半衰期很短,也被认为是一种局部激素。在各种致炎因子和炎症介质的作用下,磷脂酶 A_2 被激活,分解胞膜磷脂产生花生四烯酸,后者进一步经环氧合酶途径生成前列环素、前列腺素和血栓素,或经脂质氧化酶途径生成白细胞三烯。环氧合酶(cyclooxygenase,COX)存在两种异构体,COX-1 和 COX-2,二者的区别在于第 523 位氨基酸的不同,COX-1 为异亮氨酸,而 COX-2 为缬氨酸。COX-1 在组织细胞中恒量表达,催化生理性 PG 合成,参与机体生理功能的调节,主要是细胞保护作用(尤其是胃肠道黏膜细胞)和血小板聚积,故也被称为"持家酶"或"结构酶"。COX-2 为一种诱导型酶,主要是在病理情况下由致炎细胞因子、脂多糖及其他生长因子等诱导产生,促进前列腺素的合成,参与局部炎症反应。

消化道黏膜细胞富含合成 PG 的环氧合酶,胃内主要合成 PGA、PGE、GPF 和前列环素,以 PGE 和前列环素最多,可提供直接细胞保护作用和适应性细胞保护作用。其作用的主要机制为:①舒血管效应,增加胃黏膜血流;②促进黏膜细胞 HCO_3^- 分泌,增强黏液/碳酸氢盐屏障;③抑制胃酸、胃蛋白酶分泌,减少侵袭因子;④诱导上皮生长因子和成纤维细胞生长因子合成,促进受损上皮增殖、再生与迁移;⑤内源性、负性调节作用,舒血管、抑制血小板聚积,对抗白三烯、血栓素的局部作用,减轻局部炎性反应对胃黏膜的损伤。

PG 引起的黏膜再生表现为表面上皮细胞和胃小凹黏液细胞的高度增生,且与剂量相关。

根据病因和发病机制的不同,消化性溃疡可以分为幽门螺杆菌相关溃疡、非甾体抗炎药相关溃疡及非幽门螺杆菌、非 NSAID 相关溃疡。随着强效抑酸药物(如质子泵抑制剂)及有效的清除幽门螺杆菌治疗,目前幽门螺杆菌相关溃疡的预后有较大的改善,而后二者在临床的比例有所增加。尤其是传统非选择性非甾体抗炎药(non-NSAID,包括阿司匹林)及选择性 COX-2 抑制剂类 NSAID 药物所致消化道损伤的比例增加明显,已引起世界范围的普遍关注。

3.non-NSAID 所致消化道损伤的主要机制

(1)黏膜 PG 合成减少。NSAID 的系统作用主要是不可逆也抑制 COX 活性,进而减少滤膜 PG 的合成。内源性 PG 合成受阻,一方面大量花生四烯酸经脂质氧化酶途径生成白细胞三烯,趋化并激活中性粒细胞,致明显的局部炎性反应(包括氧自由基的增加等),并引起血管收缩和通透性的增加,同时局部血栓素合成减少加重溃疡出血或不利于出血的控制;另一方面 COX-2 的抑制影响了黏膜的保护性局部炎症反应,尤其是内源性前列环素合成的减少。后者是一种内源性负性调节因子,对抗血栓素的血小板聚积效应,同时舒血管并抑制血管内膜平滑肌增生。此外,PG 可诱导黏膜上皮增生以修复损伤,PG 合成受抑,则消化道黏膜的抗损伤能力降低。

(2)NSAID 的直接损伤作用。NSAID 为一种弱酸性的脂溶性化合物,可穿透黏液层向黏膜渗透。其产生的 H^+ 中和了 HCO_3^- 使黏液-碳酸氢盐屏障受损,增强了胃酸、胃蛋白酶的侵袭作用。在黏膜细胞内,H^+ 干扰正常细胞功能和代谢,损伤胞膜及细胞器,同时也不利于上皮细胞的分裂更新,延缓了黏膜修复与溃疡愈合。

(3)协同效应。NSAID 可与自身、幽门螺杆菌、抗凝药物、类固醇激素、乙醇、吸烟等,产生协同效应,加重消化道损伤。

新型的选择性 COX-2 抑制类 NSAID 药物由于特异性作用于 COX-2,对 COX-1 的功能无明显影响,故消化道不良反应相对较少。该类药物抑制了正常炎性反应中 COX-2 的消化道黏膜保护作用,降低了黏膜对侵袭因子的抵抗,增加了溃疡发病的概率,所以也并不能完全减少消化道损伤的发生;另一方面因其破坏了内源性前列环素与血栓素的平衡,血栓素功能占优势,潜在增加了患者血栓形成的可能,故其应用需综合评价其抗炎效益与心血管和胃肠道的风险。

总之,无论是选择性还是非选择性 NSAID 的使用,必须综合权衡其抗炎、镇痛效应与消化道、心血管风险之间的利弊。NSAID 相关溃疡发病的风险因素:①既往溃疡及其并发症史;②发病年龄高;③有其他并存疾病存在,及使用类固醇激素、阿司匹林或抗凝药物等,或已在使用某种NSAID 药物;④幽门螺杆菌阳性。其中,既往病史与其他药物的使用两项尤为重要。

(三)临床应用

目前,临床上用于消化性溃疡治疗的药物较多,就其主要药效作用来看,不外乎着眼于降低损害作用(抑酸、抗幽门螺杆菌)及增强黏膜防御两个方面。在“幽门螺杆菌时代”,同样强调胃酸、胃蛋白酶的侵袭作用。“无酸无溃疡”的观点依然得到普遍认同。治疗上,抑酸、抗幽门螺杆菌依然传统且至关重要,而强调细胞保护、增强黏膜防御则开辟了一条新的治疗途径。

黏膜保护剂可广泛应用于各种胃黏膜损伤,有些情况充当主药,有些情况为辅助用药。主要用于急性应激、抗幽门螺杆菌和各种胃炎、抗胆汁反流及功能性消化不良的治疗。当必须长期应用 NSAID、激素或抗凝药物治疗时,可预防应用黏膜保护剂以降低其胃肠道损伤及并发症。此外,还可用于外科术后吻合口溃疡及急性中毒洗胃后、误食异物后或鼻胃管操作后的机械损伤等。

天然前列腺素口服后可迅速被胃酸和胃蛋白酶分解破坏。为克服这一缺点,已人工合成了数种前列腺素衍生物。目前上市的有米索前列醇、罗沙前列醇、恩前列醇和奥诺前列醇等。

（四）临床常用药物

1.米索前列醇

本品是目前临床应用最为广泛的一种人工合成前列腺素衍生物。其 15、16 位碳原子分别连接酮基和甲基，口服后 63%～73% 小肠吸收，1.5 h 血药浓度达峰值，半衰期为 0.5 h，4 h 后血液中完全消失，代谢产物主要经肾脏和粪便排出体外。Misoprostol 与壁细胞 EP3 受体结合，抑制组胺和胃酸合成，引起基础或食物刺激胃酸分泌的减少。同时还增加黏膜血流与黏蛋白和 HCO_3^- 的分泌。该药被美国食品和药品监督管理局唯一授权的适应证是 NSAID 相关溃疡及其并发症的预防。其抗溃疡作用与质子泵抑制剂相似，但较抑酸药的优势在于 NSAID 可致刺激原有溃疡出血并引起全消化道的损伤，米索前列醇可作用于全消化道，尤其对肠道损伤也有较好的作用效果，而质子泵抑制剂主要作用于上消化道，同时在重症应激性溃疡时，有引起肺炎并发症的可能。

米索前列醇治疗溃疡的常用剂量为一次 200 μg，每天 4 次，疗程为 4～8 周。常见不良反应是腹泻和腹部痉挛性疼痛，其发生呈剂量依赖性，可有约 5% 患者因不能耐受而撤药。半剂量治疗，可提供生理性前列腺素补充，患者耐受良好，但抗溃疡效果降低。因前列腺素类可致子宫收缩，故禁用于妊娠期妇女。但因此也常用于引产、流产和产后出血。

2.恩前列醇

本品为合成去氢 PGE_2 衍生物，药理作用及不良反应似米索前列醇。其特点是代谢相对缓慢，半衰期为 34.3 h。用药相对方便。常用剂量为一次 35 μg，每天 2 次，早餐及睡前服，疗程 4～8 周。

3.其他

如罗沙前列醇和奥诺前列醇等，药理作用与不良反应与米索前列醇相似。

三、其他胃黏膜保护药

（一）硫糖铝

1.理化性质

组成成分：硫酸化二糖和氢氧化铝的复合物。分子式：$C_{12}H_{54}Al_{16}O_{75}S_8$；本品为白色或类白色粉末，无臭，无味，有一定的引湿性，可溶于酸或碱，不溶于水，几乎不溶于乙醇和氯仿。

2.药理作用

（1）药效学：本品为蔗糖硫酸酯碱式铝盐，是一种胃黏膜保护剂，具有保护溃疡面、促进溃疡愈合的作用。其机制如下：①在酸性环境下，本品可解离为带负电荷的八硫酸蔗糖，并聚合成不溶性胶体，保护胃黏膜；能与溃疡或炎症处的带正电荷的渗出蛋白质结合，在溃疡面或炎症处形成一层薄膜，保护溃疡或炎症黏膜抵御胃酸的侵袭，促进溃疡愈合。且与溃疡病灶有较高的亲和力，为正常黏膜的 6～7 倍。②能吸附胃蛋白酶和胆盐，抑制它们的活性，有利用黏膜的再生和溃疡的愈合。③促进胃黏液分泌，刺激局部前列腺素的合成与释放，提高对细胞的保护。

（2）药动学：本品口服后在胃酸作用下解离成铝离子和八硫酸蔗糖复合离子。胃肠道吸收微量，仅为 5%，作用持续约 5 h。主要随粪便排出，少量以双糖硫酸盐的形式随尿液排出体外。

（3）毒理学。生殖毒性：硫糖铝大鼠给予剂量达人用剂量的 38 倍时，生育力未受明显影响。大鼠、小鼠和家兔给药达人用剂量的 50 倍时，未见对动物胎仔的致畸作用。因缺乏本品用于妊娠妇女的充分和严格控制的临床研究数据,且动物生殖毒性的研究结果并不能完全代表人体试验的结果,所以只有在确实需要时,妊娠妇女才可服用本品。

(4)致癌性:大鼠和小鼠连续 24 个月经口给予硫糖铝 1 g/kg(人用剂量的 12 倍),结果未表现出致癌性。

3.临床应用

(1)用于消化性溃疡、慢性胃炎、溃疡性结肠炎。

(2)防治胃黏膜糜烂性出血、应激性溃疡。

4.用法与用量

用于治疗,成人常用量一次 1 g,每天 4 次,于饭前 1 h 和睡前服,嚼碎成糊状后温开水送下,连续用 4～8 周,也可根据不同剂型给药:片剂、颗粒、胶囊一次 1 g,每天 3～4 次;混悬液一次 10 mL,每天 3～4 次;混悬凝胶一次 1 g,每天 2 次,儿童遵医嘱。用于预防,一次 1 g,每天 2～3 次,于饭前 1 h 和睡前服,嚼碎成糊状后温开水送下。

5.不良反应

本品毒性很低,可见口干、便秘;偶见腰痛、恶心、眩晕、嗜睡、疲劳、瘙痒等;长期及大剂量使用本品可引起低磷血症,可能出现骨软化。

6.注意事项

(1)治疗收效后应继续服药数周,以免溃疡复发,但连续使用不宜超过 8 周。

(2)肾功能不全患者、正在接受透析疗法的患者不宜长期应用本品。

(3)对本品过敏者禁用,习惯性便秘者不宜使用。

(4)本品可通过乳汁排泄,哺乳期妇女慎用。

(5)用药期间应检测血清铝浓度。

(6)必须在空腹时将药片嚼碎后吞服,否则疗效差。

(7)本品与抗酸剂合用,间隔时间为 0.5 h 以上。

7.药物相互作用

(1)本品与四环素类、喹诺酮类抗生素、各种脂溶性维生素,以及西咪替丁、苯妥英钠、华法林、地高辛等药物同服,可干扰它们的吸收,应间隔 2 h 以上。

(2)制酸剂能影响本品的疗效,服药前为 0.5 h 不宜服制酸剂。

(3)本品不宜与含胃蛋白酶的药物合用,因它可抑制胃蛋白酶的活性。

(二)瑞巴派特

1.药理作用

(1)药效学:本品为胃黏膜保护剂,具有保护胃黏膜及促进溃疡愈合的作用。①抑制幽门螺杆菌作用,本品不具有细胞毒活性,而是通过阻止幽门螺杆菌黏附至胃上皮细胞、减少氧化应激、降低幽门螺杆菌产生的细胞因子浓度等而用于治疗幽门螺杆菌感染;②清除羟基自由基的作用,通过降低脂质过氧化等作用保护因自由基所致的胃黏膜损伤;③抑制炎性细胞浸润。此外,动物试验显示本品可增加大白鼠的胃黏液量、胃黏膜血流及胃黏膜前列腺素含量,并可促进大白鼠胃黏膜细胞再生,使胃碱性物质分泌增多等,但对基础胃液分泌几乎不起作用,对刺激胃酸分泌也未显示出抑制作用。

(2)药动学:本品口服吸收较好,但餐后吸收较缓慢。口服后 0.5～4 h 血药浓度达峰值,血浆蛋白结合率为 98% 以上,在胃、十二指肠分布良好,半衰期为 2 h,大部分以原形从尿液中排出。

2.临床应用

(1)胃溃疡。

(2)急性胃炎、慢性胃炎的急性加重期胃黏膜病变(如糜烂、出血、充血、水肿)的改善。

3.用法与用量

(1)胃溃疡:通常成人一次 100 mg,每天 3 次,早、晚及睡前口服。

(2)急性胃炎、慢性胃炎的急性加重期胃黏膜病变:(如糜烂、出血、充血、水肿)的改善:成人一次 100 mg,每天 3 次,口服。

4.不良反应

(1)血液系统:白细胞减少(发生率 0.1％以下)、血小板减少。

(2)消化系统:肝功能障碍(发生率 0.1％以下),有时候出现黄疸,可出现便秘、腹胀、腹泻、恶心、呕吐、烧灼感、腹痛、嗳气、口渴、味觉异常等。

(3)精神、神经系统:有导致麻木、眩晕、嗜睡的报道。

(4)变态反应:可有皮疹、瘙痒感、荨麻疹、药疹样湿疹等过敏症状(发生率不足 0.1％)。

(5)呼吸系统:偶可出现咳嗽、呼吸困难。

(6)内分泌系统:有引起乳腺肿胀、乳房痛、乳房女性化、诱发乳汁分泌的报道。

(7)其他:可有月经异常、尿素氮上升、水肿等(发生率不足 0.1％)。另外有引起心慌、发热、颜面潮红、舌麻木等报道。

5.注意事项

(1)对高龄患者的给药:高龄患者发现的不良反应的种类及不良反应发现率与非高龄患者间无差异。但由于高龄患者生理功能低下,应注意消化系统的不良反应。

(2)对孕妇、哺乳期妇女的给药。由于妊娠时给药的安全性尚未确认,对于孕妇或可能已妊娠的妇女,只有在判断治疗上的有益性大于危险时才可以给药。在动物试验(大白鼠)中报道药物可向母乳中转移,故给哺乳妇女用药时应避免哺乳。

(3)对小儿的给药:该药对于小儿的安全性尚未确认(使用经验少)。

(4)其他:交给患者药时,应指导患者将药片从包装中取出服用。如果误食了包装,其坚硬部分可刺伤食道黏膜,甚至引起穿孔、并发纵隔炎等严重后果。

(潘　磊)

第二节　胃肠道解痉药

一、阿托品

(一)理化性质

其硫酸盐是白色结晶粉末,无臭,味苦,易溶于水、醇内,其水溶液呈中性反应,能在 100 ℃消毒 3 min,遇碱性药物(如硼砂)易分解。

(二)药理作用

1.药效学

阿托品作用机制为竞争性拮抗 M 胆碱受体。阿托品与 M 胆碱受体结合后,阻断乙酰胆碱或胆碱受体激动剂与受体结合,从而拮抗了它们的激动作用。阿托品对 M 受体有较高选择性,但大剂量时对神经节的 N 受体也有阻断作用。阿托品对各种 M 受体亚型的选择性较低,对 M_1、M_2、M_3 受体都有阻断作用。据研究,阿托品与 M 受体结合点位于第三跨膜区段的天门冬氨酸,此部位可与乙酰胆碱的季铵氮形成离子键,故二者可相互竞争结合位点。

阿托品的作用广泛,各器官对之敏感性也不同。因此,随着剂量增加,可依次出现腺体分泌减少,瞳孔扩大和调节麻痹,胃肠道及膀胱平滑肌抑制,心率加快,大剂量可出现中枢症状。阿托品对多种内脏平滑肌具有松弛作用,它可抑制胃肠道平滑肌痉挛,降低蠕动的幅度和频率,从而缓解胃肠绞痛,尤其对过度活动或痉挛的平滑肌作用更为显著,但对胆管、输尿管和支气管的解痉作用较弱。阿托品对胃肠括约肌作用常取决于括约肌的功能状态,如当胃幽门括约肌痉挛时,阿托品具有一定松弛作用,但作用常较弱或不恒定。

2.药动学

口服吸收迅速,生物利用度为 50%,1 h 后血药浓度达峰值。$t_{1/2}$ 为 4 h,作用可维持 3~4 h。吸收后可广泛分布于全身组织,可透过血脑屏障和胎盘屏障。阿托品也可经黏膜吸收,但皮肤吸收差。肌内注射后 12 h 内有 85%~88% 药物经尿排出,其中原形药物占 1/3,其余为水解物和与葡糖醛酸结合的代谢产物。阿托品的最低致死量,成人为 80~130 mg,儿童约为 10 mg。

(三)临床应用

(1)解除平滑肌痉挛,适用于各种内脏绞痛,对胃肠绞痛、膀胱刺激症状如尿频、尿急等疗效较好,但对胆绞痛或肾绞痛疗效较差,常需与阿片类镇痛药合用。

(2)用于急性微循环障碍,治疗严重心动过缓、晕厥合并颈动脉窦反射亢进及一度房室传导阻滞。

(3)作为解毒剂,可用于锑剂中毒引起的阿-斯综合征、有机磷中毒及急性毒蕈中毒。

(4)用于麻醉前以抑制腺体分泌,特别是呼吸道黏液分泌。

(5)可减轻帕金森症患者强直与震颤症状,并能控制其流涎,以及出汗过多。

(6)眼科用于散瞳,并对虹膜睫状体炎有消炎止痛之效。

(四)用法与用量

(1)口服,成人常用量:一次 0.3~0.6 mg,每天 3 次;极量:一次 1 mg,每天 3 mg。小儿常用量:按体重 0.01 mg/kg,每 4~6 h 1 次。

(2)皮下、肌内或静脉注射,成人常用量:一次为 0.3~0.5 mg,每天 0.5~3 mg;极量:一次 2 mg。

(3)抗心律失常,成人静脉注射 0.5~1 mg,按需可 1~2 h 1 次,最大用量为 2 mg。小儿按体重静脉注射 0.01~0.03 mg/kg。

(4)解毒:①用于锑剂引起的阿-斯综合征,静脉注射 1~2 mg,过 15~30 min 再注射 1 mg,如患者无发作,按需每 3~4 h 皮下或肌内注射 1 mg。②用于有机磷中毒时,肌内注射或静脉注射 1~2 mg(严重有机磷中毒时可加大 5~10 倍),每 10~20 min 重复,直到发绀消失,继续用药至病情稳定,然后维持量,有时需 2~3 d。

(5)抗休克改善微循环:成人一般按体重 0.02~0.05 mg/kg,用 50% 葡萄糖注射液稀释后于

5～10 min 内静脉注射，每 10～20 min 重复 1 次，直到患者四肢温暖、收缩压在 10.0 kPa（75 mmHg）以上时，逐渐减量至停药。小儿按体重静脉注射 0.03～0.05 mg/kg。

（6）麻醉前用药：成人术前 0.5～1 h 肌内注射 0.5 mg。小儿皮下注射用量为体重 3 kg 以下者为 0.1 mg，7～9 kg 者为 0.2 mg，12～16 kg 者为 0.3 mg，20～27 kg 者为 0.4 mg，32 kg 以上者为 0.5 mg。

（五）不良反应

（1）常见的有便秘、出汗减少、口鼻咽喉干燥、视力模糊、皮肤潮红、排尿困难（尤其是老年患者）。误服中毒量的颠茄果、曼陀罗果、洋金花或莨菪根茎等，也可逐次出现上述症状。中毒的解救除洗胃排出胃内药物等措施外，可注射新斯的明、毒扁豆碱或毛果芸香碱等。当解救有机磷酸酯类的中毒而用阿托品过量时，不能用新斯的明、毒扁豆碱等抗胆碱酯酶药。中枢症状明显时，可用地西泮或短效巴比妥类，但不可过量，以避免与阿托品类药的中枢抑制作用产生协同效应。

（2）少见的有眼压升高、过敏性皮疹或疱疹。

（3）用药过量表现为动作笨拙不稳、神志不清、抽搐、幻觉、谵妄（多见于老年患者）、呼吸短促与困难、言语不清、心跳异常加快、易激动、神经质、坐立不安（多见于儿童）等。

（4）静脉注射可有心脏停搏，皮下注射可有药疹。心律失常在成人以房室脱节为常见，而在儿童则为房性心律不齐。有些患者发生心动过速甚至室颤，这种并发症可能由于用量超过 1 mg，但有时用量为 0.5 mg 时也可引起上述并发症。

（5）本品可使呼吸速度与深度增加，可能是对支气管扩张后无效腔增大的一种反应。

（6）近来有些报道指出，阿托品可致记忆力功能不全。有报道 57 例股骨颈骨折手术治疗患者，麻醉前给阿托品，术后发生精神错乱。有报道应用含有阿托品的贴敷剂也可引起中枢神经系统反应，如视力紊乱及幻觉。

（7）变态反应最常见的是接触性皮炎和结膜炎。

（8）滴眼时，有时引起刺激性结膜炎。使用时要压迫泪囊部，尤其是儿童。如经鼻泪管吸收，可产生全身症状。主要表现为口干、唾液分泌减少、无汗、皮肤潮红、眩晕、心率加快、烦躁，视力模糊、畏光。皮肤干热，可能出现皮疹，尤其是在颜面、颈部及躯干上部，可能随之脱屑。

（9）应用阿托品治疗儿童屈光不正时可出现轻度但惊人的毒性反应。

（六）注意事项

（1）对其他颠茄生物碱不耐受者，对本品也不耐受。

（2）孕妇静脉注射阿托品可使胎儿心动过速。

（3）本品可分泌入乳汁，并有抑制泌乳作用。

（4）婴幼儿对本品的毒性反应极为敏感，特别是痉挛性麻痹与脑损伤的小儿反应更强，环境温度较高时，因闭汗有体温急骤升高的危险，应用时要严密观察。

（5）老年人容易发生抗 M-胆碱样不良反应，如排尿困难、便秘、口干（特别是男性），也易诱发未经诊断的青光眼，一经发现，应立即停药。本品对于老年人尤其易致汗液分泌减少，影响散热，故夏天慎用。

（6）下列情况应慎用：①脑损害，尤其是儿童；②心脏病，特别是心律失常、充血性心力衰竭、冠心病、二尖瓣狭窄等；③反流性食管炎、食管与胃的运动减弱、食管下括约肌松弛，可使胃排空延迟，从而促成胃潴留，并增加胃食管的反流；④青光眼患者禁用，20 岁以上患者存在潜隐性青光眼时，有诱发的危险；⑤溃疡性结肠炎，用量大时肠能度降低，可导致麻痹性肠梗阻，并可诱发或加重中毒性巨结肠症;⑥前列腺肥大引起的尿路感染(膀胱张力减低)和尿路阻塞性疾病,可导致完全性尿潴留,故前列腺肥大者禁用。

(7)阿托品用量为 0.5～1 mg 时对中枢神经系统有轻度兴奋作用,量大时可导致精神错乱。极大量对中枢神经系统则由兴奋转入抑制。

(8)静脉注射给药宜缓慢,以小量反复多次给予,虽可提高对一部分不良反应的耐受,但同时疗效也随之降低。

(9)治疗帕金森症时,用量加大或改变治疗方案时应逐步进行,不可突然停药,否则可能出现撤药症状。

(10)应用于幼儿、唐氏综合征患者、脑损害或痉挛状态患者,应按照需要随时调整用量。

(七)药物相互作用

(1)与尿碱化药包括含镁或钙的制酸药、碳酸酐酶抑制药、碳酸氢钠、枸橼酸盐等配伍使用时,阿托品排泄延迟,作用时间和(或)毒性增加。

(2)与金刚烷胺、吩噻嗪类药、其他抗胆碱药、扑米酮、普鲁卡因胺、三环类抗抑郁药伍用,阿托品的毒副反应可加剧。

(3)与单胺氧化酶抑制剂(包括呋喃唑酮、丙卡巴肼等)配伍用时,可加强抗 M-胆碱作用的不良反应。

(4)与甲氧氯普胺并用时,后者的促进胃肠运动作用可被拮抗。

(5)阿托品延长药物在胃肠道内的溶解时间,如地高辛,而增加它的吸收。对镇静药及其他抗胆碱药起相加作用。

二、山莨菪碱

(一)理化性质

本品为白色结晶或结晶性粉末,无臭,味苦,易溶于水和乙醇,有吸湿性,熔点 62 ℃～64 ℃,其氢溴酸盐为白色针状结晶。

(二)药理作用

1.药效学

作用与阿托品相似或稍弱,具有明显的外周抗胆碱能作用,能使乙酰胆碱所引起的痉挛平滑肌松弛,并解除血管(尤其是微血管)痉挛,改善微循环。

2.药动学

口服吸收较差,静脉注射后 1～2 min 起效,半衰期约为 40 min,很快从尿中排出,无蓄积作用。

(三)临床应用

适用于胃肠道痉挛所致绞痛、急性微循环障碍及有机磷中毒等。

(四)用法与用量

1.成人常用量

口服,一次 5～10 mg,每天 3 次。肌内或静脉注射,一次 5～10 mg,每天 1～2 次。

2.抢救中毒性休克

静脉注射,成人一次 10～40 mg,小儿按体重 0.3～2 mg/kg,视需要每隔 10～30 min 重复给药,情况不见好转时可酌情加量,好转后逐渐延长给药间隔时间,直至停药。

3.治疗脑血栓

每天 30～40 mg,加入 5% 葡萄糖注射液静脉滴注。

(五)不良反应

常见的有口干、面红、视近物模糊;少见的有心率加速、排尿困难;用量过大时可出现阿托品样中毒症状。

(六)注意事项

颅内压增高、脑出血急性期及青光眼患者禁用。

三、丁溴东莨菪碱

(一)理化性质

本品为白色结晶性粉末,无臭,味苦。易溶于水、氯仿、甲醇,微溶于乙醚。熔点范围 140 ℃～144 ℃,熔融时同时分解。

(二)药理作用

1.药效学

本品为外周抗胆碱药,除对平滑肌有解痉作用外,尚有阻断神经节及神经肌肉接头的作用,但对中枢的作用较弱。本品对肠道平滑肌解痉作用较阿托品为强,故能选择性地缓解胃肠道、胆道及泌尿道平滑肌痉挛和抑制其蠕动,而对心脏、瞳孔及唾液腺的影响较小,故很少出现类似阿托品引起的中枢神经兴奋、扩瞳、抑制唾液分泌等不良反应。

2.药动学

本品口服不易吸收,静脉注射后 2～4 min、皮下或肌内注射后 8～10 min、口服后 20～30 min 产生药效,维持时间 2～6 h。

(三)临床应用

(1)用于各种病因引起的胃肠道痉挛、胆绞痛、肾绞痛或胃肠道蠕动亢进等。

(2)用于胃、十二指肠、结肠纤维内镜检查的术前准备,经内镜逆行胆胰管成像和胃、十二指肠、结肠的气钡低张造影或 CT 扫描的术前准备,可减少或抑制胃肠道蠕动。

(四)用法与用量

(1)口服片剂:成人及 6 岁以上儿童一次 10～20 mg,每天 3～5 次,应整片吞服。溶液剂:成人及 6 岁以上的儿童,一次 10 mL,每天 3～5 次;1 岁以上儿童,一次 5～10 mL,每天 3 次;婴儿一次 5 mL,每天 3 次。

(2)皮下注射、肌内注射或缓慢静脉注射,急性绞痛发作时,一次 20 mg,每天数次。婴幼儿严重病例一次 5 mg,每天 3 次。

(五)不良反应

可出现口渴、视力调节障碍、嗜睡、心悸、面部潮红、恶心、呕吐、眩晕、头痛等反应。

(六)注意事项

(1)青光眼、前列腺肥大(可致排尿困难)患者慎用;严重心脏病、器质性幽门狭窄或麻痹性肠梗阻患者禁用。

(2)皮下或肌内注射时要注意避开神经与血管,如需反复注射,不要在同一部位,应左右交替注射,静脉注射时速度不宜过快。

(3)本品应用出现变态反应时应停药。

（七）药物相互作用

注射给药时，三环类抗抑郁药、奎尼丁及金刚烷胺可增强本品的抗胆碱作用。

四、溴丙胺太林

（一）理化性质

本品为白色或黄白色结晶性粉末，无臭，味极苦，易溶于水、乙醇。水溶液呈酸性。熔点 157 ℃～164 ℃。

（二）药理作用

本品有较强的阿托品样外周抗胆碱、抗毒蕈碱作用，也有弱的神经节阻断作用。其特点为对胃肠道平滑肌具有选择性，故抑制胃肠道平滑肌的作用较强、较持久。对汗液、唾液及胃液分泌也有不同程度的抑制作用。本品不易通过血脑屏障，故很少发生中枢作用。

（三）临床应用

主要用于胃十二指肠溃疡的辅助治疗，也用于胃炎、胰腺炎、胆汁排泄障碍、多汗症、妊娠呕吐及遗尿等。

（四）用法与用量

口服，一次饭前服 15 mg，每天 3～4 次，睡前服 30 mg；治疗遗尿可于睡前服 15～45 mg。

（五）不良反应

口干，视物模糊，排尿困难，便秘，头痛，心悸。

（六）注意事项

手术前和青光眼患者禁用，心脏病患者慎用。

（七）药物相互作用

可以增加呋喃妥因、地高辛的吸收，减少对乙酰氨基酚的吸收，并可能增强其他抗胆碱药物的作用。

五、阿地芬宁

（一）药理作用

抗胆碱药，能解除肠胃、子宫、输尿管、胆管等的痉挛。

（二）临床应用

用于胃十二指肠溃疡、胆石症、尿结石、痛经等。

（三）用法与用量

口服，一次 50～150 mg，每天 2～3 次；肌内注射，一次 50 mg；直肠给药，一次 0.1 g。

（四）不良反应

如患者口干、瞳孔散大、排尿困难，应减量。

（五）注意事项

冠状动脉功能不全、心力衰竭、幽门梗阻、前列腺肥大、青光眼及术前均不宜使用。

六、辛戊胺

（一）理化性质

近白色结晶性粉末，无臭。难溶于水，其氨基磺酸盐可溶于水。

(二)药理作用

本品有解除平滑肌痉挛的作用,作用强而迅速。此外,还有中等程度的收缩周围血管及增强心肌收缩力的作用,并能短暂地升高血压,微弱地扩张支气管。

(三)临床应用

用于消化道、泌尿道的括约肌痉挛、偏头痛、呃逆,以及泌尿道、胃肠道器械检查。用于溃疡病、胆囊炎、胆石症等引起的腹痛时,疗效与阿托品相近,但无口干等不良反应。现多与握克丁制成复方制剂共用,握克丁的作用与本品相近。

(四)用法与用量

一次肌内注射本品与握克丁的复方注射液 1～2 mL,或口服复方滴剂 25～40 滴,每天 3～4 次。片剂:一次 1～2 片,每天 3～4 次。

1.复方注射液

每支 1 mL,内含握克丁氨基磺酸盐 0.06 g,辛戊胺氨基磺酸盐 0.08 g。

2.复方滴剂

成分同复方注射液。

3.片剂

每片含握克丁磺酸盐 0.06 g,辛戊胺磺酸盐 0.08 g。

(五)不良反应

偶有恶心、神经过敏、头痛等不良反应。

(六)注意事项

注射可引起血压升高,不宜用于高血压患者。

七、匹维溴铵

(一)药理作用

本品为选择性胃肠钙通道阻滞剂,直接作用于肠平滑肌细胞,可缓解肠道痉挛,恢复正常的肠道蠕动功能。

(二)临床应用

肠易激综合征(肠功能紊乱),与肠功能紊乱有关的疼痛及不适,肠蠕动异常,结肠痉挛,胆囊运动障碍,为钡剂灌肠做准备。

(三)用法与用量

通常剂量为一次 1 片,每天 3 次,进餐时用水吞服。必要时可增至每天 6 片;胃肠检查前一次 2 片,连服 3 d,以及检查当日早晨服 2 片。

(四)不良反应

极少数人可出现轻微的胃肠不适。

(五)注意事项

(1)切勿掰碎、咀嚼或含化药片,应该在进餐时用水吞服。

(2)孕妇及哺乳妇女慎用,勿用于儿童。

八、硝苯地平

(一)药理作用

1.药效学

本品为二氢吡啶类钙通道阻滞剂。该类药物主要抑制心肌和血管平滑肌细胞膜钙贮存部位的储钙能力或与钙结合的能力,使细胞膜动作电位 2 相时钙离子经慢通道内流进入肌细胞的量减少,因而导致心肌与血管平滑肌细胞内缺钙,不能有效收缩,表现为心肌收缩力减弱、耗氧量减少、心率减慢、血管平滑肌松弛、外周小动脉扩张、周围阻力降低、血压下降及冠状动脉扩张、缓解冠状动脉痉挛、增加冠脉血流量及心肌供氧量。本品对血管平滑肌具有一定选择性,对心脏的直接负性变时性作用较弱,故全身给药时不引起心率减慢,而表现为心率反射性增加。也可阻断钙内流而抑制胃肠平滑肌收缩。

2.药动学

口服胃肠道吸收良好,为90%左右,舌下含服吸收也快。蛋白结合率约为90%,口服 30 min 血药浓度达高峰,舌下或嚼碎服达峰时间提前。在 $10\sim30$ mg 剂量范围内随剂量而增高,但不受剂型与给药途径的影响。口服 15 min 起效,$1\sim2$ h 作用达高峰,作用持续 $4\sim8$ h;舌下给药 $2\sim3$ min 起效,20 min 达高峰。半衰期呈双相,半衰期 α 为 $2.5\sim3$ h,半衰期 β 为 5 h,半衰期受剂量影响。在肝脏代谢,产生无活性代谢产物,80%随尿液排出,20%随粪便排出。本品血药浓度与效应间关系遵循 S 形最大药物效应方程,舒张压下降的有关参数:斜率指数为(1.6 ± 0.7)kPa,最大下降(3.3 ± 0.9)kPa,产生一半最大效应的药物浓度为(28.1 ± 6.8)ng/mL。

(二)临床应用

可用于食管痉挛、贲门失弛缓症、肠痉挛性腹痛,也用于治疗高血压、心绞痛,包括冠状动脉痉挛所致的心绞痛和变异型心绞痛、冠状动脉阻塞所致的典型心绞痛或劳力性心绞痛。

(三)用法与用量

口服,一次 $5\sim10$ mg,每天 3 次;急用时可舌下给药 10 mg;对慢性心力衰竭,每 6 h 服用 20 mg;咽部喷药,一次 $1.5\sim2$ mg,喷 $3\sim4$ 下。少数患者初次服用本品后有首剂现象,表现为头痛、眩晕心绞痛或心肌梗死、急性尿潴留等,故对心功能减退患者应慎用,一旦发生心肌缺血症状,应立即停药。

(四)不良反应

本品较少见不良反应,不良反应一般出现在治疗的开始,而且短暂。偶见头痛、颜面发红、发热和足、踝、腿部水肿,这是由于血管扩张引起的。少有恶心、腹泻、眩晕、头痛、疲倦、皮肤红斑、皮肤瘙痒、荨麻疹、肌肉酸痛、胃肠不适、低血压、心悸、脉搏加快、尿频、剥脱性皮炎等;极少情况下,年老患者长期使用时有乳腺增生,肝脏功能紊乱(肝内胆汁堵塞、转氨酶增高)也会发生,停药后会消失。短暂的视觉变化的病例也有发现,短暂的高血糖病例也有发现,故患有糖尿病的患者应慎用。像其他作用于血管的药物,本品在极少情况下服用后也可引起短暂胸骨后痛。长期使用时,牙龈增生偶有发生,停药后自行消失。严重的过量服用所产生的不良后果请找医师帮助治疗。

(五)注意事项

(1)啮齿类动物试验发现有致畸胎作用,人体研究尚不充分,孕妇应用必须权衡利弊。

(2)在乳母的临床研究尚不够充分,服用本品者最好不哺乳。

(3)在老年人本品的半衰期可能延长,应用须加注意。

(4)严重主动脉瓣狭窄、肝或肾功能不全患者须慎用。

(5)心功能减退患者应慎用,孕妇、心源性休克者忌用。

(6)对阿司匹林和其他合成前列腺素抑制剂有变态反应的患者,应慎用本品。

(7)严重低血压者慎用。

(8)长期给药不宜骤停,以避免发生停药综合征而出现反跳现象,如心绞痛发作。

(9)用药后注意是否有降压后出现反射性交感神经兴奋而致心率加快甚至加剧心绞痛。

(10)用药后,后负荷降低,也被用于治疗心力衰竭,但仅适用于高血压、冠心病所致的左心衰竭,用时还得注意有否心肌抑制的表现。

(11)服药期间必须经常测血压和做心电图检查,在开始用药而决定剂量的过程中及从维持量加大用量时尤须注意。

(12)少数患者初次服用本品后有首剂现象,表现为头痛、眩晕、心绞痛或心肌梗死、急性尿潴留等,故对心功能减退患者应慎用。一旦发生心肌缺血症状,应立即停药。剂量大于 120 mg/d 时,突然停药会产生撤药综合征,主要表现为心绞痛的复发或频繁发作。其原因与心肌细胞长期缺钙后对钙处于高敏状态,一旦停药,正常量钙离子进入细胞内即可产生过量的反应。

(13)长期服药宜与利尿剂合用。

(六)药物相互作用

(1)与其他降压药同用可致极度低血压。

(2)与 β 受体阻滞剂同用可导致血压过低、心功能抑制、心力衰竭发生的机会增多。

(3)突然停用 β 受体阻滞剂治疗而启用本品,偶可发生心绞痛,须逐步递减前者用量。

(4)与蛋白结合率高的药物如双香豆素、强心苷苷类、苯妥英钠、奎尼丁、奎宁、华法林等同用,这些药物的游离浓度常发生改变。

(5)与硝酸酯类同用,可使心绞痛作用增强。

(6)与西咪替丁同用时本品的血药浓度峰值增高,须注意调节剂量。

(潘 磊)

第三节 促胃肠动力药

一、多潘立酮

(一)药理作用

1.药效学

多潘立酮为苯并吡唑衍生物,拮抗外周多巴胺受体,直接阻断胃肠道多巴胺 2 受体而引起胃肠运动增加。多潘立酮促进上消化道的蠕动、增加食管下括约肌张力、增加胃壁张力、促进胃排空、增加胃窦和十二指肠的运动、协调幽门的收缩、抑制肠-胃-食管的反流。但对下消化道,特别是结肠的作用较弱。几乎不通过血脑屏障,对脑内多巴胺受体没有拮抗作用,因此无精神和中枢系统不良反应,也不影响胃液分泌。但可以引起血清催乳素水平升高,从而促进产后泌乳,但对患催乳素瘤的患者无作用。

2.药动学

可以口服、肌内注射和直肠给药。口服后吸收迅速,达到峰值浓度的时间为 15~30 min,直肠给药为 1 h。肌内注射和口服 10 mg,血药浓度峰值分别为 40 ng/mL 和 23 ng/mL,直肠给药 60 mg 后血药浓度峰值为 20 mg。由于肝脏的首过效应,口服后药物生物利用度为 14%,餐后 90 min 给药生物利用度明显增加,单峰值浓度推迟。口服 10~60 mg 剂量范围的生物利用度呈线性增加。直肠给药生物利用度与等剂量口服相似。药物浓度以胃肠局部最高,血浆次之,不易透过血脑屏障,乳汁中药物浓度仅为血清浓度的 1/4。本品蛋白结合率为 92%~93%,几乎全部在肝内代谢。主要以无活性的代谢物形式经尿液和粪便排泄,小部分由乳汁排泄。24 h 内口服剂量的 30% 由尿排泄,原形药物仅占 0.4%。4 d 内约有 66% 经粪便排出,其中 10% 为原形药物。本品半衰期为 7~8 h。

(二)临床应用

各种病因引起的胃排空障碍相关症状,如上腹部胀痛、嗳气、胀气、食管或口腔有胃内容物反流等;各种病因引起的恶心、呕吐,如手术后呕吐、化疗相关性呕吐、抗帕金森综合征药物引起的呕吐、消化系统疾病引起的呕吐、神经科及妇产科疾病和尿毒症引起的呕吐、儿科疾病伴有的呕吐。多潘立酮可以促进胃排空降低胃潴留,可作为消化性溃疡(主要是胃溃疡)的辅助治疗药物。少数情况下用于产后促进泌乳。

(三)用法与用量

1.成人常规剂量

(1)口服:一次 10 mg(片剂、滴剂或混悬液),每天 2~3 次,饭前 15~30 min 服用。也可采用下列给药方案:①胃动力低下和消化不良,一次 10 mg,每天 3~4 次;②呕吐及其他药物所致的胃肠道反应,一次 20 mg,每天 3~4 次。

(2)直肠给药:一次 60 mg,每天 2~4 次。

2.老年人剂量

老年人剂量及用量同成年人。

3.儿童常规剂量

(1)口服多潘立酮混悬液的用法用量见表 7-1。

(2)直肠给药:①2 岁以下儿童,一次 10 mg,每天 2~4 次;②2 岁以上儿童,一次 30 mg,每天 2~4 次。

表 7-1　儿童口服多潘立酮混悬液的用法用量

年龄(岁)	体重(kg)	一次用量(mg)	一次用药次数(次)
1~3	10~14	3	2~3
4~6	16~20	5	2~3
7~9	22~26	6	2~3
10~12	28~32	8	2~3

(四)不良反应

1.中枢神经系统

偶见头痛、头晕、嗜睡、倦怠、神经过敏等。此外,国外有静脉大剂量使用本品引起癫痫发作的报道。

2.代谢和(或)内分泌系统

本品可促进催乳素释放。临床上如使用较大剂量可引起非哺乳期泌乳,并在一些围绝经期后的妇女及男性患者中出现乳房胀痛的现象;也有致月经失调的报道。

3.消化系统

偶见口干、便秘、腹泻、短时腹部痉挛性疼痛等。

4.心血管系统

国外有报道称本品静脉注射时可导致心律失常。

5.皮肤

偶见一过性皮疹或瘙痒。

(五)注意事项

(1)禁忌证:对本品过敏、嗜铬细胞瘤、乳腺癌、胃肠道出血、机械性肠梗阻及妊娠期患者禁用。

(2)慎用情况:尚不明确。

(3)药物对儿童的影响:1岁以下小儿由于其代谢和血脑屏障功能发育尚不完善,使用本药时不能完全排除发生中枢神经系统不良反应的可能性,故应慎用本品。需要使用时,应密切监护。

(4)药物对妊娠的影响:孕妇禁用本品。

(5)药物对哺乳的影响:本品可少量分泌入乳汁,哺乳期妇女应慎用本品。

(6)药物对检验值或诊断的影响:用药期间血清催乳素水平可升高,但停药后即可恢复正常。

(7)本品不宜用作预防手术后呕吐的常规用药。

(8)慢性消化不良患者以口服本品为佳。用于对抗急性或亚急性症状时,可用本品栓剂。儿童患者口服时,建议使用本品混悬液。

(9)心律失常、低钾血症及接受化疗的肿瘤患者使用本品时(尤其是静脉注射给药),有可能加重心律不齐,应注意。

(10)甲氧氯普胺也为多巴胺受体拮抗剂,与本品作用基本相似,二者不宜合用。

(11)儿童使用未稀释的本品注射液时,可导致注射部位疼痛,应用生理盐水稀释后注射。

(12)用药过量的表现:可出现心律失常、困倦、嗜睡、方向感丧失、锥体外系反应及低血压等。以上反应多为自限性,通常在药后24 h内消失。

(13)用药过量的处理:本品过量时无特殊解药或特效药,应给予对症支持治疗。可采用洗胃和(或)使用活性炭,以加速药物清除。使用抗胆碱药、抗震颤麻痹药及具有抗副交感神经生理作用的抗组胺药,有助于减轻本品过量所致的锥体外系反应。

(六)药物相互作用

本品主要经细胞色素 P_{450}(CYP3A4)酶代谢。体内试验的资料表明,与显著抑制 CYP3A4 酶的药物(如唑类抗真菌药、大环内酯类抗生素、HIV 蛋白酶抑制药、奈法唑酮等)合用,会导致本品的血药浓度升高。由于本品具有促胃动力作用,因此理论上会影响合并使用的口服药物(尤其是缓释或肠衣制剂)的吸收。本品可增加对乙酰氨基酚、氨苄西林、左旋多巴、四环素等药物的吸收速度。本品与胃肠解痉药(如甲胺痉平、溴丙胺太林、颠茄片、山莨菪碱、阿托品等抗胆碱药)合用时,可发生药理拮抗作用,从而减弱本品作用,故不宜合用。组胺 H_2 受体拮抗剂由于可改变胃内 pH,从而减少本品在胃肠道的吸收,二者也不宜合用。维生素 B_6 可抑制催乳素分泌,减轻本品泌乳反应。制酸药可降低本品的口服生物利用度,不宜合用。含铝盐、铋盐的药物(如硫糖铝、胶体枸橼酸铋钾、复方碳酸铋、乐得胃等),口服后能与胃黏膜蛋白结合形成络合物,对胃壁起保护作用,而本品能增强胃蠕动,促进胃排空,从而缩短上述药物在胃内的作用时间,降低其疗效。与氨茶碱合用时,氨茶碱血药浓度第一峰出现提前约 2 h,第二峰出现却延后 2 h;其血药浓度峰值下降,有效血药浓度维持时间却延长,类似于缓释作用,与本品合用时需调整氨茶碱的剂量和服药间隔时间。助消化药(如胃酶合剂、多酶片等消化酶类制剂)在胃内酸性环境中作用较强,由于本品加速胃排空,使助消化药迅速到达肠腔的碱性环境中而降低疗效。本品可使胃膜素在胃内停留时间缩短,难以形成保护膜。本品可减少多巴胺能激动剂(如溴隐亭、左旋多巴)的外周不良反应,如消化道症状,但不能对抗其中枢作用。本品可降低普鲁卡因、链霉素的疗效,两者不宜合用。锂制剂和地西泮与本品合用时,可引起锥体外系症状(如运动障碍等)。

二、莫沙必利

(一)理化性质

本品为白色或类白色结晶性粉末,无臭,微苦。易溶于 N-二甲基甲酰胺和吡啶,微溶于甲醇,难溶于 95% 乙醇,不溶于水或乙醚。

(二)药理作用

1.药效学

本品为选择性 5-羟色胺 4(5-HT$_4$)受体激动剂,通过兴奋肌间神经丛的 5-HT$_4$ 受体,刺激乙酰胆碱释放,增强胃及十二指肠运动,对小肠和结肠基本无作用,从而改善功能性消化不良患者的胃肠道症状,但不影响胃酸分泌。本品与大脑神经细胞突触膜上的多巴胺 D$_2$ 受体、肾上腺素 α$_1$ 受体、5-HT$_1$ 及 5-HT$_2$ 受体无亲和力,所以不会引起锥体外系综合征及心血管系统不良反应。本品与中枢神经元突触膜上的多巴胺 D$_2$、α、5-HT$_1$ 和 5-HT$_2$ 受体无亲和力,因而没有这些受体阻滞所引起的锥体外系综合征。

2.药动学

口服后吸收迅速,在胃肠道及肝、肾组织中浓度较高,血浆中次之,脑内几乎没有分布。健康受试者服用本品 5 mg,血浆浓度达峰时间为 0.8 h,血药浓度峰值为 30.7 ng/mL,半衰期为 2 h,曲线下面积为 67(ng·h)/mL,表观分布容积为 3.5 L/kg,血浆蛋白结合率为 99%,总清除率为 80 L/h。本品在肝脏中由细胞色素 P$_{450}$3A4 代谢,代谢产物主要为脱 4-氟苄基莫沙必利。本品主要以代谢产物形式经尿液和粪便排泄,原形药在尿中仅占 0.1%。

(三)临床应用

(1)用于功能性消化不良伴有胃灼热、嗳气、恶心、呕吐、早饱、上腹胀、上腹痛等消化道症状。
(2)用于胃食管反流性疾病、糖尿病性胃轻瘫及胃部分切除患者的胃功能障碍。

(四)用法与用量

口服,成人一次 5 mg,每天 3 次,饭前服用。

(五)不良反应

主要表现为腹泻、腹痛、口干、皮疹、倦怠、头晕、不适、心悸等。此外,尚可出现心电图的异常改变。动物生殖毒性研究表明,本品无明显致畸作用和致突变作用。

1.心血管系统

个案报道,一例68岁的男性患者使用本品(15 mg/d)2周后出现Q-T间期延长,并发生尖端扭转型室性心动过速,但是否与本品有关尚不明确。

2.中枢神经系统

据报道,部分患者用药期间曾出现头痛。目前尚无锥体外系不良反应的报道。

3.代谢和(或)内分泌系统

部分患者用药后出现血清胆固醇和甘油三酯升高,但尚不清楚与本品的关系。

4.消化系统

一项非对照研究显示,每天服用本品1.5～15 mg的慢性胃炎患者中,便秘和恶心的发生率可达10%,另外尚有血清氨基转移酶水平升高,口干较少见;使用本品(每次40 mg,4次/天,连用2 d)治疗胃食管反流病,最常见的不良反应为恶心、呕吐和腹痛。

5.血液系统

偶见嗜酸性粒细胞增多和淋巴细胞增多,但尚不清楚与本品的关系。

(六)注意事项

1.禁忌证

对本品过敏者、胃肠道出血、穿孔者及肠梗阻患者禁用。

2.慎用情况

青少年,肝肾功能不全者,有心力衰竭、传导阻滞、室性心律失常、心肌缺血等心脏病史者,以及电解质紊乱(尤其是低钾血症)者慎用。

3.药物对儿童的影响

儿童用药的安全性尚未确定(无使用经验),建议儿童慎用本品。

4.药物对老年人的影响

老年人用药时需注意观察,如出现不良反应,立即给予适当处理(如减少剂量)。

5.药物对妊娠的影响

孕妇用药的安全性尚未确定,建议孕妇避免使用本品。

6.药物对哺乳的影响

哺乳期妇女用药的安全性尚未确定,建议哺乳期妇女避免使用本品。

7.药物对检验值或诊断的影响

用药后可致嗜酸性粒细胞增多、血清甘油三酯、丙氨酸氨基转移酶、天门冬氨酸氨基转移酶、碱性磷酸酶和γ-谷氨酰转移酶等检验值升高。

8.用药前后及用药时应当检查或检测的指标

治疗过程中应常规进行血液生化检查,有心血管病史或合用抗心律失常药的患者应定期作心电图检查。

9.其他

(1)服用本品一段时间(通常为2周)后,如果功能性消化道症状无改善,应停药。

(2)与抗胆碱药合用时,应有一定的间隔时间。

(3)与可延长Q-T间期的药物(如普鲁卡因、奎尼丁、氟卡尼、索他洛尔、三环类抗抑郁药等)合用时应谨慎,以避免增加心律失常的危险。

(4)本品与可引起低钾血症的药物合用时应谨慎,以避免增加心律失常的危险。

（七）药物相互作用

与抗胆碱药（如硫酸阿托品、溴化丁基东莨菪碱等）合用，可能会减弱本品的作用。

三、伊托必利

（一）药理作用

1.药效学

本品通过对多巴胺 D_2 受体的拮抗作用增加乙酰胆碱的释放，而且通过抑制乙酰胆碱酯酶的活性抑制已释放的乙酰胆碱分解，从而增强胃、十二指肠运动，加速胃排空。此外，本品还具有中等强度的镇吐作用。

2.药动学

口服吸收迅速，给药后 30 min 达血药浓度峰值。动物试验中本品主要分布在肝、肾及消化系统，较少分布在中枢神经系统，十二指肠内给药时，在胃肌肉层中的药物浓度是血药浓度的2 倍。本品主要以代谢产物形式（75％）和原形药物（4％～5％）经尿液排泄。多次给药时，排泄率与单次给药无明显差异。本品半衰期约为 6 h。

（二）临床应用

用于功能性消化不良引起的各种症状，如上腹部不适、餐后饱胀、早饱、食欲缺乏、恶心、呕吐等。

（三）用法与用量

口服，成人一次 50 mg，每天 3 次，饭前 15～30 min 服用。

（四）不良反应

1.精神神经系统

可见头痛、刺痛、睡眠障碍、眩晕、疲劳等。

2.代谢和（或）内分泌系统

有催乳素水平升高（在正常范围内）的报道。

3.消化系统

主要表现为腹泻、腹痛、便秘、唾液增加等。此外，尚有天门冬氨酸氨基转移酶、丙氨酸氨基转移酶升高的报道。

4.血液系统

可见白细胞减少（确认出现异常时应停药）。

5.变态反应

可见皮疹、发热、瘙痒等。

6.其他

偶见血尿素氮、肌酐水平升高，部分患者可出现胸背部疼痛及手指发麻、颤动等。

（五）注意事项

（1）禁忌证：本品过敏者、胃肠道出血、机械梗阻或穿孔的患者禁用。

（2）慎用情况：严重肝、肾功能不全者慎用。

（3）药物对儿童的影响：儿童用药的安全性和有效性尚不明确，应避免使用。

（4）对老年人的影响：老年人生理功能下降，不良反应发生概率较高，用药后需仔细观察，一旦出现不良反应，应采取减量或停药等措施。

(5)对妊娠的影响:孕妇用药的安全性和有效性尚不明确,使用时应权衡利弊。

(6)对哺乳的影响:动物试验发现本品可分泌入乳汁,哺乳期妇女用药期间应暂停哺乳。

(7)使用本品疗效不佳时,应避免长期无目的地使用。

(8)用药中如出现心电图 Q-T 间期延长应停药。

(9)本品过量时可出现乙酰胆碱作用亢进症状,表现为视觉模糊、恶心、呕吐、腹泻、呼吸急促、哮喘、胸闷、唾液和支气管腺体分泌增加等。呕吐、腹泻严重的患者可出现低血钾。

(10)本品过量的处理:主要采取对症治疗,对乙酰胆碱作用亢进症状可用适量阿托品解救。

(六)药物相互作用

(1)本品可增强乙酰胆碱的作用,故使用时应谨慎。

(2)抗胆碱药(如替喹溴胺、丁溴东莨菪碱等)可能会减弱本品促进胃肠道运动的作用,应避免合用。

(3)本品与具有肌肉松弛作用的药物(如地西泮、氯唑沙宗等)合用,可相互减弱作用。

（潘　磊）

第四节　抑制胃酸分泌药

一、质子泵抑制剂

(一)奥美拉唑

1.理化性质

奥美拉唑具有脂溶性,呈弱碱性,易浓集于酸性环境中。奥美拉唑胶囊内含类白色肠衣小颗粒;注射用奥美拉唑钠为白色疏松块状物或粉末,专用溶剂为无色的透明液体。

2.药理作用

(1)药效学:本品为脂溶性、弱碱性药物,易浓集于酸性环境中,能特异地分布于胃黏膜壁细胞的分泌小管中,并转化为亚磺酰胺的活性形式,通过二硫键与壁细胞分泌膜中的 H^+,K^+-ATP酶(又称质子泵)的巯基呈不可逆性的结合,生成亚磺酰胺与质子泵的复合物,从而抑制该酶活性,阻断胃酸分泌的最后步骤,因此本品对各种原因引起的胃酸分泌具有强而持久的抑制作用。

(2)药动学:本品口服经小肠吸收,1 h 内起效,食物可延迟其吸收,但不影响其吸收总量。单次给药生物利用度约 35%,多次给药生物利用度可达 60%。本品口服后 0.5~3.5 h 血药浓度达峰值,作用持续 24 h 以上,可分布到肝、肾、胃、十二指肠、甲状腺等组织,且易透过胎盘,不易透过血脑屏障。血浆蛋白结合率为 95%~96%,血浆半衰期为 0.5~1 h,慢性肝病患者为 3 h。本品在体内经肝脏微粒体细胞色素 P450 氧化酶系代谢,代谢物约 80% 经尿液排泄,其余由胆汁分泌后从粪便排泄。肾衰竭患者对本品的清除无明显变化,肝功能受损者清除半衰期可有延长。

3.临床应用

(1)用于胃溃疡、十二指肠溃疡、应激性溃疡。

(2)用于反流性食管炎和卓-艾综合征(胃泌素瘤)。

(3)本品注射剂还可用于:①消化道出血,如消化性溃疡出血、吻合口溃疡出血等,以及预防重症疾病(如脑出血、严重创伤等)和胃手术后引起的上消化道出血;②应激状态时并发或由非甾体抗炎药引起的急性胃黏膜损伤;③对于全身麻醉或大手术后,以及衰弱昏迷患者,防止胃酸反流合并吸入性肺炎。

(4)与阿莫西林和克拉霉素,或与甲硝唑和克拉霉素合用,可有效杀灭幽门螺杆菌。

4.用法与用量

(1)常规剂量。①口服。消化性溃疡:一次 20 mg,每天 1~2 次。每天晨起吞服或早、晚各 1 次,胃溃疡疗程通常为 4~8 周,十二指肠溃疡疗程通常 2~4 周。反流性食管炎:一次 20~60 mg,每天 1~2 次。晨起吞服或早晚各 1 次,疗程通常为 4~8 周。卓-艾综合征:一次 60 mg,每天 1 次,以后每天总剂量可根据病情调整为 20~120 mg;若每天总剂量需超过 80 mg 时,应分为 2 次服用。②静脉注射。消化性溃疡出血:一次 40 mg,每 12 h 1 次,连用 3 d。胃泌素瘤:初始剂量为一次 60 mg,每天 1 次,每天剂量可更高,剂量应个体化。当每天剂量超过 60 mg 时,分 2 次给药。③静脉滴注。一次 40 mg,每 8~12 h 1 次。

(2)肝肾功能不全时剂量:严重肝功能不全者必要时剂量减半,肠溶制剂每天不超过 20 mg。

5.不良反应

本品的耐受性良好,不良反应多为轻度并具有可逆性。常见不良反应有腹泻、头痛、恶心、腹痛、胃肠胀气及便秘,偶见血清氨基转移酶增高、皮疹、眩晕、嗜睡、失眠等,这些反应通常是轻微的,可自动消失,与剂量无关。长期治疗未见严重的不良反应,但在有些病例中可发生胃黏膜细胞增生和萎缩性胃炎。动物试验表明本品可引起胃底部和胃体部主要内分泌细胞(胃肠嗜铬样细胞)增生,长期服药还可发生胃部类癌。

6.注意事项

(1)对本品过敏者、严重肾功能不全者、婴幼儿及孕妇禁用。

(2)治疗胃溃疡时,应首先排除溃疡型胃癌的可能,因用本品治疗可减轻其症状,从而延误治疗。

(3)肝、肾功能不全者慎用。

(4)尚无儿童用药经验。

(5)本品可使 ^{13}C 尿素呼气试验结果出现假阴性,临床上应在本品治疗至少 4 周后才能进行 ^{13}C 尿素呼气试验。

7.药物相互作用

(1)本品在肝脏通过 CYP2C19 代谢,会延长其他酶解物在体内的消除,如地西泮、苯妥英钠、华法林、硝苯地平、双香豆素、安替比林、双硫仑等。当本品和上述药物一起使用时,应减少后者的用量。

(2)本品可提高胰酶的生物利用度,增强其疗效。

(3)本品与地高辛合用时,地高辛的吸收增加,有加重地高辛中毒的危险,因此合用时应减少地高辛剂量。

(4)本品可抑制泼尼松转化为其活性形式,降低其药效。

(5)本品可使四环素、氨苄西林、酮康唑、伊曲康唑等吸收减少,血药浓度降低,这与本品造成的胃内碱性环境有关。

(6)本品抑制胃酸,使胃内细菌数量增加,致使亚硝酸盐转化为致癌性亚硝酸。

(7)本品的抑酸作用可影响铁剂的吸收。

(二)兰索拉唑

1.理化性质

本品为白色肠溶片,除去肠溶衣后显白色或类白色。

2.药理作用

(1)药效学:本品是继奥美拉唑之后的第二代质子泵抑制剂,二者的化学结构很相似,均为苯并咪唑衍生物,不同之处为本品在吡啶环上多一个氟。本品在胃黏膜壁细胞微管的酸性环境中形成活性亚磺酰胺代谢物,此种活性物与质子泵的巯基结合,从而抑制该酶的活性,进而抑制胃酸分泌的最后一个步骤,阻断 H^+ 分泌入胃内。对基础胃酸和所有刺激物所致的胃酸分泌均有明显的抑制作用,其抑制作用明显优于 H_2 受体拮抗剂。一次口服 30 mg,可维持作用 24 h。对胃蛋白酶有轻、中度抑制作用。可使血清胃泌素的分泌增加。对幽门螺杆菌有抑制作用。单用本品虽然对无根除作用,但与抗生素联合应用可明显提高的根除率。

(2)药动学:本品口服易吸收,绝对生物利用度约为 85%,抑酸作用在 24 h 以上。餐后服用可延缓吸收,并使峰值浓度降低,但曲线下面积与空腹服用无明显差异。健康成人空腹时单次口服 30 mg,经 1.5～2.2 h 达血药浓度峰值(0.75～1.15 mg/L),其值随剂量的增加而递增。药物血浆蛋白结合率为 97.7%～99.4%。本品在体内经肝脏微粒体细胞色素 P_{450} 氧化酶系统代谢,主要经胆汁和尿液排泄,尿液中测不出原形药物,全部为代谢产物。本品半衰期 β 相为 1.3～1.7 h,老年人半衰期约为 2 h,严重肝衰竭患者半衰期延长至 7 h。药物在体内无蓄积作用。

3.临床应用

(1)胃溃疡、十二指肠溃疡、吻合口溃疡。

(2)反流性食管炎。

(3)卓-艾综合征(胃泌素瘤)。

(4)幽门螺杆菌感染。

4.用法与用量

(1)十二指肠溃疡:通常成人每天 1 次,口服,一次 15～30 mg,连续服用 4～6 周。

(2)胃溃疡、反流性食管炎、卓-艾综合征、吻合口溃疡:通常成人每天 1 次,口服,一次 30 mg,连续服用 6～8 周。

(3)合并幽门螺杆菌感染的胃或十二指肠溃疡:可一次 30 mg,每天 1～2 次,与 1～2 种抗生素联合应用,1～2 周为 1 个疗程。用于维持治疗、高龄患者、有肝功能障碍或肾功能低下的患者,每天 1 次,口服,一次 15 mg。

5.不良反应

本品安全性较好,一般能很好耐受,不良反应发生率为 2%～4%。常见不良反应有便秘、腹泻、便血、口干、恶心、食欲缺乏、腹胀等表现,口服本品可致胃黏膜轻度肠嗜铬样细胞增生,停药后可恢复正常。偶有贫血、白细胞减少、嗜酸性粒细胞增多、血小板减少、头痛、嗜睡、发热、皮疹、瘙痒、总胆固醇上升、尿酸上升等症状,失眠、头晕等症状极少发生。有报道对大白鼠经口服(剂量为临床用量的 100 倍)的试验中,发生了1例胃部类癌。

6.注意事项

(1)对本品过敏者禁用。

(2)有药物过敏史者、老人、肝功能不全者慎用。

(3)小儿用药的安全性尚未确定,不推荐使用。

(4)已确认本品在大白鼠胎仔的血浆浓度比在母鼠中高,在兔子(经口给药 30 mg/kg)的试验发现胎仔死亡率增加,故对孕妇或有可能怀孕的妇女,须事先判断治疗上的益处超过危险性时,方可用药。

(5)动物试验中本品可经乳汁分泌,哺乳妇女应避免用药,必须使用时应暂停哺乳。

(6)本品可使 ^{13}C 尿素呼气试验结果出现假阴性,可使血清胃泌素水平升高。

(7)本品会掩盖胃癌的症状,所以须先排除胃癌,方可给药。

7.药物相互作用

(1)会延迟地西泮及苯妥英钠的代谢与排泄。

(2)与硫糖铝合用,可干扰后者的吸收,降低其生物利用度。

(3)与抗酸剂合用,能降低本品的生物利用度。

(4)与茶碱合用,可轻度降低茶碱的血药浓度。

(5)与对乙酰氨基酚合用,可使后者的血药浓度峰值升高,达峰时间缩短。

(6)与伊曲康唑、酮康唑合用,可使后两者的吸收减少。

(7)与克拉霉素合用,有发生舌炎、口腔炎或舌头变黑的报道。

(三)泮托拉唑

1.理化性质

泮托拉唑钠肠溶胶囊内容物为白色或类白色粉末;泮托拉唑钠肠溶片为红棕色肠溶薄膜衣片,除去薄膜后,显白色;注射用泮托拉唑钠为白色或类白色疏松块状物或粉末,专用溶剂为无色的澄明液体。

2.药理作用

(1)药效学:本品第三代质子泵抑制剂,在中性和弱酸性条件下相对稳定,在强酸性条件下迅速活化,其 pH 依赖的活化特性,使其对 H^+,K^+-ATP 酶的作用具有更好的选择性。本品能特异性地抑制壁细胞顶端膜构成的分泌性微管和细胞质内的管状泡上的 H^+,K^+-ATP 酶,引起该酶不可逆性的抑制,从而有效地抑制胃酸的分泌。由于 H^+,K^+-ATP 酶是壁细胞分泌酸的最后一个过程,故本品抑酸能力强大。它不仅能非竞争性抑制胃泌素、组胺、胆碱引起的胃酸分泌,而且能抑制不受胆碱或 H_2 受体拮抗剂影响的部分基础胃酸分泌。本品能减少胃液分泌量并抑制胃蛋白酶的分泌及活性,还可抑制幽门螺杆菌生长。本品对肝细胞内的细胞色素 P_{450} 酶系的亲和力较低,同时也可以通过第 Ⅱ 系统进行代谢,故其他通过 P_{450} 酶系代谢的药物与本品间相互作用较少。

(2)药动学:本品生物利用度高且相对稳定,单次或多次给药后的生物利用度均保持在 77%,且不受食物或其他抗酸药物的影响。口服 40 mg 肠溶片 2.5 h 后达血药浓度峰值 3 $\mu g/mL$。泮托拉唑的血浆蛋白结合率为 98%,主要在肝脏代谢为去甲基泮托拉唑硫酸脂。泮托拉唑的半衰期为 1 h,约 80% 的代谢物经尿液排泄,其余经胆汁分泌后进入粪便排出,肾功能不全不影响药代动力学,肝功能不全时可延缓清除。半衰期、清除率和表观分布容积与给药剂量无关。

3.临床应用

(1)主要用于消化性溃疡(胃溃疡、十二指肠溃疡、吻合口溃疡等)及其出血,包括非甾体抗炎药引起的急性胃黏膜损伤和应激状态下溃疡出血。

(2)用于反流性食管炎,也用于全身麻醉或大手术后及衰弱昏迷患者,防止胃酸反流合并吸入性肺炎。

（3）与其他抗菌药物（如克拉霉素、阿莫西林和甲硝唑）联用能够根除幽门螺杆菌感染。

（4）卓-艾综合征。

4.用法与用量

口服，一次 40 mg，每天 1 次，个别对其他药物无反应的病例可每天 2 次，最好于早餐前服用。十二指肠溃疡一般疗程为 2～4 周，胃溃疡及反流性食管炎疗程为 4～8 周。静脉滴注，一次 40 mg，每天 1～2 次，临用前将 10 mL 专用溶剂注入冻干粉小瓶内，将上述溶解后的药液加入 0.9%氯化钠注射液 100 mL 中稀释后供静脉滴注，时间要求在 15～30 min 间滴完。本品溶解和稀释后必须在 3 h 内用完，禁止用其他溶剂或其他药物溶解和稀释。肾功能受损和老年患者，剂量每天不宜超过 40 mg。严重肝衰竭的患者一次 40 mg，隔天 1 次。

5.不良反应

本品不良反应较少。偶见头晕、失眠、嗜睡、恶心、腹泻、便秘、皮疹和肌肉疼痛等症状。大剂量使用时可出现心律不齐、转氨酶升高、肾功能改变、粒细胞降低等。

6.注意事项

（1）对本品过敏者、哺乳期妇女、妊娠早期妇女、婴幼儿禁用。

（2）肝、肾功能不全者慎用。

（3）尚无儿童用药经验，老年人用药剂量无须调整。

（4）本品抑制胃酸分泌的作用强、时间长，故应用本品时不宜同时再服用其他抗酸剂或抑酸剂。为防止抑酸过度，在一般消化性溃疡等病时，不建议大剂量长期应用（卓-艾综合征例外）。

（5）肾功能受损者不需调整剂量；肝功能受损者需要酌情减量。

（6）治疗胃溃疡时应排除胃癌后才能使用本品，以免延误诊断和治疗。

（7）动物试验中，长期大量使用本品后，观察到高胃泌素血症和良性肿瘤的发生，这种变化在应用其他抑酸剂及施行胃大部切除术后也可出现。

7.药物相互作用

本品可能减少生物利用度取决于胃 pH 的药物（如伊曲康唑、酮康唑）的吸收。凡通过细胞色素 P_{450} 酶系代谢的其他药物，均不能除外与本品有相互作用的可能性。

（四）雷贝拉唑

1.理化性质

本品呈纯白色粉末状，无味。易溶于水、甲醇，可少量溶解于纯乙醇和乙醚。

2.药理作用

（1）药效学：本品是一种新型的质子泵抑制剂，对基础胃酸和由刺激引起的大量胃酸分泌均有抑制作用。通过特异性抑制 H^+，K^+-ATP 酶，强烈抑制胃酸分泌，并使胃 pH 产生较大且持久的升高。其抗胃酸分泌活性与奥美拉唑相比，雷贝拉唑抑制 H^+，K^+-ATP 酶作用更强，而且抑制可恢复，对血浆胃泌素水平影响较少，具有选择性强烈抑制幽门螺杆菌作用。本品无抗胆碱能及抗 H_2 组胺的特性。

（2）药动学：本品口服后 1 h 左右可在血中检出，达峰时间为（2.83±1.56）h，消除相半衰期为（2.17±1.05）h。雷贝拉唑钠在给药后 72 h 之内尿液中未检出原形药物，代谢产物羧酸化物与葡萄糖酸结合体经尿液排泄约占给药量的 30%。据国外文献报道，该药是经胃后在肠道内才开始被吸收的。在 20 mg 剂量组，血药浓度峰值是在用药后 3.5 h 达到的。在 10～40 mg 剂量范围内,血药浓度峰值和曲线下面积与剂量呈线性关系。口服 20 mg 剂量组的绝对生物利用度约为 52%。重复用药后生物利用度不升高。健康受试者的药物半衰期约为 1 h,体内药物清除率为(283±98)mL/min。在慢性肝病患者体内,血药浓度的曲线下面积提高 2～3 倍。雷贝拉唑钠的血浆蛋白结合率约为 97%,主要的代谢产物为硫醚和羧酸。次要代谢物还有砜、乙基硫醚和硫醚氨酸。只有乙基代谢物具有少量抑制分泌的活性,但不存在于血浆中。该药 90% 主要随尿液排出,其他代谢物随粪便排出。在需要血液透析的晚期稳定的肾衰竭患者体内[肌酐清除率≤5 mL/(min·1.73 m²)],雷贝拉唑钠的分布与在健康受试者体内的分布相似。本品用于老年患者时,药物清除率有所降低。当老年患者用雷贝拉唑钠一次 20 mg,每天 1 次,连续用 7 d,出现血药浓度的曲线下面积加倍,浓度峰值相对于年轻健康受试者升高 60%。本品在体内无累积现象。

3.临床应用

(1)用于活动性十二指肠溃疡、良性活动性胃溃疡。

(2)用于减轻侵蚀性或溃疡性的胃食管反流病症状及其维持期的治疗。

(3)与适当的抗生素合用可根治幽门螺杆菌。

(4)用于卓-艾综合征的治疗。

4.用法与用量

通常成人每天口服 1 次,一次 10 mg,根据病情也可每天口服 1 次,一次 20 mg。在一般情况下,胃溃疡、吻合口溃疡、反流性食管炎的给药以 8 周为限,十二指肠溃疡的给药以 6 周为限。

5.不良反应

本品耐受性良好,不良反应与其他质子泵抑制剂相似。

(1)心血管系统:罕见心悸、心动过缓、胸痛。

(2)精神、神经系统:可见眩晕、四肢乏力、感觉迟钝,偶见头痛,罕见失眠、困倦、握持力低下、口齿不清、步态蹒跚。据国外资料个案报道,既往有肝性脑病的肝硬化患者用药后出现精神错乱、识辨力丧失和嗜睡。

(3)泌尿生殖系统:偶见血尿素氮升高、蛋白尿。

(4)消化系统:可见口干、腹胀、腹痛,偶见恶心、呕吐、便秘、腹泻及丙氨酸氨基转移酶、天门冬氨酸氨基转移酶、碱性磷酸酶、γ-谷氨酰胺转移酶、乳酸脱氢酶、总胆红素、总胆固醇升高,罕见消化不良。

(5)血液系统:偶见红细胞、淋巴细胞减少、白细胞减少或增多、嗜酸性粒细胞、中性粒细胞增多,罕见溶血性贫血(出现此类状况时,应停药并采取适当措施)。

(6)其他:可见光敏性反应、皮疹、荨麻疹、瘙痒、水肿、休克、视力障碍、肌痛、鼻炎(出现此类状况时,应停药并采取适当措施)。此外,动物试验发现本品有致癌性。

6.注意事项

(1)对本品过敏者、哺乳期妇女、孕妇禁用。

(2)有药物过敏史的患者、肝功能障碍患者及高龄患者应慎用。

(3)使用本品时,有可能掩盖由胃癌引起的症状,故应在确诊无恶性肿瘤的前提下再进行给药。

(4)治疗时应密切观察其临床动态,根据病情将用量控制在治疗所需的最低限度内。

(5)服药时不要咀嚼或咬碎。

(6)对于小儿的安全性尚未确定,不推荐使用。

7.药物相互作用

(1)由于本品可升高胃内 pH,与地高辛合用时,会使地高辛的血药浓度-时间曲线下面积和 C_{max} 值分别增加 19％和 29％,故合用时应监测地高辛的浓度。

(2)本品与含氢氧化铝、氢氧化镁的制酸剂同时服用,或在服用制酸剂 1 h 后再服用本品时,本品的平均血药浓度和血药浓度-时间曲线下面积分别下降 8％和 6％。

(3)本品可减少酮康唑、伊曲康唑的胃肠道吸收,使其疗效降低。

(4)本品对通过细胞色素 P4502C4 途径代谢的药物(如地西泮、茶碱、华法林、苯妥英钠等)没有影响。

(五)埃索美拉唑

1.药理作用

(1)药效学:本品为质子泵抑制剂,是奥美拉唑的 S-异构体,能在壁细胞泌酸管的高酸环境中浓集并转化为活性形式,特异性抑制该部位的 H^+,K^+-ATP 酶,从而抑制基础酸及刺激所致的胃酸分泌。人体试验证实 S 型异构体的抑酸作用为 R 型的 4 倍。原因在于 S 型异构体口服后的生物利用度较 R 型为高。

(2)药动学:本品口服后吸收迅速,1～2 h 血药浓度达高峰。每天 1 次重复给药后,绝对生物利用度为 89％,血浆蛋白结合率为 97％,本品通过肝脏细胞色素 P_{450} 酶系代谢,埃索美拉唑的曲线下面积值及血浓度峰值(C_{max})随剂量增多而相应增高,且与剂量呈非线性正相关,剂量加倍时,血药浓度-时间曲线下面积值升高约 3 倍。埃索美拉唑仅有 73％经 CYP2C19 代谢,其内在清除率明显低于 R-异构体。埃索美拉唑 80％代谢物从尿液中排泄,其余经粪便排出,仅 1％以原形经肾脏排出。国外研究表明,老年患者,肾功能不全患者,轻、中度肝功能不全的患者血药浓度-时间曲线下面积与正常人无显著差异,在这部分人群中使用时无须调整剂量。在重度肝功能不全(Child-Pugh 分级)患者中使用时则应酌情调整剂量。

2.临床应用

(1)胃食管反流性疾病、糜烂性反流性食管炎的治疗;已经治愈的食管炎患者防止复发的长期维持治疗;胃食管反流性疾病的症状控制。

(2)与适当的抗菌疗法联合用药根除幽门螺杆菌,并且愈合与幽门螺杆感染相关的十二指肠溃疡,以及防止与幽门螺杆菌相关的消化性溃疡复发。

3.用法与用量

(1)糜烂性反流性食管炎的治疗:一次 40 mg,每天 1 次,连服 4 周。对于食管炎未治愈或持续有症状的患者建议再服药治疗 4 周。

(2)已经治愈的食管炎患者防止复发的长期维持治疗:一次 20 mg,每天 1 次。

(3)胃食管反流性疾病的症状控制。无食管炎的患者:一次 20 mg,每天 1 次,如果用药 4 周症状未获控制,应对患者做进一步的检查,一旦症状消除,随后的症状控制可采用即时疗法,即需要时口服,一次 20 mg,每天 1 次。

(4)与适当的抗菌疗法联合用药根除幽门螺杆菌,并且愈合与幽门螺杆菌相关的十二指肠溃疡,以及预防与幽门螺杆菌相关的消化性溃疡复发埃索美拉唑镁肠溶片 20 mg 加阿莫西林 1 g 加克拉霉素 500 mg,每天 2 次,连用 7 d。

4.不良反应

在埃索美拉唑的临床试验中已确定或怀疑有下列不良反应,这些反应均无剂量相关性。常见不良反应有($>1/100,<1/10$)头痛、腹痛、腹泻、腹胀、恶心、呕吐、便秘。少见不良反应有($>1/1\ 000,<1/100$)皮炎、瘙痒、荨麻疹、头昏、口干。罕见不良反应有($>1/10\ 000,<1/1\ 000$)过敏性反应,如血管性水肿、肝转氨酶升高。

5.注意事项

(1)已知对埃索美拉唑、其他苯并咪唑类化合物或本品的任何其他成分过敏者禁用。

(2)当出现任何报警症状(如显著的非有意的体重下降、反复呕吐、吞咽困难、呕血或黑便),怀疑有胃溃疡或已患有胃溃疡时,应排除恶性肿瘤,因为使用埃索美拉唑肠溶片治疗可减轻恶性肿瘤的症状,避免延误诊断。

(3)肾功能损害的患者无须调整剂量,对于严重肾功能不全的患者,由于使用该药的经验有限,治疗时应慎重。

(4)轻到中度肝功能损害的患者无须调整剂量,对于严重肝功能损害的患者,应服用的埃索美拉唑镁肠溶片剂量为 20 mg。

(5)长期使用该药治疗的患者(特别是使用 1 年以上者)应定期进行监测。

(6)无妊娠期使用埃索美拉唑的临床资料可供参考,动物试验未显示埃索美拉唑对胚胎或胎儿发育有直接或间接的损害作用,用消旋混合物进行的动物试验未显示对妊娠、分娩或出生后发育有直接或间接的有害影响,但给妊娠期妇女使用埃索美拉唑时应慎重。尚不清楚埃索美拉唑是否会经乳汁排泄,也未在哺乳期妇女中进行过埃索美拉唑的研究,因此在哺乳期间不应使用埃索美拉唑镁肠溶片。

(7)尚无在儿童中使用埃索美拉唑的经验。

(8)老年患者无须调整剂量。

6.药物相互作用

(1)治疗期间若使用酮康唑和依曲康唑,此两种药物的吸收会降低。

(2)与经 CYP2C19 代谢的药物(如地西泮、西酞普兰、丙米嗪、氯米帕明、苯妥英钠等)合用时,这些药物的血浆浓度可被升高,可能需要降低剂量。

二、组胺 H₂ 受体拮抗剂

(一)西咪替丁

1.理化性质

片剂为白色片或加有着色剂的淡蓝色或浅绿色片,或为薄膜衣片,无臭,味苦,易溶于甲醇、热水和稀酸中,溶于乙醇,几乎不溶于水和氯仿,对湿、热稳定,但在过量盐酸中可逐渐分解;针剂为无色至淡黄色的透明液体。

2.药理作用

(1)药效学:外源性或内源性的组胺作用于胃腺体壁细胞上的 H₂ 受体后,能刺激胃酸分泌。西咪替丁通过阻断组胺 H₂ 受体而发挥显著的抑制胃酸分泌的作用,使胃中酸度降低。西咪替丁既能明显抑制昼夜基础胃酸分泌,也能抑制由五肽胃泌素、组胺、胰岛素和试餐等刺激后胃酸分泌的容量和浓度;同时还具有轻度抑制胃蛋白酶分泌、保护胃黏膜细胞、增加胃黏膜血流量的作用;并可保护胃黏膜不受阿司匹林的损害;对各种化学性刺激引起的腐蚀性胃炎也有预防和保护作用。本品对心脏窦房结、子宫、回肠、支气管平滑肌、皮肤血管床、甲状旁腺和 T 细胞的 H_2 受体也有一定的拮抗作用。由于西咪替丁有抗雄性激素作用,在治疗多毛症方面也有一定价值。本品还能减弱免疫抑制细胞的活性,增强免疫反应,从而阻止肿瘤转移和延长存活期。

(2)药动学:西咪替丁口服后 60%～70%由肠道迅速吸收,生物利用度约为 70%,血药浓度达峰时间为 45～90 min,年轻人较老年人更易吸收。血浆蛋白结合率低,为 15%～20%。服用 300 mg 平均峰浓度为 1.44 μg/mL,可抑制基础胃酸分泌降低 50%达 4～5 h。本品广泛分布于全身组织(除脑以外),在肝脏内代谢,主要经肾脏排泄。24 h 后口服量的约 48%以原形自肾脏排出,10%可从粪便排出。本品可经血液透析清除。肾功能正常时半衰期为 2 h,肌酐清除率为 20～50 mL/min,半衰期为 2.9 h,当小于 20 mL/min 时为 3.7 h,肾功能不全时为 5 h。本品还可经胎盘转运和从乳汁排出。

(3)毒理学:对于大鼠、狗和小鼠,口服的半数致死量为 2～3 g/kg,静脉给药的半数致死量为 100～150 mg/kg,对狗的慢性毒性试验中,给药 54 mg/kg 后,一些动物显示出有肝脏和肾脏受损迹象。大鼠和狗的亚急性、慢性中毒性试验证明本品有轻度抗雄激素作用,可引起前列腺和精囊重量减少,出现乳汁分泌,但停药后消失。剂量水平为 150～950 mg/kg 的药物在给予大鼠 12 个月后,各剂量组雄性大鼠的前列腺缩小,而且在高剂量组睾丸和精囊腺缩小;剂量水平为 41～54 mg/kg 的药物在给予狗 12 个月之后,导致前列腺的重量减轻。西咪替丁无致突变、致癌、致畸胎作用,也无依赖性和抗药性。

3.临床应用

(1)主要用于治疗胃酸过多引起的胃烧灼感、十二指肠溃疡、术后溃疡、良性胃溃疡、反流性食管炎、上消化道出血。

(2)西咪替丁是二氢睾酮的竞争性抑制剂,能减少皮脂分泌,用于治疗痤疮,还可治疗女性雄激素性多毛症。

(3)西咪替丁作为 H_2 受体拮抗剂,可用于治疗麻疹、药疹、湿疹等多种皮肤病。

(4)用于治疗疱疹病毒感染所致的皮肤病,如水痘、单纯疱疹、带状疱疹等,都有明显疗效,特别是用于治疗带状疱疹,能显著缩短病程、减轻神经痛症状。

(5)西咪替丁是一种免疫调节剂,对于顽固性感染、恶性黑色素瘤及早期的皮肤 T 细胞淋巴瘤等均有一定疗效,对食管症状明显的系统性硬皮病也很有效。

(6)用于结肠癌、肾细胞癌的辅助治疗。

(7)其他:西咪替丁还可用于预防输血反应、治疗小儿秋季腹泻及治疗慢性溃疡性结肠炎等。

4.用法与用量

(1)口服,用于治疗胃酸过多导致的烧灼感症状时,一次 200～400 mg,每天 3～4 次,24 h 不超过 800 mg,于饭后及睡前各服 1 次;用于治疗消化性溃疡和反流性食管炎,成人一次 300～600 mg,每天 1～2 次,于进餐时或餐后立即服用和睡前服用,儿童每天 20～40 mg/kg。维持疗法:400 mg/d,睡前服用,当需控制疼痛时,可服用制酸药,但需间隔至少 1 h。治疗时应按时服药,坚持全疗程,一般在进餐时和睡前服药效果较好。

(2)静脉间隔滴注:静脉给药可以是间断给药,200 mg 本品注射液稀释于 100 mL 葡萄糖注射(5%)或其他可配伍静脉溶液中,滴注 15～20 min,每 4～6 h 重复 1 次。对于一些患者如有必要增加剂量,需增加给药次数,但每天不应超过 2 g 为准。

(3)静脉连续滴注:也可以使用连续静脉滴注,通常正常的滴注速度在 24 h 内不应超过75 mg/h。

(4)静脉注射:200 mg 本品注射液应用 0.9％氯化钠溶液稀释至 20 mL,缓慢注射,注射时间不应短于 2 min,可间隔 3～6 h 重复使用。

(5)肌内注射的剂量通常为 200 mg,经 4～6 h 可重复给药。

5.不良反应

由于本品在体内分布广泛,药理作用复杂,故不良反应较多。

(1)消化系统反应。较常见的有腹泻、腹胀、口苦、口干、血清转氨酶轻度升高等,偶见严重肝炎、肝坏死、肝脂肪性变等。由于西咪替丁能进入乳汁,并能通过胎盘屏障,故哺乳期妇女和孕妇禁用,以避免婴儿及胎儿肝功能障碍。突然停药有可能引起慢性消化性溃疡穿孔,估计为停药后胃酸反跳增加所致。动物试验有应用西咪替丁致急性胰腺炎的报道,故不宜用于急性胰腺炎患者。

(2)泌尿系统反应。有报道本品能引起急性间质性肾炎,导致肾衰竭,但此种毒性反应是可逆的,停药后肾功能一般均可恢复正常。

(3)造血系统反应。本品对骨髓有一定的抑制作用,少数患者可发生可逆性中等程度的白细胞或粒细胞减少,也可出现血小板减少及自身免疫性溶血性贫血,其发生率为用药者的 0.02‰。

(4)中枢神经系统反应。本品可通过血脑屏障,具有一定的神经毒性。主要表现为头晕、头痛、疲乏、嗜睡等较常见,少数患者可出现不安、感觉迟钝、语言含糊不清、出汗、局部抽搐或癫痫样发作,以及幻觉、妄想等症状,停药后 48 h 内能恢复。引起中毒症状的血药浓度多在 2 μg/mL以上,而且多发生于老人、幼儿或肝、肾功能不全的患者,故宜慎用。在治疗酗酒者的胃肠道合并症时,可出现震颤性谵妄,酷似戒酒综合征。

(5)心血管系统反应。可有心动过缓或过速、面部潮红等。静脉注射时偶见血压骤降、房性期前收缩甚至心搏骤停等。

(6)内分泌系统和皮肤的反应。在长期用标准剂量治疗或应用大于常用剂量时(剂量＞1.6 g/d),一些患者可引起男性乳房发育、女性溢乳、性欲减退、阳痿、精子计数减少等,停药后即可消失。西咪替丁可抑制皮脂分泌,诱发剥脱性皮炎、皮肤干燥、皮脂缺乏性皮炎、脱发、口腔溃疡等。皮疹、巨型荨麻疹、药物热等也有发生。

(7)过量服用本品可造成急性中毒,在动物毒性研究中可观察到中枢神经系统受到抑制、血压降低、心动过速、转氨酶升高、肾功能异常。

6.注意事项

(1)口服 15 min 内胃液隐血试验可出现假阳性;血液水杨酸浓度、血清肌酐、催乳素、氨基转移酶等浓度均可能升高;甲状旁腺激素浓度则可能降低。

(2)孕妇和哺乳期妇女禁用。

(3)用组胺 H_2 受体拮抗剂治疗可能会掩盖与胃癌有关的症状。因此有可能耽误疾病的诊断。对于中老年患者,近期伴有消化道症状的改变,尤应引起注意。原则上,对怀疑患有胃溃疡的患者,用本品治疗前,应当排除恶性病变的可能性。本品治疗经 8～12 周,内镜复查治愈的胃溃疡病也是重要的。

(4)本品的神经毒性症状与中枢抗胆碱药所致者极为相似,且用拟胆碱药毒扁豆碱治疗可改善症状。故应避免本品与中枢抗胆碱药同时使用,以防加重中枢神经毒性反应。

(5)老年患者由于肾功能减退,对本品清除减少、减慢,可导致血药浓度升高,因此更易发生毒性反应,出现眩晕、谵妄等症状。

(6)本品对骨髓有一定的抑制作用,用药期间应注意检查血常规。

(7)为避免肾毒性,用药期间应注意检查肾功能。

(8)下列情况应慎用:①严重心脏及呼吸系统疾病;②用于系统性红斑狼疮患者时,西咪替丁的骨髓毒性可能增高;③器质性脑病;④幼儿或肝功能不全。

7.药物相互作用

(1)由于本品是抑制胃酸分泌,而硫糖铝需经胃酸水解后才发挥作用,所以二者合用可使硫糖铝的作用降低,故应避免同时服用。

(2)若本品与氢氧化铝、氢氧化镁等抗酸药或甲氧氯普胺合用时,西咪替丁的吸收可能减少,本品的血中药物浓度下降,故一般不提倡合用。如必须合用,两者应至少相隔 1 h 再服用。

(3)本品抑制细胞色素 P_{450} 催化的氧化代谢途径,并能降低肝血流量,故与其他药物合用时,可降低另一些药物的代谢,导致其药理活性或毒性增强。这些药物包括:①与苯二氮䓬类药物(地西泮、硝西泮等)长期合用,肝内代谢可被抑制,导致后者的血药浓度升高,加重镇静及其他中枢神经抑制作用,并有可能导致呼吸及循环衰竭。但是,其中劳拉西泮、奥沙西泮、替马西泮似乎不受影响。②与普萘洛尔、美托洛尔、甲硝唑合用时,血药浓度可能增高。③与香豆素类抗凝血药合用时,凝血酶原时间可进一步延长,因此须密切注意病情变化,并调整抗凝血药用量。④与苯妥英钠或其他乙内酰脲类合用,可能使后者的血药浓度增高,导致苯妥英钠中毒,必须合用时,应在 5 d 后测定苯妥英钠血药浓度以便调整剂量,并注意定期复查血常规。⑤与茶碱、咖啡因、氨茶碱等黄嘌呤类药合用时,肝代谢降低,可导致清除延缓,血药浓度升高,可能发生中毒反应。⑥本品可使维拉帕米的绝对生物利用度提高,由于维拉帕米可发生少见但很严重的不良反应,因此应引起注意。⑦本品可抑制奎尼丁代谢,患者同时服用地高辛和奎尼丁时,不宜再用本品。因为奎尼丁可将地高辛从其结合部位置换出来,结果奎尼丁和地高辛的血药浓度均升高。此时应对血药浓度进行监测。⑧与其他肝内代谢药如利多卡因及三环类抗抑郁药等合用时,均应慎用。

(4)西咪替丁与阿片类药物合用,有报道在慢性肾衰竭患者身上可产生呼吸抑制、精神错乱、定向力丧失等不良反应。对此类患者应减少阿片类制剂的用量。

(5)由于本品能使胃液 pH 升高,因此与四环素合用时,可使四环素溶解变慢,使其吸收减少,抗菌作用减弱;本品与阿司匹林合用,可使后者作用增强。

(6)西咪替丁有与氨基糖苷类抗生素类似的肌神经阻断作用,这种作用不被新斯的明所对抗,只能被氯化钙所对抗,因此,本品与氨基糖苷类抗生素合用时,有可能导致呼吸抑制甚至呼吸停止。

(7)西咪替丁与酮康唑合用可干扰后者的吸收,降低其抗真菌的活性。

(二)雷尼替丁

1.理化性质

盐酸盐为类白色至淡黄色结晶性粉末,味微苦、带涩,极易潮解,吸潮后颜色变深,易溶于水,可溶于甲醇,略溶于乙醇。

2.药理作用

(1)药效学:本品为 H_2 受体拮抗剂,以呋喃环取代了西咪替丁的咪唑环,对 H_2 受体具有更高的选择性,能显著抑制正常人和溃疡患者的基础和夜间胃酸分泌,以及五肽胃泌素、组胺和进餐引起的胃酸分泌,其抑制胃酸作用较西咪替丁强 5～12 倍。静脉注射本品可使胃酸分泌降低

90％；对胃蛋白酶原的分泌也有一定的抑制作用。对试验性胃黏膜损伤和急性溃疡具有保护作用。对胃泌素的分泌无影响。抗雄性激素作用很小，因而极少产生男性乳房发育。本品抑制肝药酶作用也不明显。

(2)药动学：雷尼替丁口服后自胃肠道吸收迅速，生物利用度约为 50％，血药浓度达峰时间 1～2 h，一次给药后作用时间可持续 12 h，血浆蛋白结合率为 15％±3％，有效血浓度为 100 ng/mL，在体内分布广泛，且可通过血脑屏障，脑脊液药物浓度为血浓度的 1/30～1/20。本品 30％经肝脏代谢，其代谢产物有 N-氧化物、S-氧化物和去甲基代谢物，50％以原形自肾脏随尿液排出。半衰期为 2～3 h，与西咪替丁相似，肾功能不全时，半衰期相应延长。本品可经胎盘转运，乳汁内药物浓度高于血浆，但对肝脏微粒体药酶抑制作用不明显，很少影响其他药物代谢。

(3)毒理学：对于小鼠，口服雷尼替丁的半数致死量为 1 440～1 750 mg/kg。连续口服 5 周的每天最大无毒剂量，大鼠(雄)为 500 mg/kg，大鼠(雌)250 mg/kg，狗为 40 mg/kg。连续 26 周的每天最大无毒剂量，大鼠为 100 mg/kg，狗为 40 mg/kg。小鼠口服 100～200 mg/kg 114 周，大鼠口服 100～2 000 mg/kg，129 周，均未见致癌作用。大鼠和家兔经口给予雷尼替丁(剂量达人口服用药剂量的 160 倍)，对动物的生育力或胎仔未见明显影响。但目前尚无有关妊娠妇女的充分和严格控制的研究。鉴于动物生殖毒性试验不能完全预测人体的反应，只有在确实必要时，本品才可用于妊娠妇女。

3.临床应用

(1)用于消化性溃疡出血、吻合口溃疡出血、弥漫性胃黏膜病变出血、胃手术后预防再出血等。

(2)用于应激状态时并发的急性胃黏膜损害和阿司匹林引起的急性胃黏膜损伤；也常用于预防重症疾病(如严重创伤、脑出血等)应激状态下应激性溃疡大出血的发生。

(3)用于胃酸过多、反流性食管炎及卓-艾综合征等病的治疗；适用于很多对用西咪替丁治疗无效的消化性溃疡患者及不能耐受西咪替丁的患者。

(4)用于全身麻醉或大手术后及衰弱昏迷患者，防止胃酸反流合并吸入性肺炎。

4.用法与用量

(1)片剂。治疗消化性溃疡，每天 2 次，一次 150 mg，早、晚饭时服，或 300 mg，睡前顿服，疗程为 4～8 周，多数病例可于 4 周内收到良好效果，4 周溃疡愈合率为 46％，6 周为 66％，用药 8 周愈合率可达 97％，当需控制疼痛时，可服用制酸药，但需间隔至少 1 h 再服用；有慢性溃疡病复发史者，应在睡前给予维持量，长期(不少于半年)在晚上服用 150 mg，可避免溃疡愈合后复发。用于反流性食管炎的治疗，每天 2 次，一次 150 mg，共用 8 周。对卓-艾综合征，开始每天 3 次，一次 150 mg，必要时剂量可加至每天 900 mg。

(2)针剂。①成人，用于上消化道出血：一次 50 mg，稀释后缓慢静脉滴注(1～2 h)；用于术前给药：一次 50 mg，全身麻醉或大手术前 60～90 min 缓慢静脉滴注 1～2 h。②小儿，静脉滴注，一次 2～4 mg/kg，24 h 连续滴注。

5.不良反应

与西咪替丁相比，雷尼替丁不良反应发生相对较少，发生率低于 3％。

(1)消化系统：常见的有恶心、呕吐、便秘、腹泻、腹部不适、疼痛等，偶有胰腺炎的报道。本品还可引起丙氨酸氨基转移酶可逆性升高，停药后症状即消失，肝功能也恢复正常。偶有报道会导致肝炎，有上述症状时，应立即停用本品。这些不良反应通常是可逆的，但偶有致死的情况发生。

罕有导致肝衰竭的报道。

（2）心血管系统：雷尼替丁的心血管系统不良反应发生率较低，主要表现为窦性心动过缓和房室传导阻滞。

（3）血液系统：本品对骨髓有一定的抑制作用，少数患者可发生血小板减少、白细胞减少症或粒细胞减少，这些变化通常是可逆的。偶有粒细胞缺乏症、全血细胞减少症（有时候伴有骨髓发育不全）、再生障碍性贫血症的报道。

（4）中枢神经系统：偶有头痛、眩晕、失眠、嗜睡。重症老年患者中偶出现可逆性精神错乱、兴奋、抑郁、幻觉，和偶有眼睛适应性调节变化导致的视觉混乱的报道。

（5）内分泌系统：偶有使用本品的男性患者出现乳房女性化、阳痿与性欲降低的状况。

（6）肌肉、骨骼系统：偶见关节痛和肌痛。

（7）其他：静脉注射时局部可有烧灼感与瘙痒感。偶有超敏反应（如支气管痉挛、发热、皮疹、多种红斑）、变态反应、血管神经水肿和血清肌酐的少量增加。偶有脱发、脉管炎、间质性肾炎及胃类癌的报道。

6.注意事项

（1）长期使用可持续降低胃液酸度，有利于细菌在胃内繁殖，从而使食物内硝酸盐还原为亚硝酸盐，形成 N-亚硝基化合物。

（2）本品可掩盖胃癌症状，用药前首先要排除癌性溃疡。

（3）严重肝、肾功能不全患者慎用，必须使用时应减少剂量和进行血药浓度监测；肝功能不全者偶见服药后出现定向力障碍、嗜睡、焦虑等精神状态。

（4）使用本品时，血清肌酐及转氨酶可轻度升高，容易干扰诊断，治疗后期可恢复到原来水平。

（5）本品可通过胎盘，并从母乳中排出，鉴于目前尚无有关妊娠妇女的充分和严格控制的研究，故孕妇及哺乳期妇女慎用；只有确实必要时，才可用本品。8 岁以下儿童禁用。婴儿仅限于必要的病例才用。

（6）对本品有过敏史的患者应禁用。

（7）雷尼替丁可降低维生素 B_{12} 的吸收，长期使用可致维生素 B_{12} 缺乏。

7.药物相互作用

（1）本品能减少肝血流量，当与某些经肝代谢、受肝血流影响较大的药物合用时，如利多卡因、环孢素、地西泮、普萘洛尔等，可增加上述药物的血浓度，延长其作用时间和强度，有可能增加某些药物的毒性，值得注意。

（2）有报道与华法林合用可以降低或增加凝血酶原时间。

（3）与普鲁卡因合用，可使普鲁卡因胺的消除率降低。

（4）雷尼替丁减少胃酸分泌，可能导致三唑仑的生物利用度增加，二者之间这种相互作用的临床意义不明。

（三）法莫替丁

1.理化性质

法莫替丁为白色或微黄色结晶性粉末，无臭味、略苦，对光敏感，易溶于稀醋酸，难溶于甲醇，极难溶于水和无水乙醇。

2.药理作用

(1)药效学:法莫替丁是继西咪替丁和雷尼替丁之后出现的含有噻唑环及脒丙基的第三代 H_2 受体拮抗剂,具有对 H_2 受体亲和力高的特点,对胃酸的分泌有明显抑制作用,尤其是对夜间胃酸分泌的抑制作用显著,也可抑制五肽胃泌素刺激的胃酸分泌,对基础胃酸分泌及各种刺激引起的胃酸及胃蛋白酶增加有抑制作用。口服 20 mg 法莫替丁对夜间 7 h 内胃酸及胃蛋白酶分泌量的抑制分别为 91.8％和 71.8％。其抑酸作用强度比西咪替丁大 30～100 倍,比雷尼替丁大 6～10 倍,维持时间较西咪替丁和雷尼替丁长约 30％,口服 20 mg 对胃酸分泌量的抑制作用能维持 12 h 以上。本品不改变胃排空速率,不干扰胰腺功能,对心血管系统和肾脏功能也无不良影响。本品长时间、大剂量治疗时不并发雄激素拮抗的不良反应,如男性乳房发育、阳痿、性欲缺乏及女性乳房胀痛、溢乳等,无致畸、致癌、抑制肝药酶和抑制雄性激素作用。

(2)药动学:法莫替丁口服后吸收迅速,2～4 h 血中药物浓度达峰值,血浆半衰期为 2.7～4.2 h,生物利用度为 30％～40％。口服 40 mg 可维持有效血药浓度约 12 h。有文献报道,大鼠口服或静脉注射[14]C-法莫替丁后放射性在消化道、肝脏、肾脏、腭下腺及胰腺中较高,但不透过胎盘屏障。主要以原形及代谢物(S-氧化物)自肾脏(80％)排泄,健康人对法莫替丁清除率为 2.5～5 mL/min,比肌酐清除率多 2～3 倍。肾功能损害者对法莫替丁代谢有明显影响。肌酐清除率低于 30 mL/min,患者半衰期可延长为 10～12 h,无尿者为 18～27 h。少部分经胆汁排泄,也可出现于乳汁中。本品对肝药酶的抑制作用较轻微。动物试验表明,应用较大剂量和长期应用本品未见有致畸、致癌或影响试验鼠生育功能的作用。

3.临床应用

本品口服主要用来治疗胃十二指肠溃疡、手术后吻合口溃疡、反流性食管炎;口服或静脉注射用来治疗上消化道出血(由消化性溃疡、急性应激性溃疡,出血性胃炎等引起)和卓-艾综合征。静脉注射一次 20 mg,每天 2 次,上消化道出血的止血有效率达 91％,静脉给药止血后,口服一次 20 mg,每天 2 次,可较好地维持止血效果。

4.用法与用量

口服,一次 20 mg,每天 2 次(早、晚餐后或临睡前),也可每天服 1 次,临睡前服 40 mg,4～6 周为 1 个疗程,溃疡愈合后维持量减半,肾功能不全者应调整剂量。静脉注射或滴注,一次 20 mg,溶于生理盐水或葡萄糖液 20 mL 中,缓慢静脉注射或静脉滴注,每天 2 次(间隔 12 h)。一旦病情许可,应迅速将静脉给药改为口服。

5.不良反应

法莫替丁不良反应较少,主要累及的系统为中枢神经系统,以及皮肤及其附件。中枢神经系统受损表现为头痛、头晕、躁狂、谵妄、抽搐、精神异常及锥体外系反应等。其他常见的不良反应有真菌过度生长、便秘、腹泻、口渴、恶心、呕吐;偶见皮疹、荨麻疹、白细胞减少、氨基转移酶升高等;罕见腹部胀满感、食欲缺乏及心率增加、血压上升、颜面潮红、月经不调等。

6.注意事项

(1)应排除胃癌后才能使用。

(2)孕妇、哺乳期妇女及对本品过敏者禁用。高龄患者、儿童,以及肝、肾功能障碍者慎用。

7.药物相互作用

本品不与肝脏细胞色素 P_{450} 酶作用,故不影响茶碱、苯妥英钠、华法林及地西泮等药物的代谢,也不影响普鲁卡因胺等的体内分布。但丙磺舒会抑制法莫替丁从肾小管的排泄。

(四)尼扎替丁

1.理化性质

尼扎替丁为一种淡白色至浅黄色的晶体,可溶于水,味苦,略带硫黄气味。

2.药理作用

(1)药效学:尼扎替丁和组胺竞争与组胺 H_2 受体相结合,可抑制其功能,特别是对胃壁细胞的 H_2 受体作用显著,也显著抑制食物、咖啡因、倍他唑和五肽胃泌素刺激的胃酸分泌。动物试验表明,本品对组胺、胃泌素和食物等刺激引起的胃酸分泌的抑制作用比西咪替丁强 8~9 倍,其抗溃疡作用比西咪替丁强 3~4 倍,而与雷尼替丁相似。临床研究证明,本品能显著抑制夜间胃酸分泌达 12 h,健康受试者一次口服本品 300 mg,抑制夜间胃酸分泌平均为 90%,10 h 后胃酸分泌仍然减少 52%。对胃蛋白酶、内因子分泌也有抑制作用,口服本品 75~300 mg 并不影响胃分泌物中胃蛋白酶的活性,胃蛋白酶总分泌量的减少与胃分泌物体积的减少成比例。但不影响促性腺激素、催乳素、生长激素、抗利尿激素、皮质醇、碘塞罗宁、甲状腺素、睾酮、5α-二氢睾酮、雄甾烯二酮或雌二醇的血清浓度。

(2)药动学:口服本品后,绝对生物利用度超过 90%,血浆蛋白结合率约为 35%,给药 150 mg 或 300 mg,血药峰浓度为 700~1 800 μg/L 和 1 400~3 600 μg/L,血药浓度达峰时间为 0.5~5 h,给药后 12 h 血药浓度低于 10 μg/L,半衰期为 1~2 h。由于本品半衰期短,清除迅速,肾功能正常的个体一般不发生蓄积。本品口服剂量的 90% 以上在 12 h 内随尿液排泄,少于 6% 的剂量随粪便排泄,约 60% 的口服剂量以原形排泄。由于本品是经肾小管主动分泌而排泄,中至重度肾功能障碍明显延长本品半衰期,并降低清除率。

3.临床应用

主要用于治疗胃酸过多引起的胃灼热感、十二指肠溃疡、良性胃溃疡、术后吻合口溃疡、上消化道出血、反流性食管炎,以及活动性溃疡愈合后进行预防等。

4.用法与用量

(1)活动性十二指肠溃疡:成人剂量为一次 300 mg,每天 1 次,睡前服,或一次 150 mg,每天 2 次。对内镜检查确诊的活动性十二指肠溃疡患者,用安慰剂做对照进行双盲实验,发现给予本品后溃疡愈合比安慰剂快,在第 4 周至少有 2/3 使用本品的患者溃疡已愈合,而使用安慰剂者仅占 1/3。

(2)愈合十二指肠溃疡的维持治疗:推荐的成人剂量为一次 150 mg,每天 1 次,睡前服。对复发性十二指肠溃疡患者进行多中心双盲研究,临睡前服用本品 150 mg 可使十二指肠溃疡复发率明显降低,在最初 3 个月内本品与安慰剂组复发率分别为 13% 和 40%,在 6 个月内分别为 24% 和 57%,在 12 月内分别为 34% 和 64%,两组均有明显差异。

(3)胃食管反流性疾病:推荐的成人剂量为一次 150 mg,每天 2 次。

(4)良性活动性胃溃疡:成人口服剂量为 300 mg/d,可睡前 1 次服,或一次 150 mg,每天 2 次。

5.不良反应

尼扎替丁不良反应少见,发生率约为 2%。

(1)消化系统:主要有便秘、腹泻、口渴、恶心、呕吐等,一些患者有肝脏谷丙转氨酶、谷草转氨酶或碱性磷酸酶的升高,已有导致肝炎和黄疸的报道。

(2)神经系统:头晕、失眠、多梦、头痛等,偶有可逆性精神错乱病例报道。

(3)心血管系统:偶可发生短暂、无症状的室性心动过速。

(4)血液系统:尼扎替丁可导致贫血,重者发生致死性的血小板减少症,偶可导致血小板减少性紫癜、嗜酸性粒细胞增多。

(5)变态反应:表现为支气管痉挛、喉头水肿、皮疹和嗜酸性粒细胞增多症。

(6)皮肤:服用尼扎替丁可发生流汗和荨麻疹,偶有皮疹、剥脱性皮炎及血管炎。

(7)其他:罕见男性乳房发育、阳痿及高尿酸血症等。

6.注意事项

(1)尼扎替丁主要从肾脏排出,对中、重度肾功能不全者应减少剂量。

(2)妊娠妇女和儿童的安全性尚未明确,必须使用时应谨慎。对本品过敏者禁用。

(3)服用本品后尿胆素原测定可呈假阳性。

7.药物相互作用

与茶碱、甲氧心安、苯妥英钠、地西泮、利多卡因和华法林之间的无互相作用。

(五)罗沙替丁

1.药理作用

(1)药效学:罗沙替丁为选择性 H_2 受体拮抗剂,对由组胺、五肽胃泌素及卡巴胆碱引起的胃酸分泌有抑制作用,其抗胃酸分泌作用为西咪替丁的 3～6 倍、雷尼替丁的 2 倍。本品显著呈剂量依赖性地抑制胃酸分泌。本品还显著减少消化性溃疡患者的胃蛋白酶总量,而对血清中胃蛋白酶原Ⅰ和胃泌素水平无明显影响。与西咪替丁、雷尼替丁和法莫替丁不同,本品对药物所致大鼠的胃黏膜损伤有预防作用。因此,对这种试验模型具有黏膜保护作用。罗沙替丁对下丘脑-垂体-性腺或下丘脑-肾上腺功能无显著影响,因此它没有抗雄激素活性。与西咪替丁相反,本品对肝脏混合功能氧化酶系统无显著影响,所以它不干扰经肝脏代谢药物的清除。

(2)药动学:罗沙替丁醋酸酯口服后吸收迅速、完全(＞95％),并通过酯解作用脱乙酰基,迅速转化为活性代谢物罗沙替丁。健康人口服 75 mg,血药浓度达峰时间为 3 h,健康人的半衰期为 4～8 h。本品主要在血浆和尿液中代谢,主要代谢物为罗沙替丁,从尿液中回收总的放射性活性物质大约占给药量的 96％,罗沙替丁约占其中 55％,尿液中没有罗沙替丁醋酸酯。食物和抗酸剂几乎不影响本品的药动学。

2.临床应用

本品主要用于治疗胃溃疡、十二指肠溃疡、吻合口溃疡、卓-艾综合征、反流性食道炎等,也可用于麻醉前给药防止吸入性肺炎等。

3.用法与用量

口服,治疗胃溃疡、十二指肠溃疡、吻合口溃疡、卓-艾综合征及反流性食管炎时,通常成人一次 75 mg,每天 2 次,早餐后及睡前服用,可按年龄和症状适当增减。麻醉前给药,通常成人于手术前 1 d 临睡前及手术诱导麻醉前 2 h 各服 75 mg。肝、肾功能不全患者应适当调整剂量。

4.不良反应

罗沙替丁不良反应发生率约为 1.7％。偶见过敏性皮疹、瘙痒感、嗜酸性粒细胞增多、白细胞减少、便秘、腹泻、恶心、腹部胀满感、谷草转氨酶和谷丙转氨酶升高、嗜睡,罕见失眠、头痛、倦怠感、血压上升。

5.注意事项

(1)有药物过敏史者及肝、肾功能不全者慎用。

(2)用药前诊断未明确者不宜应用,因本品可能掩盖胃癌的症状。

(3)哺乳妇女给药时应停止哺乳,对孕妇及小儿的安全性尚未确定。

(4)应注意对肝、肾功能及血常规的检测。

(六)拉呋替丁

1.理化性质

拉呋替丁属于手性药物,易溶于二甲基甲酰胺和冰醋酸,稍溶于甲醇,微溶于无水乙醚,几乎不溶于水。

2.药理作用

(1)药效学:本品为 H_2 受体拮抗剂,其对 H_2 受体的阻断能力分别是法莫替丁和西咪替丁的1.9 倍和85.5 倍。拉呋替丁可减少胃酸的基础分泌量,抑制组胺、胃泌素、乌拉坦刺激的胃酸分泌。拉呋替丁抑制大鼠胃酸分泌的作用分别是法莫替丁的0.1 倍,西咪替丁的2.3 倍。拉呋替丁抑制胃酸分泌作用虽比法莫替丁弱,但抑制组胺、四肽胃泌素和氯贝胆碱等刺激胃酸分泌的作用较法莫替丁和西咪替丁的作用持续时间长。本品还有另一个药理作用,即很强的黏膜保护作用,所以在低于抗胃酸分泌剂量下就可产生抗溃疡活性,而西咪替丁和法莫替丁只有在高于抗胃酸分泌剂量下才能发挥抗溃疡活性,动物试验中,拉呋替丁在低于抗胃酸分泌剂量下就可产生抑制溃疡作用,而西咪替丁和法莫替丁只有在高于抗分泌剂量下才能发挥抗溃疡活性。拉呋替丁可使胃黏膜损伤加速愈合,包括恢复变薄的胃黏膜厚度和减少的胃壁细胞数量,而西咪替丁和法莫替丁在产生相同程度的抗胃酸分泌作用的同时没有这些生物形态学作用。本品还能刺激黏液增生,产生前列腺素、一氧化氮和表皮生长因子。除此之外,拉呋替丁还能抑制胃再生黏膜炎性细胞浸润。

(2)药动学:大鼠胃、十二指肠襻、空肠襻、回肠及结肠襻内灌注[14]C-拉呋替丁的研究结果表明:小肠是拉呋替丁主要吸收部位。大鼠[14]C-拉呋替丁 10 mg/kg 灌胃的吸收率为90.3%,1.2 h血中药物浓度达峰值,峰浓度为 1.09 mg/L,半衰期为 4.4 h。药物吸收后迅速分布到体内各组织,给药后 0.5 h 放射活性除胃、小肠、膀胱及尿道外,肝脏的浓度最高,其次为肾、胰腺、脾和肺,给药后 120 h 组织药物浓度仅为最高浓度时的 1/10。大鼠、狗和人体外的血浆蛋白结合率分别是61%~62%、67%~70%和88%~89%。药物自尿液和粪便排泄率分别是给药量的33%(0~168 h)和68%(0~168 h)。胆汁排泄率是给药量的 53%(0~48 h),其中部分进入肝肠循环。放射自显影显示:拉呋替丁几乎不进入血脑屏障和胎儿体内,给药 1 h 后,乳汁放射浓度约为血浆的 1/2,4 h 后在检出界值以下。拉呋替丁主要经粪便排泄,自人尿液排泄率为20%(原药及代谢物)。高龄者及肾功能低下者血浆浓度及尿液排泄率同健康成人的差别无显著意义。

(3)毒理学:为小鼠拉呋替丁灌胃的半数致死量值,雄鼠为 1 034 mg/kg,雌鼠为 2 000 mg/kg;静脉给药半数致死量值,雄鼠为 47.9 mg/kg,雌鼠为 55.7 mg/kg。SD 雄性大鼠灌胃的半数致死量值为1 934 mg/kg,鼠为 1 240 mg/kg;静脉途径给药,雄鼠为 84 mg/kg,雌鼠为 91.6 mg/kg。雌雄大鼠和小鼠经口雌给药和静脉给药的死亡鼠剖检可见肺内出血,存活鼠未见异常表现。经微生物回复突变试验、小鼠微核试验和哺乳动物培养细胞染色体畸变试验研究表明,拉呋替丁体内外试验均无致突变作用。

3.临床应用

胃溃疡、十二指肠溃疡及吻合部溃疡、急性胃炎、慢性胃炎急性期。

4.用法与用量

口服,成人一次 10 mg,每天 2 次。麻醉前给药,通常成人在手术前日睡前及手术当日麻醉前 2 h 分别口服 10 mg。

5.不良反应

本品安全性较好,不良反应发生率约为 2.5%。主要的不良反应为便秘、腹泻等消化系统症状及头痛等。部分患者可出现谷草转氨酶、丙氨酸氨基转移酶、γ-谷氨酰转肽酶升高等肝功能异常和白细胞数增加等检查值异常。偶见休克、变态反应、全血细胞减少、再生障碍性贫血、血小板减少、间质性肾炎、房室传导阻滞和不全收缩等。

三、胆碱受体阻滞剂

以哌仑西平为例。

(一)理化性质

本品为白色结晶粉末,无臭,味苦;易溶于水、甲酸,难溶于甲醇,极易溶于无水乙醇,熔点约为 243 ℃(分解)。

(二)药理作用

1.药效学

由于哌仑西平的 M_1 受体高选择性,其与 M_1 受体的亲和力较 M_2 受体的亲和力高 5 倍,较 M_3 受体的亲和力高 20 倍,它能较多地结合在胃壁细胞的胆碱 M_1 受体,而很少与平滑肌、心肌和唾液腺的胆碱 M_2 受体结合,因此治疗剂量的哌仑西平仅抑制胃酸分泌,很少出现抗胆碱药物影响瞳孔、胃肠平滑肌、心脏、唾液腺和膀胱肌的不良反应,大剂量应用时可抑制胃肠平滑肌收缩和引起心动过速。抑制胃酸的程度与剂量有关。50 mg 哌仑西平可使胃酸分泌减少 32%,治疗剂量的哌仑西平可抑制正常人基础胃酸分泌量的 53%～62%,十二指肠溃疡患者胃酸分泌量的 75.7%,胃溃疡患者胃酸分泌量的 70%。也可使胃酸最大分泌量下降,还可抑制五肽胃泌素刺激引起的胃酸分泌。哌仑西平可降低胃蛋白酶、胰淀粉酶、胰蛋白酶、糜蛋白酶、脂酶、胰多肽、降钙素等的分泌。故哌仑西平对胃液的 pH 影响不大,主要是胃液(含胃蛋白酶)的分泌量减少,从而使胃酸减少。

2.药动学

哌仑西平口服吸收不完全,有效生物利用度 25%。本品不能通过血脑屏障,故无中枢作用。食物对吸收有影响,餐前服用药物血浆水平较高。药物除脑和胚胎组织外,广泛分布于全身,尤以肝、肾浓度最高,其次为脾、肺、心、皮肤、肌肉和血浆。药物在体内仅少数被代谢为甲基化合物,80% 以原形通过肾脏和胆汁排出。口服量的 4%～8% 自尿液排出,91% 随粪便排出。口服血浆达峰时间在 2～3 h,口服血浆半衰期为 10～12 h。停药后 3～4 d 可全部排出体外,无药物蓄积性。

(三)临床应用

哌仑西平主要适用于胃十二指肠溃疡,有效率为 50%～80%,疼痛缓解率为 44%～60%,与 H_2 受体拮抗剂西咪替丁合用可增强抑制胃酸的效果。也可用于应激性溃疡、急性胃黏膜出血等的防治。

(四)用法与用量

口服,一次 50 mg,每天 2 次,严重者每天 3 次。疗程为 4～6 周,必要时可连续服用 3 个月。

溃疡愈合后可给予哌仑西平维持治疗,剂量为 50 mg/d,可明显减少溃疡复发率。

(五)不良反应

最常见的不良反应是口干和视物模糊,口服 150 mg/d 引起口干发生率为 16.7%,视物模糊发生率为 5.6%,因此而停药的约占 1%。少见的不良反应还有腹泻或便秘、头痛、神经错乱等。通常停药后症状即消失。

(六)注意事项

妊娠期妇女禁用本品。用药超量中毒者无特异解毒药,仅做对症处理。

(七)药物相互作用

与 H_2 受体拮抗剂合用可增强抑制胃酸的效果。

(潘　磊)

第五节　抗　酸　药

一、氢氧化铝

(一)理化性质

氢氧化铝由明矾(硫酸钾铝)与碳酸钠二溶液相互作用,生成氢氧化铝沉淀后低温干燥而得。白色无晶粉末,无臭、无味。在水、乙醇中不溶解,在稀无机酸或氢氧化钠溶液中溶解。

(二)药理作用

1.药效学

氢氧化铝极难溶于水,抗酸作用中度、缓慢而持久。通过和胃酸反应而抗胃酸,口服后与胃酸混合形成凝胶覆盖于溃疡面而起保护作用。抗胃酸产生的氯化铝具有收敛、止血及引起便秘等作用。

2.药动学

仅少量自肠道吸收,大部分从粪便中排出。在胃内作用时效长短与胃排空的快慢有关,空腹服药作用时间持续 20～30 min,餐后 1～2 h 服药作用时间可延长 3 个 h。有极少量的本品在胃内转化为可溶性的氯化铝被吸收并从尿液中排泄,肾功能不全者可导致血中铝离子浓度过高,引起痴呆等中枢神经系统病变。

(三)临床应用

主要用于治疗胃十二指肠溃疡、反流性食管炎、上消化道出血及胃酸过多等。

(四)用法与用量

口服,片剂:一次 0.6～1.0 g,每天 3 次;氢氧化铝凝胶:一次 10～15 mL,每天 3 次。饭前 1 h 和睡前服。病情严重时使用剂量可加倍。

(五)不良反应

(1)多见便秘。

(2)铝离子在肠道吸收很少,可与食物中磷酸盐形成不溶性、不被吸收的磷酸铝排出体外,减少肠道对磷酸盐的吸收。若长期应用,可导致骨软化。

(六)注意事项

(1)因本品能妨碍磷的吸收,故不宜长期大剂量使用。

(2)对长期便秘者慎用。为防止便秘,可与三硅酸镁或氧化镁交替服用。

(3)治疗胃出血时宜用凝胶剂。

(4)肾功能不全者慎用。因肾功能不全可能导致血中铝离子浓度升高,引起痴呆等中枢神经系统病变。

(5)本品含多价铝离子,可与四环素类形成络合物而影响其吸收,故不宜合用。

(6)可通过多种机制干扰地高辛、华法林、双香豆素、奎宁、奎尼丁、氯丙嗪、普萘洛尔、吲哚美辛、异烟肼、维生素及巴比妥类等药物的吸收或消除,使上述药物的疗效受到影响,应尽量避免同时使用。

(七)药物相互作用

(1)本品含多价铝离子,可与四环素类形成络合物而影响其吸收,故不宜合用。

(2)可通过多种机制干扰地高辛、华法林、双香豆素、奎宁、奎尼丁、氯丙嗪、普萘洛尔、吲哚美辛、异烟肼、维生素及巴比妥类的吸收或消除,使上述药物的疗效受到影响,应尽量避免同时使用。

(八)制剂和规格

1.氢氧化铝凝胶

含氢氧化铝,作为氧化铝计算应为 3.6%～4.4%,另加有适量矫味剂和防腐剂。密闭凉处保存,但不得冰冻。

2.复方氢氧化铝

每片含干燥氢氧化铝凝胶 0.245 g、三硅酸镁 0.105 g 及颠茄浸膏 0.0026 g。药理作用和临床用途同氢氧化铝,并有轻度抑制胃腺分泌及解痉作用。用法为一次 2～4 片,每天 3～4 次,饭前 0.5 h 或胃痛发作时嚼碎后服。

二、铝碳酸镁

(一)药理作用

(1)中和胃酸的作用:本品是一种抗酸药,当 pH<3 时,本品开始中和反应;pH=5 时,则反应停止;pH<3 时,反应重新开始,它可使胃液 pH 维持在 3～5,可使 99% 的胃酸被中和,使 80% 的胃蛋白酶失去活性。

(2)吸附和结合作用:本品通过吸附和结合胃蛋白酶而直接抑制其活性,并结合胆汁酸,吸附、溶解卵磷脂而防止这些物质对胃黏膜的损伤。

(3)黏膜保护作用:本品可刺激前列腺素的分泌和表皮生长因子的释放。

(4)口服吸收慢,约 10% 的镁自肠道吸收,作用时效一般在服药后 8～12 h 开始,持续时间长,但中和胃酸的能力低。

(5)铝碳酸镁的毒性低微,小鼠口服给药半数致死量>5.0 g/kg,腹腔给药半数致死量为 939～960 mg/kg。

(二)临床应用

用于胃十二指肠溃疡、胃炎、反流性食管炎等与胃酸分泌有关的其他疾病。针对胃灼痛、胃烧灼感、反酸、腹胀、恶心、呕吐对症治疗。可预防非甾体抗炎药对胃黏膜的损伤。

（三）用量及用法

口服，一次 1.0 g，每天 3 次，饭后 1～2 h 服用，治疗十二指肠球部溃疡时，6 周为 1 个疗程，治疗胃溃疡 8 周为 1 个疗程。

（四）不良反应

不良反应轻。大剂量服用可能有胃肠道不适，如消化不良和软糊状便。

（五）注意事项

肾功能不全者（肌酐清除率＜30 mL/min）长期服用，应定期监测血中的铝含量。

（六）药物相互作用

可影响四环素、环丙沙星、氧氟沙星、含铁药物、抗凝剂、鹅去氧胆酸、地高辛及 H_2 受体拮抗剂等药物的吸收，因此上述药物应用在本品之前或之后 1～2 h 再服。

三、氧化镁

（一）理化性质

为白色粉末，无臭，无味，在空气中能缓慢吸收二氧化碳。在水中几乎不溶，在乙醇中也不溶，在稀酸中溶解。

（二）药理作用

由碳酸镁加热而成。有重质（5 g 占 10％～20％体积）和轻质（5 g 占 40％～50％体积）两种，一般所指的氧化镁是重质氧化镁。分子式：MgO；分子量：40。氧化镁合剂由氧化镁 60 g、重质碳酸镁 60 g（另加颠茄酊 60 mL 者为复方氧化镁合剂），蒸馏水加至 1 000 mL 而得。镁乳为含氢氧化镁 7.75％～8.75％的乳剂。

抗酸作用较碳酸氢钠强、缓慢而持久，不产生二氧化碳。与胃酸作用生成氯化镁，释放出镁离子，刺激肠道蠕动，具有轻度致泻作用。约 10％的氧化镁自肠道吸收，其轻度致泻作用发生在用药后 2～8 h。

（三）临床应用

适用于伴有便秘的胃酸过多症、胃十二指肠溃疡患者，对不伴便秘者，其轻度致泻作用可同服碳酸钙纠正。

（四）用法与用量

抗酸，口服，一次 0.2～1 g，每天 3 次；缓下，口服，一次 3 g，每天 3 次。

（五）不良反应

(1)肾病患者长期大剂量服用本品可出现眩晕、头昏、心跳异常及精神状态改变。

(2)长期大剂量服用可致血清钾浓度降低。

(3)有轻微的腹泻作用。

（六）注意事项

肾功能不全者服用本品可能产生滞留性中毒，若证实为高镁血症，可静脉注射钙盐对抗。

（七）药物相互作用

(1)本品可干扰四环素类的吸收，应避免同时服用。

(2)与维生素 D 类药物服用，可致高钙血症。

四、铝镁加

(一)药理作用

该药为作用快、抗酸性强而持久的抗酸药,每克药物能中和胃酸 28.3 mmol/L,持续 90 min,使胃内 pH 长时间维持在 3～5,还能抑制五肽胃泌素分泌和吸附胆汁并使之失活。治疗效果、作用持续时间均优于氢氧化铝。本品稳定性好,连续服用数天时,在肠道中铝、镁几乎不被吸收,对血中铝、镁离子也无明显影响。

(二)临床应用

用于胃十二指肠溃疡、胃炎、胆汁反流性食管炎、食管裂孔疝、消化不良或与胃酸分泌有关的其他疾病。

(三)用法与用量

口服,一次 1.0 g,每天 4 次,于饭后 1～2 h 或睡前服用。

(四)不良反应

偶见恶心、肠蠕动增加、水样泻或便秘。

五、碳酸氢钠

(一)理化性质

复方碳酸氢钠片每片含碳酸氢钠 0.25～0.35 g、薄荷油、糖少许。大黄苏打片每片含碳酸氢钠及大黄粉各 0.15 g、薄荷油适量。本品为白色结晶粉末,无臭,味咸,在潮湿空气中即缓慢分解。在水中溶解,在乙醇中不溶。

(二)药理作用

(1)本品口服后能迅速中和胃中过剩的胃酸,减轻疼痛,但作用持续时间较短。

(2)与酸发生中和反应生成氯化钠、水和二氧化碳,CO_2 经肺排出纠正代谢性酸中毒。

(3)本品为弱碱,口服吸收或静脉注射后能直接增加机体的碱储备。

(三)临床应用

(1)用于胃十二指肠溃疡和酸过多的疾病。

(2)治疗轻至中度代谢性酸中毒,以口服为宜。

(3)用于碱化尿液。

(4)用于治疗高钾和伴有酸中毒症状的休克等。

(四)用法与用量

(1)口服,一次 0.5～2 g,每天 3 次,饭前服用。

(2)用于代谢性酸血症、碱化尿液等病。

(五)不良反应

(1)剂量偏大或患有肾功能不全时,由于代谢性碱中毒,可出现水肿、精神症状、肌肉疼痛或抽搐、口内异味等。

(2)长期应用时可导致高钙血症伴轻度代谢性碱中毒,引起尿频、尿急、持续性头痛、食欲减退、恶心呕吐等。

(3)静脉注射过量时,因代谢性碱中毒引起低钾血症,可出现心律失常、肌肉痉挛、疼痛等。

（六）注意事项

（1）口服中和胃酸时产生大量二氧化碳，增加胃内压力，使胃扩张，常见嗳气，并刺激溃疡面，对严重溃疡患者有引起胃穿孔的危险。

（2）由于本品有一定的缺点，治疗溃疡时常与其他碱性药物组成的复方使用。

（3）充血性心力衰竭、水肿和肾衰竭的酸中毒患者，使用本品应十分慎重。

（4）口服本品后1～2 h不宜服用其他药物。

（七）药物相互作用

（1）不宜与胃蛋白酶合剂、维生素C等酸性药物合用，因可使各自的疗效降低。

（2）由于可能产生沉淀或分解反应，本品不宜与重酒石酸间羟胺、庆大霉素、四环素、肾上腺素、多巴酚丁胺、苯妥英钠、钙盐等药同瓶滴注。

（潘　磊）

第八章

内分泌系统用药

第一节　甲状腺激素与抗甲状腺药

一、甲状腺激素

甲状腺激素为碘化酪氨酸的衍生物,包括甲状腺素(T_4)和三碘甲状腺原氨酸(T_3)。

(一)药物体内过程

1.合成

甲状腺激素的合成是在甲状腺球蛋白上进行的,其过程如下。

(1)甲状腺细胞摄取血液中的碘化物。

(2)碘化物在过氧化物酶的作用下被氧化成活性碘。活性碘与甲状腺球蛋白上的酪氨酸残基结合,生成一碘酪氨酸和二碘酪氨酸。

(3)在过氧化物酶作用下,一分子一碘酪氨酸和一分子二碘酪氨酸耦联生成 T_3,二分子二碘酪氨酸耦联成 T_4。

2.储存

合成的 T_3、T_4储存于甲状腺滤泡腔内。

3.分泌

甲状腺球蛋白在蛋白水解酶作用下分解为 T_3、T_4进入血液。

4.调节

垂体前叶分泌的促甲状腺激素可促进 T_3,T_4合成、释放。然而,当血液中 T_3、T_4水平增加可反馈性抑制垂体前叶合成 T_3、T_4。此外,碘也可调节甲状腺激素合成,缺碘时可增强摄碘能力,T_3、T_4合成及释放增多。

(二)药物作用

1.维持生长发育

甲状腺激素分泌不足或过量都可引起疾病。婴幼儿甲状腺功能不足时,躯体与智力发育均受影响,可致呆小病(克汀病);成人甲状腺功能不全时,可致黏液性水肿。

2.促进代谢

促进物质氧化,增加氧耗,提高基础代谢率,使产热增多。甲状腺功能亢进时有怕热、多汗等症状。

3.增加交感神经系统敏感性

甲状腺激素可增强心脏对儿茶酚胺的敏感性,甲状腺功能亢进时出现震颤、神经过敏、急躁、心率加快等现象。

甲状腺激素可通过胎盘和进入乳汁,妊娠和哺乳期妇女应注意。

(三)临床用途

主要用于甲状腺功能低下的替代补充疗法。

1.呆小病

应尽早用药,发育仍可恢复正常。若治疗过晚,则智力仍然低下。

2.黏液性水肿

一般服用甲状腺片,从小量开始,逐渐增大至足量。剂量不宜过大,以免增加心脏负担而加重心脏疾病。

3.单纯性甲状腺肿

其治疗取决于病因。由于缺碘所致者应补碘。临床上无明显发病原因者可给予适量甲状腺激素,以补充内源性激素的不足,并可抑制甲状腺激素过多分泌,以缓解甲状腺组织代偿性增生肥大。

(四)不良反应

过量可引起甲状腺功能亢进的临床表现,在老人和心脏病患者中,可发生心绞痛和心肌梗死,宜用 β 受体阻断药对抗,并应停用甲状腺激素。

二、抗甲状腺药

甲状腺功能亢进,简称甲亢,是多种原因所致的以甲状腺激素分泌过多引发代谢紊乱为特征的一种综合征。抗甲状腺药是一类能干扰甲状腺合成和释放,消除甲状腺功能症状的药物。目前常用的抗甲状腺药物有硫脲类、碘化物、放射性碘及 β 受体阻滞剂。

(一)硫脲类

硫脲类是常用的抗甲状腺药物,可分为两类:①硫氧嘧啶类,如甲硫氧嘧啶,丙硫氧嘧啶;②咪唑类,如甲巯咪唑,卡比马唑。

1.药物作用

(1)抑制甲状腺激素合成。该类药物本身作为过氧化物酶的底物而被碘化,使氧化碘不能结合到甲状腺球蛋白上,从而抑制甲状腺激素的生物合成。硫脲类药物对已合成的甲状腺激素无效,须待已合成的激素被消耗后才能完全生效。一般用药 2～3 周甲状腺功能亢进症状开始减轻,1～3 个月基础代谢率才能恢复正常。

(2)丙硫氧嘧啶还能抑制外周组织的 T_4 转化为 T_3,能迅速控制血清中生物活性较强的 T_3 水平,故在重症甲状腺功能亢进、甲状腺危象时该药可列为首选。

(3)此外,硫脲类药物尚有免疫抑制作用,能使血液中甲状腺刺激性免疫球蛋白下降,对病因也有一定的治疗作用。

2.临床用途

(1)内科药物治疗:适用于轻症和不宜手术或^{131}I治疗者,如儿童、青少年及术后复发而不适于^{131}I治疗者可用。

(2)手术前准备:甲状腺功能亢进术前服用硫脲类药物,可使甲状腺功能恢复或接近正常,从而可减少患者在麻醉。

(3)甲状腺危象的治疗:甲状腺功能亢进患者在感染、手术等诱因下,可使甲状腺激素大量释放,患者出现高热、虚脱、心力衰竭、电解质紊乱等现象,称甲状腺危象。此时除主要应用大剂量碘剂和采取其他措施外,大剂量硫脲类可抑制甲状腺激素的合成,并且可阻断外周组织的T_4转化为T_3。

3.不良反应

变态反应较常见,如出现瘙痒、药疹等,多数不需停药即可消失。严重不良反应有粒细胞缺乏症。一般发生在治疗后的2~3个月,故应定期检查血常规。若用药后出现咽痛或发热,则立即停药即可恢复。此外,本类药物长期应用后可出现甲状腺肿。因药物可进入乳汁及通过胎盘,孕妇慎用,哺乳期妇女禁用;甲状腺癌患者禁用。

(二)碘和碘化物

碘和碘化物是治疗甲状腺病最古老的药物。常用的有碘化钾、碘化钠和复方碘溶液等。

1.药物作用

不同剂量的碘化物对甲状腺功能可产生不同的作用。小剂量的碘是合成甲状腺素的原料,可用于治疗单纯性甲状腺肿。大剂量碘产生抗甲状腺作用,可能与抑制蛋白水解酶,减少T_3、T_4释放有关,作用快而强,用药1~2 d起效,10~15 d达最大效应。此外,还可抑制促甲状腺激素所致的腺体增生。

2.临床用途

大剂量碘的应用只限于以下情况:①甲状腺功能亢进术前准备,一般是在术前2周给予复方碘溶液(卢戈液)以使甲状腺组织缩小、血管减少、组织变硬,以利于手术进行。②甲状腺危象的治疗,将碘化物加到10%葡萄糖注射液中静脉滴注,可有效地控制症状,但要注意同时配合服用硫脲类药物。

3.不良反应

(1)急性反应:可于用药后立即或几小时后发生,主要表现为血管神经性水肿,严重出现喉头水肿而窒息。

(2)慢性碘中毒:一般为黏膜刺激症状,表现为口腔及咽喉烧灼感、唾液分泌增多等。

(3)甲状腺功能紊乱:长期服用碘化物可诱发甲状腺功能亢进。碘还可进入乳汁并通过胎盘引起新生儿甲状腺肿,故孕妇与哺乳期妇女应慎用。

(三)放射性碘

临床应用的放射性碘是^{131}I,其半衰期为8 d。

1.药物作用

^{131}I可被甲状腺摄取,产生β射线(占99%)和γ射线(占1%)。由于β射线在组织内的射程不超过2 mm,因此其辐射作用限于甲状腺内,只破坏甲状腺组织,而很少破坏周围组织,故适宜剂量^{131}I,可获得类似手术切除效果。

2.临床用途

(1)甲状腺功能亢进的治疗：^{131}I用于治疗不宜手术、手术后复发及对抗甲状腺药物过敏或无效者。一般用药后1个月见效，3个月后甲状腺功能恢复正常。

(2)甲状腺功能检查：^{131}I释放的γ射线可在体表测到，可用于检查甲状腺功能。甲状腺功能亢进时，摄碘率高，摄碘高峰时间前移。反之，摄碘率低，摄碘高峰时间后延。

3.不良反应

主要为甲状腺功能低下，故应严格掌握剂量和密切观察；一旦发生甲状腺功能低下症状，应及时停药，并补充甲状腺激素。

(四)用药监测与护理

1.用药监测

用药期间，应定期监测患者的心率、血压及甲状腺功能(T_3、T_4水平)。每次用药前应测脉搏和血压，当脉搏超过100次/分钟，或有节律不齐等异常改变时，应报告医师。

2.用药护理

(1)甲状腺素类药物的用药护理。①甲状腺功能低下的患者很多伴有心血管方面的疾病，如心收缩力减弱、心功能不全等，此类患者对甲状腺素颇为敏感，应从小剂量开始用药。②给药后应严密观察患者有无心血管方面的不良反应，尤其是老年人或心脏病的患者，若心率超过100次/分钟，应暂停给药，及时通知医师。③对患有糖尿病的患者应用甲状腺素时，可能会使血糖的水平难以控制，故要密切监测血糖。④甲状腺素药物可增强抗凝药的作用，要观察患者有无不正常的出血和紫癜等。如有异常，要及时提醒医师，以便及时调整抗凝药的剂量。⑤鼓励患者多进食黄豆、花生、萝卜类、菠菜、桃、梨、草莓等可促进甲状腺素分泌的食物，有利于疾病的治疗。

(2)抗甲状腺药物的用药护理。①因甲状腺功能亢进患者代谢率快，疲乏，烦躁，难以入眠，故要尽量减少噪声和外界刺激，保证患者的休息。②硫脲类药物应用时应定期检查血常规和肝功能，如出现明显白细胞减少或肝炎症状时，应立即报告医师。③服药期间若发现怀孕，应及时通知医师，中止或调整药物剂量，避免造成不必要的损害。④患者饮食应遵循多食多餐的原则，以防止体重下降，保证摄入足够的维生素、矿物质、蛋白质，以满足身体代谢的需求，但应避免咖啡、茶、可乐类的饮料。

(3)碘剂的用药护理。①碘剂应饭后服，并要用大量的水送下，也可将碘剂溶在果汁或牛奶里，用吸管服用可改善口感，并减少刺激。②碘剂为光敏物质，应放在棕色瓶内避光保存，碘剂具有一定的毒性和刺激性，要存放在安全的地方。③观察患者有无变态反应，如发生应先停药，立即报告医师做相应处理。④对碘剂过敏引起的皮肤瘙痒，可用碳酸钠溶液泡澡，降低室内温度等方式缓解。⑤学会观察患者碘中毒的症状，如口腔溃疡，唾液分泌过多，齿龈肿痛，巩膜发红，眼睑水肿等。

(4)放射性碘剂的用药护理。①对接受放射性碘剂治疗的患者，要详细解释用药的目的、可能的不良反应等，消除患者和家人对放射性碘剂的担忧。②要密切观察患者有无变态反应，治疗时做好救治准备，特别对有过敏体质的患者。③患者应保护体液平衡，以避免放射性碘在体内蓄积，引起对机体的损害。④在家接受放射性碘治疗患者，应教育患者熟悉甲状腺功能亢进及低下的症状与体征，告之在治疗的第1周，应避免接触儿童或与他人同睡一室；对其排泄物应进行专门存放和管理等。

(胡玉青)

第二节　垂体激素类药

一、药理学

本品具有与人生长激素同等的作用,即能促进骨骼、内脏和全身生长,促进蛋白质合成,影响脂肪和矿物质代谢,在人体生长发育中起着关键性作用。肌内注射 3 h 后达到平均峰浓度,皮下注射后约 80% 被吸收,4 h 后达峰浓度,$t_{1/2}$ 约为 4 h,两种给药途径的浓度-时间下曲线十分接近。在肝、肾代谢,通过胆汁排泄。

二、适应证

主要用于内源性生长激素分泌不足所致的生长障碍,性腺发育不全所致的生长障碍(特纳综合征)。此外,尚可用于治疗伴恶病质的艾滋病、短肠综合征等疾病。

三、用法和用量

人生长激素的国际标准,rDNA 来源的人生长激素的定义是每 1 安瓿内含有 1.95 mg 蛋白质,每 1 mg 含有活性成分 3 U。商品化的制剂在每 1 mg 含有的单位数量上会有所不同,不同的制造商在评价生长激素值时有所差异,因此给药剂量必须个体化,采用肌内注射或皮下注射。①内源性生长激素分泌不足所致的生长障碍:一般用量为每周 4 mg(12 U)/m²,或每周 0.2 mg(0.6 U)/kg,分 3 次肌内注射,皮下注射分 6 次或 7 次给药,最好晚上给药。②性腺发育不全所致的生长障碍:每周 6 mg(18 U)/m²,或每周 0.2~0.23 mg(0.6~0.7 U)/kg,治疗的第二年剂量可增至 8 mg(24 U)/m²,或每周 0.27~0.33 mg(0.8~1 U)/kg,分 7 次单剂量于晚上皮下注射给药。

四、不良反应

偶可引起注射部位疼痛、麻木、发红和肿胀等。

五、禁忌证

任何有进展迹象的潜在性脑肿瘤患者、妊娠期妇女和哺乳期妇女均禁用。不得用于骨骺已闭合的儿童患者。

六、注意

(1)糖尿病为相对禁忌证,给糖尿病患者应用时应进行严格的医学和实验室监控。

(2)脑肿瘤引起的垂体侏儒病患者、心脏或肾脏病患者慎用。

(3)使用前,需对脑垂体功能做详细检查,准确诊断后才能应用。

(4)应临用时配制,用注射用水或含苯甲醇的生理盐水溶解,轻轻摇动,切勿振荡,以免变性。

七、药物相互作用

大剂量糖皮质激素可能会抑制本品的作用。

八、制剂

注射用粉针:每瓶 1.33 mg(4 U);3.33 mg(10 U)。

九、储法

避光于 2 ℃～8 ℃保存。以生理盐水溶解后应立即使用,未用完的药液应弃去。以含苯甲醇的生理盐水溶解的药液可于 2 ℃～8 ℃下保存 14 d。

(胡玉青)

第三节 肾上腺皮质激素类药

肾上腺皮质激素是肾上腺皮质所分泌激素的总称,分 3 类:①盐皮质激素:由球状带分泌,有醛固酮等。②糖皮质激素:由束状带分泌,有氢化可的松和可的松等。③性激素:由网状带分泌。临床上以糖皮质激素应用广泛。

一、糖皮质激素

糖皮质激素作用广泛而复杂,且随剂量不同而异。生理情况下所分泌的糖皮质激素主要影响物质代谢过程,超生理剂量的糖皮质激素还具有抗炎、抗免疫等药理作用。临床常用药物有氢化可的松、可的松、泼尼松、地塞米松等。

(一)药物作用

1.对代谢的影响

(1)糖代谢:糖皮质激素能增加肝糖原、肌糖原含量并升高血糖。

(2)蛋白质代谢:糖皮质激素能促进蛋白质分解,抑制蛋白质的合成。长期应用可导致肌肉消瘦、皮肤变薄、骨质疏松和伤口愈合延缓等。

(3)脂肪代谢:糖皮质激素能促进脂肪分解,抑制其合成,同时可使机体脂肪重新分布,即四肢脂肪向面部、胸、背及臀部分布,形成满月脸和向心性肥胖。

(4)水和电解质代谢:糖皮质激素有较弱的盐皮质激素的作用;同时也影响水的平衡,有弱的利尿效应。

2.抗炎作用

糖皮质激素有强大的抗炎作用,能对抗物理、化学、生物等各种原因所致的炎症。在炎症早期,可降低毛细血管通透性,减少渗出合水肿、抑制白细胞功能,减少炎症递质释放,从而改善红、肿、热、痛等症状;在炎症晚期,通过抑制毛细血管和成纤维细胞的增生,延缓肉芽组织生成,从而防止炎症所致的粘连和瘢痕形成,减轻后遗症。但也应注意,炎症是机体的一种防御机制,因此,糖皮质激素在发挥抗炎效应时,也降低机体的防御功能。目前有关糖皮质激素抗炎机制认为是糖皮质激素通过作用于靶细胞质内的糖皮质激素受体,最终影响了参与炎症的一些基因转录而产生抗炎效应。

3.抗免疫与抗过敏作用

糖皮质激素对免疫过程的诸多环节均有抑制作用。不仅可抑制巨噬细胞对抗原的呈递过程,而且还不同程度地抑制细胞免疫(小剂量)和体液免疫(大剂量)。此外,糖皮质激素能减少过敏介质的产生,因而可以改善过敏症状。

4.抗休克

大剂量的糖皮质激素是临床上治疗各种严重休克的重要药物,特别是中毒性休克的治疗。其抗休克与下列因素有关。

(1)扩张痉挛收缩的血管和加强心脏收缩。

(2)抑制炎症反应,减轻炎症所致的组织损伤,同时也改善休克时微循环障碍。

(3)稳定溶酶体膜,减少心肌抑制因子的形成。

(4)提高机体对细菌内毒素的耐受力。

5.其他作用

(1)血液与造血系统:糖皮质激素能刺激骨髓造血功能,使红细胞、血红蛋白、中性粒细胞及血小板数量增加,淋巴细胞减少,淋巴组织萎缩。

(2)中枢神经系统:能提高中枢神经系统的兴奋性,易引起欣快、激动、失眠等反应,偶可诱发精神失常。大剂量对儿童能致惊厥。

(3)骨骼系统:长期服用糖皮质激素类药物可出现骨质疏松,易致骨折。

(4)消化系统:糖皮质激素能使胃酸和胃蛋白酶分泌增多,促进消化,但也可诱发或加重溃疡病。

(二)临床用途

1.严重感染或炎症后遗症

(1)治疗严重急性感染:主要用于严重中毒性感染,如中毒性肺炎、中毒性菌痢、暴发型流行性脑膜炎及败血症等,此时应在服用有效的抗菌药物前提下,辅助应用糖皮质激素治疗。针对病毒性感染一般不用激素,因用后可降低机体的防御能力致使感染扩散。

(2)预防某些炎症后遗症:如结核性脑膜炎、心包炎、风湿性心瓣膜炎等,早期应用皮质激素可防止炎症后期粘连或瘢痕形成。对虹膜炎、角膜炎、视网膜炎和视神经炎等非特异性眼炎,应用后也可迅速消炎止痛、防止角膜浑浊和瘢痕粘连的发生。

2.自身免疫性疾病及过敏性疾病

(1)自身免疫性疾病:如风湿热、风湿性及类风湿性关节炎、全身性红斑狼疮样综合征、肾病综合征等应用皮质激素后可缓解症状。一般采用综合疗法,不宜单用,以免引起不良反应。异体器官移植手术后所产生的排异反应也可应用皮质激素。

(2)过敏性疾病:如荨麻疹、血清热、血管神经性水肿、过敏性鼻炎、支气管哮喘和过敏性休克等,也可应用皮质激素辅助治疗。

3.各种休克

在针对休克病因治疗的同时,早期应用足量皮质激素有利于患者度过危险期。如感染中毒性休克时,应在有效的抗菌药物治疗下,及早、短时间突击使用大剂量皮质激素,见效后即停药。

4.血液病

主要用于儿童急性淋巴细胞性白血病,此外也可用于再生障碍性贫血、粒细胞碱少症、血小板减少症和过敏性紫癜等的治疗。停药后易复发。

5.替代疗法

用于急性、慢性肾上腺皮质功能减退症(包括肾上腺危象)、脑垂体前叶功能减退及肾上腺次全切除术后作替代疗法。

6.局部应用

对一般性皮肤病如接触性皮炎、湿疹、牛皮癣等都有一定疗效。也可用于肌肉或关节劳损的治疗。

(三)不良反应

1.长期大量应用引起的不良反应

(1)类肾上腺皮质功能亢进:因物质代谢和水盐代谢紊乱所致,如满月脸、水牛背、向心性肥胖、皮肤变薄、痤疮、多毛、水肿、低血钾、高血压、糖尿等。停药后可自行消退,必要时采取对症治疗,如应用降压药、降糖药、氯化钾、低盐、低糖、高蛋白饮食等。

(2)诱发或加重感染:因糖皮质激素抑制机体防御功能所致。长期应用常可诱发感染或使体内潜在病灶扩散,特别是在原有疾病已使抵抗力降低的情况下,如肾病综合征者更易产生。此外,糖皮质激素还可使原来静止的结核病灶扩散、恶化,故结核病患者必要时应并用抗结核药。

(3)消化系统并发症:使胃酸、胃蛋白酶分泌增加,抑制胃黏液分泌,降低胃肠黏膜的抵抗力,故可诱发或加剧胃、十二指肠溃疡,甚至造成消化道出血或穿孔。对少数患者可诱发胰腺炎或脂肪肝。

(4)心血管系统并发症:长期应用可引起高血压和动脉粥样硬化。

(5)骨质疏松、肌肉萎缩、伤口愈合迟缓等与激素促进蛋白质分解,抑制其合成及增加钙、磷排泄有关。骨质疏松多见于儿童、老人和绝经妇女,严重者可导致自发性骨折。此外,因糖皮质激素还可抑制生长素分泌和造成负氮平衡,影响生长发育。偶可引起畸胎。

(6)其他:精神失常。有精神病或癫痫病史者禁用或慎用。

2.停药反应

(1)长期应用减量过快或突然停药时,可引起肾上腺皮质萎缩和功能不全。停药后也有少数患者遇到严重应激情况,例如,感染、创伤、手术时可发生恶心、呕吐、乏力、低血压、休克等肾上腺危象,需及时抢救。

(2)反跳现象:因患者对激素产生了依赖性或病情尚未完全控制,突然停药或减量过快可致原病复发或恶化。常需加大剂量再行治疗,待症状缓解后再逐渐减量、停药。

(四)禁忌证

严重精神病和癫痫,活动性消化性溃疡病,骨折,创伤修复期,肾上腺皮质功能亢进症,严重高血压,糖尿病,孕妇,抗菌药不能控制的感染(如水痘、真菌感染)等都是糖皮质激素的禁忌证。

(五)用法与疗程

1.大剂量突击疗法

用于严重中毒性感染及各种休克。氢化可的松首次剂量可静脉滴注 $200\sim300$ mg,一天量可达 1 g 以上,疗程不超过 3 d。

2.一般剂量长期疗法

用于结缔组织病、肾病综合征、顽固性支气管哮喘等。一般开始时用泼尼松口服 $10\sim20$ mg

或相应剂量的其他皮质激素制剂,每天 3 次,产生效应后,逐渐减量至最小维持量,持续数月。

3.小剂量替代疗法

用于垂体前叶功能减退、艾迪生病及肾上腺皮质次全切除术后。一般维持量,可的松每天 12.5～25 mg。

4.隔天疗法

皮质激素的分泌具有昼夜节律性,每天上午 8～10 时为分泌高潮,午夜 12 时为低潮。临床用药可随这种节律进行,即将 1 d 或 2 d 的总药量在隔天早晨 1 次给予,此时正值激素正常分泌高峰,对肾上腺皮质功能的抑制较小。

二、皮质激素抑制药

皮质激素抑制剂可代替外科的肾上腺皮质切除术,临床常用的有美替拉酮。美替拉酮又名甲吡酮,为 11β-羟化酶抑制剂,能抑制氢化可的松产生,但通过反馈性地促进促肾上腺皮质激素分泌导致 11-去氧皮质酮和 11-去氧氢化可的松代偿性增加,故尿中 17-羟类固醇排泄也相应增加。临床用于治疗肾上腺皮质肿瘤和产生促肾上腺皮质激素的肿瘤所引起的氢化可的松过多症和皮质癌。不良反应较少,偶可引起眩晕、消化道反应、高血压等。

三、肾上腺皮质激素类药

(一)用药监测

用药期间要注意监测心率、血压、体温、体重、电解质和液体出入量等指标,长期治疗的患者应定期进行特殊检查,包括血糖、尿糖、视力、眼内压、脊柱、胸部 X 线拍片等,定期检查大便潜血,注意观察大便颜色,有无咖啡或柏油状,定期检查尿中 17-羟类固醇,以排除库欣综合征。

(二)用药护理

(1)要严格把握激素的使用,必须按医嘱规定时间、剂量用药,不可任意停药和滥用激素。

(2)糖皮质激素不能做皮下注射,又不能在感染的关节腔内注射给药。肌内注射应采取深部注射,并经常更换部位,注意观察有无局部感染和肌肉萎缩的现象。

(3)长期服用激素使身体对外界刺激的生理反应敏感性降低,有任何疼痛、出血、恶心、厌食的症状,都应与医师联系。

(4)长期用药患者可能出现神经系统的症状和体征,如兴奋和失眠。应合理地安排给药时间,创造良好的环境,保证患者的休息和睡眠。

(5)患者的饮食应保持低钠、低糖、高钾、高蛋白、高纤维素及含钾丰富的水果及蔬菜,有肾功能不全、造瘘管的患者,饮食要注意水、钠的平衡。

(6)因长期用药出现的库欣综合征,即满月脸、肥胖、色素沉着、多毛,妇女月经失调等,随着药物的递减和停药会逐渐消失,告诉患者不必为之多虑。

(7)药物长期作用可引起缺钙、骨质疏松而导致自发性骨折。要提醒患者不要做超出医师允许的重体力劳动或剧烈运动,若有低钙的症状出现,如肌肉无力、痉挛等,要及时告诉医师。

(8)糖皮质激素可减弱机体防御疾病能力、诱发或加重感染。对长期用药者,应注意个人卫生,防止感染,房间要定时通风和消毒空气,保持适宜的温度、湿度,并减少探视。

(胡玉青)

第四节　胰岛素与口服降糖药

糖尿病是由于胰岛素分泌和(或)作用缺陷导致的糖、脂肪、蛋白质代谢紊乱,出现以高血糖为特征的慢性、全身性疾病。可分为 1 型糖尿病、2 型糖尿病、妊娠期糖尿病和其他类型糖尿病 4 类。其中 1 型和 2 型占总数的 95% 以上,尤其是 2 型糖尿病最为多见。糖尿病药物治疗的目的是控制血糖、纠正代谢紊乱,防止或延缓各种并发症,降低病死率,提高生活质量。临床常用药物有胰岛素和口服降血糖药两类。

一、胰岛素

胰岛素是由胰岛 β 细胞合成、分泌的一种多肽类激素,药用胰岛素有动物胰岛素(从猪、牛的胰腺中提取)和人胰岛素(通过基因重组技术生产)两类。胰岛素口服易被消化酶破坏,故必须注射给药。皮下注射吸收快,与血浆蛋白结合率低于 10%,主要在肝、肾经水解灭活,$t_{1/2}$ 短。但胰岛素与组织结合后,作用可维持数小时。为延长其作用时间,可用碱性蛋白质与之结合,并加入微量锌使其稳定,制成中效和长效制剂。中、长效制剂均为混悬剂,不能静脉注射。另外,现在已研制出非注射用的胰岛素制剂,如胰岛素喷雾剂。

常用注射用胰岛素制剂的分类及特点见表 8-1。

表 8-1　常用注射用胰岛素制剂的分类及特点

分类	药物	注射途径	作用时间(h)			给药时间
			开始	高峰	维持	
短效	常规胰岛素	静脉注射	立即	1/2	2	饭前 1/2 h 注射,3~4 次/天
		皮下注射	1/2~1	2~4	6~8	
中效	低精蛋白锌胰岛素	皮下注射	3~4	8~12	18~24	早餐前 1/2 h 注射 1 次,必要时晚
	珠蛋白锌胰岛素	皮下注射	2~4	6~10	12~18	餐前加 1 次
长效	精蛋白锌胰岛素	皮下注射	3~6	16~18	24~36	早餐前或晚餐前 1 h 注射

(一)作用

胰岛素对代谢过程有广泛影响。

1.降低血糖

胰岛素可加速葡萄糖的无氧酵解和有氧氧化,促进糖原的合成及储存;抑制糖原分解及糖异生,从而降低血糖。

2.促进脂肪合成

胰岛素能促进脂肪合成,抑制脂肪分解,减少游离脂肪酸和酮体的生成。

3.促进蛋白质合成

胰岛素可增加氨基酸的转运和促进蛋白质合成,抑制蛋白质的分解。

4.促进 K^+ 转运

促进 K^+ 从细胞外进入细胞内,降低血 K^+,增加细胞内 K^+ 浓度。

（二）用途

1.糖尿病

胰岛素对各型糖尿病均有效。主要用于：①1型糖尿病（胰岛素依赖型糖尿病）；②出现并发症，如酮症酸中毒、高渗性昏迷；③2型糖尿病经饮食控制和口服降血糖药治疗失败者；④出现并发症，如严重感染、高热、创伤及分娩等。

2.纠正细胞内缺钾

与氯化钾、葡萄糖组成极化液，用于防治心肌梗死时的心律失常。此外，胰岛素还可与ATP、辅酶A组成能量合剂，用于心、肝、肾疾病的辅助治疗。

胰岛素的作用和用途见图8-1。

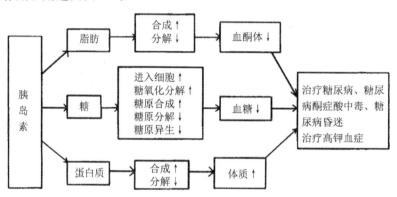

图8-1 胰岛素的作用和用途示意图

（三）不良反应与应用注意

1.低血糖反应

多为胰岛素过量或未能按时进餐所致。胰岛素能迅速降低血糖，出现饥饿感、出汗、心悸、震颤等症状，严重者可引起昏迷、惊厥及休克，甚至死亡。低血糖反应的防治：①用药与进餐配合。②发生低血糖时应及时处理，轻微者可进食少量饼干、面包等，严重低血糖时应立即静脉注射50%葡萄糖。长效胰岛素降低血糖作用缓慢，一般不出现上述症状，而主要表现为头痛、精神情绪失常和运动障碍。

为防止低血糖反应引起严重后果，应向患者宣传防治知识，以便及早发现并采取摄食或饮糖水等措施。低血糖性昏迷必须与酮症酸中毒性昏迷及非酮症糖尿病昏迷相鉴别。

2.变态反应

一般反应为皮疹、血管神经性水肿，偶有过敏性休克。因多数为牛胰岛素所致，可改用猪胰岛素或人胰岛素。

3.局部反应

表现为红肿、皮下结节或皮下脂肪萎缩：见于多次肌内注射部位，人胰岛素则较少见。应有计划地更换注射部位，可尽量减少组织损伤及避免吸收不良。

4.胰岛素耐受性

机体对胰岛素的敏感性降低称为胰岛素耐受性，又称胰岛素抵抗，临床分为两型。①急性型：常由于创伤、感染、手术、情绪激动等应激状态引起，血中抗胰岛素物质增多，需在短时间内增加大剂量胰岛素，并纠正酸碱平衡和电解质紊乱，常可取得较好疗效。②慢性型：与体内产生胰岛素抗体或体内胰岛素数目减少等有关,宜更换胰岛素制剂或加用口服降血糖药。

5.药物相互作用

肾上腺皮质激素、噻嗪类利尿剂、胰高血糖素等均可升高血糖浓度,合用时可降低胰岛素的降糖作用;普萘洛尔等β受体拮抗药与胰岛素合用则可增加低血糖的危险,并可掩盖低血糖的某些症状,延长低血糖时间,故应注意调整胰岛素用量。华法林、水杨酸盐、磺胺类药、甲氨蝶呤等可与胰岛素竞争血浆蛋白结合,从而增加血中游离型胰岛素而增强作用。

6.应用胰岛素注意事项

必须注意定期检查尿糖、血糖、肾功能、眼底视网膜血管、血压和心电图等,以便了解病情及并发症。

二、口服降糖药

(一)胰岛素促泌药

胰岛素促泌药主要有磺酰脲类和苯甲酸类(格列奈类)。磺酰脲类第一代有甲苯磺丁脲和氯磺丙脲,第二代常用的有格列本脲(优降糖)、格列齐特(达美康)、格列喹酮(糖适平)、格列吡嗪(美吡达)、格列本脲。苯甲酸类主要有瑞格列奈和那格列奈。

1.磺酰脲类

磺酰脲类口服吸收迅速而完全,与血浆蛋白结合率很高,故起效慢,维持时间长。多数药物在肝脏代谢并经肾脏排泄,但格列喹酮经肾排出小于 5%。

磺酰脲类的药动学特点见表 8-2。

表 8-2　磺酰脲类的药动学特点

药物	$t_{1/2}$ (h)	24 h 肾排泄率 (%)	蛋白结合率 (%)	作用时间 (h)	等效剂量 (mg)	天用次数 (次/天)
甲苯磺丁脲	5	100	95	6~12	1 000	2~3
氯磺丙脲	35	80	90	24~72	250	1
格列本脲	6	65	99	16~24	5	1~2
格列吡嗪	4	75	95	12~24	705	1~2
格列齐特	12			12~24	80	1~2
格列喹酮	1.5	<5			30	1~2
格列美脲	5	60	99.5		2	1~2

(1)作用。①降血糖作用:其作用主要是通过促进已合成的胰岛素释放入血而发挥降血糖作用,对胰岛素的合成无影响,因此,对胰腺尚有一定胰岛素合成能力的患者有效,对 1 型糖尿病及胰腺切除者单独应用无效。②抗利尿作用:氯磺丙脲能促进抗利尿激素分泌,减少水的排泄。③对凝血功能的影响:格列齐特能降低血小板黏附力,刺激纤溶酶原的合成,恢复纤溶活性,改善微循环,对预防或减轻糖尿病患者微血管并发症有一定作用。

(2)用途。①糖尿病:用于 2 型糖尿病;胰岛功能尚存且单用饮食控制无效者;用于对胰岛素产生耐受者,可减少胰岛素的用量。②尿崩症:氯磺丙脲可使尿量减少,与氢氯噻嗪合用可提高疗效。

(3)不良反应及应用注意。①常见不良反应:胃肠不适、恶心、腹痛、腹泻,以及皮肤过敏。也可致黄疸和肝损害,应定期检查肝功能。②少数人出现粒细胞、血小板减少,应定期检查血常规。③低血糖反应:药物过量可发生持续性低血糖,老年人及肝肾功能不良者尤易发生。格列本脲、格列齐特等第二代药物较少引起低血糖。④中枢神经系统反应:大剂量氯磺丙脲可引起精神错乱、嗜睡、眩晕和共济失调等症状。⑤其他:本类药大部分从肾排泄会加重肾负担,应注意多饮水。格列喹酮主要随胆汁经消化道排泄,所以轻、中度肾功能不良者应选用格列喹酮。⑥药物相互作用:磺酰脲类血浆蛋白结合率很高,因此可与其他药物(如磺胺类药、青霉素、吲哚美辛、双香豆素等)竞争与血浆蛋白结合,使其游离型药物浓度上升而引起低血糖反应。药酶抑制剂,如氯霉素、西咪替丁等,也能增强磺酰脲类的降糖作用。此外,氢氯噻嗪、糖皮质激素、口服避孕药、苯妥英钠、利福平等因抑制胰岛素释放,拮抗胰岛素作用或诱导肝约酶而降低磺酰脲类药的疗效。

2.苯甲酸类

瑞格列奈和那格列奈为苯甲酸类药,其作用机制同磺脲类,特点是促进胰岛素分泌,起效快,餐时或餐后立即服药,在餐后血糖升高时恰好促进胰岛素分泌增多,故又称速效餐时血糖调节剂。本类药维持时间短,在空腹时不再刺激胰岛素分泌,既可降低餐后血糖,又极少发生低血糖。适用于 2 型糖尿病降低餐后血糖,与双胍类药有协同作用;瑞格列奈经肾排泄仅 8%,主要随胆汁经消化道排泄,故可用于轻、中度肾功能不良者。

(二)胰岛素增敏药

噻唑烷二酮类(格列酮类)为胰岛素增敏药,常用药物有罗格列酮、吡格列酮等。罗格列酮和吡格列酮除能特异性提高机体(肝脏、肌肉和脂肪组织)对胰岛素的敏感性外,还可保护胰岛 β 细胞功能,有效降低血糖、血脂,对大血管又有保护作用,是治疗伴有胰岛素抵抗的 2 型糖尿病的一线用药。无论是单独(较弱)还是联合用药(可与磺酰脲类或二甲双胍合用)都能取得较好的降糖效果,但无内源性胰岛素存在时无效。

主要不良反应是损害肝功能,用药前需检查肝功能,转氨酶升高超过正常上限 2.5 倍者禁用。用药期间定期检查肝功能,用药第 1 年每 2 个月 1 次,以后每 6 个月 1 次。此外,本类药可致体重增加。心功能不全者禁用或慎用。

(三)双胍类

主要有二甲双胍。

1.作用和用途

二甲双胍对 2 型糖尿病有降血糖作用,对正常人血糖几无影响,不会引起低血糖。作用机制是:①增强机体组织对胰岛素的敏感性(即促进组织细胞对葡萄糖的摄取和利用);②减少肝脏产生葡萄糖;③抑制肠道对葡萄糖的吸收,从而有效降低血糖;④改善糖尿病患者的血管功能。主要用于 2 型糖尿病,尤其是肥胖型(首选,兼有减肥效果)。

2.不良反应及应用注意

(1)胃肠道反应:主要是食欲缺乏、恶心、呕吐、腹泻、口苦、金属味等,饭后服可减轻,减量或停药后即消失。

(2)乳酸血症:因促进糖无氧酵解,产生乳酸,尤其在肝肾功能不全及心力衰竭等缺氧情况下,易诱发乳酸性酸中毒(苯乙双胍的发生率比二甲双胍高 10 倍,故前者已基本不用),可危及生命。

(3)禁忌证:肝肾功能不良者禁用。

(四)α-葡萄糖苷酶抑制药

其中主要为阿卡波糖,伏格列波糖。

1.作用和用途

阿卡波糖、伏格列波糖为新型的口服降血糖药。作用机制是:通过竞争性抑制小肠葡萄糖苷酶的活性,使淀粉类转化为单糖的过程减慢,从而延缓葡萄糖的吸收,降低餐后血糖,单独使用不引起低血糖反应。临床上主要用于治疗糖尿病餐后高血糖。既可单独使用,也可与其他降血糖药合用治疗 2 型糖尿病。

2.不良反应与应用注意

本类药因延缓糖类的吸收,所以腹胀,排气多、腹泻等胃肠道反应较常见。必须与头几口食物一起嚼服才有效。如果在服药后很长时间才进餐,则疗效差或无效。服药期间增加淀粉类比例,并限制单糖摄入量可提高疗效。若与其他降糖药合用出现低血糖时,应先减少降糖药的药量;严重低血糖时应直接补充葡萄糖。应避免与抗酸药和消化酶制剂同时服用。18 岁以下者、孕妇、哺乳期妇女,以及有明显消化、吸收障碍者禁用。

(孙增利)

第九章

抗菌药物的合理应用

第一节　抗菌药物的作用机制

　　临床应用的抗菌药物,包括抗生素和化学合成抗菌药物,必须对病原微生物具有较高的"选择性毒性作用",但对患者不造成损害。这种选择性的毒性作用对于临床安全用药十分重要。研究并了解抗菌药物"选择性毒性"的作用机制,对于临床合理选用抗菌药物、新抗菌药物的研制开发和细菌耐药性的研究,均有重要意义。

　　抗菌药物的"选择性毒性"作用,主要来源于药物对于病原微生物某些特殊靶位的作用。根据主要作用靶位的不同,抗菌药的作用机制可分为:①干扰细菌细胞壁的合成,使细菌不能生长繁殖;②损伤细菌细胞膜,破坏其屏障作用;③影响细菌细胞蛋白质的合成,使细菌丧失生长繁殖的物质基础;④影响核酸的代谢,阻碍遗传信息的复制;⑤其他。

一、干扰细菌细胞壁的合成

　　所有细菌(除支原体外)都具有细胞壁,而哺乳动物细胞则无。不同细菌细胞壁的组成也各不相同,但主要可分两种类型,即革兰氏阳性菌和革兰氏阴性细菌。细胞壁的主要成分是糖类、蛋白质和类脂质组成的聚合物,相互镶嵌排列而成。革兰氏阳性菌细胞壁肽聚糖层厚而致密(占胞壁重量的 65%～95%),内有磷壁酸镶嵌,类脂质、脂多糖、脂蛋白较少或缺少;革兰氏阴性杆菌细胞壁则肽聚糖层薄而疏松(不足 10%),无磷壁酸或磷壁醛酸,含类脂质、脂多糖和脂蛋白等。但二者均含有呈链状交叉连接的肽聚糖,许多抗菌药物可干扰肽聚糖的生物合成,从而干扰细胞壁的合成。

　　革兰氏阳性菌细胞壁肽聚糖链之间的连接通过 5 个甘氨酸肽链与另一条肽聚糖链中第 4 个 D-丙氨酸相连,而革兰氏阴性菌的肽聚糖链之间是直接由丙氨酸与另一肽链中的氨基酸相连,因此革兰氏阴性菌细胞壁的肽聚糖不及革兰氏阳性菌那样坚韧。

　　磷霉素可抑制细胞壁肽聚糖合成的第一步,磷霉素的化学结构与磷酸烯醇丙酮酸相似,可与磷酸烯醇丙酮酸竞争丙酮酸转移酶,使 N-乙酰葡萄糖胺无法获得一分子乳酸而成为 N-乙酰胞壁酸。环丝氨酸的结构与 D-丙氨酸相仿,可干扰丙氨酸消旋酶的作用,使 L-丙氨酸不能变成 D-丙氨酸,并可阻断两分子 D-丙氨酸连接时所需 D-丙氨酸合成酶的作用。万古霉素等糖肽类抗菌药主要抑制肽聚糖合成的第二步,本品可与 N-乙酰胞壁酸-五肽末端的 D-丙氨酰-D-丙氨酸结合,使被运送至细胞膜外的前体物不能与细胞壁的肽聚糖链结合,致造成前体物堆积,使肽聚糖前体的进一步交叉连接受阻。由于糖肽类抗生素是一种极性大分子物质,不能穿过革兰氏阴性细菌的细胞外膜,因此糖肽类抗生素对革兰氏阴性细菌无抗菌作用。

β-内酰胺类抗生素包括青霉素类、头孢菌素类和不典型的 β-内酰胺类抗生素,主要抑制肽聚糖合成的第 3 步,阻止肽聚糖链的交叉连接,使细菌无法形成坚韧的细胞壁。因为青霉素类可以作用于两种肽聚糖水解酶,二者使完整的细胞壁产生裂痕而为新加入的肽聚糖前体提供受点。青霉素类等在较低浓度时可抑制内肽酶的活性,影响中隔细胞壁合成,细胞的分裂受阻,但菌体仍能生长,形成丝状体。高浓度时糖苷酶也受抑制,细菌的外周细胞壁的合成也受影响,因而细菌不能生长。两种酶同时受抑制时,细菌的细胞壁发生缺损而形成球形体。各种不同青霉素类对于两种酶的作用可以有所不同,例如氨苄西林主要影响内肽酶,故细菌经作用后多形成丝状体,球形体较少;阿莫西林主要影响外周细胞壁的合成,形成较多球形体。

β-内酰胺类抗生素是一种杀菌剂,革兰氏阴性细菌细胞壁的肽聚糖成分少,对于渗透压改变的保护作用差,由于渗透压改变导致菌体溶解和死亡。革兰氏阳性球菌细胞壁含有丰富的肽聚糖,厚实坚固。当 β-内酰胺类抗生素作用时首先释出为脂质胞壁酸,激发自溶酶的释放,破坏细胞壁的肽聚糖成分,使细菌死亡。

二、损伤细胞膜

细菌的细胞膜为一种半透膜,内外各为一层蛋白质,中间一层类脂质(以磷脂为主)。细菌的细胞膜具有选择性屏障作用,脂溶性物质较易透入细胞内,且能将氨基酸、嘧啶、嘌呤、磷脂、无机盐和核苷酸等浓集在细胞内,防止外漏。此外还有许多酶和能合成蛋白质的核糖体等也黏附在细胞膜上。因此细菌细胞膜具有选择性输送营养物质和催化重要生化代谢过程的作用。

多黏菌素类的分子有两极性,一极为亲水性,与细胞膜的蛋白质部分结合;另一极具亲脂性,与细胞膜上磷脂的磷酸根相结合,使细胞膜裂开,本品尚可作用于革兰氏阴性杆菌的外膜,导致细胞内重要物质外漏和细菌死亡。革兰氏阴性杆菌细胞壁及细胞膜中脂质含量多,故本品对革兰氏阴性杆菌作用强。两性霉素 B、制霉菌素等多烯类抗生素主要与细胞膜上的麦角固醇结合,使细胞膜的通透性增加。吡咯类抗真菌药物抑制真菌细胞膜中固醇类的生物合成而影响其通透性。

三、影响细菌蛋白质的合成

蛋白质的合成有 3 个阶段,即起始阶段、延长阶段和终止阶段。

细菌细胞与哺乳动物细胞合成蛋白质的过程基本相同,二者最大的区别在于核糖体的结构及蛋白质、RNA 的组成不同。因此,细菌核糖体的沉降系数为 70 S,并可解离成 50 S 与 30 S 亚单位;而哺乳动物细胞核糖体的沉降系数为 80 S,并可解离为 60 S 与 40 S 亚单位,这就为抗生素的选择性毒性作用提供了条件。许多抗生素均可影响细菌蛋白质的合成,但作用部位和作用阶段不完全相同。

氯霉素与核糖体 50 S 亚单位结合并抑制肽基转移酶,使氨基酰-tRNA 复合物中的氨基酸无法连接至核糖体,因而抑制肽链的形成和抑制细菌生长,此过程为可逆性。本品为抑菌剂,但对流感嗜血杆菌、肺炎链球菌和脑膜炎奈瑟菌具有杀菌作用。

四环素先与镁离子结合,带有阳离子的四环素经革兰氏阴性杆菌细胞外膜 OmpF 和 OmpC 孔蛋白通道至细胞周质,释出游离四环素穿过细胞膜进入细胞内。四环素可直接穿过革兰氏阳性菌的细胞膜进入细胞内。四环素与细胞内的二价金属离子(如镁离子)络合,络合后的镁-四环素复合物与核糖体的 30 S 亚单位结合,阻止氨基酰-tRNA 与细菌核糖体结合,抑制肽链延长和蛋白质合成,从而抑制细菌生长。四环素也可与线粒体内 70 S 核糖体结合,抑制线粒体的蛋白合成。四环素对某些原虫(如恶性疟原虫)的作用可能与此有关。四环素对哺乳动物细胞的核糖体作用很弱。新近研发的甘氨酰环素类属四环素类衍生物,该类药物对于耐四环素类的细菌仍具有抗菌作用(包括因产生一种编码四环素外排系统的蛋白和产生一种保护细菌核糖体不受攻击的蛋白而对四环素类耐药者)。其作用机制为药物作用于核糖体的 30 S 亚单位,使氨基酰-tRNA 不能与细菌核糖体结合,因而抑制细菌合成蛋白质。

大环内酯类作用于核糖体的 50 S 亚单位,阻断转肽作用和 mRNA 上的位移,抑制肽链的延长和细菌蛋白质的合成。夫西地酸并不直接与核糖体结合,而是首先与延长因子 G 结合形成稳定的复合物。在此过程中由三磷酸鸟苷转变为二磷酸鸟苷,为肽链移位(由 P 位至 A 位)提供能量。

夫西地酸-G 因子-二磷酸鸟苷-核糖体复合物使氨基酰-tRNA 停留在 P 位,因而抑制了肽链延长和蛋白质合成,导致细菌不能生长而死亡。夫西地酸不易渗入革兰氏阴性杆菌和哺乳类细胞,因此本品仅对革兰氏阳性菌(尤其葡萄球菌)有抗菌作用。

氨基糖苷类与核糖体 30 S 亚单位结合,抑制肽链延长,并造成遗传密码错读,使细菌合成异常蛋白质,药物并可破坏细菌细胞膜的完整性,致细胞内重要物质外漏,细菌迅速死亡。近期的研究发现,氨基糖苷类可竞争性地取代细菌生物膜中连接多糖与脂多糖分子的 mg^{2+} 与 Ca^{2+},导致细胞膜破坏,在细胞壁形成空洞,导致细胞内重要物质外漏,细菌迅速死亡。此外,药物尚可与细菌核糖体 30 S 亚单位结合,抑制肽链的延长和蛋白质的合成。氨基糖苷类对敏感需氧革兰氏阴性杆菌有快速杀菌作用。此作用为浓度依赖性的,药物浓度越高,杀菌活性越强,并有相当长的抗生素后效应作用。但通常本类药物对革兰氏阳性球菌仅具抑制作用,除非与 β-内酰胺类联合,可能具有杀菌作用。噁唑烷酮类,如利奈唑胺对革兰氏阳性菌、结核分枝杆菌和拟杆菌属均有抗菌作用。本品为抑菌剂,抑制蛋白质的合成,通过与细菌核糖体 50 S 亚单位结合抑制 mRNA 与核糖体连接,抑制氨基酰-tRNA(即甲酰蛋氨酰-tRNA)与核糖体 70 S 亚基结合形成 70 S 起始复合物,从而抑制细菌蛋白质的合成。

四、抑制细菌核酸的合成

核酸包括脱氧核糖核酸和核糖核酸,都是由许多单核苷酸相互连接而成的多核苷酸。每一单核苷酸由糖、碱基和磷酸组成。当细胞分裂时,以原有的 DNA 作模板,在 DNA 多聚酶的参与下,根据碱基互补联结原理,合成新的 DNA。合成 RNA 的过程称为转录,在依赖于 DNA 的 RNA 多聚酶的作用下,以 DNA 为模板,合成新的 RNA。mRNA 带有 DNA 的全部遗传信息。

利福平可与依赖于 DNA 的 RNA 聚合酶(转录酶)的 β 亚单位结合,从而抑制 mRNA 的转录。但真核细胞的 RNA 多聚酶则不受影响。某些突变株的转录酶亚单位的结构发生改变,利福平不再与之结合,使细菌对利福平耐药。氟胞嘧啶进入真菌细胞后,经脱氨酶的作用形成氟尿嘧啶,后者取代尿嘧啶而进入真菌的 RNA。喹诺酮类抗菌药主要作用于细菌 DNA 复制过程中的 DNA 旋转酶(或拓扑异构酶Ⅱ)及拓扑异构酶Ⅳ。据研究,大肠埃希菌的 DNA 旋转酶包括两个 A 亚单位和两个 B 亚单位。A 亚单位在染色体的双股 DNA 上造成刻痕,使之断裂;B 亚单位的作用是利用 ATP 释放的能量使断裂后的 DNA 链以 RNA 核心为主轴,反方向紧密地绕紧,形成负性超螺旋状;然后再由 A 亚单位的作用使 DNA 断端重新封闭联结。拓扑异构酶Ⅳ的作用是使复制的 DNA 分离。两种拓扑异构酶均为 DNA 的复制所必需,经药物作用后均可抑制细菌生长并导致死亡。喹诺酮类药物对革兰氏阴性杆菌的主要作用靶位是 DNA 旋转酶的 A 亚单位,而拓扑异构酶Ⅳ为次要靶位;相反,喹诺酮类药物对革兰氏阳性菌的主要作用靶位为拓扑异构酶Ⅳ,而 DNA 旋转酶则为次要靶位。但只有具有合成 RNA 和蛋白质能力的细菌才能为本类药物所杀灭。

甲硝唑和其他硝基咪唑类药物进入细胞内被还原,其还原产物可作用于 DNA,使之发生断裂而细菌死亡。硝基呋喃类可为细菌的硝基还原酶还原,其还原产物可影响 DNA 合成,此外药物也可能与细菌核糖体结合,阻止细菌合成蛋白质。

硝基咪唑类的作用机制为此类药物在厌氧菌体内,其硝基被还原,生成亚硝基和咪唑基因等物质,使 DNA 氧化,DNA 链断裂,细菌死亡。

硝基呋喃类在细菌体内被还原,其还原产物可抑制蛋白质合成。此外,此类药物可与细菌核糖体 30S 亚单位结合,阻止 mRNA 翻译和产生紧急反应的能力,使细菌不能存活。

五、抑制细菌叶酸代谢

由于细菌细胞对叶酸的通透性差,因此不能利用环境中的叶酸成分,必须在细菌体内合成叶酸后,参与核苷酸和氨基酸的合成,使细菌得以生长繁殖。

磺胺药与对氨基苯甲酸的化学结构相似,两者竞争二氢叶酸合成酶,使二氢叶酸合成减少,或磺胺药代替对氨基苯甲酸后形成无效的化合物,使核酸等重要物质的合成受阻,影响细菌的生长繁殖。甲氧苄啶的结构与二氢叶酸分子中的蝶啶相似,能竞争抑制二氢叶酸还原酶,使四氢叶酸的生成受到抑制。甲氧苄啶与磺胺药合用后,由于两者作用于叶酸合成的不同环节,抑制细菌的叶酸代谢,因此具有协同作用。甲氧苄啶对哺乳动物细胞的二氢叶酸还原酶作用甚微。对氨水杨酸对结核分枝杆菌的作用机制为:与对氨基苯甲酸竞争二氢叶酸合成酶,合成含有对氨水杨酸的二氢叶酸类似物,抑制了结核分枝杆菌的生长与繁殖。此外,对氨水杨酸还可抑制分枝杆菌素的合成。

(唐克芹)

第二节　抗菌药物的应用原则

一、有应用指征的细菌性感染者

根据患者的症状、体征及血、尿常规及病原检查等实验室检查结果,诊断为细菌感染者方有指征应用抗菌药物;由真菌、结核分枝杆菌、非结核分枝杆菌、支原体、衣原体、螺旋体、立克次体及部分原虫等病原微生物所致的感染亦有指征应用抗菌药物。缺乏细菌和上述病原微生物感染的证据,诊断不能成立者,以及病毒性感染,均无指征应用抗菌药物。

二、根据临床试验结果选用抗菌药物

抗菌药物品种的选用,原则上应根据病原菌种类及病原菌对抗菌药物敏感或耐药,即药物敏感试验(以下简称药敏)的结果而定。因此有条件的医疗机构,住院患者必须在开始抗菌治疗前,先留取相应标本,立即送细菌培养,以尽早明确病原菌和药敏结果;门诊患者可以根据病情需要送验细菌培养及药敏试验。

危重患者在未获知病原菌及药敏结果前,可根据患者的发病情况、发病场所、原发病灶、基础疾病等推断最可能的病原菌,并结合当地细菌耐药状况先给予抗菌药物经验治疗,在获知细菌培养及药敏结果后,对疗效不佳的患者根据药敏结果调整给药方案。

三、按照药物作用特点选择用药

各种抗菌药物的药效学(抗菌谱和抗菌活性)和人体药动学(吸收、分布、代谢和排泄过程)特点不同,因此各有不同的临床适应证。临床医师应根据各种抗菌药物的上述特点,按临床适应证正确选用抗菌药物。

四、制订抗菌药物治疗方案

根据病原菌、感染部位、感染严重程度和患者的生理、病理情况制订抗菌药物治疗方案,包括抗菌药物的选用品种、剂量、给药次数、给药途径、疗程及联合用药等。在制订治疗方案时应遵循下列原则。

(一)品种选择

根据病原菌种类及药敏结果选用抗菌药物。

(二)给药剂量

按各种抗菌药物的治疗剂量范围给药。治疗重症感染(如败血症、感染性心内膜炎等)和抗菌药物不易达到部位的感染(如中枢神经系统感染等),抗菌药物剂量宜较大(治疗剂量范围高限);而治疗单纯性下尿路感染时,由于多数药物尿药浓度远高于其血药浓度,则可应用较小剂量(治疗剂量范围低限)。

(三)给药途径

(1)轻症感染可接受口服给药者,应选用口服吸收完全的抗菌药物,不必采用静脉或肌内注射给药。重症感染、全身性感染患者初始治疗应予静脉给药,以确保药效;病情好转不能口服时应及早转为口服给药。

(2)尽量避免抗菌药物的局部应用:皮肤黏膜局部应用抗菌药物后,很少被吸收,在感染部位不能达到有效浓度,容易引起变态反应或导致耐药菌产生,因此治疗全身性感染或脏器感染时应避免局部应用抗菌药物。抗菌药物的局部应用只限于少数情况,例如,全身给药后在感染部位难以达到治疗浓度时可加用局部给药作为辅助治疗。此种情况见于治疗中枢神经系统感染时某些药物可同时鞘内给药;包裹性厚壁脓肿脓腔内注入抗菌药物以及眼科感染的局部用药等。某些皮肤表层及口腔、阴道等黏膜表面的感染可采用抗菌药物局部应用或外用,但应避免将主要供全身应用的品种作局部用药。局部用药宜采用刺激性小、不易吸收、不易导致耐药性和不易致敏的杀菌剂。青霉素类、头孢菌素类等易产生变态反应的药物不可局部应用;氨基糖苷类等耳毒性药物不可局部滴耳。

(四)给药次数

为保证药物在体内能发挥最大药效,杀灭感染灶病原菌,应根据药动学和药效学相结合的原则给药。青霉素类、头孢菌素类和其他 β-内酰胺类、红霉素、克林霉素等消除半衰期短者,应每天多次给药;氟喹诺酮类、氨基糖苷类等可每天给药一次(重症感染者例外)。

(五)疗程

抗菌药物疗程因感染不同而异,一般宜用至体温正常、症状消退后 72～96 h。但是,败血症、感染性心内膜炎、化脓性脑膜炎、伤寒、布鲁菌病、骨髓炎、溶血性链球菌咽炎和扁桃体炎、深部真菌病、结核病等需较长疗程方能彻底治愈,并防止复发。

(六)抗菌药物的联合应用指征

单一药物可有效治疗的感染,不需联合用药,仅在下列情况时有指征联合用药。

(1)病原菌尚未查明的严重感染,包括免疫缺陷者的严重感染。

(2)单一抗菌药物不能控制的需氧菌及厌氧菌混合感染,2 种或 2 种以上病原菌感染。

(3)单一抗菌药物不能有效控制的感染性心内膜炎或败血症等重症感染。

(4)需长程治疗,但病原菌易对某些抗菌药物产生耐药性的感染,如结核病、深部真菌病。

(5)具有协同抗菌作用的药物可联合应用,如青霉素类、头孢菌素类及其他 β-内酰胺类与氨基糖苷类的联合。联合用药尚可减少毒性大的抗菌药的剂量,如两性霉素 B 与氟胞嘧啶联合治疗隐球菌脑膜炎时,前者的剂量可适当减少,从而减少其毒性反应。联合用药通常采用 2 种药物联合,3 种及 3 种以上药物联合仅适用于个别情况,如结核病的治疗。此外必须注意联合用药后药物不良反应将增多。

(唐克芹)

第三节　临床常见抗菌药物

一、四环素类

四环素类抗菌药物包括四环素、金霉素、土霉素及半合成四环素多西环素、美他环素和米诺环素。本类药物曾广泛用于临床,由于病原菌的耐药性增高及不良反应多见,目前本类药物仅适用于少数敏感细菌及衣原体属、立克次体等不典型病原体所致感染。

四环素类是由链霉菌产生的或经半合成制取的一类碱性的广谱抗菌药物抗菌作用的强弱依次为米诺环素、多西环素、美他环素、金霉素、四环素、土霉素。四环素类的不良反应主要有:①消化道症状;②肝损害;③肾损害,正常应无不良反应,对肾功能不全者可能加重肾损害,导致血尿素氮和肌酐值升高等;④影响牙齿和骨的发育;⑤局部刺激,本类药物的盐酸盐水溶液有较强的刺激性浓度过高可引起局部剧痛、炎症、坏死。不可肌内注射;⑥变态反应;⑦菌群失调。

(一)四环素

1.药学特征

四环素为广谱抗菌药物,起抑菌作用。现主要用于立克次体病、淋巴肉芽肿、支原体肺炎、螺旋体病、衣原体病等,也可用于敏感的革兰氏阳性球菌或革兰氏阴性杆菌所引起的轻症感染。

本品口服吸收不完全,约为 77%。口服半衰期约为 8 h,蛋白结合率为 65%。有 60% 的药物可在尿中回收,少部分药物在肝中代谢。本品在胆汁中的浓度为血清浓度的 5~20 倍。

2.适应证

(1)支原体和衣原体感染:四环素可用于治疗由支原体和衣原体引起的感染,如性病(如淋病,但需注意四环素并非淋病的首选治疗药物,且耐药现象严重,应根据药敏试验结果选用)、鹦鹉热、沙眼、非特异性尿道炎、输卵管炎、宫颈炎等疾病。

(2)立克次体病:四环素对立克次体病有良好的疗效,如流行性斑疹伤寒、地方性斑疹伤寒、恙虫病、Q 热等。

(3)其他细菌感染:四环素还可用于治疗霍乱、鼠疫、兔热病、回归热、布鲁氏菌病、炭疽、鼠咬热、破伤风、气性坏疽等细菌感染性疾病。此外,对于敏感细菌引起的呼吸系统(如急性支气管炎、肺炎等)、胆管、尿路感染等症也有较好的疗效。

(4)青霉素过敏者的替代治疗:对于青霉素过敏的破伤风、气性坏疽、淋病和钩端螺旋体病等患者,四环素可作为替代治疗药物。治疗布鲁菌病和鼠疫时需与氨基糖苷类联合应用。

3.不良反应

(1)胃肠道反应:四环素类药物可能刺激胃肠道黏膜,导致患者出现恶心、呕吐、上腹部不适、食欲减退、腹泻、腹胀等不良症状。

(2)变态反应(变态反应):部分患者对四环素类药物可能存在变态反应,表现为皮肤红斑、瘙痒、红疹、斑丘疹等症状。少数患者可出现过敏性紫癜、血管神经性水肿、荨麻疹等严重变态反应,甚至可能出现过敏性休克,危及生命。

(3)肝毒性:四环素类药物具有一定的肝毒性,可能导致患者出现肝脏脂肪变性等肝脏损害。特别是在肾功能不全的患者中,四环素所导致的肝脏毒性发生率可能更高。

(4)肾毒性:四环素类药物还具有一定的肾毒性,可能导致患者出现高磷酸血症、氮质血症等肾脏损害。过量服用药物可能会加重肾脏负担,导致肾功能受损。

(5)二重感染:长期或不当使用四环素类药物可能导致患者体内菌群失调,引起耐药金黄色葡萄球菌等造成的呼吸道、消化道以及尿路感染等二重感染症状。

(6)对血液系统的影响:四环素类药物可能影响患者的血液系统,导致血小板减少、溶血性贫血、粒细胞减少、嗜酸性粒细胞减少等血细胞减少症状。

(7)对神经系统的影响:部分患者在使用四环素类药物后可能出现呕吐、头痛、良性颅内压增高、视盘水肿等神经系统症状。

(8)对牙齿和骨骼的影响:四环素类药物可能影响儿童和青少年的牙齿和骨骼发育,导致牙齿变色(如四环素牙)、牙釉质破坏和骨骼生长受限等问题。因此,8 岁以下儿童应禁止使用四环素类药物。

(9)光毒性反应:使用四环素后,由于其成分特殊,可能会引起皮肤对光线的过度敏感,导致光毒性反应,如晒斑、晒伤等。

4.用法和剂量

(1)静脉滴注:成人 1~1.5 g/d,分 2~3 次给药。滴注药液浓度约为 0.1%。8 岁以上儿童每天 10~20 mg/kg,分 2 次给药,剂量不超过 1 g/d。

(2)口服:成人,1 次 0.25~0.5 g,q6h。8 岁以上儿童,每天 25~50 mg/kg,分 4 次服用。疗程 7~14 d;支原体肺炎、布鲁菌病则需 3 周。

（二）土霉素

1.药学特征

抗菌谱和四环素相同。本品对肠道感染，包括阿米巴痢疾，疗效略强于四环素。本品口服吸收 58％，半衰期约为 9 h，蛋白结合率为 35％，尿中药物排泄率为 70％，其他与四环素相同。

2.适应证

（1）立克次体病：土霉素可用于治疗由立克次体引起的多种疾病，包括流行性斑疹伤寒、地方性斑疹伤寒（鼠型斑疹伤寒）、恙虫病（丛林斑疹伤寒）和 Q 热等。

（2）支原体属感染：土霉素对支原体属感染也有很好的疗效，如支原体肺炎、泌尿生殖系支原体感染等。这些感染通常表现为发热、寒战、头痛、咽痛、黄脓性痰等症状。

（3）衣原体属感染：土霉素可用于治疗衣原体属感染，包括鹦鹉热、性病淋巴肉芽肿、非特异性尿道炎、子宫颈炎、包涵体结膜炎、沙眼等疾病。衣原体感染可能导致眼部异物感、视物模糊、畏光流泪、分泌物增多等症状。

（4）其他细菌感染：土霉素对布鲁氏菌病、鼠疫、霍乱、兔热病、软下疳、炭疽、梅毒、回归热、鼠咬热等细菌感染性疾病也具有一定的治疗效果。

（5）其他适应证：土霉素还可用于治疗由敏感菌所导致的鼻窦炎、中耳炎、急性支气管炎，以及慢性支气管炎急性发作等呼吸道感染性疾病。此外，对于小袋纤毛菌所致阴道炎及滴虫性阴道炎患者，土霉素也具有一定的疗效。

3.禁忌证

有四环素类药物过敏史者禁用，妊娠和哺乳期妇女禁用，8 岁以下儿童禁用。

4.不良反应

（1）消化系统：胃肠道症状如恶心、呕吐、上腹不适、腹胀、腹泻。

（2）肝毒性：通常为脂肪肝变性，妊娠期妇女、原有肾功能损害的患者易发生肝毒性，但肝毒性也可发生于并无上述情况的患者。

（3）肾毒性：原有显著肾功能损害的患者可能发生氮质血症加重、高磷酸血症和酸中毒。

（4）二重感染：长期应用本品可发生耐药金黄色葡萄球菌、革兰氏阴性杆菌和真菌等的消化道、呼吸道和尿路感染，严重者可致败血症。

（5）本品可沉积在牙齿和骨骼中，致牙齿产生不同程度的变色黄染、牙釉质发育不良及龋齿，并可致骨骼发育不良。

5.用法用量

口服，成人 1.5～2 g/d，分 3～4 次；8 岁以上小儿每天 30～40 mg/kg，分 3～4 次。8 岁以下小儿禁用本品。

（三）多西环素

1.药学特征

抗菌谱与四环素、土霉素基本相同，体内、外抗菌力均较四环素为强。微生物对本品与四环素、土霉素等有密切的交叉耐药性。口服吸收良好，约为 93％，蛋白结合率 93％，半衰期为 12～20 h，有 42％的药物可自尿排泄。

2.适应证

（1）多西环素作为选用药物之一可用于下列疾病：①立克次体病，如流行性斑疹伤寒、地方性斑疹伤寒、落基山热、恙虫病和 Q 热；②支原体属感染；③衣原体属感染，包括鹦鹉热、性病、淋巴肉芽肿、非特异性尿道炎、输卵管炎、宫颈炎及沙眼;④回归热;⑤布鲁菌病;⑥霍乱;⑦兔热病;⑧鼠疫;⑨软下疳。治疗布鲁菌病和鼠疫时需与氨基糖苷类联合应用。

(2)对青霉素类过敏患者的破伤风、气性坏疽、雅司螺旋体、梅毒、淋病和钩端螺旋体病,以及放线菌属、李斯特菌感染。

(3)中、重度痤疮患者作为辅助治疗。

3.注意事项

(1)应用本品时可能发生耐药菌的过度繁殖。一旦发生二重感染,即停用本品并予以相应治疗。

(2)治疗性病时,如怀疑同时合并梅毒螺旋体感染,用药前须行暗视野显微镜检查和血清学检查,后者每月 1 次,至少 4 次。

(3)长期用药时应定期随访检查血常规和肝功能。

(4)肾功能减退患者可以应用,不必调整剂量。

(5)多西环素可与食品、牛奶或含碳酸盐饮料同服。

(6)多西环素可透过胎盘屏障进入胎儿体内,沉积在牙齿和骨的钙质区内,引起胎儿牙齿变色、牙釉质再生不良及抑制胎儿骨骼生长,该类药物在动物实验中有致畸胎作用,因此孕妇不宜应用。

(7)多西环素可自乳汁分泌,乳汁中浓度较高,哺乳期妇女应用时应暂停哺乳。

4.禁忌证

有四环素类药物过敏史者禁用,8 岁以下儿童禁用,孕妇禁用。

5.不良反应

(1)消化系统:本品口服可引起恶心、呕吐、腹痛、腹泻等胃肠道反应。

(2)肝毒性:脂肪肝变性患者和妊娠期妇女容易发生,也可发生于并无上述情况的患者。

(3)变态反应:多为斑丘疹和红斑。某些用多西环素的患者日晒可有光敏现象。所以,建议患者服用期间不要直接暴露于阳光或紫外线下,一旦皮肤有红斑,应立即停药。

(4)二重感染:长期应用可发生耐药金葡菌、革兰氏阴性菌和真菌等引起的消化道、呼吸道和尿路感染,严重者可致败血症。

(5)四环素类的应用可使人体内正常菌群减少,并导致维生素缺乏、真菌繁殖,出现口干、咽炎、口角炎和舌炎等。

6.用法剂量

(1)成人。①抗菌与抗寄生虫感染:第 1 天 100 mg,每 12 h 一次,继以 100～200 mg,每天 1 次,或 50～100 mg,每 12 h 一次。②淋病奈瑟球菌性尿道炎和宫颈炎:1 次 100 mg,每 12 h 一次。共 7 d。③非淋病奈瑟球菌性尿道炎,由沙眼衣原体或解脲脲原体引起者,以及沙眼衣原体所致的单纯性尿道炎、宫颈炎或直肠感染:均为 1 次 100 mg,每天 2 次,疗程至少 7 d。④梅毒:1 次150 mg,每 12 h 一次,疗程至少 10 d。

(2)儿童。①8 岁以上者按体重每天 2.2 mg/kg,每 12 h 一次,继以 2.2～4.4 mg/kg,每天 1 次,或 2.2 mg/kg,每 12 h 一次。②体重超过 45 kg 者,用量同成人。

(四)米诺环素

1.药学特征

为半合成的四环素类抗菌药物,抗菌谱与四环素近似,具有高效和长效性质。在四环素类中,本品的抗菌作用最强。口服吸收迅速,几近完全,食物对其吸收无明显影响。肾功能正常者,本品的半衰期约为 16 h。在体内代谢较多,在尿中排泄的原形药物远低于其他四环素类。

2.适应证

用于对本品敏感的葡萄球菌、链球菌、肺炎球菌、淋病奈瑟球菌、痢疾志贺菌、大肠埃希菌、克雷伯菌、变形杆菌、铜绿假单胞菌、梅毒螺旋体及衣原体等引起的感染。

(1)浅表性化脓性感染,如毛囊炎、脓皮症、扁桃体炎、肩周炎、泪囊炎、牙龈炎、外阴炎、创伤感染、疖、疖肿症、痤疮、手术后感染等。

(2)深部化脓性疾病,如乳腺炎、淋巴管(结)炎、颌下腺炎、骨髓炎、骨炎。

(3)急慢性支气管炎、喘息性支气管炎、支气管扩张、支气管肺炎、细菌性肺炎、异型肺炎、肺部化脓症。

(4)痢疾、肠炎、感染性食物中毒、胆管炎、胆囊炎。

(5)肾盂肾炎、肾盂膀胱炎、尿道炎、膀胱炎、前列腺炎、附睾炎、宫内感染、淋病、男性非淋菌性尿道炎。

(6)中耳炎、鼻窦炎、颌下腺炎。

3.注意事项

(1)肝、肾功能不全、食管通过障碍者、老年人、口服吸收不良或不能进食者及全身状态恶化患者(因易引发维生素 K 缺乏症)慎用。

(2)由于具有前庭毒性,米诺环素已不作为脑膜炎奈瑟菌带菌者和脑膜炎奈瑟菌感染的治疗药物。

(3)对米诺环素过敏者,有可能对其他四环素类也过敏。

(4)由于可致头晕、倦怠等,汽车驾驶员、从事危险性较大的机器操作及高空作业者应避免服用。

(5)米诺环素滞留于食管并崩解时,会引起食管溃疡,故应多饮水,尤其临睡前服用时。

(6)急性淋病奈瑟球菌性尿道炎患者疑有初期或二期梅毒时,通常应进行暗视野检查,疑有其他类型梅毒时,每月应进行血清学检查,并至少进行 4 个月。

(7)严重肾功能不全患者的剂量应低于常用剂量,如需长期治疗,应监测血药浓度。

(8)用药期间应定期检查肝、肾功能。

(9)较易引起光敏性皮炎,故用药后应避免日晒。

(10)可与食品、牛奶或含碳酸盐饮料同服。

(11)可透过血胎盘屏障进入胎儿体内,沉积在牙齿和骨的钙质区中,引起胎儿牙釉质发育不良,并抑制胎儿骨骼生长;在动物实验中有致畸胎作用。故孕妇和准备怀孕的妇女禁用。

(12)在乳汁中浓度较高,虽然可与乳汁中的钙形成不溶性络合物,吸收甚少,但由于本品可引起牙齿永久性变色,牙釉质发育不良,并抑制婴幼儿骨骼的发育生长,故哺乳期妇女用药期间应暂停哺乳。

(13)可引起牙齿永久性变色,牙釉质发育不良,并抑制骨骼的发育生长,8岁以下小儿禁用。

4.禁忌证

对本品及其他四环素类过敏者禁用、孕妇禁用、8 岁以下儿童禁用。

5.不良反应

(1)消化道反应:食欲减退、恶心、呕吐、腹痛、腹泻、口腔炎、舌炎、肛门周围炎等。

（2）肝损害：偶见恶心、呕吐、黄疸、脂肪肝、天门冬氨酸氨基转移酶及丙氨酸氨基转移酶升高、呕血和便血等，严重者可昏迷而死亡。

（3）肾损害：可加重肾功能不全者的肾损害，导致血尿素氮和肌酐值升高。

（4）影响牙齿和骨发育：本品可沉积于牙齿和骨中，造成牙齿黄染，并影响胎儿、新生儿和婴幼儿骨骼的正常发育。

（5）变态反应：主要表现为皮疹、荨麻疹、药物热、光敏性皮炎和哮喘等。罕见全身性红斑狼疮，若出现，应立即停药并做适当处理。

（6）可见眩晕、耳鸣、共济失调伴恶心、呕吐等前庭功能紊乱（呈剂量依赖性，女性比男性多见），常发生于最初几次剂量时，一般停药后 24～48 h 可恢复。

（7）维生素缺乏症：偶有维生素 K 缺乏症状（低凝血酶原症、出血倾向等）、维生素 B 族缺乏症状（舌炎、口腔炎、食欲减退、神经炎等）等。

（8）休克：偶有休克现象发生，须注意观察，如发现有不适感、口内异常感、哮喘、便意、耳鸣等症状时，应立即停药，并做适当处理。

（9）皮肤：斑丘疹、红斑样皮疹等。长期服用本品，偶有指甲、皮肤、黏膜处色素沉着现象发生。

6.用法用量

口服：成人首次 0.2 g，以后每 12 h 一次 0.1 g 或每 6 h 一次 50 mg。

（五）替加环素

1.药学特征

替加环素为甘氨酰环素类抗菌药，属于四环素类衍生物。其通过与核糖体 30 S 亚单位结合、阻止氨基酰化 tRNA 分子进入核糖体 A 位而抑制细菌蛋白质合成。这阻止了肽链因合并氨基酸残基而延长。替加环素含有一个甘氨酰氨基，取代于米诺环素的 9 位。此取代形式未见于任何天然或半合成四环素类化合物，从而赋予替加环素独特的微生物学特性。替加环素不受四环素类两大耐药机制（核糖体保护和外排机制）的影响。相应的，体外和体内试验证实替加环素具有广谱抗菌活性。尚未发现替加环素与其他抗菌药物存在交叉耐药。替加环素不受 β-内酰胺酶（包括超广谱 β-内酰胺酶）、靶位修饰、大环内酯类外排泵或酶靶位改变（如旋转酶/拓扑异构酶）等耐药机制的影响。体外研究未证实替加环素与其他常用抗菌药物存在拮抗作用。总体上说，替加环素为抑菌剂。

2.适应证

（1）本品适用于 18 岁以上患者在下列情况下由特定细菌的敏感菌株所致感染的治疗：复杂性皮肤软组织感染，大肠埃希菌、粪肠球菌（仅限于万古霉素敏感菌株）、金黄色葡萄球菌（甲氧西林敏感及耐药菌株）、无乳链球菌、咽峡炎链球菌族、化脓性链球菌和脆弱拟杆菌等所致者。

（2）复杂性腹腔内感染，弗劳地枸橼酸杆菌、阴沟肠杆菌、大肠埃希菌、产酸克雷伯菌、肺炎克雷伯菌、粪肠球菌（仅限于万古霉素敏感菌株）、金黄色葡萄球菌（仅限于甲氧西林敏感菌株）、咽峡炎链球菌族（包括咽峡炎链球菌、中间型链球菌）、脆弱拟杆菌、多形拟杆菌、单形拟杆菌、普通拟杆菌、产气荚膜梭菌和微小消化链球菌等所致者。

（3）为了减少耐药细菌的出现并维持本品及其他抗菌药物的有效性，本品应该仅用于治疗确诊或高度怀疑细菌所致的感染。一旦获知培养和药敏试验结果，应该据之选择或调整抗菌药物治疗。缺乏此类资料时，可根据当地流行病学和敏感性模式选用经验性治疗药物。

3.注意事项

(1)甘氨酰环素类抗菌药物在结构上与四环素类抗菌药物相似,可能存在相似的不良事件。因此,四环素类抗菌药物过敏的患者应慎用替加环素。

(2)妊娠妇女应用本品时可导致胎儿受到伤害。如果患者在应用替加环素期间妊娠,应该告知患者其对胎儿的潜在危害。

(3)在牙齿形成期间(妊娠后半期、婴儿期以及 8 岁以下儿童期)使用本品可导致牙齿永久性着色(黄色-灰色-棕色)。

(4)几乎所有抗菌药物使用过程中均有假膜性结肠炎报道,严重程度从轻度到危及生命。

(5)抗菌药物治疗改变了结肠的正常菌群,从而导致梭状芽孢杆菌过度生长。研究结果提示,艰难梭菌产生的毒素是导致"抗菌药物相关性结肠炎"的主要病因。假膜性结肠炎诊断确立之后,应该采取治疗措施。轻度假膜性结肠炎患者停药后即可恢复。中至重度患者应该重视水电解质平衡、蛋白质供应的处理,并给予临床上对艰难梭菌结肠炎有效的抗菌药物治疗。

(6)考虑采用本品单药治疗继发于临床上肉眼可见的肠穿孔的复杂性腹腔内感染时应该谨慎。

(7)甘氨酰环素类抗菌药物在结构上与四环素类抗菌药物相似,其所致不良反应可能相似。此类不良反应包括光敏感性、脑膜假瘤、胰腺炎,以及抑制蛋白同化作用(后者导致氮质血症、酸中毒和低磷血症)。

(8)与其他抗菌药物相似,本品的使用可导致不敏感微生物的过度生长,包括真菌。治疗期间应该密切监测患者病情变化。如果出现二重感染,则应该采取适当措施进行治疗。

(9)确诊或高度怀疑细菌感染之外的情况下处方本品不仅不会使患者获益,还会增加出现耐药菌的危险性。

4.禁忌证

禁用于已知对替加环素过敏的患者。

5.不良反应

(1)血液淋巴系统:活化部分凝血活酶时间延长、凝血酶原时间延长。

(2)代谢和营养:高胆红素血症、血尿素氮升高。

(3)神经系统:头晕。

(4)心血管系统:静脉炎。

(5)胃肠道系统:常见恶心、呕吐、腹泻;也有畏食、腹痛、消化不良。

(6)皮肤及皮下组织:瘙痒、皮疹。

6.用法用量

替加环素的推荐给药方案为首剂 100 mg,然后,每 12 h 50 mg。替加环素的静脉输注时间应该每 12 h 给药 1 次,每次 30～60 min。

本品治疗复杂性皮肤软组织感染或复杂性腹腔内感染的推荐疗程为 5～14 d。治疗疗程应该根据感染的严重程度及部位、患者的临床和细菌学进展情况而定。

(1)肾功能损伤患者用药:肾功能损伤或接受血液透析患者无需调整替加环素的剂量。

(2)肝功能损伤患者用药:轻至中度肝功能损伤患者无需调整剂量。根据重度肝功能损伤患者的药代动力学特征,替加环素的剂量应调整为 100 mg,然后每 12 h 25 mg 维持。重度肝功能损伤患者应慎用本品并监测治疗反应。

（3）儿童用药：本品在年龄低于 18 周岁的儿科患者中的疗效和安全性尚不明确。因此本品不推荐用于年龄低于 18 周岁的患者。

二、大环内酯类

目前临床应用的大环内酯类抗菌药物有红霉素、螺旋霉素、乙酰螺旋霉素、交沙霉素等；新品种有阿奇霉素、克拉霉素、罗红霉素等，新品种对流感嗜血杆菌、肺炎支原体、肺炎衣原体等的抗微生物活性增强、口服后生物利用度提高、给药剂量减少、胃肠道及肝脏不良反应也较少，临床适应证有所扩大。

大环内酯类是由链霉素产生的一类弱碱性抗菌药物，主要作用于细菌细胞核糖体 50 S 亚单位，阻碍细菌蛋白质的合成，属于生长期抑菌剂。本类药物的不良反应有：①肝毒性；②耳鸣和听觉障碍；③过敏；④局部刺激。

（一）红霉素

1.药学特征

抗菌谱与青霉素近似，对革兰氏阳性菌有较强的抑制作用。金葡菌对本品耐药。口服吸收率为 18%～45%，血浆蛋白结合率为 73%。体内分布较广，胆汁中浓度可为血清浓度的 30 倍，但难以通过正常的血脑屏障。大部分在体内代谢，有 10%～15% 呈原形由尿排泄，半衰期为 1.5 h，无尿者为 6 h。

2.适应证

（1）作为青霉素过敏患者治疗下列感染的替代用药：溶血性链球菌、肺炎链球菌等所致的急性扁桃体炎、急性咽炎、鼻窦炎；溶血性链球菌所致的猩红热、蜂窝织炎；白喉及白喉带菌者；气性坏疽、炭疽、破伤风；放线菌病；梅毒；李斯特菌病等。

（2）军团菌病，肺炎支原体肺炎，肺炎衣原体肺炎，其他衣原体属、支原体属所致泌尿生殖系感染，沙眼衣原体结膜炎及淋球病奈瑟球菌感染等。

（3）琥乙红霉素还可用于风湿热复发、感染性心内膜炎（风湿性心脏病、先天性心脏病、心脏瓣膜置换术后）及口腔、上呼吸道医疗操作时的预防用药（青霉素的替代用药）。

3.注意事项

（1）溶血性链球菌感染用本品治疗时，至少需持续 10 d，以防止急性风湿热的发生。

（2）肾功能减退者，一般无需减少用量。

（3）用药期间定期随访肝功能。肝病患者和严重肾功能损害者红霉素的剂量应适当减少。

（4）患者对一种红霉素制剂与规格过敏或不能耐受时，对其他红霉素制剂与规格也可过敏或不能耐受。

（5）因不同细菌对红霉素的敏感性存在一定差异，故应做药敏测定。

（6）可通过胎盘屏障而进入胎儿循环，浓度一般不高，文献中也无对胎儿影响方面的报道，但孕妇应用时仍宜权衡利弊。

（7）红霉素有相当量进入母乳中，哺乳期妇女应用时应暂停哺乳。

（8）琥乙红霉素孕妇禁用。

4.禁忌证

对红霉素类药物过敏者禁用。

5.不良反应

(1)胃肠道反应多见,有腹泻、恶心、呕吐、中上腹痛、口舌疼痛、胃纳减退等,其发生率与剂量大小有关。

(2)肝毒性少见,患者可有乏力、恶心、呕吐、腹痛、发热及肝功能异常,偶见黄疸等。琥乙红霉素发生肝毒性反应者较其他红霉素制剂为多见,停药后常可恢复。

(3)大剂量(≥4 g/d)应用时,尤其肝、肾疾病患者或老年患者,可能引起听力减退,主要与血药浓度过高(>12 mg/L)有关,停药后大多可恢复。

(4)变态反应表现为药物热、皮疹、嗜酸性粒细胞增多等,发生率为0.5%～1%。

(5)环酯红霉素长期和反复应用可引起不敏感菌(如艰难梭菌和真菌)的过度生长。

6.用法用量

(1)口服。成人:0.75～2 g/d,分3～4次;军团菌病,成人,1次0.5～1.0 g,每天4次。预防风湿热复发,1次0.25 g,每天2次。预防感染性心内膜炎,术前1 h口服1 g,术后6 h再服用0.5 g。儿童:每天按体重20～40 mg/kg,分3～4次。

(2)静脉滴注。成人:1次0.5～1.0 g,每天2～3次。军团菌病,3～4 g/d,分4次。每天不超过4 g。儿童:每天按体重20～30 mg/kg,分2～3次。乳糖酸红霉素滴注液的配制:先加灭菌注射用水10 mL至0.5 g乳糖酸红霉素粉针瓶中或加20 mL至1 g乳糖酸红霉素粉针瓶中,用力振摇至溶解。然后加入氯化钠注射液或其他电解质溶液中稀释,缓慢静脉滴注,注意红霉素浓度为1%～5%。溶解后也可加入含葡萄糖的溶液稀释,但因葡萄糖溶液偏酸性,必须每100 mL溶液中加入4%碳酸氢钠注射液1 mL。

(3)红霉素栓剂直肠给药。成人:1次0.1 g,每天2次,用送药器将药栓塞入肛门2 cm深处为宜。儿童:按体重每天20～30 mg/kg。

(二)阿奇霉素

1.药学特征

本品的抗菌谱与红霉素近似,作用较强,对弓形体、梅毒螺旋体也有良好的杀灭作用。本品的口服生物利用度约为40%,半衰期约为41 h,体内的血药浓度高于红霉素。

2.适应证

(1)化脓性链球菌引起的急性咽炎、急性扁桃体炎。

(2)敏感细菌引起的鼻窦炎、中耳炎、急性支气管炎、慢性支气管炎急性发作。

(3)肺炎链球菌、流感嗜血杆菌及肺炎支原体所致的肺炎。

(4)沙眼衣原体和非多种耐药淋病奈瑟球菌所致的尿道炎和宫颈炎。

(5)敏感细菌引起的皮肤软组织感染。

3.注意事项

(1)轻度肾功能不全患者(肌酐清除率>40 mL/min)不需做剂量调整,但阿奇霉素对较严重肾功能不全患者的使用尚无资料,给这些患者使用阿奇霉素时应慎重。

(2)肝功能不全者慎用,严重肝病患者不应使用。用药期间定期随访肝功能。

(3)用药期间如果发生变态反应(如血管神经性水肿、皮肤反应及毒性表皮坏死等),应立即停药,并采取适当措施。

(4)治疗期间,可能出现抗菌药物相关性肠炎。

(5)一次静脉滴注时间不得少于60 min,滴注液浓度不得高于2 mg/mL。

(6)治疗盆腔炎时若怀疑合并厌氧菌感染,应合用抗厌氧菌药物。

(7)进食可影响阿奇霉素的吸收,口服用药需在饭前 1 h 或餐后 2 h 服用。

(8)孕妇和哺乳期妇女慎用。

(9)治疗小于 6 个月小儿中耳炎、社区获得性肺炎及小于 2 岁小儿咽炎或扁桃体炎的疗效与安全性尚未确定。

4.禁忌证

对阿奇霉素、红霉素或其他任何一种大环内酯类药物过敏者禁用。

5.不良反应

(1)胃肠道反应:腹泻、腹痛、稀便、恶心、呕吐等。

(2)局部反应:注射部位疼痛、局部炎症等。

(3)皮肤反应:皮疹、瘙痒。

(4)变态反应:发热、皮疹、关节痛、支气管痉挛、过敏性休克和血管神经性水肿等。

(5)其他反应:如畏食、头晕或呼吸困难等。

6.用法用量

(1)口服:饭前 1 h 或餐后 2 h 服用。

成人用量:①沙眼衣原体或敏感淋病奈瑟球菌所致性传播疾病,仅需单次口服本品 1.0 g;②对其他感染的治疗:第 1 d,0.5 g 顿服,第 2~5 d,0.25 g/d 顿服;或 0.5 g/d 顿服,连服 3 d。

儿童:①中耳炎、肺炎,第 1 d,按体重 10 mg/kg 顿服(最大量不超过 0.5 g/d),第 2~5 d,每天按体重 5 mg/kg 顿服(最大量不超过 0.25 g/d);②咽炎、扁桃体炎,每天按体重 12 mg/kg 顿服(最大量不超过 0.5 g/d),连用 5 d。

(2)静脉滴注。①社区获得性肺炎:1 次 0.5 g,每天 1 次,至少连续用药 2 d,继之换用口服制剂,0.5 g/d,7~10 d 为 1 个疗程;②盆腔炎:成人 1 次 0.5 g,每天 1 次,用药 1 d 或 2 d 后,改用口服制剂,0.25 g/d,7 d 为 1 个疗程。

(三)罗红霉素

1.药学特征

抗菌谱与红霉素相似,对金葡菌、链球菌、棒状杆菌、李斯特菌、卡他莫拉菌、军团菌等高度敏感或较敏感。对口腔拟杆菌、产黑拟杆菌、消化球菌、消化链球菌等厌氧菌以及脑炎弓形体、衣原体、梅毒螺旋体等也有较好的抗菌作用。口服 2 h 血浆浓度达峰,进食后服药则吸收减少。主要通过粪和尿排泄,以原形药物排出,半衰期为 8.4~15.5 h。肾功能不全者,半衰期延长,药时曲线下面积增大,但一般不需调整剂量。严重酒精性肝硬化者,半衰期延长 2 倍,需调整给药间隔时间。

2.适应证

(1)对本品敏感菌株引起的上呼吸道感染、下呼吸道感染、耳鼻喉感染、生殖器感染(淋球病奈瑟球菌感染除外)、皮肤软组织感染。

(2)用于支原体肺炎、沙眼衣原体感染及军团病。

3.注意事项

(1)肝功能不全者慎用。严重肝硬化者的半衰期延长至正常水平 2 倍以上,如确实需要使用,则 1 次给药 150 mg,每天 1 次。

(2)严重肾功能不全者给药时间延长 1 倍(1 次 150 mg,每天 1 次)。

（3）本品与红霉素存在交叉耐药性。

（4）食物对本品的吸收有影响，进食后服药会减少吸收，与牛奶同服可增加吸收。

（5）服用本品后可影响驾驶和机械操作能力。

4.禁忌证

对本品过敏者禁用。

5.不良反应

常见腹痛、腹泻、恶心、呕吐等胃肠道反应。偶见皮疹、头昏、头痛等。

6.用法用量

口服。成人1次150 mg，每天2次，或遵医嘱。儿童每天按体重5～10 mg/kg，每天2次。

（五）克拉霉素

1.药学特征

本品的抗菌谱与红霉素近似。本品对流感嗜血杆菌有较优异的作用。口服吸收迅速，绝对生物利用度约50%，食物对药物吸收略有延迟作用，但不影响总的生物利用度。空腹服用2 h达峰值，半衰期为5～6 h。肾功能不全者药物可潴留。本品在扁桃体内浓度为血清浓度的1倍，肺脏中浓度为血清浓度的5倍。

2.适应证

用于敏感菌所引起的感染：

（1）鼻咽感染：扁桃体炎、咽炎、鼻窦炎。

（2）下呼吸道感染：急性支气管炎、慢性支气管炎急性发作和肺炎。

（3）皮肤软组织感染：脓疱病、丹毒、毛囊炎、疖和伤口感染。

（4）急性中耳炎、肺炎支原体肺炎、沙眼衣原体引起的尿道炎及宫颈炎等。

（5）与其他药物联合用于鸟分枝杆菌感染、幽门螺杆菌感染的治疗。

3.注意事项

（1）肝功能损害、中度至严重肾功能损害者慎用。

（2）肾功能严重损害（肌酐清除率小于30 mL/min）者，须做剂量调整：1次0.25 g，每天1次；重症感染者首剂0.5 g，以后1次0.25 g，每天2次。

（3）与红霉素和其他大环内酯类药物之间有交叉过敏和交叉耐药性。

（4）可能出现真菌或耐药细菌导致的严重感染。

（5）可空腹口服，也可与食物或牛奶同服，与食物同服不影响其吸收。

（6）血液或腹膜透析不能降低克拉霉素的血药浓度。

（7）6个月以下儿童的疗效和安全性尚未确定。

4.禁忌证

（1）对克拉霉素或大环内酯类药物过敏者禁用。

（2）孕妇、哺乳期妇女禁用。

（3）严重肝功能损害者、水电解质紊乱患者、服用特非那定者禁用。

（4）某些心脏病（包括心律失常、心动过缓、Q-T间期延长、缺血性心脏病、充血性心力衰竭等）患者禁用。

5.不良反应

（1）主要有口腔异味，腹痛、腹泻、恶心、呕吐等胃肠道反应，以及头痛等。

（2）可能发生变态反应，轻者为药疹、荨麻疹，重者为过敏等反应。

（3）偶见肝毒性、艰难梭菌引起的抗菌药物相关性肠炎。

（4）可能发生短暂性中枢神经系统不良反应，包括焦虑、头昏、失眠、幻觉、噩梦或意识模糊。

6.用法用量

（1）成人：1次0.25 g，每12 h一次；重症感染者1次0.5 g，每12 h一次。根据感染的严重程度应连续服用6~14 d。

（2）儿童：6个月以上者按体重1次7.5 mg/kg，每12 h一次。根据感染的严重程度应连续服用5~10 d。

三、利福霉素类

利福平为抗结核治疗的一线药物和抗麻风联合疗法中的主要药物，对结核分枝菌和其他分枝杆菌有明显的杀菌作用。利福平尚对甲氧西林耐药葡萄球菌、脑膜炎奈瑟菌、流感嗜血杆菌、嗜肺军团菌等细菌及沙眼衣原体、立克次体等非典型病原体具有抗微生物活性。肝功能不全者慎用，服药后尿、唾液、汗液等排泄物均可显橘红色。利福霉素对金葡菌（包括耐青霉素和耐新霉素株）、结核分枝杆菌有较强的抗菌作用，对常见革兰氏阴性菌的作用弱。

（一）利福平

1.药学特征

本品为半合成广谱杀菌药，与依赖DNA的RNA多聚酶β亚单位牢固结合，抑制细菌RNA的合成，防止该酶与DNA连接，从而阻断RNA转录过程。

利福平口服吸收良好，服药后1.5~4 h血药浓度达峰值。成人1次口服600 mg后血药峰浓度为7~9 mg/L，6个月至5岁小儿1次口服10 mg/kg，血药峰浓度为11 mg/L。本品蛋白结合率为80%~91%。进食后服药可使药物的吸收减少30%，该药的血药消除半衰期为3~5 h，多次给药后有所缩短，为2~3 h。

本品在肝脏中可被自身诱导微粒体氧化酶的作用而迅速去乙酰化，成为具有抗菌活性的代谢物去乙酰利福平，水解后形成无活性的代谢物由尿排出。

本品主要经胆和肠道排泄，可进入肠肝循环，但其去乙酰活性代谢物则无肠肝循环。60%~65%的给药量经粪便排出，6%~15%的药物以原形、15%为活性代谢物经尿排出，7%则以无活性的3-甲酰衍生物排出。也可经乳汁排出。肾功能减退的患者中本品无积聚；由于自身诱导肝微粒体氧化酶的作用，在服用利福平过6~10 d其排泄率增加；用高剂量后由于胆道排泄达到饱和，本品的排泄可能延缓。利福平不能经血液透析或腹膜透析清除。

2.适应证

（1）与其他抗结核药联合用于各种结核病的初治与复治（包括结核性脑膜炎）。

（2）与其他药物联合用于麻风、非结核分枝杆菌感染。

（3）与万古霉素（静脉）可联合用于甲氧西林耐药葡萄球菌所致的严重感染。利福平与红霉素联合方案用于军团菌属严重感染。

（4）无症状脑膜炎奈瑟菌带菌者，以消除鼻咽部脑膜炎奈瑟菌（但不适用于脑膜炎奈瑟菌感染）。

3.注意事项

（1）酒精中毒、肝功能损害者慎用。

(2)可致肝功能不全,在原有肝病患者或本品与其他肝毒性药物同服时有伴发黄疸死亡病例的报道,因此原有肝病患者,仅在有明确指征情况下方可慎用。

(3)高胆红素血症,治疗初期2～3个月应严密监测肝功能变化。

(4)单用利福平治疗结核病或其他细菌性感染时病原菌可迅速产生耐药性,故必须与其他药物合用。治疗可能需持续6～24个月,甚至数年。

(5)可能引起白细胞和血小板减少,并导致齿龈出血和感染、伤口愈合延迟等。用药期间应避免拔牙等手术、并注意口腔卫生、刷牙及剔牙。用药期间应定期检查血常规。

(6)应于餐前1 h或餐后2 h服用,最好清晨空腹一次服用,因进食影响吸收。

(7)肝功能减退的患者常需减少剂量,1 d剂量≤8 mg/kg。老年患者肝功能有所减退,用药量应酌减。

(8)肾功能减退者不需减量。在肾小球滤过率减低或无尿患者中利福平的血药浓度无显著改变。

(9)服药后便尿、唾液、汗液、痰液、泪液等排泄物均可显橘红色。有发生间质性肾炎的可能。

(10)可透过胎盘屏障,妊娠初始3个月内妇女禁用,3个月以上妇女慎用。

(11)哺乳期妇女用药应充分权衡利弊后决定是否用药。

4.禁忌证

(1)对利福平或利福霉素类抗菌药过敏者禁用。

(2)肝功能严重不全、胆道阻塞者和3个月以内孕妇禁用。

5.不良反应

(1)多见消化道反应:厌食、恶心、呕吐、上腹部不适、腹泻等胃肠道反应,但均能耐受。

(2)肝毒性为主要不良反应:在疗程最初数周内,少数患者可出现肝大和黄疸,在疗程中可自行恢复,老年人、酗酒者、营养不良、原有肝病或其他因素造成肝功能异常者较易发生。

(3)变态反应:大剂量间歇疗法后偶可出现流感样综合征。

6.用法用量

(1)成人:抗结核治疗,0.45～0.6 g/d,空腹顿服,不超过1.2 g/d;脑膜炎奈瑟菌带菌者,5 mg/kg,每12 h一次,连服2 d。

(2)儿童:抗结核治疗,1个月以上者每天按体重10～20 mg/kg,空腹顿服,不超过0.6 g/d。脑膜炎奈瑟菌带菌者,1个月以上者每天10 mg/kg,每12 h一次,连服4次。

(3)老年患者:按每天10 mg/kg,空腹顿服。

(4)静脉滴注:以无菌操作法用5%葡萄糖注射液或氯化钠注射液500 mL稀释本品后静脉滴注,建议滴注时间不超过3 h。

(二)利福霉素

1.药学特征

本品为半合成利福霉素类中的广谱抗菌药。对金黄色葡萄球菌(包括耐青霉素和耐新霉素株),结核分枝杆菌有较强的抗菌作用。对常见革兰氏阴性菌作用弱。其作用机制是抑制菌体内核糖核酸聚合酶的活性,从而影响核糖核酸的合成和蛋白质代谢,导致细菌生长繁殖停止而达到杀菌作用。

本品口服吸收不良,故临床采用肌内注射或静脉注射。注射后分布以肝脏和胆汁为最高,在肾、肺、心、脾也可达治疗浓度。血浆半衰期为3～4 h,主要由胆汁排出。与其他类抗菌药物或抗结核药尚未发现交叉耐药。

2.适应证

用于结核分枝杆菌感染和重症耐甲氧西林的金黄色葡萄球菌、表皮葡萄球菌及难治性军团菌感染的联合治疗。

3.注意事项

(1)长期应用本品,偶见丙氨酸氨基转移酶轻度增高,停药后一般可自行恢复。

(2)本品不宜与其他药物混合使用,以免药物析出。

(3)用药后患者尿液呈红色,属于正常现象。

(4)与异烟肼合用,对结核菌有协同抗菌作用,但对肝毒性亦增加。

(5)用药期间应检查肝功能。

(6)孕妇和哺乳期妇女慎用。

(7)肝功能不全、胆道梗阻、慢性酒精中毒者应用本品应适当减量。

4.禁忌证

有肝病或肝损害者禁用。对本品过敏者禁用。

5.不良反应

(1)滴注过快时可出现暂时性巩膜或皮肤黄染。

(2)少数患者可出现一过性肝脏损害、黄疸及肾损害。

(3)其他不良反应有恶心、食欲缺乏及眩晕,偶见耳鸣及听力下降、过敏性皮炎等。

6.用法用量

(1)静脉滴注。成人:一般感染 1 次 500 mg,配于 5% 葡萄糖注射液 250 mL 中,每天 2 次;中重度感染:1 次 1 000 mg,配于 5% 葡萄糖注射液 500 mL 中,每天 2 次,滴速不宜过快。儿童:用量为每天 10~30 mg/kg 体重,每天 2 次或遵医嘱。

(2)静脉推注。成人 1 次 500 mg,每天 2~3 次。缓慢推注。

(三)利福昔明

1.药学特征

利福昔明是广谱肠道抗菌药物。它是利福霉素 SV 的半合成衍生物。利福昔明和其他利福霉素类抗菌药物一样,通过与细菌 DNA 依赖 RNA 聚合酶的 β 亚单位不可逆地结合而抑制细菌 RNA 的合成,最终抑制细菌蛋白质的合成。由于其与酶的结合是不可逆的,所以其活性为对敏感菌的杀菌活性,对利福昔明抗菌活性的研究资料显示,本品与利福霉素具有同样广泛的抗菌谱,对多数革兰氏阳性菌和革兰氏阴性菌,包括需氧菌和厌氧菌的感染具有杀菌作用。

2.适应证

对利福昔明敏感的病原菌引起的肠道感染,包括急性和慢性肠道感染、肠易激综合征、夏季腹泻、旅行者腹泻和小肠结肠炎等。

3.注意事项

(1)儿童连续服用本品不能超过 7 d。对 6 岁以下儿童建议不要服用。

(2)长期大剂量用药或肠黏膜受损时,会有极少量(少于 1%)被吸收,导致尿液呈粉红色。

(3)如果出现对抗菌药物不敏感的微生物,应中断治疗并采取其他适当治疗措施。

(4)哺乳期妇女可在有适当医疗监测的情况下服用本品。

4.禁忌证

对本品或利福霉素类药物过敏者及肠梗阻、严重的肠道溃疡性病变者。

5.不良反应

常见恶心、呕吐、腹胀、腹痛;少见荨麻疹、足部水肿。肝性脑病患者服用本品后,可有体重下降、血清钾和血清钠浓度轻度升高。

6.用法用量

成人口服。每次 0.2 g,每天 4 次。儿童口服,6～12 岁,每次 0.1～0.2 g,每天 4 次。12 岁以上儿童,剂量同成人。每一个疗程不应超过 7 d。

四、唑类

(一)克霉唑

克霉唑属唑类抗真菌药,具广谱抗真菌活性。

1.药理作用

克霉唑通过干扰细胞色素 P450 的活性,从而抑制真菌麦角固醇等固醇的生物合成,损伤真菌细胞膜并改变其通透性,以致重要的细胞内物质外漏;可抑制真菌的甘油三酯和磷脂的生物合成;也可抑制氧化酶和过氧化酶的活性,引起细胞内过氧化氢积聚导致细胞亚微结构变性和细胞坏死。对白念珠菌可抑制其自芽孢转变为侵袭性菌丝的过程。对表皮癣菌、毛发癣菌、曲菌、着色真菌、隐球菌属和念珠菌属均有较好的抗菌作用,对申克孢子丝菌、皮炎芽生菌、粗球孢子菌属、组织浆胞菌属等也有一定抗菌活性。克霉唑对曲霉、某些暗色孢科、毛霉菌属等作用差。

口服吸收差,1 次口服 3 g 的血药峰浓度仅为 1.29 mg/L,连续给药时,因肝药酶的诱导作用可使血药浓度降低,口服后消化道反应多见,常需终止治疗,此外也有肝毒性和抑郁、幻觉、定向力障碍等精神神经系统反应。

2.适应证

目前主要局部外用,用于治疗白念珠菌所致的皮肤念珠菌病和外阴阴道炎,由红色毛癣菌、须癣毛癣菌、絮状表皮癣菌和犬小孢子菌所致的体癣、股癣、足癣和糠秕马拉色菌所致的花斑癣,也可用于治疗甲沟炎、须癣和头癣。

3.用法用量

外用,每天 2～3 次。体股癣疗程一般需 2～4 周,手足癣需 4～6 周。口服,阴道念珠菌病:克霉唑阴道片,每晚一次,一次一片,10 d 为一个疗程,月经期停用。

4.不良反应

皮肤外用后可发生皮疹、充血、肿胀、水疱、脱屑、皮肤烧灼感、瘙痒或其他皮肤刺激征象。少数使用阴道栓剂患者可发生局部烧灼感、尿频、下腹痛等刺激症状,上述不良反应一般少见且轻微。口服可有精神失常或错乱、定向障碍、幻觉、嗜睡、抑郁。可引起胃肠道反应:恶心、呕吐、食欲缺乏、腹胀、腹泻、皮疹,可引起肝损害、暂时性血清转氨酶升高、血尿、蛋白尿、轻度或暂时性粒细胞减少、白细胞减少。

5.注意事项

用于治疗外阴阴道炎时,孕妇、哺乳期妇女及 18 岁以下女性慎用,并建议避开月经期治疗。用药期间注意个人卫生,防止重复感染。

(二)咪康唑

人工合成的咪唑类衍生物,具有广谱抗菌活性。

1.药理作用

对许多临床致病真菌如白念珠菌、曲菌、新生隐球菌、芽生菌、球孢子菌、拟酵母菌等深部真菌和一些表皮真菌,以及酵母菌等,都有良好的抗菌作用。还对葡萄球菌、链球菌和炭疽杆菌等革兰氏阳性菌有抑菌作用。

静脉注射后迅速在肝中代谢,约18%的非活性代谢物自尿中排出。药代动力学曲线表明是三室开放型的,半衰期分别为0.4 h、2.1 h和24.1 h。肾功能不足,包括进行血液透析的患者,其药代动力学曲线并不改变。按照9 mg/kg剂量给药,多数病例的血药浓度可超过1 μg/mL。本品主要用于治疗深部真菌病,对五官、阴道、皮肤等部位的真菌感染也有效。

2.适应证

咪康唑口服吸收甚少,静脉给药后不良反应多见,目前主要制成2%霜剂和2%洗剂局部外用,用于治疗皮肤癣菌、酵母菌念珠菌等引起的皮肤、指甲感染,如头癣、手癣、脚癣、体癣、股癣、花斑癣、甲沟炎;阴道或阴茎龟头真菌感染;眼部曲菌或其他真菌感染。本品霜剂广泛用于治疗阴道真菌感染,如念珠菌性阴道炎,治愈率约为90%,对曾用过一种或一种以上的其他抗真菌无效的患者改用本品后仍可有效,而且治疗时间也较短。局部应用咪康唑对糜烂或光滑皮肤的真菌感染同样有效。咪康唑的稀释溶液(0.2%~0.5%)可安全地用于膀胱、气管内和创面真菌的冲洗。

3.用法用量

对体癣、股癣和足癣,宜用气雾散布剂,气雾溶液、乳膏剂、洗剂、散布剂,早晚各1次,连续用药至少4周。皮肤念珠菌病,宜用乳膏剂早晚各1次。花斑癣宜用乳膏,每天1次。如皮肤有糜烂面,应首先应用洗剂(不用霜剂),每天2次,连续2周。对阴道或外阴、龟头感染,应用霜剂或栓剂,每晚1次,1次霜剂3~5 g或栓剂1枚,涂于或塞入阴道内,连续7~14 d。对甲癣,应用乳膏,早、晚各1次,连续半年。

4.不良反应

口服不良反应主要是皮疹和胃肠道,如恶心、呕吐、食欲缺乏、腹胀、腹泻等,静脉给药尚可出现畏寒发热、静脉炎、贫血、高脂血症、低钠血症、白细胞减少和心律不齐。外用可致皮疹、发红、水疱、烧灼感、瘙痒和其他皮肤刺激症候。

5.注意事项

静脉用药时务必先将静脉注射液稀释,防止出现心搏骤停,用药过程中注意密切观察。瘙痒和皮疹严重者应停药。恶心和呕吐者可应用抗组胺药或止吐药,并避开用餐前后给药,还可适当减少用量。用药期间应检查血红蛋白、血细胞比容、电解质和血脂等,遇有异常应及时处理。1岁以下儿童不用本品。妊娠禁用。

(三)氟康唑

三唑类抗真菌药,抗真菌谱较广。

1.药理作用

口服及静脉注射本品对人和各种动物真菌感染,如念珠菌感染(包括免疫正常或免疫受损的人和动物的全身性念珠菌病)、新型隐球菌感染(包括颅内感染)、糠秕马拉色菌、小孢子菌属、毛癣菌属、表皮癣菌属、皮炎芽生菌、粗球孢子菌(包括颅内感染)及荚膜组织胞浆菌、斐氏着色菌、卡氏枝孢霉等有效。氟康唑的体外抗菌活性明显低于酮康唑,但体内抗菌活性明显高于体外作用。作用机制主要为高度选择性干扰真菌的细胞色素 P450 的活性,从而抑制真菌细胞膜上麦角固醇的生物合成。

口服氟康唑后吸收迅速而完全,且不受食物或胃酸 pH 的影响,给药后 1～2 h 血药浓度达峰值。血浆结合率 11％～12％,吸收后广泛分布于各组织和体液中,无论口服或静脉给药均可透入正常或炎症的脑脊液中,其浓度为血药浓度的 50％～94％,氟康唑主要经肾小球滤过,以药物原形自尿中排出给药量的 70％以上。半衰期为 25～30 h,肾功能减退时明显延长。

2.适应证

(1)念珠菌属:可治疗口咽部或食管念珠菌感染、阴道念珠菌感染,可显著减少艾滋病和其他免疫缺陷者(如骨髓移植患者)发生深部真菌感染。因氟康唑以高浓度原药从尿中排出,治疗念珠菌尿路感染有良效。

(2)隐球菌脑膜炎:艾滋病患者急性隐球菌脑膜炎首选,氟康唑与氟胞嘧啶可联合用药治疗隐球菌脑膜炎,也可减少复发。

(3)某些地方流行性真菌病:氟康唑治疗皮炎芽生菌病、组织胞浆菌病和孢子丝菌病也有效,但略逊于伊曲康唑,可作为不能应用伊曲康唑者的替代首选药物。以往治疗粗球孢子菌性脑膜炎均采用鞘内注射两性霉素 B,现口服氟康唑有效。

(4)其他深部真菌病:治疗如白念珠菌所致的肺部感染、腹腔感染、肝脓肿、肾盂肾炎和败血症,均有良效。

3.用法用量

口服,念珠菌病和皮肤真菌病,1 次 50～100 mg,每天 1 次。阴道念珠菌病 1 次 150 mg,每天 1 次。治疗隐球菌脑膜炎及其他部位感染,常用剂量为首日 400 mg,随后 200～400 mg/d。儿童应慎用。

4.不良反应

氟康唑的不良反应较其他抗真菌药物少见,患者多可耐受,剂量大于 200 mg/d,可出现恶心、呕吐。每天剂量大于 800 mg 或长程用药(＞7 d)时,有头痛、皮疹、腹痛和腹泻等反应,偶见脱发,可出现一过性血尿素氮、肌酐及转氨酶升高。

5.药理相互作用

氟康唑可显著增加苯妥英钠、环孢素、齐多夫定和磺酰脲类的血药浓度,而利福平可降低氟康唑的药时曲线下面积约为 25％。氟康唑对口服固醇类避孕药的代谢无影响。

(四)伊曲康唑

属三唑类抗真菌药,其化学结构与酮康唑类似,对浅部、深部真菌感染的病原菌具有抗菌活性,并且抗菌谱较酮康唑更广。

1.药理作用

伊曲康唑为高度脂溶性化合物,与食物同服可增加药物吸收。90％以上药物进入体内与血清蛋白结合,药物分布全身,在含脂肪丰富的组织中药物浓度远高于血药浓度,但在脑脊液中浓度低。伊曲康唑主要在肝内代谢,可代谢为抗菌活性的羟基伊曲康唑,羟基伊曲康唑的血药浓度是原型药的 2 倍,约 35％的无活性代谢物和少于 1％的药物原形自尿中排出。肾功能不全对药物代谢无明显影响,单次给药后消除半衰期为 15～20 h,多次给药后半衰期可延长。

2.适应证

伊曲康唑可用于治疗系统性曲霉及念珠菌病、隐球菌病、组织胞浆菌病、孢子丝菌病、巴西副球孢子菌病、芽生菌病等。由于本品在尿中的活性成分甚少,因此不宜用于治疗念珠菌所致的尿道感染。另外,对新型隐球菌感染有效,但效果不如两性霉素 B 和氟康唑;治疗曲霉病也有作用。伊曲康唑可用于治疗口腔、食管及阴道等处的念珠菌感染。

3.用法用量

口服:用餐后立即给药,胶囊必须整吞。局部感染(念珠菌阴道炎、皮肤真菌病、口腔念珠菌病),1 次 100 mg,每天 2 次。深部真菌感染可静脉滴注,开始 1 次 200 mg,每天 2 次,共 4 次;以后 1 次 200 mg,每天 1 次,总疗程为 14 d。

4.不良反应

伊曲康唑的不良反应较酮康唑少,口服 200 mg/d 可很好耐受。剂量过大(400 mg/d)时可出现胃肠道反应、头痛、皮肤瘙痒等,约有不到 3% 的病例可发生一过性肝功能异常,主要为血清转氨酶的升高,偶见皮疹,停药后上述症状可消退。

5.药理相互作用

H2 受体阻断剂、质子泵抑制剂因降低胃酸浓度,可减低伊曲康唑血药浓度。同时服用利福平、苯巴比妥和苯妥英钠可使伊曲康唑血浓度降低,由于抑制细胞色素 P450,与环孢素同用时后者血药浓度升高,因此二药合用时需监测环孢素的血药浓度。与特非那定和阿司咪唑合用时可发生危及生命的心律失常(尖端扭转性心律失常)。

(五)伏立康唑

伏立康唑是一种广谱的三唑类抗真菌药。

1.药理作用

伏立康唑的作用机制是抑制真菌中由细胞色素 P450 介导的 14α-固醇去甲基化,从而抑制麦角固醇的生物合成。体外试验表明伏立康唑具有广谱抗真菌作用。本品对念珠菌属(包括耐氟康唑的克柔念珠菌、光滑念珠菌和白念珠菌)具有抗菌作用,对所有检测的曲霉属真菌有杀菌作用。此外,伏立康唑在体外对其他致病性真菌也有杀菌作用,包括对现有抗真菌药敏感性较低的菌属,例如足放线病菌属和镰刀菌属。动物实验发现,伏立康唑的最低抑菌浓度值与其疗效有关。但是在临床研究中,最低抑菌浓度与临床疗效之间并无相关性,并且药物的血药浓度和临床疗效之间似乎也无相关性,这是吡咯类抗真菌药的特点。治疗前应采集标本进行真菌培养,并进行其他相关的实验室检查(血清学检查和组织病理检查),以便分离和鉴定病原菌,一旦获得结果,应据此调整用药方案。已有对伏立康唑敏感性减低的临床菌株。但是,最低抑菌浓度值的增高并不一定导致临床治疗失败。在对其他吡咯类药物耐药菌株所致的感染中亦有临床治疗有效者。

口服吸收迅速而完全,给药后 1~2 h 为血药峰浓度。口服后绝对生物利用度约为 96%。当多剂量给药,且与高脂肪餐同时服用时,伏立康唑的血药峰浓度和给药间期的药时曲线下面积分别减少 34% 和 24%。胃液 pH 改变对伏立康唑的吸收无影响。在组织中广泛分布,血浆蛋白结合率约为 58%。体外试验表明,伏立康唑通过肝脏细胞色素 P450 同工酶,CYP2C19、CYP2C9 和 CYP3A4 代谢。伏立康唑的药代动力学个体间差异很大。主要代谢产物为 N-氧化物,在血浆中约占 72%。该代谢产物抗菌活性微弱,对伏立康唑的药理作用无显著影响。主要通过肝脏代谢,仅有少于 2% 的药物以原形经尿排出。给予用放射性同位素标记过的伏立康唑后,多次静脉滴注给药者和多剂量口服给药者中分别约有 80% 和 83% 的放射活性在尿中回收。绝大多数的放射活性（＞94%）在给药（静脉滴注或口服）后 96 h 内经尿排出。伏立康唑的终末半衰期与剂量有关。口服 200 mg 后终末半衰期约为 6 h。由于其非线性药代动力学特点,终末半衰期值不能用于预测伏立康唑的蓄积或清除。

2.适应证

适用于治疗侵袭性曲霉病,对氟康唑耐药的念珠菌引起的严重侵袭性感染（包括克柔念珠菌）,由足放线菌属和镰刀菌属引起的严重感染。应主要用于治疗免疫缺陷患者中的可能威胁生命的感染。

3.用法用量

(1)成人用药:口服给药时,首次给药第一天应给予负荷剂量,以使其血药浓度在给药第一天即接近于稳态浓度。由于口服片剂的生物利用度很高,所以在有临床指征时静脉滴注和口服两种给药途径可以互换。详细剂量:患者体重≥40 kg,负荷剂量（第一个 24 h）每 12 h 给药 1 次,每次 400 mg（适用于第一个 24 h）;维持剂量（开始用药 24 h 以后）,每天给药 2 次,每次 200 mg。患者体重＜40 kg,负荷剂量（第一个 24 h）,每 12 h 给药 1 次,每次 200 mg（适用于第一个 24 h）;维持剂量（开始用药 24 h 后）,每天给药 2 次,每次 100 mg。

静脉滴注和口服给药尚可以进行序贯治疗,此时口服给药无需给予负荷剂量,因为此前静脉滴注给药已经使伏立康唑血药浓度达稳态。推荐剂量如下:负荷剂量,每 12 h 静脉滴注 1 次,每次 6 mg/kg（适用于第一个 24 h）,静脉滴注维持剂量 4 mg/kg,每 12 h 给药 1 次;口服维持剂量,200 mg 每 12 h 给药 1 次。口服维持剂量:体重≥40 kg 者,每 12 h 1 次,每次 200 mg;体重＜40 kg 的成年患者,每 12 h 1 次,每次 100 mg。疗程视患者用药后的临床和微生物学反应而定。

在使用本品治疗过程中,医师应当严密监测其潜在的不良反应,并根据患者具体情况及时调整药物方案。如果患者治疗反应欠佳,口服给药的维持剂量可以增加到每天 2 次,每次 300 mg;体重＜40 kg 的患者剂量调整为每天 2 次,每次 150 mg。如果患者不能耐受上述较高的剂量,口服给药的维持剂量可以每次减 50 mg,逐渐减到每天 2 次,每次 200 mg（体重＜40 kg 的患者减到每天 2 次,每次 100 mg）。

(2)老年人用药:老年人应用本品时无需调整剂量。

(3)肾功能损害者用药:中度到严重肾功能减退（肌酐清除率＜50 mL/min）的患者应用本品时,可发生赋形剂硫代丁基醚-β-环糊精钠蓄积,此类患者宜选用口服给药,除非应用静脉制剂的利大于弊。这些患者静脉给药时必须密切监测血清肌酐水平,如有异常增高应考虑改为口服给药。伏立康唑可经血液透析清除,清除率为 121 mL/min,4 h 的血液透析仅能清除少量药物,无需调整剂量,静脉制剂的赋形剂硫代丁基醚-β-环糊精钠在血液透析中的清除率为 55 mL/min。

(4)肝功能损害者用药。

急性肝损害者无需调整剂量,但应继续监测肝功能以观察是否进一步升高,建议轻度到中度肝硬化患者伏立康唑的负荷剂量不变,但维持剂量减半。目前尚无重度肝硬化者应用本品的研究。有报道本品与肝功能试验异常增高和肝损害的体征（如黄疸）有关,因此严重肝功能减退的患者应用本品时必须权衡利弊,肝功能减退的患者应用本品时必须密切监测药物毒性。

(5)儿童用药。

伏立康唑在 12 岁以下儿童的安全性和有效性尚未建立,在治疗性研究中共入选年龄为

12~18 岁的侵袭性曲霉病患者 22 例,分别给予伏立康唑的维持剂量,即每 12 h 一次,每次 4 mg/kg,12 例(55%)患者治疗有效。青少年(12~16 岁)在治疗研究中,对伏立康唑在青少年中的药代动力学特性研究的很少。

4.不良反应

最常见的不良事件为视觉障碍、发热、皮疹、恶心、呕吐、腹泻、头痛、败血症、周围性水肿、腹痛及呼吸功能紊乱。与治疗有关的、导致停药的最常见不良事件包括肝功能试验值增高、皮疹和视觉障碍。本品禁用于已知对伏立康唑或任何一种赋形剂有过敏史者。

5.注意事项

(1)视觉障碍:疗程超过 28 d 时伏立康唑对视觉功能的影响尚不清楚。如果连续治疗超过 28 d,需监测视觉功能,包括视敏度、视力范围以及色觉。

(2)肝毒性:在临床试验中,伏立康唑治疗组中严重的肝脏不良反应并不常见(包括肝炎、胆汁淤积和致死性的暴发性肝衰竭)。有报道肝毒性反应主要发生在伴有严重基础疾病(主要为恶性血液病)的患者中。肝脏反应,包括肝炎和黄疸,可以发生在无其他确定危险因素的患者中。通常停药后肝功能异常即能好转。患者在治疗初以及在治疗中发生肝功能异常时均必须常规监测肝功能,以防发生更严重的肝脏损害。监测应包括肝功能的实验室检查(特别是肝功能试验和胆红素)。如果临床症状体征与肝病发展相一致,应考虑停药。

(3)孕妇:伏立康唑应用于孕妇时可导致胎儿损害。

(唐克芹)

第十章

儿童用药与特点

第一节　儿童生长发育特点与药物作用的影响

儿童生长发育特点见于各系统、各器官,其中与用药和药物在体内处置过程密切相关的是胃肠吸收功能,肝脏代谢、肾脏排泄功能及血脑屏障特点等。

一、婴幼儿胃肠功能特点与用药

(1)小儿口腔黏膜娇嫩,血管丰富,有利于舌下含化药物(如硝苯地平)的吸收,但小儿不合作,难于保证药物的足量吸收,故少采用。

(2)婴幼儿胃呈横位,胃容量相对较小,胃蠕动不规则。胃、食道之间的贲门括约肌相对松弛,而幽门括约肌收缩较强,因而易因口服药物而诱发胃、食道反流和呕吐。胃黏膜娇嫩,胃液胃酸分泌较少,刺激性药物(如阿司匹林、硫酸亚铁、红霉素等)易引起恶心、呕吐,甚至造成胃黏膜渗血或出血。胃液 pH 呈中性,有利于青霉素 V 钾、氨苄西林、阿莫西林等耐酸青霉素的口服吸收,因而常用。

(3)婴幼儿吃奶者,乳汁可保护胃肠黏膜,减少药物胃肠反应,但有时会妨碍药物吸收。一般以两次喂奶之间服药为宜,喂奶后立即服药,有时可致吐而影响乳汁的吸收。

(4)婴幼儿肠道相对较长,黏膜薄,黏膜间孔隙大,微绒毛屏障功能弱,黏膜下血循环丰富,有利于药物吸收,但肠蠕动快而又影响药物吸收,因此药物吸收率不稳定。有时成人不吸收的药物婴幼儿也能吸收,如新生儿大剂量口服新霉素有时因吸收入血而发生药物致聋。

(5)小儿直肠黏膜血循环也丰富,药物灌肠(如水合氯醛灌肠)或肛门栓药后,药物可由直肠下静脉吸收,直接进入下腔静脉而不经过肝脏对药物的首关代谢,有利于迅速达到有效血浓度,发挥药效。当患儿病重不能口服药物或拒服药物时,或者胃肠刺激反应大的药物,可改用直肠给药。常用的有小儿退热栓(含对乙酰氨基酚 0.15 g/个),红霉素栓、阿司匹林栓等。

二、婴幼儿肝脏代谢特点与用药

(1)婴幼儿肝脏较大,肝动、静脉及门脉系统血液循环丰富,药物代谢快。但肝实质细胞较小,功能发育不够完善,产生白蛋白、脂蛋白能力不足,药物吸收入血后,药物与白蛋白、脂蛋白结合能力低,导致游离型药物浓度相对较高,有利于发挥药物作用。但当药物剂量过大时,则易发生毒副作用。肝细胞胞浆内的超微结构如线粒体、内质网、微粒体等数量少,导致药物氧化、还原、分解、结合等代谢受阻,药物半衰期延长。由于微粒体内大量专一和非专一结合酶(药酶)活性低,导致影响药物代谢。如尿苷二磷酸葡糖醛酸转移酶缺乏,可致许多药物(如磺胺类、呋喃类、水杨酸类、新生霉素、红霉素、氯霉素等)结合转化能力低下,并与白蛋白竞争结合胆红素,致血中间接胆红素水平增高,当超过一定阈值时,可发生高胆红素血症,重者引起胆红素脑病或核黄疸,并引起锥体外系症状,甚至发生脑性瘫痪后遗症。该酶缺乏还是新生儿氯霉素导致全身性循环衰竭即灰婴综合征的原因。肝细胞内细胞色素 P450 氧化酶、还原酶系统缺陷,也能促成灰婴综合征的发生。

(2)婴幼儿胆小管、毛细胆管相对较小,平滑肌收缩力低,胆汁易浓缩、淤积,不利药物胆汁排泄。许多阴离子药物如磺胺类、水杨酸类及苯妥英等,排泄受阻后,还可与白蛋白竞争胆红素,促发药物性黄疸。有的药物如利福平存在肠肝循环,有利于保持有效血浓度,增强疗效,但也可发生蓄积作用。

(3)婴幼儿肝脏合成脂肪能力低,致脂溶性药物游离浓度高。同时,肝脏氧化脂肪能力低,生酮酶活性高,酮体产生较多。因此小儿发热特别是水痘、副流感发热时,不宜服用阿司匹林,因为它可诱发脑病合并内脏脂肪变性综合征,其发生还与游离脂肪酸增加、加重昏迷有一定关系。口服对乙酰氨基酚则无此危险。

(4)婴幼儿全身性重病时常易并发肝功能损害,用药过多、过滥能加重药物性肝损,甚至发生肝衰竭,形成药源性疾病,这一点不容忽视。此时宜多选由肾脏排泄的药物以减少肝损。有些药物(如头孢哌酮钠)当有肝损时可改由肾脏排泄,而当有肾损时又可改由肝脏解毒,这类药物特别适合小儿。当肝功能不全时慎用或不用异烟肼、利福平、克林霉素、红霉素、两性霉素 B 等;可用青霉素、头孢霉素及氨基糖苷类抗生素等。

(5)多种药物合用时,有些药物可诱导肝微粒体酶的活性(酶促作用),使其他药物代谢加速,缩短药物作用时间;另有一些药物则可延缓其他药物的代谢(酶抑作用),因此须注意它们之间的配伍及其影响。少数药物同时具有酶促、酶抑双重作用,视不同配伍而异。

三、婴幼儿肾脏代谢特点与用药

婴幼儿细胞外液相对较多,药物排泄缓慢些。肾脏主管药物排泄和维持水、电解质、酸碱平衡。药物经肝脏代谢解毒后,大部分经肾小球滤过和肾小管排泄于体外,仅少部分以药物源性或活性、非活性代谢产物从尿中排出。婴幼儿肾单位较少,功能不成熟,肾小球滤过率和肾小管主动或被动分泌率低,肾小管再吸收功能不规律,致使许多药物(如氨基糖苷类药物、地高辛等)排泄较慢。肾功能不全时肾血流、肾小球滤过率进一步下降,肾脏排酸保碱、保钠排钾功能失调,加之肾间质水肿,更加剧影响药物排泄。此时酸化尿液可增加碱性药物的排泄,碱化尿液可增加酸性药物的排泄。

肾衰竭时由于少尿、无尿、全身水肿,药物按每千克体重计算,往往比实际需要量偏大,能加重药物蓄积作用,因此肾衰时剂量宜偏小些。肾衰时由于有代谢性酸中毒,不宜用螺内酯或碳酸酐酶抑制剂(如乙酰唑胺这类利尿剂)利尿,以防酸中毒加重,可用呋塞米、氢氯噻嗪这类利尿剂利尿,以利纠正酸中毒。

许多药物有肾毒性,抗生素中主要是氨基糖苷类和头孢霉素类。第一代头孢霉素有肾毒性,第二、三、四代头孢霉素的肾毒性有依次减弱,肾衰竭时可反过来选用。肾衰竭时不用或慎用氨基糖苷类抗生素、第一代头孢霉素、万古霉素、杆菌肽、磺胺类及萘啶酸等。可选用青霉素类、红霉素、氯霉素、克林霉素、利福平、甲硝唑及克霉唑等。肾衰时依他尼酸、呋塞米剂量也不宜过大,否则有致聋毒性。

四、婴幼儿血脑屏障特点与用药

药物经不同途径吸收入血后,在全身各器官、组织及体液中,均有不同程度分布,但分布不均匀,血脑之间有一定屏障,影响药物对脑细胞发挥作用。一般与蛋白质结合的药物、水溶性药物不易通过血脑屏障,脂溶性药物可通过血脑屏障。例如 γ-氨基丁酸由于不能通过血脑屏障,故口服、静脉滴注 γ-氨酪酸后,并不能起中枢性抑制性神经递质的抗惊厥作用,而只能起降低血氨的作用。而左旋多巴能通过血脑屏障,经多巴脱羧酶作用后能转化为多巴胺,从而发挥抗震颤麻痹的作用;加用多巴脱羧酶抑制剂如多巴丝肼后,虽然它不能通过血脑屏障,但也能增强疗效。维生素 B_6 也能通过血脑屏障,它作为多巴脱羧酶的辅酶,也有辅助作用。

婴幼儿大脑毛细血管循环十分丰富,但其内皮细胞之间的连接不够紧密,血脑、血脑脊液屏障功能不佳,导致败血症或菌血症时易并发化脓性脑膜炎。脑膜炎时全身大剂量抗生素应用后,脑脊液中抗生素浓度能较正常时为高,有利于消灭脑膜内的病原菌,因此,一般不需另加鞘内注射抗生素。唯有晚期重症脑膜炎才需加用鞘内或脑室内注射,但所用抗生素种类、剂量及每毫升浓度,必须严格掌握,不可任意加大剂量,否则将带来不良后果,甚至造成惊厥、呼吸暂停,乃至死亡,因此不可不慎。极大量青霉素静脉注射也能部分通过血脑屏障而发生青霉素脑病。

五、婴幼儿皮肤黏膜特点与用药

婴幼儿皮肤体表面积相对较大,易散热。皮肤娇嫩,角质层浅,皮下组织血液丰富,因此皮肤外敷药物能部分吸收,如某些经皮给药制剂,如皮肤贴剂、透皮控释剂等。例如用吲哚美辛乳膏或贴剂治疗局部关节肿痛;用阿苯达唑驱虫,但皮肤给药吸收效果仍不如胃肠道给药,仅偶尔用之。婴儿皮肤接触萘(俗称樟脑丸)偶可使 6-磷酸葡萄糖脱氢酶患儿发生急性溶血性贫血。皮肤或脐部敷中药是否真能内病外治尚待研究。

婴幼儿黏膜同样娇嫩,多次用 0.05% 萘甲唑林滴鼻,也可发生心动过速等交感神经反应。

(孟庆臻)

第二节　儿童合理用药的注意事项

一、对症下药

首先,根据病史、体检及实验室检查结果,归纳分析,综合判断,尽可能明确诊断。没有正确的诊断,就没有正确的治疗。其次,根据疾病性质确立治疗方案,也就是辨证施治或辨病论治。对感染性疾病应尽量做出病原学诊断这才有利于抗生素治疗。治疗应全面,不能唯药物治疗论。由于疾病模式的改变,不要忽视其他治疗方法,如营养支持疗法,心理行为矫治等,有时药物不能代替必要的手术疗法和护理。

应根据疾病性质,发生的轻重缓急,掌握好用药指征,对症下药。治疗原则是急者治标、缓者治本;治病求本、标本兼治。应针对疾病的主要方面,特别是危及生命和重要脏器方面,加以重点治疗,抓住主要矛盾,其他矛盾就会迎刃而解了。中医的"君臣佐使"处方原则同样适合于现代治疗学。例如,治疗感染性疾病时,君药为抗生素,臣药为皮质激素,佐药为退热剂,使药为维生素等。

二、合理用药

任何一种疾病,特别是复杂危重疾病,目前可供选择的治疗方法和药物愈来愈多,大量新药、特药、新剂型在飞跃开发,不断供应临床。医师应在医学、药学理论指引下,根据患者的具体病情,从社会效益和患者利益出发,选择最适合该患者病情的治疗方案和治疗药物,要在合理用药上下功夫。多采用国内、外学术会议制定的治疗方案,优先选用优质、高效、安全、可靠、使用方便、国内市场能保障供应、价格合理、病家能负担,以及儿童乐意接受的药物,尤其是国家基本药物。

用药要有针对性,即对症下药。不要轻易用不必要的药、不该用的药,更不要不分主次,随意大包围。这样做不仅造成药物的浪费、经济上的损失,而且会干扰正确诊断,增加毒副作用发生率,不仅没有治好原发病,反而还发生医源性或药源性疾病。要正确看待药物广告,老药不等于无效,新药不等于特效,贵药不等于好药,对进口药也不能盲目迷信。

三、联合用药

某些疾病例如癫痫,只要选药恰当,即使单药治疗,也能获得满意疗效,甚至比两种药物的效果更好。因此,近年来倡导单药治疗。少数重病、顽固性或难治性病例,常需联合用药。联合用药要注意二药间的相互作用和二药间的性质是否相同、有无拮抗。例如,酸性药物不要与碱性药物配伍(维生素 C 与碳酸氢钠不能同用)。也不要将作用相反的药物联用。例如,阿托品解痉剂与多潘立酮增强胃蠕动剂不要同用。有时作用类似的药物联用可增加毒副作用,如服泼尼松患儿加服胃蛋白酶合剂,可增加溃疡病伴出血的发生率。

二药或多药联用大多数能增强疗效。要多选择不同药物作用机制的二药或多药并用。例如,二氢叶酸合成酶抑制剂磺胺甲噁唑与二氢叶酸还原酶抑制剂甲氧苄啶合用,可协同阻碍细菌四氢叶酸和核酸合成,从而增强抑菌效果。庆大霉素辅以甲氧苄啶也能增强疗效。用青霉素时辅以丙磺舒可减缓青霉素肾脏排泄,有利于提高血药浓度和延长半衰期。

β-内酰胺类抗生素(青霉素、头孢霉素)加用 β-内酰胺酶抑制剂如棒酸或青霉烷砜酸,均能增强抗菌效果。

在治疗白血病、恶性肿瘤时,应根据细胞周期动力学原理,选择作用于不同细胞周期的抗癌药同用,制定联合化疗方案。

四、防止药物滥用

抗生素是儿科的重点用药,合理应用或联用抗生素是至关重要的。但儿科滥用抗生素的情况相当普遍,不能不引起注意。抗生素的确可防治感染,但仅限于细菌感染,实际上抗生素对病毒性感染不起作用,这是因为病毒只能在活体细胞内繁殖,而抗生素难于进入细胞内起抗病毒作用。对病毒性感染使用抗生素并不能缩短病程、减轻症状,也不能确保预防细菌性继发感染。抗生素往往只能预防一般敏感菌株感染,而不能预防许多毒力大的细菌感染。滥用抗生素必然会导致耐药菌株的增多,因此可能给治疗带来困难。凡是滥用抗生素愈严重的地区和医院,细菌耐药性愈严重。有时患者不是死于原发病,而是死于继发感染或二重感染。例如,继发性金黄色葡萄球菌或难辨梭状芽孢杆菌假膜性肠炎,细菌壁缺陷的 L 型细菌感染、厌氧菌感染,以及高毒力、耐药金葡菌、大肠埃希菌或铜绿假单胞菌感染等。广谱抗生素(特别是抑菌剂)与皮质激素联用,由于后者致免疫功能低下,更易继发真菌感染,其中常见的是白念珠菌感染(鹅口疮、胃肠炎、外阴炎、肺炎等),严重的尚有曲菌、毛霉菌感染,如不及时诊断治疗,经常致死,甚至尸检才证实诊断。因此,儿科医师应注意防止滥用抗生素、皮质激素。皮质激素有抗炎、抗毒、抗过敏、退热及抗休克等良好作用,但也有抑制免疫的负面作用,因而也不应滥用,尤其是诊断不明时,凡发热即用激素是不对的。激素只能在超高热(>40.5 ℃)伴明显中毒症状或中毒性休克时,才是最好用药指征。长期口服激素,也要注意避免诱发结核病、糖尿病、高血压、溃疡病及菌群失调等。

青霉素类加头孢霉素类,青霉素类或头孢霉素类加氨基糖苷类抗生素联用,是疗效肯定的治疗方案。大环内酯类抑菌剂疗效不及杀菌类抗生素,但对没有细胞壁的微生物如支原体、衣原体,仍有效;而杀菌剂却无效。其他抑菌剂如磺胺类,儿科只保留复方磺胺甲唑和磺胺嘧啶。呋喃类已淘汰。喹诺酮类由于对生长软骨有损害,因此大大限制了在儿科的应用,一般仅用于 5 岁以上儿童。

五、药物剂型和用药途径

药物剂型和用药途径关系到药物生物利用度和药代动力学,明显影响疗效,须仔细考虑和决断。

(一)口服

药物治疗以口服为主,对小儿来说,溶液优于片剂、粉剂,果味溶液小儿乐意口服。含糖颗粒冲剂次于不含糖颗粒冲剂。糖衣片年长儿能整个吞服,以减少胃黏膜刺激。片剂需磨碎才能吞服,应防止片剂呛入气管窒息。拒服药者有时可改用塞肛制剂或注射。

(二)肌内注射

小儿肌肉血管丰富有利于肌内注射药物吸收,但由于引起疼痛和硬结形成,故小儿普遍害怕肌内注射。青霉素钾盐较钠盐疼痛,宜避免用于肌内注射。有的单位用苯甲醇溶液稀释青霉素以减轻疼痛,但可造成肌肉刺激和纤维化,形成臀肌痉挛,此时小儿不能并腿蹲下,走路呈八字步态,故应废止苯甲醇肌内注射。

(三)皮下注射

过去许多皮下注射的药物多已改为肌内注射。预防注射仍采用皮下注射。糖尿病患儿皮下注射胰岛素宜在腹部和大腿内外侧有次序地进行。

(四)静脉注射

这是药物发挥作用最快的给药方法,重危患者最常采用。可按病情需要先后静脉推注药物,随后静脉滴注。多种药物静脉混合滴注以前,必须先了解配伍禁忌,当立即发生混浊的药物不能静脉滴注,外观虽然澄清但发生相互化学作用的药物或影响效价的药物,同样也不能应用。静脉药物制剂要求质量纯正、安全可靠,肌内注射的药物不一定能静脉注射,例如,肌内注射的维生素 B_1 静脉注射后可发生严重反应。过去国产苯巴比妥钠仅供肌内注射,目前制剂已提纯,也可静脉注射。过去青霉素多常规肌内注射,近年来有改用静脉滴注的趋势,但青霉素静脉滴注后,排泄快,半衰期仅为 30～45 min,不利于较长时间维持有效血浓度,因此不能每天仅输滴一次,而至少 2～4 次,门诊患儿睡前宜口服青霉素一次,以维持血浓度。

总之,药物剂型和用药途径的选择,需根据病情轻重缓急来决定。急重期先静脉注射、静脉滴注,病情稳定后可改为肌内注射,恢复期可口服治疗。由于静脉滴注的广泛应用并坚持 2～3 周,使败血症、细菌性脑膜炎、心内膜炎等重症的治愈率大大提高。门诊患者和轻症者大多采用口服为主,应减少不必要的静脉滴注。

六、儿童用药剂量的计算

为保证药物疗效较好而又毒副作用最小,必须精确计算好儿童用药剂量。一般药效随剂量的递增而加大,但有一定限度,要合理计算量效关系,防止随意加大剂量。

如何计算好儿童用药剂量,多年来国内外学者做过不少探索,计算方法不下 10 种,例如:

$$小儿剂量 = \frac{(年龄 \times 1/2 + 0.5) \times 成人剂量}{10}$$

$$小儿剂量 = \frac{成人剂量 \times 2 \times 体重(kg)}{100}$$

$$小儿剂量 = 成人剂量 \times \frac{小儿体表面积(m^2)}{成人体表面积 1.7(m^2)}$$

$$小儿剂量 = \frac{年龄}{24} \times 成人剂量$$

$$小儿剂量 = \frac{年龄}{20} \times 成人剂量$$

$$小儿剂量 = \frac{m^2}{成人 \ m^2} \times 100 = 成人用量的百分比$$

$$小儿剂量 = \frac{年龄(岁)}{岁 + 12} \times 成人剂量$$

$$小儿剂量 = \frac{小儿月龄 \times 成人剂量}{150}$$

从以上小儿剂量计算方法来看都非常繁杂,不适合临床计算应用。比较适合临床应用的是下面几种方法。

(一)从成人剂量粗略折算小儿剂量(表 10-1)

按我国药典规定如下:以成人剂量为 1,新生儿用成人剂量的 1/18～1/14 或按小儿体重占成人体重(50～60 kg)的几分之几,折算小儿剂量,公式如下:

$$小儿剂量 = \frac{成人剂量 \times 小儿体重(kg)}{成人体重(50～60 \ kg)}$$

表 10-1 小儿剂量

年龄	剂量占比
1～6 个月	1/14～1/7
～12 个月	1/7～1/5
～2 岁	1/5～1/4
～4 岁	1/4～1/3

续表

年龄	剂量占比
～6 岁	1/3～2/5
～9 岁	2/5～1/2
～14 岁	1/2/～2/3

(二)按小儿计算体重或实际体重查出小儿剂量

按小儿计算体重或实际体重查出计算每天(或每次)、每千克体重给多少剂量。该法适合于儿科医师,但需要记忆的剂量数据较多,有时可归纳记忆,并按药物规格适当增减剂量。

(三)按小儿体表面积(m²)折算小儿剂量

小儿体表面积(m²)是多少,可查找图 10-1:先测患儿体重和身高,然后用硬尺对准所测体重和身高数据,即可从中线查出体表面积是多少。也可按体重求体表面积(表 10-2),还可以从体重推算体表面积。

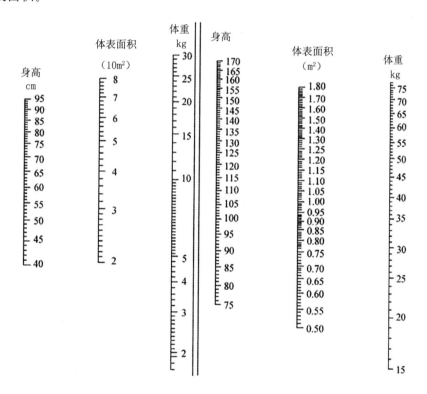

图 10-1　体表面积速查

表 10-2　按体重求体表面积

体重(kg)	体表面积(m²)	体重(kg)	体表面积(m²)
2	0.15	40	1.30
3.3	0.2	50	1.50
5	0.25	60	1.65
8	0.35	70	1.75

续表

体重(kg)	体表面积(m²)	体重(kg)	体表面积(m²)
10	0.45	80	1.85
15	0.60	90	1.95
20	0.80	100	2.05
30	1.05		

或者体重 30 kg 以上者,每增加 5 kg 即增加 0.1m²,即 35 kg 为 1.2m²,40 kg＝1.3m²,45 kg＝1.4m²,50 kg＝1.5m²。

或者:

$$30 \text{ kg 以上} \quad m^2 = (年龄＋5) \times 0.07$$
$$30 \text{ kg 以下} \quad m^2 = kg \times 0.035＋0.1$$

或者:

$$m^2 = 体重\ 0.425 \times 身高\ 0.725 \times 71.84(常数)$$

$$小儿剂量 = 成人剂量 \times \frac{小儿体表面积(m^2)}{成人体表面积(m^2)(1.73)}$$

因此查得每 1m²、每天用多少剂量时,即可算出用量。总之,按每 1m²、每天用多少的计算方法,最为精确,许多专科医师经常采用,如血液科、肿瘤科医师等。

在计算出儿童用药剂量后,还要根据病情轻重,决定用平均量、高限量或低限量。小儿药物剂量有时相差一倍,一般年龄、体重偏小,病情愈重,宜用较大量;年龄、体重偏大,病情较轻,宜用较小剂量。对新生儿、早产儿,甚至<7 d 的早期新生儿,>7 d 的晚期新生儿,他们的剂量还有特别的规定,可查阅新生儿病学附录表中的药物剂量。用药剂量还与药物剂型、用药途径有关。口服用全量,肌内注射可用 1/3 量,静脉注射可用 1/4 量,灌肠用双倍量。病重时有时首剂剂量可加倍,或先用一个负荷量使迅速达高峰浓度,然后用维持量,如惊厥或癫痫时使用地西泮的方法,哮喘持续状态时使用氨茶碱的方法。

当小儿每天剂量确定后,再确定合理的用药时间及间隔时间。一般口服药常规分三次服,尽可能安排在白天服,以免影响夜间睡眠。餐后服有助于减少药物刺激反应,开胃药则餐前服。婴儿宜吃奶后 1 h 服,以免吐奶。驱虫药、镇静药、抗过敏药一般睡前服。总之,用药间隔视药物半衰期而定,长效、缓释剂可每天服一次。特殊药物还可参照时间药理学。

七、血药浓度监测

由于药物遗传代谢方面的原因,因此存在药物个体差异性,故而要特别注意个体化原则。同样一种药物,由于个体不同、疾病不同、病情不同,用药剂量也会有差异,而且疗效也有差异。一般来讲,婴幼儿对吗啡耐受性小,对苯巴比妥、地西泮等耐受性大,而个别例外。药物的反应性、敏感性、耐受性不一,与药物的分布性、亲和性以及药物受体的数量、功能等,均有密切关系。例如,靶细胞糖皮质激素受体的数量少于正常的结合位点或功能失调,则对激素治疗不敏感或无效。

在药物治疗过程中,因个体肝肾功能的不同与药代动力学的差异,为确保药物的最佳疗效,有时需定期做血液药物浓度测定,以便掌握达峰时间、高峰浓度及半衰期等,这样可指导临床用药,使之监控在最佳有效浓度范围之内,既防止剂量不足,又防止剂量过大或中毒。这对治疗量与中毒量接近的药物(如地高辛)尤其重要。

近年来提倡地高辛缓给法,即每天给维持量(约为充量的 1/4),连续达 5 个半衰期(5~6 d),即能达到稳态浓度,有利于发挥最大疗效,适合于慢性心力衰竭者。

八、药物不良反应

给药后除了观察疗效正面作用外,还必须同时密切观察药物不良反应。有时用药早期疗效好,以后却产生耐受性(如地西泮类药物)而需增加剂量。有的抗生素使用初期普遍敏感,经反复应用后开始出现耐药性,这与细菌质粒耐药因子生成有关,有条件可测血中抗生素最低抑制浓度,指导选药。临床可出现任何人对任何药物出现任何反应,包括不良反应和变态反应。药物过敏(或变态)反应是指对较小剂量药物也发生显著反应,其中以青霉素变态反应最严重。因此,任何人在注射青霉素前必须先做皮试。以该批号青霉素稀释成 0.1 mL 含 20~50 U 的浓度,或青霉素皮试剂每支 2 500 U,用 5 mL 生理盐水稀释后,吸 0.1 mL 作皮内注射,20 min 后观察局部反应,若出现皮丘红肿,直径大于 1 cm,则为阳性,即不能注射。有全身变态反应时,立即肌内注射 0.1%肾上腺素 0.2~0.4 mL,必要时静脉注射氢化可的松 50 mg。精制口服青霉素小儿可免做皮试。青霉素变态反应在小儿显著少于成人,新生儿因 IgE 缺乏更少过敏,7 d 内新生儿肌内注射青霉素甚至可不作皮试。

个别人对特殊药物出现特异质反应。例如:对大剂量氯霉素(氯胺苯醇)发生白细胞下降或再生障碍性贫血,及时停药后常可恢复;个别则为与剂量无关的不可逆再生障碍性贫血,其发生率极低,仅 1/40 000。为慎重起见,欧洲已停止生产氯霉素。氯霉素最好保留用于治疗化脓性脑膜炎等个别病种。又如,丙戊酸可发生特异性肝功能障碍,发生率为 1/66 000,因此 3 岁内婴幼儿宜慎用。

国家药物在上市和临床应用以前,均经严格的Ⅰ、Ⅱ、Ⅲ、Ⅳ期临床试验。即使这样,也不能保证每一药物百分之百的有效和安全。随着时间的推移和用药人数的增多,常常会发现一些少见的不良反应。因此对新药、特药宜先用于成人,观察无明显毒副作用后,再试用于儿童,最后才能用于小婴儿和新生儿。

药物不良反应包括致死性不良反应、严重反应、中度反应、轻微反应 4 级。药物不良反应同样存在个体差异性,大多数人能耐受或无不良反应,仅少数人才有不良反应,但仍应进行不良反应观察,观察每一患者对每一药物有无毒副作用。多种药物合用而出现毒副作用时,应查阅有关书籍,确定究竟对何种药物过敏或发生的毒副作用,以后避免之,并告知家长。

临床常见的毒副作用及其引起的药物如下所述。

(1)胃肠反应:磺胺类、红霉素类、阿司匹林、硫酸亚铁、丙戊酸、氨茶碱及抗癌药等。

(2)胃肠出血:阿司匹林、吡罗昔康、泼尼松、抗凝血剂等。

(3)肝损害:异烟肼、利福平、红霉素、甲基红霉素、乙胺嘧啶、酮康唑、环孢菌素 A。

(4)肾损害:氨基糖苷类抗生素、第一代头孢菌素、环孢菌素 A、非那西汀等。

(5)皮疹:氨苄西林、磺胺、苯巴比妥、苯妥英。

(6)血尿:阿司匹林类、磺胺、环磷酰胺等。

(7)溶血:6-磷酸葡萄糖脱氢酶缺陷者服用磺胺、呋喃类、伯胺喹啉、非那西汀、丙磺舒、维生素 K_3、K_4 及接触萘等。

(8)白细胞降低：氯霉素、细胞毒性药物、抗癌药等。

(9)再生障碍性贫血：氯霉素、抗癌药等。

(10)高铁血红蛋白血症：亚硝酸盐类、伯氨喹等。

(11)血小板减少：磺胺、吲哚美辛、抗癌药等。

(12)惊厥：氨茶碱、咖啡因、戊四氮等。

(13)良性颅内高压：四环素、维生素 A、维生素 D 中毒等。

(14)锥体外系症状：氯丙嗪、奋乃静、氟奋乃静、三氟拉嗪、氯普噻吨、利血平、甲氧氯普胺、碘呋酮等。

(15)听神经损害：依他尼酸、呋塞米、奎宁、水杨酸、氨基糖苷类抗生素（新霉素＞链霉素＞卡拉霉素＞庆大霉素＞阿米卡星＞妥布霉素＞核糖霉素＞小诺米星＞奈替米星）。

(16)多发性神经炎：呋喃类、异烟肼及有机磷。

(17)球后视神经炎：乙胺丁醇等。

(18)共济失调：苯妥英钠、奋乃近、苯巴比妥。

(19)精神抑郁：利血平、氯丙嗪等。

(20)多动：苯巴比妥。

(21)震颤：沙丁胺醇等。

(22)眼震：苯妥英钠、苯巴比妥等。

(23)黄疸：新生霉素、利福平、卡马西平等。

(24)牙齿黄褐斑、骨骼异常：四环素类。

(25)软骨发育障碍：氟喹诺酮类。

(26)性腺抑制：环磷酰胺、雷公藤、抗癌剂等。

总的来说，大多数患者都能耐受药物，只有少数患者或个别人对某一或几种药发生不良毒副作用。一旦发生这样或那样的毒副作用，应引起医师、护士们的注意，搞清是由何种药物引起。多种药物联用时一旦出现不良反应，有时难以确定是由何种药物引起。少数患者处于过敏状态时，会对多种类似药物发生过敏。当出现不良反应后，应立即停用怀疑的药物，并做有关对症处理。对剥脱性皮炎，更应及时抢救治疗。理想的药物既具高效、速效，又无不良反应，但这样的药物极难研制。人们普遍认为，西药有不良反应，中药无不良反应，笼统这样看是不科学的。事实上，某些中药也有不良反应（如朱砂即含汞），因此要具体药物具体分析，不能一概而论。另外，在药物治疗过程中，若出现新症状，应仔细鉴别这些症状是由药物引起，还是由疾病本身引起，力求给家长以合理的解释。慢性病例长期服药时应定期检查症状、体征及做必要的实验室检查，如肝、肾功能检查和血常规检查等，例如抗癫痫治疗时。少数药物可致畸、致癌、致基因突变，需较长时间才能确定。

九、仔细阅读药物说明书

在使用自己不熟悉药或新药、特药前，务必先仔细阅读该药品的说明书及有关医药学书刊。首先明辨药物的真伪、质量，看清有无国家或省、市正式药字批准文号（抑或健字号、食字号）、有无厂址、厂名，购药渠道是否正规，对不合格三无药物，一概不用。

其次看清药名，目前常有一药多名现象。药品名包括药典法定名、通用名、结构名以及众多国内外厂家的注册商品名或专利名。就儿科常采用的对乙酰氨基酚而言，它是药典名，通用名或结构名为对乙酰氨基酚,它的国内商品名有扑热息痛、一滴清、爱尔星、小儿退热药液、百服宁、必理通等,国外商品名有泰诺、退热净等。小儿退热栓也是它。许多感冒退热复合剂中都含有它。

正规药物说明书应包括药名,商品名,药物成分,药物作用机制,适应证与相对禁忌证、药代动力学、剂量(包括成人与小儿)、用药途径,用法,毒副作用及其防治方法,注意事项(如注射时用注射用水、生理盐水或葡萄糖水稀释),规格,包装,储藏(如室温或冰箱中能保存多久)及有效期等。但有时一药可多用,老药可新用。这些在说明书中就不一定能一一列出了,需医师钻研、病家理解。

(孟庆臻)

第三节　儿童常用药

一、青霉素类

青霉素的基本结构为氨基青霉烷酸包括 3 个部分:噻唑烷环、β-内酰胺环和侧链。对其化学结构尤其是侧链进行改造,开发出很多比母化合物优越的新产品,后者抗菌谱广,作用时间延长,口服吸收良好,对 β 内酰胺酶更加稳定。青霉素类可分为 5 组。①天然青霉素,包括青霉素、青霉素 V 等,后者耐酸,可供口服使用。本类药物主要作用于革兰氏阳性球菌、阴性球菌,嗜血杆菌属,螺旋体等。②耐青霉素酶的青霉素,有甲氧西林、奈夫西林和异噁唑类青霉素如苯唑西林等。该组青霉素对产青霉素酶的金黄色葡萄球菌具有良好抗菌作用,但对其他细菌的活性则逊于青霉素。③广谱青霉素,包括氨苄西林等氨基青霉素。其抗菌谱扩大至流感杆菌、大肠埃希菌、奇异变形杆菌等革兰氏阴性菌,但对 β 内酰胺酶不稳定。④对假单胞菌有活性的广谱青霉素,包括阿洛西林等酰脲基青霉素和羧苄西林等羧基青霉素等。⑤主要作用于革兰氏阴性菌的青霉素,有福米西林、替莫西林等。

(一)化学结构

青霉素类的基本结构为 6-氨基青霉烷酸是丙氨酸与 β-二甲半胱氨酸缩合成的青霉烷。β-内酰胺环为抗菌活性所必需,侧链则决定其抗菌谱和药动学特性。对青霉素酰基侧链进行结构改造,可对 β-内酰胺环进行立体保护并阻止 β-内酰胺酶的攻击和水解;侧链进行不同的结构改造后的产物可对不同的 β-内酰胺酶稳定,并可增强药物对细菌的穿透性,改进其抗菌谱和抗菌活性。

(二)作用机制

青霉素杀菌的确切机制尚未完全阐明,但已经清楚的是药物必须穿过细菌外部结构,然后以活性形式与靶位结合,抑制细菌细胞壁合成并激活内源性自溶机制,导致细菌溶解死亡。细菌细胞壁的主要成分粘肽呈 N-乙酰基胞壁酸和 N-乙酰基葡萄糖侧链交叉连接的聚多糖,通过短肽交叉连接构成完整和坚固的细胞壁。细胞壁中含许多酶如转肽酶、羧肽酶和内肽酶,细胞壁的内膜有许多青霉素结合蛋白(penicillin bindingprotein, PBP)分子,为 β-内酰胺类抗生素作用的靶位,可活化特异的转肽酶和其他酶。青霉素与 PBP 结合后导致粘肽交联的终止并抑制正常糖肽结构的形成,从而导致细胞壁的弱化和溶解。

各种细菌对青霉素类敏感性不同是由药物渗入细胞壁的能力及与不同 PBP 结合的程度决

定的。各种细菌的 PBP 数目、分子量、对 β-内酰胺类抗生素的亲和力不同。PBP 1,2,3 为细菌存活、生长繁殖所必需,PBP 4,5,6 则重要性较差。β-内酰胺类抗生素与 PBP 结合后,先引起细菌的形态改变,最终导致细菌被杀灭。青霉素作用的另一机制是通过青霉素与 PBP 结合阻断细菌内源性抑制自溶物质的释放,从而使细菌溶解。

(三)耐药机制

细菌对青霉素耐药可为固有耐药,也可为获得性耐药。细菌对青霉素类耐药主要有以下 3 种机制:①抗生素作用靶位的改变;②药物被细菌产生的 β 内酰胺酶灭活;③渗透入细胞的青霉素量减少。这 3 种机制对不同病原菌产生耐药性的重要程度也不相同。

细菌产生 β-内酰胺酶裂解 β-内酰胺环使青霉素灭活是最常见和最重要的耐药机制。已检出许多不同的 β-内酰胺酶,它们可由革兰氏阳性或阴性细菌产生。根据对革兰氏阴性菌产生的 β-内酰胺酶的分类,其中 2a、2b、2b′、2c、2d 和 4 组酶与青霉素最为相关。另一种按照其水解底物、酶抑制剂、分子量、等电点等分类,通常用于革兰氏阴性菌及厌氧菌所产生的酶。革兰氏阳性菌产生的 β-内酰胺酶与革兰氏阴性菌酶的不同在于它们主要水解细胞外的抗生素,革兰氏阳性菌所产生的 β-内酰胺酶依其分子结构较易分类。

革兰氏阴性菌产生的染色体介导的 β-内酰胺酶中最重要的酶为 Ⅰ 类酶,绝大多数肠杆菌科细菌及铜绿假单胞菌均可产生该酶。虽然它们主要是头孢菌素酶,但亦能水解青霉素。质粒介导的 β-内酰胺酶多种多样,但最重要的为 TEM-1 和 TEM-2 酶。该酶能水解包括氨苄西林、阿莫西林和脲基青霉素等青霉素类。目前,25%~75%的肠杆菌科细菌产生 TEM-1 及其相关酶,使氨苄西林、替卡西林等青霉素类的临床应用受到很大限制。流感杆菌、淋球病奈瑟球菌中产 TEM-1 菌株也相当普遍。

PBP 的改变是革兰氏阳性球菌和营养要求高的革兰氏阴性菌(如流感杆菌、淋球病奈瑟球菌)耐药的重要机制。突变菌株通过改变其 PBP 使之不能与青霉素结合,如耐青霉素肺炎球菌;或生成新的 PBP,如甲氧西林耐药葡萄球菌。

细胞壁渗透障碍是革兰氏阴性杆菌对抗生素耐药的重要机制,如变异菌株外膜孔蛋白的缺失,可以导致其对 β-内酰胺类耐药。外膜渗透障碍对铜绿假单胞菌具有特殊重要性,其对羧苄西林敏感性的差异反映了渗透性的不同。

(四)抗菌作用

青霉素类有广泛的抗菌谱,包括金黄色葡萄球菌、化脓性链球菌、肺炎球菌、肠球菌等革兰氏阳性球菌,淋球病奈瑟球菌、脑膜炎球菌等革兰氏阴性球菌,肠杆菌科细菌,流感杆菌、铜绿假单胞菌及厌氧菌等。如上所述,β-内酰胺酶的产生为细菌对 β-内酰胺类耐药的主要机制,为解决这一问题研制了青霉素类与一种酶抑制剂联合的复方制剂。酶抑制剂的作用是:①不可逆地结合或灭活 β-内酰胺酶;②可能通过与 PBP 结合,增强 β-内酰胺类抗生素的活性。现在临床应用的 β-内酰胺酶抑制剂有 3 种:克拉维酸、舒巴坦和三唑巴坦。克拉维酸抑制所有重要的质粒介导的 β 内酰胺酶,即 Bush 分类中 2a、2b、2b′、2c 和 2d 酶,对 3,4 类 β-内酰胺酶无作用,并可诱导 1 类酶产生。舒巴坦和三唑巴坦亦抑制所有的 2 类 β-内酰胺酶,但舒巴坦不诱导 1 类 β-内酰胺酶。这些 β-内酰胺酶抑制剂对各种微生物无体外抗菌活性,临床选用时取决于感染菌的敏感性、感染部位和程度。

(五)药动学

大部分青霉素在胃内被胃酸破坏,因此不宜口服,需经胃肠外给药,但青霉素 V、阿莫西林和部分耐酶青霉素除外。胃内未破坏的青霉素在十二指肠内吸收,并在 $1\sim2$ h 间达血药峰浓度。胃内食物可延缓药物的吸收,各种青霉素与蛋白的结合程度不同,氨苄西林的蛋白结合率为 15%,双氯西林为 97%。青霉素的消除半衰期为 30 min,多数其他青霉素类约为 1 h。总的来说,青霉素类的半衰半衰期均较短。

多数青霉素类在体内不代谢,主要经肾小管分泌和肾小球滤过排泄。有严重肾功能损害的患者通常需减少每天剂量,以防止血药浓度过高及由此产生的毒性;但脲基青霉素(胆道排出率为 $20\%\sim30\%$)、萘夫西林和苯唑西林例外,在肾衰竭时不需调整剂量。除无炎症的中枢神经系统、眼和前列腺外,青霉素在绝大部分组织中分布良好。各种青霉素类在组织中的分布情况取决于其分子构型及其与蛋白的结合程度。

(六)药物种类

1.青霉素

青霉素又称苄青霉素、青霉素 G,为第一个应用于临床的抗生素。

(1)理化性质:本品为无色或微黄色结晶或粉末。略溶于水,溶于甲醇、乙醇、乙醚、乙酸乙酯、苯、氯仿、丙酮,不溶于石油醚。钠盐为结晶,稀释后易失效。易溶于水,等渗氯化钠和葡萄糖液,溶于甘油,不溶于丙酮、乙醚、氯仿、液体石蜡等。钾盐为结晶,吸潮,极易溶于水,等渗氯化钠和右旋糖酐溶液,溶于乙醇、甘油和其他醇,3% 水溶液的 pH 为 $5.0\sim7.5$。水溶液在冷冻情况下可稳定保存几天。酸、碱和氧化剂很快使其失去活性。

(2)体内过程:青霉素对酸不稳定,口服后在胃内破坏。肌内注射吸收良好,注射 600 mg(100 万单位)后 30 min 可达血药峰值。成年人中本品的半衰期为 30 min,但有较大的个体差异。新生儿肌内注射本品 25 mg/kg 或 50 mg/kg 后的血药峰浓度分别为 25 和 35 mg/L。婴儿中的半衰期与年龄呈负相关,1 周婴儿的半衰期为 3.2 h,第 3 周婴儿则为 1.4 h。本品的血浆蛋白结合率为 50%。

静脉滴注本品 2 g 后的血药浓度为 $2.2\sim11$ mg/L,每 2 h 静脉给药 1.2 g 或每 3 h 给药 1.8 g 后的血药浓度均值为 20 mg/L。

本品吸收后,很快渗入各种组织、浆膜腔和关节腔内。在唾液和乳汁中浓度很低,本品不易渗入无炎症的脑膜和脑脊液内。当脑膜有炎症时,脑脊液中浓度约为血药浓度的 5%。尿毒症或同时合用丙磺舒时,脑脊液中本品浓度可增高。

胆汁中本品浓度为血药浓度的 $2\sim4$ 倍。肌内注射本品 600 mg 后 $2\sim4$ h,胆汁中药物浓度为 $10\sim20$ mg/L。本品部分在肝内代谢,但 $60\%\sim90\%$ 的给药量由尿中排出,大部分在给药后 1 h 排出。其中 90% 是肾小管分泌,10% 由肾小球滤过排出。

(3)抗菌作用:本品主要作用于革兰氏阳性球菌、革兰氏阴性球菌、嗜血杆菌属及各种致病螺旋体等。

革兰氏阳性菌:A 组溶血性链球菌对青霉素仍甚敏感,B 组链球菌的敏感度较 A 组低。草绿色链球菌一般也对本品敏感,但对其呈耐受或耐药的菌株也非少见。肠球菌属的敏感性较差。肺炎球菌对本品多高度敏感,但近十年来南欧、北美、非洲和亚洲的一些地区已出现比较多的耐药菌株。金黄色葡萄球菌 90% 以上,表皮葡萄球菌 80% 以上对青霉素耐药。白喉杆菌、炭疽杆菌及革兰氏阳性厌氧杆菌皆对青霉素敏感。本品对消化球菌等革兰氏阳性厌氧球菌也具良好作用。李斯特菌属一般对青霉素敏感,偶有耐受或耐药者。

革兰氏阴性细菌:脑膜炎球菌对本品高度敏感,但西班牙、南非和英国已证明脑膜炎球菌对本品耐药。对青霉素敏感的淋球病奈瑟球菌日益减少，而耐药菌株逐渐增多。百日咳杆菌和流感杆菌对本品中度敏感。本品对脆弱类杆菌作用差，对产黑色素类杆菌和其他类杆菌均具有良好抗菌作用。费氏球菌属对本品敏感。

其他病原体：各种致病螺旋体和大多数牛放线菌对本品高度敏感。

(4)临床应用与评价：本品 8～20 g/d(1 300 万～3 300 万单位)肌内注射或静脉注射仍是咽炎、扁桃体炎、丹毒、蜂窝织炎、猩红热和其他轻中度 A 组溶血性链球菌感染的首选治疗药物。本品大剂量用于 A 组链球菌引起的严重感染如肺炎、关节炎、脑膜炎和心内膜炎。

确诊为 B 组链球菌引起的各种感染的治疗仍推荐应用大剂量青霉素。对脓毒血症和心内膜炎患者可联合应用氨基糖苷类。C 组和 G 组链球菌感染使用本品可获满意疗效。对最低抑菌浓度小于 0.1 mg/L 的 α-溶血性链球菌或 D 组链球菌引起的心内膜炎，使用本品 4 周即可奏效。对敏感性较差的细菌如肠球菌所致者，需联合应用氨基糖苷类抗生素。

本品仍是多数肺炎球菌感染的首选药物。标准治疗剂量为每 4～6 h 肌内注射 600 mg，相对耐药的菌株，需用大剂量(10～12 g/d)。在耐药菌普遍的地区(如西班牙)，可改用头孢噻肟，或头孢曲松作为脑膜炎的一线治疗药。对本品耐药的淋球病奈瑟球菌在某些地区已相当普遍，可采用头孢曲松或氨喹诺酮类替代本品作为初始治疗。但在耐药菌低发地区，本品仍是治疗淋球病奈瑟球菌感染的有效药物。

虽然已有青霉素耐药脑膜炎球菌的报道，本品仍是成人细菌性脑膜炎的首选药物，静脉给药 10～15 g/d，5 天疗程即可。

由于链球菌为脑脓肿的重要病原，因此推荐用大剂量青霉素与甲硝唑或氯霉素或氨基糖苷类联合作为经验治疗。

苍白螺旋体仍对本品敏感，治疗神经梅毒时宜大剂量应用 3～4 周，其他螺旋体感染也可用本品治疗。多数口腔细菌及厌氧菌仍对本品敏感。本品推荐用于治疗炭疽、白喉、破伤风、猪丹毒丝菌、念珠棘虫链球菌、以色列放线菌和气性坏疽及其他梭菌所致的软组织感染。虽然克林霉素对吸入性肺炎和肺脓肿治疗效果较青霉素好，但后者仍在临床上广泛应用。

(5)不良反应：本品肌内注射区可发生周围神经炎。鞘内注射一次量超过 2 万单位或静脉大剂量应用青霉素可引起青霉素脑病。此反应多见于婴儿、老年人及肾功能减退者。本品偶可引起精神病发作。青霉素的变态反应在各种药物中居首位，表现为过敏性休克，溶血性贫血、血清病型反应、药疹、药物热、接触性皮炎、间质性肾炎、哮喘发作等。青霉素治疗可出现嗜酸性粒细胞增多和肺部浸润，以及由过敏性血管炎所致的颅内压增高，但均罕见。应用青霉素类前应详细询问病史，做青霉素皮肤试验。有青霉素过敏史者不宜采用青霉素，也不宜进行青霉素皮试。以青霉素治疗梅毒时可有症状加剧现象，称为"赫氏反应"。该反应也可见于治疗鼠咬热、炭疽等感染时。治疗矛盾也见于梅毒患者，是由于治疗后梅毒病灶消炎过快，纤维组织收缩，妨碍器官功能所致。二重感染主要为耐药金葡菌、革兰氏阴性杆菌或白念珠菌引起的感染。青霉素大剂量静脉应用可致高钾血症或高钠血症。青霉素钾盐 100 万单位含钾离子 67 mg，青霉素钠盐 100 万单位含钠离子 39 mg。应用青霉素类或头孢菌素类期间，以硫酸铜法作尿糖测定时可出现假阳性反应。

(6)药物相互作用：①氯霉素、红霉素、四环素类、磺胺药等抑菌剂可干扰青霉素的杀菌作用，不宜与本品合用。②丙磺舒，阿司匹林、吲哚美辛、保泰松、磺胺药可减少青霉素类在肾小管的排泄，从而使血药浓度升高，半衰期延长。③青霉素钾或钠盐与重金属，尤其铜、锌和汞呈配伍禁忌,因后者破坏青霉素的氧化噻唑环。呈酸性的葡萄糖溶液或四环素注射液皆可破坏青霉素的活性。青霉素亦可被氧化剂、还原剂或羟基化合物灭活。④青霉素类可加强华法林的抗凝作用。

(7)用法用量:①肌内注射,成人每天 80 万～200 万单位,小儿每天 2.5 万～5 万单位/千克,均分 3～4 次给药。②静脉给药,成人每天 200 万～1 000 万单位,小儿每天 5 万～20 万单位/千克,均分 2～4 次给药。③鞘内注射,每次 1 万单位,最多 2 万单位;用生理盐水稀释成 1 000～2 000 单位/mL,注入量不要多于放出的脑脊液量。

(8)制剂:①钠盐 1 mg＝1 670 单位,钾盐 1 mg＝1 595 单位。②钠盐粉针:0.12 g(20 万单位)/支,0.24 g/支,0.48 g/支,0.6 g/支;钾盐粉针:0.125 g(20 万单位)/支,0.25 g/支,0.5 g/支,0.625 g/支,粉针有效期 4 年(铝盖胶塞装 2 年)。

2.普鲁卡因青霉素

(1)理化性质:本品为白色或淡黄色结晶性粉末,不受空气和光的明显影响。可溶于水、甲醇、异丙醇、醋酸乙酯等。可被酸、氢氧化物及氧化剂灭活。

(2)体内过程:本品肌内注射后缓缓释放,作用可维持 48 h。成人肌内注射本品 600 mg,过 2～4 h 血药浓度为 1～2 mg/L,且 24 h 后仍可检出。

(3)抗菌作用:本品抗菌谱、抗菌活性及临床用途与青霉素相仿。由于血药浓度较低,其应用仅限于对青霉素高度敏感的病原菌感染,如化脓性链球菌扁桃体炎、猩红热、肺炎球菌肺炎、敏感金葡菌皮肤软组织感染,樊尚咽峡炎,以及早期梅毒、虱传回归热、钩端螺旋体等。

(4)不良反应:本品的不良反应与青霉素相同。若注射本品误入静脉,可于注射当时或数小时内发生濒死恐惧、精神紊乱、幻视、幻听、心悸、发绀、头晕、畏寒、四肢颤抖等症状,但神志清楚、血压不下降。这是由于青霉素盐微溶,引起栓塞所致。

(5)用法用量:①普鲁卡因青霉素注射液(30 万单位/mL)处方,普鲁卡因青霉素 3 000 万单位,无水柠檬酸钠 1.44 g,羧甲基纤维素钠 0.48 g,吐温-80 0.086 g,硝酸苯汞 0.137 g,注射用水加至 100 mL。②油制普鲁卡因青霉素注射液(300 万单位/10 mL)处方,普鲁卡因青霉素 3 亿单位,单元硬脂酸铅 2%,注射用中性油加至 1 000 mL。③普鲁卡因青霉素粉针,每瓶 40 万单位(含青霉素普鲁卡因 30 万单位,青霉素钾盐或钠盐 10 万单位)或 80 万单位(二者含量加倍)。

3.阿莫西林(羟氨苄西林)

(1)理化性质:本品为白色或类白色结晶性粉末,微溶于水、甲醇、乙醇、丙酮和二氧六环。不溶于乙酸乙酯、己烷、乙腈和苯。易溶于弱碱性液中。盐酸三水化合物 90 ℃呈棕色。

(2)体内过程:阿莫西林口服后 90% 可吸收,口服 500 mg 于 30～60 min 间的血药浓度达 10 mg/L,为氨苄西林的 2.5 倍。食物对吸收无明显影响。肌内注射给药者血药浓度与口服者相似,静脉注射本品 500 mg 后 5 min 的血药浓度为 42.6 mg/L。消除衰减半衰期为 1.08 h。本品在痰液和胆汁中的浓度均高于氨苄西林。静脉注射 2 g 后 1.5 h 脑脊液中浓度为 2.9～40 mg/L,为血浓度的 8%～93%。蛋白结合率为 17%～20%,服药后 6 h 内经尿排出给药量的 50%～70%。

(3)抗菌作用:本品抗菌谱和对绝大多数细菌的抗菌活性与氨苄西林基本相同,但对肠球菌和沙门菌属的作用较后者强 2 倍,对流感杆菌、志贺菌属则逊于后者。其杀菌作用优于氨苄西林。

(4)临床应用与评价:阿莫西林和氨苄西林间的临床差别甚微,对氨苄西林耐药菌的传播,也同样限制了阿莫西林的治疗应用。本品对慢性支气管炎的疗效优于氨苄西林。阿莫西林的重要作用是预防细菌性心内膜炎,特别是牙科手术。单次口服后血药浓度较青霉素为高,持续时间也较长,深受牙医的欢迎。在耐药程度较低的地区,阿莫西林 3 g 加丙磺舒也用于治疗单纯性淋病。

(5)不良反应:腹泻、恶心、呕吐等胃肠道反应较多见,约占 3.1%,其次为皮疹(2%),易发生于传染性单核细胞增多症患者。少数患者血清转氨酶增高,偶有嗜酸性粒细胞增多和白细胞减少。白念珠菌或耐药菌所致的二重感染也可见到。

(6)用法用量:每次 500～1 000 mg,每天 3～4 次;儿童每天按 40～80 mg/kg 计。

(7)制剂:①片剂,0.125 g,0.25 g。②胶囊,0.125 g,0.25 g。

二、头孢菌素类

头孢菌素的作用机制同青霉素类,具有抗菌作用强、耐青霉素酶、临床疗效高、毒性低、变态反应较青霉素类少等优点。根据抗菌谱、对 β-内酰胺酶的稳定性及对革兰氏阴性杆菌抗菌活性的不同,目前将头孢菌素分为四代。第一代头孢菌素对肠球菌和耐甲氧西林葡萄球菌外的革兰氏阳性菌具有良好抗菌活性,对革兰氏阴性菌作用较差,仅对部分大肠埃希菌、肺炎杆菌和奇异变形杆菌有较强抗菌作用;虽对青霉素酶稳定,但仍可为许多革兰氏阴性菌产生的 β-内酰胺酶所水解;血清半衰期多较短,不易透过血脑屏障,某些注射用品种对肾脏有一定毒性。第二代头孢菌素抗菌谱较第一代为广,对革兰氏阴性菌的作用较第一代增强,但对某些肠杆菌科细菌和铜绿假单胞菌等的抗菌活性仍差,对多数 β-内酰胺酶稳定,肾毒性较小。第三代头孢菌素对金葡菌、表皮葡萄球菌的作用较第一,二代头孢菌素为弱,肠球菌对之仍耐药;对革兰氏阴性菌的抗菌活性强,部分品种对铜绿假单胞菌有良好作用,对多数 β-内酰胺酶稳定,血清减半半衰期明显延长,基本无肾毒性。第四代头孢菌素的抗菌活性强,对金葡菌等革兰氏阳性球菌活性增强,对 β-内酰胺酶尤其超广谱质粒酶和染色体酶稳定。另外,近年来口服头孢菌素发展迅速,已有许多第二代和第三代口服头孢菌素相继用于临床。

随着头孢菌素的广泛应用,细菌耐药性也随之增加。细菌对头孢菌素的主要耐药机制为 β-内酰胺酶的产生,以及头孢菌素作用靶位即青霉素结合蛋白的改变。此外,目前还没有一种对耐青霉素肺炎球菌、耐甲氧西林金葡菌、耐甲氧西林表葡菌以及其他凝固酶阴性葡萄球菌、肠球菌属、具可靠活性的头孢菌素。

(一)头孢唑啉

1.理化性质

本品钠盐为白色或类白色粉末或结晶性粉末;无臭;味微苦;非晶型易引湿,结晶型略有引湿性。在水中易溶,在甲醇中微溶,在乙醇、丙酮、苯中几乎不溶。

2.体内过程

头孢唑啉耐酸,但胃肠道吸收较差。肌内注射本品 0.5 g 后血药峰浓度于给药后 1 h 到达,为 32～42 mg/L,相当于头孢噻吩的 3～4 倍,6 h 仍可测得 7 mg/L。20 min 内静脉滴注本品 0.5 g 结束时的高峰血浓度可达 113 mg/L,有效浓度可维持 8 h。血清半衰期为 1.5～2 h,老年人的血清半衰期可延长至 2.5 h,1 周内新生儿的血清半衰期为 4.5～5 h。本品难以透过血脑屏障。给一般剂量后,在胆汁中的药物浓度为 17～31 mg/L,较头孢噻吩或头孢噻啶高数倍至数十倍;胸腔积液和腹水中的浓度分别可达同期血药浓度的 70% 和 90%;本品在心包和滑膜腔液中也可达较高浓度。本品能透过胎盘屏障,胎儿血药浓度为母血药浓度的 70%～90%,给予妊娠妇女静脉滴注本品 1 g 后,蜕膜和绒毛组织中药物浓度分别可达 8.53 mg/L 和 3.79 mg/L。乳汁中含量低微,仅为同期母血浓度的 4.7%。本品血清蛋白结合率为 74%~86%。80%~90% 的给药量于 24 h 内以原形经肾自尿中排出,肌内注射 0.5 g 后的尿药峰浓度可达 2 400 mg/L。丙磺舒可使血药浓度增高,有效血药浓度延长。肾功能减退可使尿中排泄量减少,血清半衰期延长。肌酐清除率为 12~17 mL/min 和低于 5 mL/min 时,血清半衰期分别延长至 12 h 和 57 h。血液透析 6 h 后血药浓度减少 40%~45%,本品不被腹膜透析所清除。肝硬化患者其血清蛋白结合率可降低使肾清除率增加和血清半衰期缩短。

3.抗菌作用

头孢唑啉的抗菌谱与头孢噻吩相仿,除肠球菌属、耐甲氧西林金葡菌外,本品对其他革兰氏阳性球菌和杆菌均具有良好抗菌活性;对大肠埃希菌、奇异变形杆菌和肺炎杆菌的抗菌作用较头孢噻吩和头孢噻啶为强,但对产青霉素酶葡萄球菌的作用逊于后两者。伤寒沙门杆菌、志贺菌属、奈瑟菌属对本品相当敏感,流感杆菌仅中度敏感,但产酶淋球病奈瑟球菌耐药。其他肠杆菌科细菌、不动杆菌和铜绿假单胞菌对本品均耐药,除脆弱类杆菌外其他厌氧菌多敏感。

4.临床应用及评价

本品主要用于治疗敏感细菌所致的呼吸道感染、败血症、尿路感染、感染性心内膜炎(肠球菌属感染者除外)、肝胆系统感染、尿路感染、皮肤软组织感染、骨髓炎、眼耳喉鼻科感染等。对肺炎、肺脓肿、支气管扩张等呼吸道感染的临床有效率也可达 90%,但细菌清除率仅 75%。本品对血脑屏障的通透性差,不宜用于中枢神经系统感染。院外获得性肺部感染的病原菌未明确前,可选用本品。本品治疗尿路感染的疗效与头孢噻吩、氨苄西林等相仿;对慢性尿路感染,尤其是伴有尿路解剖异常者的疗效较差。本品对败血症的疗效相当满意,对金葡菌和草绿色链球菌心内膜炎有良好疗效。本品一般不推荐用于治疗沙门菌属和志贺菌属感染,本品也不宜用于治疗淋病和梅毒。头孢唑啉广泛用于预防外科手术后感染获良好疗效,如胆囊手术前静脉注射头孢唑啉 1 g,伤口感染率可较对照组降低 13.7%。本品可作为骨科关节成形术、心脏手术和主动脉大血管手术、胆囊切除术等的预防用药,并获得一定效果。

5.不良反应

2.5% 的患者可发生肌内注射区疼痛,少数患者可有血栓性静脉炎、药疹和嗜酸性粒细胞增高。肝、肾毒性低微,个别患者可出现暂时性血清转氨酶、碱性磷酸酶或尿素氮升高。直接或间接 Coomb's 试验阳性约见于 1% 的患者。念珠菌属二重感染偶可发生。

6.药物相互作用

(1)头孢唑啉与硫酸阿米卡星、硫酸卡那霉素、盐酸金霉素、盐酸土霉素、盐酸四环素、葡庚糖酸红霉素、硫酸多黏菌素 B、黏菌素甲磺酸钠、戊巴比妥、葡庚糖酸钙、葡萄糖酸钙等药物有配伍禁忌。

(2)与庆大霉素、阿米卡星等氨基糖苷类抗生素合用,在体外能增强抗菌作用。

7.用法用量

成人肌内注射:2~4 g/d,分 2~4 次;静脉注射或静脉滴注:4 g/d,分 2~4 次,病情严重者可酌增剂量至 6 g/d。儿童肌内注射:每天 40~80 mg/kg,分 2~4 次;静脉注射或静脉滴注:每天 50~100 mg/kg。

新生儿和早产儿每 12 h 按体重 20 mg/kg,对早产儿和 1 月以下的新生儿有人不主张使用此药。

肾功能减退患者应用本品时先接受 500 mg 的首次饱和剂量,然后根据肾功能减退程度予以维持量,肌酐清除率大于 50 mL/min 时仍可按正常剂量给予。肌酐清除率为 20～50 mL/min 时,每 12 h 0.25 g 或每 24 h 0.5 g。肌酐清除率小于 10 mL/min 时,每 24～36 h 0.25 g 或 48～72 h 0.5 g。

8.制剂

注射用头孢唑啉钠:0.2 g,0.5 g,1.0 g。

(二)头孢曲松钠

1.理化性质

头孢曲松钠是一种白色或类白色结晶性粉末状半合成第三代头孢菌素类抗生素,其分子结构中的羧酸钠基团赋予其良好的水溶性,在水中易溶,甲醇中微溶,而在乙醇、三氯甲烷或乙醚中几乎不溶,便于制成注射剂用于临床治疗。该药物在酸碱条件下化学稳定性较差,酸性或碱性环境可能引发水解反应导致药效降低,因此注射剂通常要求 pH 值控制在 4.5～6.5 范围内,并需在 2 ℃～8 ℃冷藏保存以维持稳定性;同时其水溶液配制后稳定性有限,需现配现用。此外,头孢曲松钠对光相对稳定,但强光照射可能加速降解,储存和使用时应避免长时间光照。其粉末细度及晶型也为质量控制的关键参数,需通过工艺优化确保药物溶解速度、注射流动性及批次间疗效一致性,从而保障临床使用的安全性和有效性。本品为奶白色粉末,双钠盐含 3.5 个结晶水。

2.体内过程

肌内注射本品 1 g,血药峰浓度于 1.9 h 到达,为 126.9 mg/L。静脉注射和静脉滴注本品 1 g 后,血药峰浓度分别为 182.9 mg/L 和 156.3 mg/L,消除半衰期 8 h 以上。本品组织渗透性良好,在炎症或非炎症脑膜炎、脓性痰、胸腔积液、滑膜液、前列腺液、骨等组织体液中均可达有效药物浓度。给脑膜炎患者每天肌内注射 150～200 mg/kg 后,脑脊液药物峰浓度于 6 h 到达,平均为 5.16 mg/L,12 h 的浓度为 2.3 mg/L。静脉滴注本品 1 g 后 5 h 和 14 h 胆汁中浓度分别为 1 600 g/L 和 13.5 mg/L。静脉注射本品 0.5 g 后 1 h 的皮肤水泡液中峰浓度可达 32.7 mg/L,水泡液中消除半衰期为 10 h。在子宫肌层、子宫内膜和输卵管中也可达到对大多数敏感菌有效的药物浓度。本品的人血清蛋白结合率为 90%～95%。头孢曲松在人体内不被代谢,40%～65% 的药物自尿中排出,其余药物以原形自胆道与肠道排出。丙磺舒不能增高和延长本品的血药浓度。

3.抗菌作用

头孢曲松的抗菌谱和抗菌活性与头孢噻肟相似,其血清消除半衰期长,具有长效作用。本品对肠杆菌科细菌有强大活性。对大肠埃希菌、肺炎杆菌、产气肠杆菌、弗劳地枸橼酸杆菌、吲哚阳性变形杆菌、普罗菲登菌属和沙雷菌属的 MIC 90 为 0.06～0.25 mg/L,对阴沟肠杆菌和不动杆菌属的活性较差。对大多数肠杆菌科细菌的抗菌作用与头孢噻肟和拉氧头孢相同,但对变形杆菌属和普罗菲登菌属的活性强于后二者,对沙雷菌属的作用强于头孢他啶,略强于拉氧头孢。对铜绿假单胞菌抗菌作用差。本品对流感杆菌(包括 β-内酰胺酶产生株)、淋球病奈瑟球菌和脑膜炎球菌的抗菌活性为第三代头孢菌素中最强,MIC 90 为≤0.001～0.016 mg/L。甲氧西林敏感金葡菌(包括产青霉素酶菌株)对本品敏感。本品对溶血性链球菌和肺炎球菌皆有良好作用。耐甲氧西林葡萄球菌和肠球菌属对本品耐药。多数脆弱类杆菌对本品耐药。头孢曲松对多种 β-内酰胺酶稳定,但可为脆弱类杆菌、吲哚阳性变形杆菌和阴沟肠杆菌产生的酶所破坏。

4.临床应用与评价

头孢曲松对下呼吸道感染的疗效较为满意,临床有效率为 75%～100%,细菌清除率一般在

90％以上,但对铜绿假单胞菌的消除率仅为23％。头孢曲松治疗败血症的临床疗效和细菌清除率因原发病灶的不同,从43％到91％不等。尿路感染、胃肠道感染、胆道感染引起的败血症治愈或改善率多在90％以上,对腹膜炎引起的败血症有效率为50％,肺或腹腔脓肿引起的败血症有效率仅为33％。

大肠埃希菌和其他肠杆菌科细菌所致的尿路感染经本品治疗后,可获得满意疗效;效果优于庆大霉素,对庆大霉素耐药细菌所致的尿路感染也有一定疗效。急性单纯性淋球病奈瑟球菌尿道炎经单次剂量500 mg、250 mg 或125 mg 的头孢曲松治疗后疗效均极为满意,痊愈率可达100％。

应用头孢曲松每天剂量100 mg/kg,治疗儿童化脓性脑膜炎的有效率为85％左右。成人脑膜炎经头孢曲松治疗者的报道较少,疗效也较儿童差。对流行性脑脊髓膜炎和流感杆菌脑膜炎的疗效较好,但对肺炎球菌、沙雷菌属或奇异变形杆菌所致脑膜炎的疗效则差。

头孢曲松治疗胆道感染、腹膜炎、软组织和骨感染等均获得满意疗效,病原菌为大肠埃希菌、沙雷菌属、金葡菌、A 组及 B 组溶血性链球菌等。

5.不良反应

肌内注射后疼痛极为普遍。嗜酸性粒细胞增多的发生率可达8％,皮疹、药物热等均少见。20％的患者可发生血小板增多,个别患者有暂时性粒细胞减少。可有一过性血清转氨酶或碱性磷酸酶升高。本品因胆汁浓度高可引起肠道菌群失调,或发生肠球菌属或念珠菌属所致的二重感染,应用本品期间超声检查可发现胆结石,停止治疗后结石可自动消失。

6.药物相互作用

应用本品期间饮酒或应用含乙醇药物时在个别患者可出现戒酒硫样反应。

7.用法用量

成人1～2 g/d,分1～2 次肌内注射;2～4 g/d,分2 次给药。头孢曲松每天用药1 次,每次0.5～2.0 g 的剂量即可获得有效治疗浓度,病情严重者每12 h 一次,每一次1～2 g 或更多。药物溶于50～100 mL 生理盐水或5％葡萄糖液中30 min 静脉滴注,或溶于10～20 mL 葡萄糖液中缓慢静脉注射。尿路感染多采用肌内注射,每次250～500 mg,淋球病奈瑟球菌尿道炎则采用单剂疗法,剂量为250 mg(125～500 mg)。

由于有40％的药物不经肾排泄,因此肾功能减退患者的肌酐清除率高于15 mL/min 者,剂量可不加调整;低于15 mL/min 者,或肝、肾功能均有减退者,应用药第2 天起调整剂量。

8.制剂

粉针剂:0.25 g,0.5 g,1.0 g,2.0 g。

(三)头孢克肟(氨噻肟烯头孢菌素)

1.化学结构与理化性质

本品为白色或淡黄色结晶性粉末,无臭或稍有异臭。易溶于甲醇、二甲基亚砜,微溶于丙酮,难溶于乙醇。

2.体内过程

头孢克肟口服吸收良好,单次口服头孢克肟200 mg 后,血药峰浓度于3～4 h 到达,为2.0～2.9 mg/L。进食影响和不影响本品吸收均有报道。儿童药动学参数与成人相似。头孢克肟胶囊和口服液的绝对生物利用度为40％～52％。本品体内分布广泛,能进入扁桃体、上颚窦黏膜、支气管黏膜、痰液和中耳渗出液。支气管黏膜中的药物浓度可达血药浓度的34.8％～38.5％。

本品的血清蛋白结合率为 70%。口服后 16%～21% 的给药量 24 h 内于尿中排出,尿中最高药物浓度为 104 mg/L。血清消除半衰期为 3 h。本品在老年人中的血药峰浓度和药时曲线下面积较年轻人分别高 26% 和 20%;肾功能减退者消除缓减半衰期延长,严重肾衰竭时需调整剂量。

3.抗菌作用

头孢克肟抗菌谱广,抗菌活性强,尤其对多数肠杆菌科细菌有较强活性,显然优于头孢克洛、头孢氨苄和头孢羟氨苄。本品对化脓性链球菌、肺炎球菌、无乳链球菌、淋球病奈瑟球菌、流感杆菌、卡他莫拉菌及大肠埃希菌、肺炎杆菌等多数肠杆菌科细菌具有良好抗菌活性。但 D 组链球菌、肠球菌属、李斯特菌、多数葡萄球菌、肠杆菌属、不动杆菌属、铜绿假单胞菌及其他假单胞菌属对本品耐药。头孢克肟在体外对肠杆菌科细菌的抗菌活性较头孢克洛和头孢氨苄为强,但较环丙沙星为弱。无色杆菌属、黄杆菌属、梭杆菌属等也均耐药。类杆菌属和消化链球菌也多对本品耐药。

本品对多种 β-内酰胺酶的稳定性较头孢氨苄、头孢拉定和头孢羟氨苄为强,与头孢唑肟相仿。本品对 PBP-1a 和 PBP-1b 有高度亲和力,因此本品可使细菌迅速溶解、死亡。

4.临床应用及评价

本药主要用于治疗敏感菌所致的尿路感染、淋菌性尿道炎,以及急性咽炎、扁桃体炎、中耳炎、支气管炎、肺炎等下呼吸道感染。临床有效率为 60%～100%,细菌清除率为 70%～80%。治疗急性支气管炎和慢性支气管炎急性发作,以及肺炎的疗效与头孢克洛、阿莫西林或克拉维酸和头孢呋辛酯相似,对肺炎的疗效与头孢他美酯相当。头孢克肟单次给药能有效地清除男性患者尿道的淋球病奈瑟球菌。

5.不良反应

不良反应多为轻、中度和一过性,最常见者为腹泻、恶心、腹痛和粪便性状改变等胃肠道症状以及皮疹、头痛和头晕等。伪膜性肠炎、皮疹、血清转氨酶增高、血尿素氮增高等偶有发生。本品所致胃肠道反应多于阿莫西林。

6.用法用量

成人 400 mg/d,单次或分 2 次服用,治疗单纯性尿路感染 200 mg 单剂即可。儿童每天 8 mg/kg,单次或分 2 次服用。肾功能严重损害时(肌酐清除率＜20 mL/min),剂量减半。

7.制剂

片剂:0.2 g,0.4 g。

三、抗病毒类

病毒是细胞内寄生的病原微生物,由病毒引起的疾病称病毒性疾病,治疗病毒性疾病的药物称抗病毒性药物。

病毒性疾病是人类主要的传染病,在国内外广泛流行,传播速度快,发病率高。据调查,大约 60% 的流行性传染病是由病毒所引起。由于病毒在细胞内繁殖,可以感染不同组织细胞引起疾病,严重威胁着人类的健康。

常见的病毒性疾病有 4 类。①急性流行性疾病:这类病毒性疾病传染性强。如流感、感冒、麻疹等呼吸道感染可发展成肺炎;轮状病毒引起腹泻;甲型肝炎和戊型肝炎病毒引起急性肝炎;出血热病毒引起流行性出血热;乙型脑炎病毒和其他脑炎病毒在不同季节引起病毒性脑炎等。②慢性传染病:病毒持续存在于人体内,并可通过密切接触传染其他人,甚至可以通过垂直或产道传至子代。如人免疫缺陷病毒引起的艾滋病,病程长,传染率及死亡率高;乙型肝炎,丙型肝炎和庚型肝炎患者,长期带有病毒传至子代,导致部分子代患肝炎病,进而转化为肝硬化,甚至转化为肝癌;单纯疱疹病毒引起的角膜炎和生殖器疱疹等。③潜伏感染:病毒潜伏于组织和细胞内,形成病毒携带者,发病缓慢或不发病,如乙型肝炎、丙型肝炎、庚型肝炎和艾滋病病毒携带者;单纯疱疹、带状疱疹、EB 病毒和巨细胞病毒感染者,在适当的条件下活动,并引起疾病。④长期病毒感染有可能导致肿瘤的形成,如乙型肝炎和丙型肝炎病毒与肝癌有关;EB 病毒与鼻咽癌有关,乳头状瘤病毒与宫颈癌有关。目前,虽然通过对人群进行疫苗接种,降低了部分病毒性疾病的发病率,但大多数病毒尚无有效疫苗,发病率仍很高,因此,迫切需要药物治疗。

病毒由核酸和其外壳蛋白组成,是细胞内寄生的微生物,缺乏完善的自身代谢酶系统,不能独立存在,其复制必须依赖宿主细胞的代谢活动,即利用宿主细胞提供的低分子量前体物质、能量、必要的酶细胞器和生物合成环境,按病毒基因给予的遗传信息合成病毒的核酸和蛋白质等,然后再装配和释放出来,组成有感染性的完整的病毒颗粒,完成其复制过程。因此,目前尚缺乏特异性抗病毒药物,多数抗病毒药物对宿主细胞均有一定的毒性。

随着病毒分子生物学的研究进展及新技术的应用,抗病毒药物的研究进入了一个新的时代,尤其是艾滋病病毒的发现,使抗病毒药物的发展更为迅猛,新型药物不断涌现,目前已有 20 多种抗病毒药物应用于临床。其中大多数抗病毒药物以病毒的核酸合成酶为靶点,但尚有其他作用环节。

抗病毒药物的作用机制可表现为:抑制病毒穿入;抑制 DNA 合成(可通过:①与病毒 DNA 结合的模板作用;②掺入病毒 DNA;③抑制胸苷酸合成和脱氧胸苷激酶;④抑制病毒 DNA 多聚酶;⑤抑制病毒核酸还原酶;⑥抑制病毒特异性胸苷激酶);抑制病毒肌苷单磷酸脱氢酶和 RNA 的合成;影响晚期病毒信使 RNA 和晚期病毒蛋白;干扰素诱生,激活巨噬细胞,促进机体细胞体液免疫的非特异性防御功能。

因此,抗病毒药物根据其作用机制可分为:①抗 DNA 病毒为主的药物,如阿昔洛韦、阿糖腺苷、碘苷、三氟胸苷、安西他滨、单磷酸阿糖腺苷、丙氧鸟苷等。②抗 RNA 病毒为主的药物,如金刚烷胺、金刚乙胺。③广谱抗病毒药,该类药物抗病毒谱广,对病毒 DNA 和 RNA 合成及病毒代谢和装配的部分环节有抑制作用。如利巴韦林、干扰素及其诱导剂等。

(一)阿昔洛韦

阿昔洛韦为鸟苷的开糖环衍生物抗病毒谱为单纯疱疹病毒(herpes simplex virus,HSV)Ⅰ型、Ⅱ型和带状疱疹病毒、EB 病毒、乙型肝炎病毒。

1.抗病毒作用

阿昔洛韦抗病毒作用较 Ara-A 强 160 倍。对 HSV 和水痘-带状疱疹病毒(varicella-zoster virus,VZV)有高度选择性,中等浓度可抑制 EB 病毒。对水痘-带状疱疹病毒的敏感性不及 HSV-Ⅰ、HSV-Ⅱ、巨细胞病毒相对不敏感。而乙型肝炎病毒不产生胸苷激酶,需大剂量方有效。体外细胞培养证实,不同病毒对其敏感性依次为单纯疱疹病毒Ⅰ型＞Ⅱ型＞带状疱疹病毒＞EB 病毒＞巨细胞病毒。

2.抗病毒机制

阿昔洛韦本身对单纯疱疹病毒和病毒 DNA 多聚酶无直接灭活作用。其抗病毒作用的机制为在 HSV 感染的细胞中经 HSV 编码的胸苷激酶磷酸化为单磷酸腺苷 ACV,再经细胞鸟苷酸激酶磷酸化为二磷酸和三磷酸。后者与聚合过程中的脱氧鸟苷三磷酸竞争,阻断病毒 DNA 多聚酶掺入 DNA 模板末端,终止病毒 DNA 合成。本品抑制 HSV-Ⅰ和 HSV-Ⅱ较抑制哺乳类动物细胞 DNA 多聚酶的活力大 10 倍。因此,其对宿主细胞的 DNA 多聚酶和 DNA 合成影响甚小。由于 EB 病毒的 DNA 多聚酶对本品高度敏感,虽然 EB 病毒没有胸苷激酶,但其对 EB 病毒仍有较强的抑制作用。本品对乙型肝炎病毒的作用机制尚不清楚。

3.体内过程

本品可供外用、口服、肌内注射或静脉滴注。本品口服时吸收率低,生物利用度为 15%～20%;静脉滴注时,血浆浓度比口服给药高 10～20 倍。半衰期为 2～4 h,约 1/2 可通过血脑屏障。本品在体内分布广泛,在水疱疹、脑脊液、生殖道分泌物和组织中可达到治疗水平。易进入房水,也可进入胎盘和乳汁。大部分以原形从肾脏排出,肾功能不全时血浆半衰期可延长至 19.5±5.9 h,血液透析可清除 60%。

4.临床应用及评价

本药主要用于疱疹病毒感染,乙型病毒性肝炎和疣病毒皮肤感染。

(1)疱疹病毒感染:3%阿昔洛韦软膏,每天 5 次,治疗疱疹病毒角膜炎,其溃疡愈合时间较碘苷短,与阿糖腺苷和三氟胸苷相似。与其他抗病毒药无交叉耐药。皮肤和黏膜病变用 5%软膏或水霜剂,3～4 h 一次,治疗 5～7 d。初发或复发外生殖器疱疹病毒感染可外用加 200 mg 口服,每天 5 次,治疗 10 d,或 5 mg/kg 静脉滴注,每 8 h 一次,治疗 5 d,可缩短病毒播散,结痂和愈合时间。对全身性严重感染如脑炎,肺炎等的存活率均较阿糖腺苷为高。对带状疱疹病毒角膜炎结膜炎有效。用 5～10 mg/kg,8 h 一次,静脉滴注 5 d,治疗带状疱疹可缩短播散时间,减轻痛苦和加快愈合。由于本品选择性高,毒性低,现已作为治疗疱疹病毒感染的首选药。免疫缺陷者的急性带状疱疹和巨细胞病毒感染则疗效尚难肯定。

(2)乙型病毒性肝炎:15～45 mg/kg 静脉滴注,8 h 一次,或连续滴注,治疗 2～4 周,国内有报道采取长疗程(连用 30 d,停药 15 d 再用 15 d,再停 15 d 再用 15 d,总疗程为 60 d)给药方案。治疗期间乙型肝炎病毒指标可明显下降,部分指标可转阴,DNAP 转阴率为 60%以上。停药后又回到原来水平。少数患者 1 年后部分病毒标志物转阴,肝组织病变显示明显改善。连续治疗较间歇治疗为佳,大剂量较小剂量有更高的疗效。本品与干扰素同时或交替使用可提高治疗效果。

(3)其他:EB 病毒感染:对复制的 EB 病毒有抑制作用,故可用于 EB 病毒感染。由于本品对停止复制或潜伏的病毒无效,常不用于清除 EB 病毒感染。疣病毒皮肤感染:应用 2.5%阿昔洛韦软膏治疗疣病毒皮肤感染有效。

5.不良反应

本品毒性低,安全范围大。口服可见胃肠道不良反应;大剂量静脉滴注可引起静脉炎、肾小管阻塞、血尿、肌酐或/和转氨酶升高,少数人有谵妄。有时出现药疹、头痛、恶心、低血压和注射部位疼痛等。因此,静脉滴注时应防止药物漏出血管,肾功能减退者慎用。

(二)更昔洛韦

更昔洛韦为阿昔洛韦类似物,水中溶解度比 ACV 大。其抗病毒谱为Ⅰ、Ⅱ型单纯疱疹病毒(HSV-Ⅰ、Ⅱ),水痘-带状疱疹病毒,病毒和巨细胞病毒(cytomegalovirus,CMV)。

1.抗病毒作用

更昔洛韦是一种高效低毒、选择性高的抗病毒药,体外实验表明,本药抗单纯疱疹病毒作用与阿昔洛韦相似。体内实验表明,其抑制单纯疱疹病毒Ⅱ型的作用较阿昔洛韦强;对巨细胞病毒的抑制作用是迄今发现的抗病毒药中作用最强的药物之一。

2.抗病毒机制

本药抗单纯疱疹病毒和水痘疱疹病毒的作用机制与阿昔洛韦相似。但本药对 HSV 胸苷激酶的亲和力比阿昔洛韦高,磷酸化速度快,本药的单磷酸盐被细胞鸟苷酸单磷酸激酶磷酸化成二磷酸盐也比阿昔洛韦单磷酸盐的相应反应更为有效,在感染的细胞中可形成高浓度的三磷酸化合物。本药对人巨细胞病毒的作用机制可能是在巨细胞病毒感染的细胞中被脱氧鸟苷激酶等转化为活性形式的更昔洛韦三磷酸,从而竞争抑制脱氧鸟苷三磷酸与巨细胞病毒 DNA 多聚酶结合,抑制病毒 DNA 合成,阻止 DNA 链延伸,由于更昔洛韦三磷酸在感染细胞中的浓度比正常宿主细胞中的浓度高 10 倍以上,且对正常宿主细胞 DNA 的作用较弱,因此具有较高的选择性。

3.体内过程

本药口服生物利用度差(3%～6%),仅供静脉滴注。本药在人体内呈指数衰减,平均分布相(α)半衰期为 0.23 h,平均消除相(β)半衰期为 2.53 h;78% 以原形从尿中排出。在动物体内如大鼠和狗的药物动力学研究证明其特点类似阿昔洛韦,血浆浓度时间图像呈双指数衰减,终末期半衰期为 1.7～2 h,从尿中平均恢复的药物原形量＞90%。

4.临床应用及评价

本药主要应用于艾滋病(acquired immune deficiency syndrome,AIDS)及其他免疫缺陷病患者合并巨细胞病毒感染。本药治疗骨髓同种移植和 AIDS 的巨细胞病毒性肺炎有抗病毒作用,临床症状得到改善;治疗 AIDS 患者的巨细胞病毒视网膜炎取得较好的疗效;治疗 41 例 AIDS 患者合并巨细胞病毒肠道感染的患者 5 mg/kg,静脉滴注 8～12 h 一次,给药 14 d,30 人临床症状得到改善;治疗 22 例病毒学确诊有巨细胞病毒感染的患者,其中 13 例巨细胞病毒感染部位情况稳定或改善;治疗肝脏、心脏、肾脏和肺移植后并发巨细胞病毒感染的患者,临床症状也能得到改善。但停药后出现临床和病毒学的复发。

5.不良反应

常见的不良反应为可逆性白细胞减少,主要发生在治疗初期,极少数患者出现严重的中性粒细胞减少;部分患者出现血小板减少及轻度肝功能损害;也可抑制精子形成和致使妇女永久性不育。因此,孕妇和哺乳期妇女禁用。

（孟庆臻）

参 考 文 献

[1] 刘明祥,孙红娟,刘磊,等.临床常见药物应用[M].上海:上海交通大学出版社,2023.

[2] 黄娟.临床药学与药物管理[M].上海:上海交通大学出版社,2023.

[3] 薛子成,郭金胜,张建强,等.药物学基础与临床用药[M].青岛:中国海洋大学出版社,2023.

[4] 洪明晃.罕见病药物临床试验受试者小宝典[M].北京:中国医药科技出版社,2024.

[5] 黄国稠,李婷菲.药物分析技术[M].北京:人民卫生出版社,2024.

[6] 马铭研.药物分析[M].北京:中国医药科技出版社,2023.

[7] 梁建英.药物分析实验指导[M].上海:复旦大学出版社,2024.

[8] 黄娟.实用药物学理论与实践[M].上海:上海交通大学出版社,2023.

[9] 李永霞,胡贵峰,徐玉亮,等.临床药物学理论与实践[M].上海:上海交通大学出版社,2023.

[10] 董海明,王秀健,曹秀荣,等.新编药物学临床应用[M].上海:上海交通大学出版社,2023.

[11] 朱俊岭,窦志华,秦华,等.实用药物治疗学[M].北京:中医古籍出版社,2023.

[12] 支雅军,叶红华,贾宁.临床药物治疗学[M].北京:中国医药科技出版社,2023.

[13] 范伟,顾卫平,梁伟意,等.药学基础与药物临床应用[M].天津:天津科学技术出版社,2024.

[14] 晋利华,康玉燕,刘秀丽,等.临床药物研究与合理用药[M].青岛:中国海洋大学出版社,2023.

[15] 郑骄阳,陶霞,侯幸赟.常见内分泌疾病药物使用手册[M].上海:上海科学技术出版社,2024.

[16] 矫金庆,薛子成,吴玉华,等.药物学研究与合理用药[M].哈尔滨:黑龙江科学技术出版社,2023.

[17] 甄怡君,孙彩丽,刘宣彤.现代临床药物治疗基础与实践[M].北京:中国纺织出版社有限公司,2023.

[18] 李德爱,夏云龙,陈晓平,等.心血管疾病药物治疗案例解析[M].北京:人民卫生出版社,2024.

[19] 陶卿,孙富杰.药物化学[M].北京:北京理工大学出版社,2023.

[20] 俞捷,姚卫峰.药物分析[M].北京:中国中医药出版社,2023.

[21] 路鹏,辛晓玮,邵珠德,等.实用临床药物治疗[M].北京:科学技术文献出版社,2023.

[22] 贾茜,张庆霞,杨青青,等.现代药物学基础与实践[M].青岛:中国海洋大学出版社,2023.

［23］刘淑岚,欧雯平,陈丕瑞,等.现代药物学理论与应用［M］.上海:上海交通大学出版社,2022.

［24］王洪梅,杨海燕.常用药对临床应用［M］.北京:中国医药科技出版社,2024.

［25］刘汉南,冯秀真,孔杰娜,等.临床药物学与药事管理［M］.哈尔滨:黑龙江科学技术出版社,2023.

［26］陈智娴,孟德钢,文彤.临床常见药物不良反应与防治［M］.长春:吉林科学技术出版社,2023.

［27］赵春玲,高梅华,郭善同,等.现代临床用药与药学管理规范［M］.青岛:中国海洋大学出版社,2023.

［28］姚云峰.实用药物学临床应用［M］.哈尔滨:黑龙江科学技术出版社,2023.

［29］张秀芳,邓莉娜,赵洪芹,等.临床药物新进展与药学管理［M］.上海:上海科学技术文献出版社,2023.

［30］管新帅,薄德秀,李新江,等.药物临床应用精要［M］.北京:科学技术文献出版社,2023.

［31］梁建华,于明加.药物分子设计［M］.北京:北京理工大学出版社,2023.

［32］宿凌.药物警戒与风险管理［M］.广州:暨南大学出版社,2023.

［33］秦兴平,赵大营,李东娟,等.内科疾病诊疗与临床药物治疗学［M］.长春:吉林科学技术出版社,2023.

［34］邵明国,冯方梅,黄宇,等.实用临床药物学［M］.济南:山东大学出版社,2023.

［35］晋利华,康玉燕,刘秀丽,等.临床药物研究与合理用药［M］.青岛:中国海洋大学出版社,2023.

［36］李式亳,许少梅,魏品亮.胰岛素联合二甲双胍治疗新诊2型糖尿病患者的合理用药分析［J］.糖尿病新世界,2024,27(2):68-71.

［37］杨晨香,曾珊珊,姜萍萍.不同胰岛素用药方式治疗2型糖尿病合并重症呼吸衰竭的疗效及对患者血糖水平的影响［J］.糖尿病新世界,2024,27(14):102-104.

［38］聂娟,刘青.甲状腺疾病患者促甲状腺激素与甲状腺自身抗体情况分析［J］.中国社区医师,2024,40(14):100-102.

［39］张曼,彭丽娜,王朝霞.妊娠期小鼠血浆促肾上腺皮质激素释放激素水平变化研究［J］.动物医学进展,2024,45(5):46-50.

［40］刘潇然,孙振国,王巍巍,等.化合物BIM-06抗高血压作用实验研究［J］.生物化工,2024,10(4):93-96.